临床外科疾病诊治解析

主编◎崔立川　孙　雷　张连福　徐冰冰
祝　涛　翟敏敏　王立昌

黑龙江科学技术出版社
HEILONGJIANG SCIENCE AND TECHNOLOGY PRESS

图书在版编目(CIP)数据

临床外科疾病诊治解析 / 崔立川等主编. -- 哈尔滨：黑龙江科学技术出版社，2023.10（2024.3 重印）
ISBN 978-7-5719-2162-0

Ⅰ. ①临… Ⅱ. ①崔… Ⅲ. ①外科-疾病-诊疗 Ⅳ. ①R6

中国国家版本馆CIP数据核字(2023)第196818号

临床外科疾病诊治解析
LINCHUANG WAIKE JIBING ZHENZHI JIEXI

作　　者　崔立川　孙　雷　张连福　徐冰冰　祝　涛　翟敏敏　王立昌
责任编辑　蔡红伟
封面设计　张顺霞
出　　版　黑龙江科学技术出版社
地址：哈尔滨市南岗区公安街70-2号　邮编：150007
电话：（0451）53642106　传真：（0451）53642143
网址：www.lkcbs.cn
发　　行　全国新华书店
印　　刷　三河市金兆印刷装订有限公司
开　　本　787mm × 1092mm　1/16
印　　张　19.5
字　　数　462千字
版　　次　2023年10月第1版
印　　次　2024 年 3 月第 2 次印刷
书　　号　ISBN 978-7-5719-2162-0
定　　价　68.00元

《临床外科疾病诊治解析》编委会

主　编

崔立川　宁阳县第一人民医院
孙　雷　枣庄市立医院
张连福　肥城市人民医院
徐冰冰　安丘市人民医院
祝　涛　潍坊市人民医院
翟敏敏　肥城市人民医院
王立昌　高密市皮肤病防治站

副主编

杨　政　聊城市人民医院
王　杰　山东省菏泽市曹县中医院
安宏超　北京市垂杨柳医院
董丽艳　天津医科大学总医院
张玉标　曹县庄寨中心卫生院
肖慧杰　郓城县人民医院

编　委

衣飞宇　栖霞市人民医院
郝云辉　临邑县中医院

前　言

临床外科是现代医学的一个科目，主要研究如何利用外科手术的方法解除患者的病痛，从而使患者得到治疗。随着临床外科学在广度和深度方面的迅速发展，外科学在专业化发展的基础上，专业细化和亚专业的发展成为必然；同时，新技术的应用和新设备的开发，使诊疗方式和手段持续改进，新的诊疗方法层出不穷，推动了专业技术和诊疗理念向高精尖方向发展。特别是近年来，基础外科随着生物、物理、病理生理、免疫学等基础理论的深入研究，临床诊疗手段、治疗方法均有了显著发展，在外科领域内它们又相互渗透。鉴于临床外科的飞速发展，编者编写此书，希望为广大外科一线临床医务人员提供借鉴与帮助。

本书介绍了外科常见疾病的临床诊断、手术技巧及诊治方法等，具体包括了乳房疾病、甲状腺疾病、胸心外科疾病、腹部疾病、泌尿外科疾病等方面的内容。对涉及的各种疾病的基本理论、基础知识和基本技能均进行系统阐述，包括疾病的病理生理、病因、发病机制、临床表现、辅助检查方法、诊断标准等，对每种疾病结合发病机制加强了诊断、鉴别诊断和治疗的阐述，力求为临床医生提供一本既具有临床实用价值，又能反映临床外科学诊疗水平的参考用书。

本书编者由于均身负外科临床治疗工作，故编写时间仓促，书中难免有错误及不足之处，恳请广大读者见谅，并给予批评指正，以使我们更好地总结经验，达到共同进步的目的。

编　者

目　　录

第一章　乳房疾病

第一节　急性乳腺炎

急性乳腺炎是由病菌侵染而引起的乳房的急性炎症，通常出现于产后哺乳期的3～4周内，尤以初产妇多见。致病菌主要是金黄色葡萄球菌，少数是由链球菌引起的。病菌通常由乳房破口或皲裂部进入，也可径直进入乳管，继而传播至乳房实质。一般来说，急性乳腺炎病程比较短，且预后很好，但如果处理不善，则会使病情进一步迁延，甚至可诱发全身性的化脓性感染。

一、病因和病理

（一）乳汁淤积

乳汁淤积有助于入侵病菌的生长。乳汁淤积的原因：乳房过小或内陷，妨碍喂奶，或者孕妇在生产前未能及早矫正乳房内陷；新生儿吸奶障碍；奶水太多，或排泄不完全，产妇无法把乳房里的奶水尽快排空；乳管不通或乳管自身炎症，或肿块以及外在的压力；内衣掉落的化纤物，也可能堵塞乳管而引起乳腺炎。

（二）病菌进入

急性乳腺炎的主要传染途径：①病原菌直接进入乳管，再上行到腺体小叶，腺体小叶中的乳汁潴留，使病菌更易于在局部生长，进而传播到乳房的实质并产生炎症反应；②金黄色葡萄球菌侵染时常常造成乳房脓肿，而感染则可沿乳房纤维间隙迅速扩散，最后造成多房性的脓肿；③病原菌直接从乳房表层的小损伤处、裂缝进入，沿淋巴管迅速扩散至腺体小叶以及小叶之间的脂肪细胞、纤维等组织，从而产生蜂窝织炎。其中金黄色葡萄球菌往往造成较深层的脓肿，而链球菌感染则往往造成弥散性的蜂窝织炎。

二、临床表现

（一）急性单纯性乳腺炎

本病的初期阶段，常见乳房皮肤皲裂现象，哺乳时感到乳房上有蜇伤，并伴有奶水淤积不畅或乳房扪及小包块。继而胸部发生局部水肿、触痛，或患乳触及痛性硬块，边界不清，且质地略硬，逐步发展后可产生畏寒、高热、体温骤升、食欲欠佳、倦怠无力、感觉异常等身体表现。

（二）急性化脓性乳腺炎

患乳的局部区域肌肤红、肿、热、痛，并形成较明显的小结节，且触痛较强烈，患者出现寒战、高热、头痛、下肢无力、脉速等症状。此时在患侧腋窝下可发现肿大的淋巴结，有触痛，较重时可合并败血症。

（三）脓肿形成

急性化脓性乳腺炎因处理措施不当或病变逐渐加剧，局部细胞组织出现坏死、液化，大小不等的感染性病灶彼此融合构成脓肿。较浅表的脓肿极易找到，但较深层的脓肿波动感并不强烈，且无法找到。脓肿的临床表现通常与脓肿部位的深度相关。部位较浅时，早期可有局部红肿、隆起，且皮温较高；而深部脓肿的早期局部表现常不明确，以局部疼痛和全身体征为重。在脓肿形成后，浅部可扪及有波动感。脓肿可以是单房性或多房性，可以先后或同时产生；浅部脓肿破溃后从肌肤的破溃口流出脓液，而深部脓肿也可通过乳房流出脓液，也可以进入乳房后空隙中的疏松组织，从而产生乳房后脓肿。当乳腺炎患者的症状表现不突出、对局部区域的处理效果也不突出时，就可以在痛点部位进行皮下穿刺，抽出脓即可确诊。

三、辅助检查

血常规检查见白细胞明显增加，中性粒细胞百分比增加。影像学及超声检查可探及乳腺包块，形成脓肿可探及液性暗区。

四、诊断

急性乳腺炎大多出现在初产妇的哺乳期，起病迅速，早期时乳房内发生包块，有红、肿、热、痛，较重时可有畏寒、高热等全身中毒反应。病情如未得到及时控制，数天后可在局部形成脓肿，有波动感，穿刺可抽出脓液。

急性乳腺炎的包块注意与乳腺癌的肿块相鉴别。炎性乳腺癌患者乳房内可扪及肿块，皮肤红肿范围广，局部压痛及全身炎症反应轻，细胞学检查可资鉴别。

五、治疗

（一）早期处理

注重休养，停止患侧乳房哺乳，并清洗乳头、乳晕，以刺激乳汁重新分泌（用吸乳器或吸吮），凡需要切开引流者则停止哺乳。局部热敷或用鱼石脂软膏外敷，应用头孢或青霉素类广谱抗生素预防感染。

（二）术后处理

对有脓肿形成者，宜立即进行切开引流。对深层脓肿波动感不明显者，可先行B超探查，用针头反复穿刺定位后再继续进行切开引流。术后切口时可沿乳管方向做辐射状切口，以防止乳管破裂造成乳瘘，对乳晕附近的脓肿可沿乳晕做弧形切开引流。若有多个脓腔，则应适当分隔脓腔的间隙，适当引流，必要时也可做一对口或几个切口引流。而深层脓肿如乳房后脓肿，可于乳房下的褶皱部做弧形切开，从乳房后隙和胸肌筋层之间剥离，直通脓腔，可避免损伤乳管。

1.术后适应证

乳头附近以及乳房周边的炎性细胞硬块已开始变软或产生震荡感觉，且经B超检查有深部脓肿或脓液穿破乳腺纤维囊流入乳腺后的蜂窝组织内者，须及时切开引流。

2.手术前的准备工作

使用广谱抗生素防治感染，并局部热敷以促使脓肿的局限化。

3.麻醉方法及体位

多采取局部麻醉或硬膜外麻醉治疗，患者多采取仰卧位或侧位，有利于彻底引流。局部麻醉镇痛效果差，适于浅表的脓肿引流。

4.手术操作

对乳头平面以上部位的脓肿多做圆形切口,也可做放射状切口;乳头平面下方的脓肿多做放射状切口,切口两端不超过脓肿的边界,否则可引起乳瘘;乳头或乳晕周围的脓肿多做沿乳晕的弧形切口;深部脓肿可做乳房皱襞下的胸部切口,引流畅通,瘢痕少。

针头穿刺,抽取脓液后在脓腔顶部切开,再适当剥离皮下组织,然后插入血管钳至脓腔,放出脓液。在刀口处伸入手指以分离脓腔间隔,将大小间隙充分打通后,清除分离的坏死组织。等渗生理盐水或过氧化氢清洗脓腔,凡士林纱布或橡皮片引流。如脓肿面积很大,且切口位置较高,则宜在重力最佳部位再做切口,以便对口引流或置入引流管引流。

脓液做细胞培育,对于慢性乳房脓肿反复发作者应切取脓腔壁做病理检验,排除其他病变。

5.术后管理

在伤口覆盖好消毒手术敷料后,使用宽胸带及乳罩将乳房托住以缓解下坠疼痛感,并继续给予抗生素等抗感染处理,以抑制感染直至患者体温正常;在术后第2天换用纱布敷料和引流物;若放置吸引管,可在每天换药时以等渗温生理盐水清洗脓腔;引流量慢慢下降,直至仅有少许分泌物时拔除吸引物;术后可用热敷及理疗,促使炎症吸收。

6.注意

术后伤口要及时换药,并每1～2d更换1次敷料,以确保有效引流,并避免遗留脓腔、切口经久不愈以及闭合过早;创腔内用过氧化氢、生理盐水等清洗,排除的脓液要送细菌培养,确定是何种细菌感染,指导临床用药;哺乳期应该停止吮吸喂奶,用吸奶器定时吸尽乳汁;若有漏奶并自愿断奶者,可口服给药乙蔗酚5mg,每天3次,3～5d;而对病毒感染严重,伴有全身中毒症状者,宜积极进行抑制病毒感染,并予以全身支持治疗。

六、乳腺炎的预防

避免乳头皲裂,乳头皲裂既容易导致乳汁淤积,也有机会因创伤而引起病菌感染。妊娠6个月之后,每天用毛巾蘸清水擦拭乳房。不要让孩子形成含乳头入睡的习惯。在哺乳后,用水冲洗乳房,并用细软的纱布衬于乳房与衣服之间,以防止擦伤。要积极处理乳头皮肤皲裂,防止出现并发症。轻微乳头破损但仍能哺乳,可于哺乳后局部涂敷10%复方苯甲酸酊或10%鱼肝油铋剂,并于下次哺乳前清洗掉。若重度乳房破损,在哺乳时痛感较严重,用吸乳器吸出乳汁后,用奶瓶哺喂孩子。对于乳房上的痂皮,不能强行撕净,用植物油涂布,待其软化,再慢慢撕掉。为了避免乳汁淤积,产后应该及时哺乳。哺乳前先热敷胸部可促使乳汁畅通。一旦产妇感觉胸部肿胀更要进行热敷,热敷后可用手指按捏胸部,提升乳房。若婴儿的吸吮力不够或因婴儿食量较小而乳汁分泌多,要用吸乳器吸尽乳汁。宜常做乳房自我按摩。产妇要培养自己按摩胸部的良好习惯。具体方法:一手用热手巾托住乳房,另一手置于乳房的最上方,以顺时针方向旋转按摩乳房。当乳房感觉胀痛,或是乳房上有硬块时,手法可以稍重一点。

第二节　乳腺结核

乳腺结核是乳房组织被结核杆菌感染所导致的乳房慢性特异性感染，多继发于肺结核、肠结核及肠系膜淋巴结结核，经血行方式传播于胸部，又或者由相邻的结核灶（肋骨、胸骨、胸膜或腋窝淋巴结病变等）经淋巴管逆行或直接传播所引起，但临床上较罕见。

一、病因和病理

乳腺结核多数是由别处的结核病灶血行转移或直接传播所引起的，其主要传染机制包括：①通过接触传染，即结核菌经乳头或乳房皮肤创口的直接传染；②血行性传染，如通过肺中结节经血道传播；③邻近灶扩散，如肋骨、胸骨、胸膜结核等的扩散；④经淋巴道逆行播散，如同侧腋窝淋巴结、锁骨上淋巴结等逆行播散到乳腺。

二、诊断和鉴别诊断

乳腺结核早期诊断比较困难，常须经活检确诊。

此病大多发生在20～40岁女性，但病情发展较慢。初期限制在乳腺一处或多处，为小结节或硬块，不疼痛，但边界不明显，与皮下粘连后硬块完全液化形成寒性脓肿，破溃后形成单一或若干小窦道或溃疡，排出物较稀薄并伴豆渣样物。溃疡皮肤表面边缘多呈潜行性，以分泌物或涂片染色偶可发现抗酸菌；患侧腋窝、腹股沟淋巴结也可肿大；可伴低热、盗汗、红细胞沉降率加快；可伴有其他部位的结核杆菌感染。

乳腺结核和乳腺癌有时很难分辨，辨认要领如下：①乳腺癌患者的发病年龄比乳腺结核患者大；②除有乳腺包块之外，乳腺结核患者可见其他部位的结核感染；③乳腺结核患者乳腺皮肤无橘皮样改变；④乳腺结核患者病程长，局部皮肤有溃疡、坏死，甚至有窦道形成；⑤乳腺癌患者破溃后分泌物有恶臭，乳腺结核患者则无恶臭。

三、辅助检查

X线检查可发现肺部的结核灶；乳腺B超可探及乳腺包块，形成冷脓肿后可探及液性暗区，无特异性；乳腺细胞学及病理学检查可发现结核杆菌。

四、治疗

增强身体营养，注意休息以及服用抗结核药治疗。病灶局限一处且范围小者，可做病灶局部区域整体摘除术或局部区域整体象限切除法；范围较大者，可做单纯性乳腺切除法；若患侧淋巴结肿大者也可一并摘除，术后标本常规送病理检查，一般应尽量避免切除乳房。有原发灶的患者，在治疗手术后仍要坚持抗结核药物治疗。

第三节　乳腺囊性增生病

乳腺囊性增生病，是女性常见的乳房病变。该病是由于乳腺小叶、小导管或末端导管细胞高度扩大而产生的囊肿，乳腺组成成分增生，在结构、数量及组织形态上表现出异常。由于乳腺囊性增生常和不典型增生共存，具有恶变的风险，应当视为癌前病变。

一、病因

该病的发生与卵巢内分泌的影响密切相关。早在1903年即有研究者证实给摘除卵巢的家鼠注入雌激素后，可形成乳腺囊性增生病。在人体，雌激素作用不但能够促使乳腺上皮细胞增生，而且能够引起腺管扩大，从而产生多囊体。但有研究却表明高泌乳素血症是乳腺囊性增生病的主要成因，国外学者研究绝经后的女性若患有乳腺囊性增生病，常不适合使用雌激素替代疗法。

二、病理

单侧或双侧乳房组织内有大小不等、软硬不均的囊样结节或肿块。囊肿大小不一，最大直径超过5cm，呈现灰白光或蓝光，称为蓝光圆顶囊或蓝顶囊肿。小囊肿则多见于大囊肿附近，直径仅2mm，有些只能在显微镜下看到。切开大囊肿可看到内含物多为清亮无色、浆液状褐黄色的液态，有时候为血性液态。其内富含蛋白质、激素（泌乳素、雌激素、雄激素、人绒毛膜促性腺激素、生长激素、尿促卵泡素等）、多糖、矿物质和胆固醇。切面如蜂窝样，囊壁较厚，或有小粒子状或乳突状瘤样物，向囊腔内凸出。

三、临床表现

（一）乳房肿块

肿块可见于单侧乳房，也可见于双侧乳房，但以左侧乳房更为常见。肿块既可单发，也可多发，且形态不一，可以是单个结节，也可以为多个结节样。单个结节常呈小球状，界线不甚明显，能随意推动，有囊性感。较多结节者则常累及双乳或全乳，结节大小不等，囊体活动通常有限，但质地中等而有弹性，其中最大的囊体在靠近表面时常能触及囊性感。有的呈条索状绕乳管散布，直径多在0.5～3cm。

按照肿块所在的区域，可分成弥散型（即肿块分布于全部乳腺内）、混杂型（多种不同形状的肿块，如片状、结核状、条索状、颗粒状散在于全乳）。

（二）乳房疼痛

多不明确，其与月经周期的关联也不紧密，但偶有多种形式的疼痛表现，如隐痛、刺痛、胸背痛和上肢疼痛等。有患者疼痛似针刺样，可累及肩部、上肢以及胸背。通常于经期到来之前显现，月经来潮后疼痛逐渐缓解或消失，临床经验显示有此改变者大多为良性。

（三）乳房溢液

5%～15%的患者可有乳房溢液，常为自发性乳房排液。多表现为草黄色浆液、咖啡色浆液或血性溢液。一旦溢液呈浆液血性或血性，多提示乳管乳头状肿瘤。

四、诊断

患者症见乳房发胀疼痛，轻者为针刺样，可累及肩部、上肢以及胸背。查体在乳房内有散在的圆形结节，大小不等，质韧，往往有强烈触痛。结节与周边组织分界并不明显，不与皮下及胸肌相粘连，往往显示为界线不清的增厚区。病灶通常在乳房的中外上象限，也可累及全部乳腺组织。有的患者仅显示乳房内有溢液，常为咖啡色、浆液性或血性液体。依据病史、临床症状和体征所见，通常可做出诊断，若确诊困难可综合辅助检查。

五、辅助检查

(一)细针抽取细胞学检测

乳腺囊性增生病的肿物大多呈多肿块性质,通过多点细针抽取细胞学检测,常可全面反映疾病性质。特别是疑为癌症的患者,能给出早期治疗建议,但最后诊断还应依靠病理组织活检。

(二)乳房溢液细胞学检测

极少数病例有乳房溢液,常为浆液性、浆液血性。涂片检查能看到导管上皮细胞、红细胞、少许炎症细胞和脂类蛋白质等物质。

(三)钼靶 X 线摄片

钼靶 X 线片上,病灶部位呈白棉花团或毛玻璃样,呈边界不清的密度增高影,结缔组织贯穿其间;囊性病变表现为不均匀增长阴影中的圆形透亮阴影。本病要与乳腺癌的肿块区分,前者无血运增加和毛刺等恶性病变征兆;若有钙化点,则多散在,不像乳腺癌那么密集。

(四)B 超检查

B 超显示增生部分呈不均匀低回声区和无肿块的高回声囊肿区。

(五)近红外线乳腺扫描检测

本病在近红外线乳腺扫描显示屏上表现为散在的点、片状灰影以及条索状、云雾状灰影,血管组织扩大、增粗,在呈网状、分枝状等形态改变的基础上,出现蜂窝状的不均匀透光区。

(六)磁共振成像(MRI)检查

典型的 MRI 表现是乳腺管道扩大,形状混乱,界线不明显,且扩大管道的信号硬度在 T_1 加权像上明显低于正常的腺体组织。病变一般呈对称性分布。

六、鉴别诊断

(一)乳痛症

多见于 20～30 岁的青春期妇女,大龄未婚或已婚未育、发育较差的小乳房,双侧乳腺周期性胀痛,乳腺内硬块大多不突出或仅局限增厚或呈细小粒子状,称为细粒子状的小乳腺。

(二)乳腺增生症

多见于 30～35 岁的妇女。乳房疼痛以及硬块多随经期的改变而呈现周期性变化,硬块多呈结节状或数个散在,大小比较均匀,无囊性感,通常无乳房溢液。

(三)乳腺纤维腺瘤

多见于青少年女性,常呈无痛性硬块,且大多数为单发,也有个别为多发。肿块界线清楚,无触痛。但也有些乳腺囊状增生病可和乳腺纤维腺瘤共存而无法区分。

(四)乳腺导管内乳头状瘤

多见于中年妇女。临床上常见乳房单侧溢液,肿块经常在乳晕处,压之有溢液。X 线及乳房导管造影提示充盈缺损。

(五)乳腺癌

常见于中老年女性,多表现为乳房内无痛性硬块。肿块细针吸取细胞学检验,多可发现癌细胞。但乳腺囊性增生病伴不典型增生、癌变时,常与乳腺癌无法区分,须经病理活检诊断。

七、治疗

乳腺囊性增生病多数可用非手术治疗。

(一)激素疗法

通过对激素水平的调节,达到治愈目的。常见的药物有黄体酮 5～10mg/d,在月经来潮前的 5～10d 服药;丹他唑 200～400mg/d,服用 2～6 个月;溴隐亭 5mg/d,治疗周期为 3 个月。其中增生腺体病理检查雌激素受体呈阳性者,服用他莫昔芬(三苯氧胺)20mg/d,2～3 个月。但激素不能长时间使用,以防引起月经紊乱等不良反应。绝经后局部疼痛明显者,可在经期到来之前服用甲睾酮,5mg/次,每天 3 次,也可服用黄体酮,每天 5～10mg,于经期前 7～10d 内服用。在近期使用维生素 E 治疗,也可减轻痛苦。

(二)手术治疗

1.手术目的

明确诊断,防止乳腺癌漏诊和延迟治疗。

2.适应证

患者经用药处理后效果不显著,肿块增加、扩大、质地坚硬者;肿物针吸细胞学检查见导管内上皮细胞增生活跃,或有不典型增生者;年龄在 40 周岁以上,有乳腺癌家族史者,应首选手术疗法。

3.手术方法选择

依据病灶范围大小、肿块多少,选择不同的手术方式。

(1)单纯肿块切除术:对有癌症高发家族史者,以及肿块直径<3cm 者,均可以行包括正常组织在内的肿块切除术。

(2)乳房区域切除术:若病灶限于乳腺局部,且病灶结果显示有上皮细胞的高度增生、间变,患者年纪在 40 周岁以上者,可行乳房区域切除术。

(3)乳房简单切除术:有高度的上皮细胞增生,且家庭中有同类患者,特别是一级以上亲属有乳腺癌,年龄在 45 周岁以上者,均应行乳房的简单切除术。

(4)乳腺腺叶区段切除术:

麻醉方式及体位:局部直接浸润麻醉或硬膜外麻醉,仰卧位,患侧肩胛下垫小枕,患侧上肢外展 70°～80°,有利于显露病变部位。

手术切口:手术切口的长度取决于恶性肿瘤的部位和体积大小。乳腺上半部分肿块多采取弧形切口;乳腺下半部分肿块则多采取放射状切口;乳房下半部分位置较深的肿块,可在乳房下皱襞做弧形切口;当肿块和皮下有较紧的粘连时,应做梭形切口,以剪除黏附的皮下。

手术步骤:①消毒、铺无菌巾;②切开皮肤、皮下组织,确定肿块的范围;③组织钳夹持、牵拉肿块,用电刀或手术刀于距病灶两侧 0.5～1cm 处梭形摘除乳腺组织;④彻底止血后,缝合乳腺创缘,减少残留无效腔;缝合皮下组织及皮肤,覆盖敷料,加压包扎伤口。

注意事项:①梭形切除乳腺组织时,必须防止切入病变组织内;②创缘避免遗留无效腔;③创口较大时可放置引流片引流。

(5)全乳房切除术:

麻醉方式及体位:一般使用硬膜外麻醉或全麻,通常采取仰卧式,患侧肩胛下垫小枕头,以便于乳腺肿块的显露,患侧上躯外展80°,固定于壁板上。

手术切口:选择以乳房为中心的梭形切口,或选择横切口或斜切口。横切口产生的瘢痕比较纤细,适合于乳房大且凹陷的患者;斜切口则便于术后创口的引流。

手术步骤:①消毒,铺无菌巾。②确定切口。③切开皮肤、皮下组织。④提起皮瓣边缘,沿皮下组织深面潜行锐性游离皮瓣,直到乳房边缘,如果是恶性肿瘤,则皮瓣内不残留脂肪,游离范围上起于第2或第3肋水平,下至第6或第7肋水平,内至胸骨缘,最外达腋前方。⑤自上而下,再由内而外把整个乳房和周围的脂肪组织,自胸大肌筋膜表面切断。若是恶性肿瘤,应该把胸部连同胸大肌筋层一起摘除。⑥创口止血后,冲洗创伤,再进行吸引,按层缝合创伤,覆盖敷料。⑦加压包扎伤口。

注意事项:①术后2～3d,当引流液体下降至10mL以下时拔引流管,适当加压包扎。②隔天换药,术后8～10d拆线。③术后常规送病理检查,若为恶性肿瘤,则要行乳腺改良根治术,最迟不超过2周。

八、预防

乳腺囊性增生病与乳腺癌之间的因果关系尚不清楚,但流行病学调查研究表明乳腺囊性增生病患者以后出现乳腺癌的概率是一般人的2～4倍。由于乳腺囊性增生病为癌前病变,在确诊和治愈之后应予以严格的监测:1年1次的胸部检测,1年1次的乳腺X线摄片。对每个患者都制订全面的跟踪监控计划,在临床实践中,力求通过探讨更有实用价值的新诊断技术,增加对癌前病变恶性趋势的预测能力,以利于更早期查出乳腺癌。

第四节　乳腺导管内乳头状瘤

乳腺导管内乳头状瘤,是指发生于乳腺导管上皮的良性乳头状瘤,多出现在青春期后的女性,经产妇较多见,尤其是40～50岁的女性。一般按照其病灶的大小和出现的不同部位,可将它分成单发性大导管内乳头状瘤和多发性中、小导管内乳头状瘤2类。前者来自输乳管的壶腹部内,常为单发,常位于乳晕下部,恶变者比较罕见;后者则来自乳房的末梢导管内,常为多发性,位于乳腺的周边区,此类较易发生恶变。该病恶变率达10%以上,被称为癌前病变,在临床上应充分注意。

一、病因和病理

导管内乳头状瘤,是发生在导管上皮内的良性乳头状瘤。按照病灶的大小以及产生的不同部位,可分成大导管内乳头状瘤(产生于输乳管壶部内)和多发性导管内乳头状瘤(多出现在中、小导管内)。该病的产生主要是由于雌激素过量刺激而引起的。

二、临床表现

导管内乳头状瘤以乳房溢液为重要的临床表现。本病病灶有所不同,临床表现也有所不同。

(一)单发性大导管内乳头状瘤

单发性大导管内乳头状瘤可于乳晕以下及乳晕外缘部位扪及约有 1cm 的条索状硬块,或扪及枣核大的乳腺结节。因肿块附近的大导管内积血、积液,按压硬块时即有血样、乳样及咖啡样排出物自乳头外流。该病常为间歇性的自觉溢液,或压迫、撞击后溢液。随着溢液排出,瘤体逐渐缩小,一般疼痛不明显,但偶尔有疼痛、隐痛,恶变则较罕见。

(二)多发性中、小导管内乳头状瘤

多发性中、小导管内乳头状瘤来源于末梢导管,属于周围区,是由中、小导管内的腺体上皮细胞增生而造成的。多在患侧外上象限有许多乳腺结节,呈串珠形,但界线不清,且质量不均,大部分有溢液表现,也有小部分无溢液者,溢液呈现血样、黄色水样或咖啡样。该病的恶变高达 10%以上,被称为癌前病变。

三、诊断

本病临床表现为乳头溢浆液性或血性至咖啡色的液体,并呈现间歇或连续性,且行经期间量增多。部分患者在乳房周围可触及细小的球形肿物,性质较柔软,与皮下无粘连,手可推动。但该病确诊较难,要对硬块行针吸细胞学检查及活组织病变检查,方可确诊。

四、鉴别诊断

乳腺导管内乳头状瘤需与乳腺导管内乳头状癌和乳腺导管扩张综合征相区分。

(一)乳腺导管内乳头状瘤和乳腺导管内乳头状癌

二者均可表现自发性、无痛性乳房血性溢液,均可扪及乳晕处肿块,且在按压该硬块时可见自乳管开放处溢血性液。因为二者的临床和形态学特点均极为接近,因而对二者的鉴别判断十分困难。通常指出,乳腺导管内乳头状瘤的溢液既可为血性,也为浆液血性或浆液性;而乳头状癌的溢液则以血性者最为多见,且常为单侧单孔。乳头状瘤的肿块多处于乳晕区,质感柔软,肿块通常不超过 1cm,同侧腋窝淋巴结均无明显肿大;而乳头状癌的肿块则多处于乳晕区外侧,质硬,表层不平滑,活动度较差,且容易与皮下粘连,肿块通常超过 1cm,同侧腋窝可见明显肿大的淋巴结。乳腺导管造影表现为导管骤然停顿,断端呈透明杯口样,近侧导管则呈现强烈扩大,往往为球形至卵圆状的充盈缺陷,而导管松软、光整者,常为导管内乳头状瘤;如断端不完整,近侧导管轻度扩大,弯曲,排列失调,充盈缺陷或彻底性堵塞,导管没有天然柔软度或变得坚硬等,则常为导管内癌。溢液涂片细胞学检验,乳头状癌可发现大量癌细胞。最后确立的标准则以病理检查结论为准,但同时宜做石蜡切片,防止由于冰冻切片的局限性而产生假阴性或假阳性结论。

(二)乳腺导管内乳头状瘤与乳腺导管扩大综合征

导管内乳头状瘤与导管扩大综合征的溢液期都可能以乳房溢液为重要表现,但导管扩大综合征常伴先天性乳房凹陷,且溢液口常为双侧多孔,性质可呈现水样、乳样、泥浆样、脓血性或血性;导管内乳头状瘤与导管扩大综合征的硬块期都出现乳晕下硬块,但后者的硬块常比前者为大,其下硬块形态不规则,但质硬韧,可与皮下粘连,常引起皮下红、肿、痛,后期更可引起溃破而流脓。导管扩大综合征中还出现患侧的腋窝淋巴结组织增厚、肌肉疼痛。乳腺导管造影提示导管突然断裂,或有规则的充盈缺损者,常为乳头状肿瘤;如粗大导管呈明显扩大,小导管粗细不一致,且没有通常规范的树枝状形态者,则大多为导管扩张综合征。必要时还可行肿

块针吸细胞学检验以及活体组织病理检验。

五、治疗

乳腺导管内乳头状瘤最有效的办法就是手术治疗,而药物疗法一般也可以缓解症状。

该病的最主要诊断方式为手术诊断。术前一般均应行乳腺导管细胞造影检测,以确定疾病的特性和位置。术后宜做石蜡切片检查,但由于冰冻切片检测在鉴别乳腺导管内乳头状瘤与乳头状癌时最难,且二者经常易产生混乱,因而不能以冷冻切除的症状为恶性依据而行乳房治疗。如是单发的乳腺导管内乳头状瘤,术时将病灶的导管系统摘除即可;如是多发性的乳腺导管内乳头状瘤,由于其结构比较容易发生恶变,则宜行乳腺区段切除术,并将病灶导管以及附近的乳房组织逐一摘除。至于那些年龄在50岁以上、经造影检查显示为多发性的乳腺导管内乳头状瘤,或经病理检查后发现有导管内上皮增生活动或已有上皮的不典型性变化者,则宜行乳房单纯切除术,以免致癌。

(一)术前准备

纤维乳管镜确定乳腺导管内乳头状瘤与乳头的距离、深度和在乳房皮肤的体表投影。

(二)麻醉方法和通常体位

局部浸润麻醉治疗或硬膜外麻醉治疗,对患者通常采用仰卧位。

(三)手术切口

由乳房根部向乳晕外方做放射状切口,也可沿乳晕外缘做一弧形切口。

(四)手术步骤

(1)在手术前用乳管镜明确病灶部位,并在体表做好标志和手术切口的方案,必要时在病灶乳管中保留探头,并在乳头部寻找出血性液体溢口,将细软的探头涂上液体石蜡后,滴入0.2～0.5mL亚甲蓝,以作为进一步寻找病灶乳管的引导。

(2)消毒、铺巾。

(3)切开皮肤、皮下组织,用止血钳钝性剥离后,显露病变的乳管。

(4)分离、切除病变乳管。

(5)0号丝线将残腔缝合,彻底止血后逐层缝合乳腺组织及皮肤,覆盖敷料,加压包扎。

(五)乳腺区段的切除术

病灶限定在某一区域内的乳腺囊性增生患者,可做乳腺区段的切除术。

(1)病灶在乳腺上半部者,按病灶的长轴做圆弧切口或放射状切口;在乳腺下半部者,则做放射状切口或乳房下褶皱纹的圆弧切口。

(2)先切开皮肤和皮下组织,然后潜行剥离皮瓣,将肿块全面显露。

(3)在仔细检查并确定肿块的范围后,再于其中央位置放置一条极粗不吸水的导线,并用鼠齿钳夹以牵引。

(4)沿肿块的两侧,离病灶部0.5～1cm做楔形切口,然后再于胸大肌筋膜前将肿块剪除。

(5)在完全止血后,用不吸收的丝线间断地缝合深乳腺组织创口,避免出现残腔,并逐层间断地缝合深浅筋膜、皮下组织和皮肤。如果较多渗血可置橡皮片或橡皮管吸引,加压包扎处理后,也可设置更多真空负压的吸引管。

(六)病灶较广泛者,可行皮下乳房全切或乳房单纯性切除术

(1)以乳房为中线,于第2～第6肋间,从外上到内下做一斜行梭形切口或以乳房为中线做横行梭形切口。

(2)正确选择切口时间,使乳腺尽可能向上提,并在乳晕下面用亚甲蓝液画一水平线;然后使胸部尽可能下位,并相应地在乳晕(肿瘤)上面画一条水平线。这两条线可随着病灶部位而左右移动,待乳房完全恢复原位后,则表示横行的梭形切口线。

(3)顺切口线切开皮肤、皮下脂肪组织,切断与否和范围决定了疾病的性质。

(4)分离区域起于第2～第3肋,下至第6～第7肋,内达胸骨旁,外抵腋前方。在单侧皮肤完全剥离后,用温盐水方纱填堵止血,然后再剥离另一侧皮肤。沿着胸部的上缘,围绕胸部基底边,止于胸大肌的筋膜缘。

(5)用组织钳牵拉胸部,用锐尖刀将完整胸部和周边脂肪组织在胸大肌筋层上切断。

(6)在乳房切除术后,先清创创口,以去除残余的血凝块、脱出的脂肪组织等,于切口最低位置或切口外侧方戳洞,放置有侧孔的吸引管或橡皮卷,妥善地紧固于皮肤上或用保险针紧固在吸引物上,以防脱位。

(7)按层缝合皮下组织与皮肤,切口用纱布垫并适当施压包扎。

(七)术后处理

(1)术后2～3d拔出引流物,乳房全切者要加压包扎3～5d。

(2)术后7～9d拆线。

(3)乳房完全切除术者易引起局部皮瓣组织发生坏死、皮下积液,解决办法为术后24h复查创口,对积血者改善引流,若48h后仍有积血者,则局部穿刺冲洗或置负压吸引管引流,适当加压包扎。

第二章　甲状腺疾病

第一节　甲状腺肿

甲状腺肿可分为单纯性甲状腺肿和结节性甲状腺肿两类，根据发病的流行情况，又可分为地方性甲状腺肿和散发性甲状腺肿。单纯性甲状腺肿一般指甲状腺代偿性肿大而不伴明显的功能异常，又称为非毒性甲状腺肿。结节性甲状腺肿多由突眼性甲状腺肿演变而来，随着甲状腺肿病程发展，扩张和增生的滤泡集结成大小不等的结节，继而发生变性、坏死、囊性变和囊内出血。坏死组织也可逐渐纤维化或钙化，形成多结节性甲状腺肿，此类型在临床中更为常见，一般女性发病率比男性高。

一、病因

(一)甲状腺激素原料(碘)的缺乏

这是地方性甲状腺肿发病的主要原因。由于原料碘的缺乏，碘摄取量减少，甲状腺不能生成和分泌足够的甲状腺素，血中浓度明显下降，通过负反馈作用，刺激腺垂体 TSH 分泌增多，促使甲状腺代偿性增生和肿大。这种肿大实际上是甲状腺功能不足的表现。

(二)甲状腺激素需要量的剧增

青春发育、妊娠、哺乳期或绝经期妇女，或某些疾病、中毒和外伤等，均可使机体代谢旺盛，甲状腺激素的需要量激增，以致体内碘相对不足，引起腺垂体 TSH 分泌过多，导致甲状腺代偿性肿大。

(三)甲状腺激素生物合成和分泌障碍

甲状腺激素生物合成和分泌障碍常为散发性甲状腺肿的发病原因。

1.长期服用抗甲状腺药物或食物

如硫脲类、磺胺类、过氧氯酸钾、保泰松、对氨基水杨酸、硝酸盐、萝卜、木薯、卷心菜、大豆等均可抑制甲状腺激素的合成，使 TSH 分泌增加而致甲状腺肿大。

2.隐性遗传和先天性缺陷

如甲状腺激素合成酶的缺乏(过氧化物酶或脱碘酶)可影响甲状腺素的合成；蛋白水解酶缺乏可使甲状腺激素与甲状腺球蛋白的分离受阻，血中游离甲状腺素减少，经负反馈作用使甲状腺肿大。

二、病理

单纯性甲状腺肿是在致病因素的作用下，甲状腺组织发生的代偿性反应到病理性损伤的一个发展过程。由于各种原因导致血浆中甲状腺激素水平降低时，机体通过大脑皮质一下丘脑一腺垂体系统的反馈机制，刺激甲状腺滤泡上皮增生。甲状腺滤泡增生性变化，表现为滤泡密集，滤泡脱水，胶质减少，上皮细胞增多，呈高柱状，甲状腺腺体增大。当机体对激素的需要趋于缓和时，甲状腺滤泡则呈“复原”状态，滤泡肿大，滤泡腔充满胶质，上皮细胞呈立方状。这种“增生—复原”的变化随生理功能的变化反复交替进行。当机体长期受到致病因素的刺激时（如长期缺碘），上述“增生—复原”的变化幅度加大，持续时间延长，如此反复、长期进行便造成甲状腺弥散性肿大。在这一阶段如患者就诊，则可发现患者甲状腺双叶弥散性肿大，表面平滑，质地较软有弹性，而甲状腺功能并无明显紊乱，称“弥散性甲状腺肿”，是甲状腺肿的早期病变。

如果甲状腺肿的致病因素仍然持续存在（如长期而严重的缺碘），甲状腺组织的“增生—复原”将更为严重，表现为“过度增生—过度复原”。甲状腺滤泡上皮细胞的代谢发生更为严重的变化。在肿大的甲状腺中，有些区域过度增生明显，有些区域过度复原严重，如此反复、持续的变化，过度增生区域或过度复原区域逐渐扩大，彼此相互融合，因而在弥散性肿大的腺体中形成单个或数个早期结节。有的结节是由增生的上皮巢或密集的小滤泡逐渐发展而成的，称“早期增生性结节”；有的结节则是由过度复原的胶质潴留性滤泡逐渐扩展或彼此融合而成的，称“早期潴留结节”。随着结节的增大，压迫周围甲状腺组织，或潴留结节中的胶质渗出，引起纤维组织增生和包围而形成比较清楚的、临床上可扪及或术中肉眼可以辨认的结节。此时，即由弥散性甲状腺肿转变为结节性甲状腺肿。弥散性甲状腺肿是单纯性甲状腺肿的早期阶段，进一步发展便演变成结节性甲状腺肿。结节性甲状腺肿是弥散性甲状腺肿进一步发展的结果。

（一）弥散性甲状腺肿

甲状腺呈棕褐色或红褐色，质地较软，有弹性。切面显示棕红或棕褐色，分叶状，结构均匀一致。光学显微镜下，小镜结构清晰可辨，但大小、形状变化较多。有些滤泡形态基本正常；有些则为增生的小滤泡，滤泡密集，滤泡上皮单层或双层或密集成团，细胞呈立方形，胞质淡染，核圆形或椭圆形，滤泡腔可见少量稀薄的胶质，有的无胶质；有些滤泡显示功能活跃，滤泡上皮增生、肥大，呈高柱状，形成许多小乳头突入滤泡腔，细胞顶部的胞质中可见许多胶质颗粒；尚可见明显胀大的滤泡，其直径为500～600mm，甚至可达800mm以上，滤泡上皮为矮立方或扁平状，核小，椭圆形，细胞质淡染，滤泡腔充满深染的胶质，显示胶质潴留的形态特点。上述各种类型的滤泡以不同的比例组成各个小叶，故小叶的大小、形态很不规则。滤泡间及小叶间的血管明显增多，管腔扩张、充血。小叶间纤维组织轻度增多，因而小叶的轮廓更加清晰可辨。

（二）结节性甲状腺肿

其主要病变特点是结节形成。外诊甲状腺往往增大，可以扪及一个或多个结节。早期，可见弥散性肿大的腺体中出现初形成的结节，随着结节病变的发展，引起大量纤维组织增生和瘢痕形成；到晚期，整个甲状腺被瘢痕组织及埋藏于其中的结节所替代。结节性甲状腺肿的早期，甲状腺外面无明显变形，晚期则完全失去甲状腺的原有状态，成为颜色有异、形状不规则的肿块。

结节可分为两种：①潴留性结节，由胶质潴留而高度肿大的滤泡组成，其滤泡充满浓稠的，呈棕褐色、半透明状的胶质，有时可见有白色的纤维组织间隔穿插胶质中；②增生性结节，又称腺瘤样结节，由增生滤泡上皮组成，因细胞密集程度不同和胶质的多少不同而呈灰白色、淡黄色、黄褐色，质致密或呈细海绵状。两种结节可能单独或共同存在于同一腺肿中。

早期形成的结节多无明显边界，随结节的增大，在结节的周围逐渐形成薄的纤维组织包膜，周围的腺体组织可呈现轻度萎缩，在增生性结节的边缘常见扩张的血管，并向结节的中心伸展以维持增生细胞的营养。这些血管曲张，壁很薄，故易出血。结节进一步增大，结节间的血管受压，致使结节血液供应不足，甚至完全断绝，或血液回流受阻，血管过度曲张致使整个结节成为纤维组织包裹的豆渣样物质。出血可为片状，也可使整个结节成为血肿，如出血多，可使腺体急剧增大而有局部疼痛或压迫症状。有的结节，其腺组织液化，潴留胶质变性而使结节中形成大小不等、形状不一的囊腔，称“囊性变”。囊性变区域进一步扩大或几个囊性变区域相互融合可形成紫肿。出血和坏死组织逐渐纤维化，形成不规则的瘢痕。瘢痕围绕在结节边缘，或瘢痕由结节的中心向四周放射，整个结节由瘢痕组织代替。陈旧性出血区、坏死区可见含铁血黄素沉着或胆固醇结晶析出，透明变性的瘢痕和坏死区可发生钙盐沉着，甚至骨化。有时整个结节成为坚硬的结石。

结节性甲状腺肿的肉眼形态可分为多结节型、单结节型、腺瘤型及囊肿型。多结节型是指同一腺肿中存在两个以上的结节。多结节可为潴留性、增生性，或者两种结节混合存在。多结节型较多见，在地方性甲状腺肿流行区占40%～60%。单结节型是指同一腺肿中只有单个结节，约占1/3，可为潴留性结节，也可为增生性结节。结节大小不一，很小者仅能触及，一般为2～6cm，甚至可达10cm以上，其发病率各地不一。腺瘤型与增生性单结节在临床上很难区别，甚至在术中肉眼也难以鉴定，必须依赖病理学确定，包膜周围的腺体组织有明显的压迫性萎缩，腺瘤以外多为正常的甲状腺组织，腺瘤内的组织学结构多较单一，增生性结节则常常多样，腺瘤常为一个，增生性结节则为多个。腺瘤型约占2.5%，也有作者的报道高达10%。囊肿型实际多为结节继发病变的结果。结节组织液化、胶质变性、降解以血浆成分渗出都可引起囊肿形成，原来结节的包膜进一步增厚即可形成囊肿壁。囊肿直径多在3～8cm，也可达15cm以上。囊内容物可因形成原因不同而颜色、黏稠度不一；淡黄色清液、酱油样、胆汁样黏稠液体、胶冻体、黄褐色混浊体，有的液面漂浮有油滴。囊壁为透明变性的结缔组织构成，厚度可达2～3mm，囊内壁光滑，可附有残留的坏死组织。结节性甲状腺肿的单个囊肿型与甲状腺肿囊腺瘤在临床上亦很难鉴别，须由病理学确诊。

三、临床表现

(一)甲状腺肿大

病程早期为弥散性甲状腺肿大，增大速度较缓慢，肿大程度轻重不等。弥散性肿大时两侧腺叶常对称，保持正常甲状腺形状。查体可发现甲状腺表面光滑，质软，随吞咽运动上下活动度正常，无血管杂音及震颤。在青春期、妊娠期或哺乳期，甲状腺肿大可明显加重。如病程较长出现结节性甲状腺肿时，甲状腺内可出现大小不等的多个结节，质地不一。结节性肿大的腺体常在一侧较显著，结节囊性变或囊内出血时，可在短期内突然增大，并伴疼痛。如甲状腺肿增大较快，甲状腺结节质地变硬，活动度受限，应警惕癌变的可能。

(二)压迫症状

1.压迫气管

比较常见，常向一侧压迫，气管向对侧移位或弯曲，也可有两侧压迫，气管变为扁平。

由于气管内腔受压狭窄，可出现呼吸困难。气管壁长期受压可发生软化，严重者可引起窒息。

2.压迫食管

少见。较大的胸骨后甲状腺肿可能压迫食管,引起吞咽不适感,一般不会引起梗阻症状。

3.压迫喉返神经

可引起声带麻痹,声音嘶哑,多为一侧。如双侧受压可出现失声和窒息。

4.压迫颈深部大静脉

引起头颈部血液回流障碍,多见于胸廓上口或胸骨后甲状腺肿。患者颜面水肿,呈青紫色,颈胸部浅表静脉扩张。

5.压迫颈部交感神经节

可引起霍纳(HORNER)综合征,极少见。

(三)结节性甲状腺肿

可伴发甲状腺功能亢进症或发生恶变。

(四)甲状腺功能测定

血液 T_3、T_4 和 TSH 多数正常,少数患者 TSH 可升高。

(五)甲状腺 B 超

可明确甲状腺有无结节,了解结节数量、大小、性质及有无囊性变。

(六)甲状腺同位素扫描

早期可见甲状腺弥散性肿大,放射核素分布均匀。结节性甲状腺肿时可见放射核素分布不均匀,一般显示为温和凉结节,囊性变结节可表现为冷结节。

(七)颈部 X 线检查

可发现气管有无因甲状腺肿大而移位及软化,可发现胸骨后甲状腺肿并了解其位置、大小。

四、分类

(一)地方性甲状腺肿

是碘缺乏病(IDD)的主要表现之一。地方性甲状腺肿的主要原因是碘缺乏,所以又称为碘缺乏性甲状腺肿,多见于山区和远离海洋的地区。碘是甲状腺合成甲状腺激素的重要原料之一,碘缺乏时合成甲状腺激素不足,反馈引起垂体分泌过量的 TSH,刺激甲状腺增生肥大。甲状腺在长期 TSH 刺激下出现增生或萎缩的区域、出血、纤维化和钙化,也可出现自主性功能增高。长期的非毒性甲状腺肿可以发展为毒性甲状腺肿。

WHO 推荐的成年人每日碘摄入量为 150mg。尿碘是监测碘营养水平的公认指标,尿碘中位数(MUI)100～200mg/L 是最适当的碘营养状态。一般用学龄儿童的尿碘值反映地区的碘营养状态:MUI＜80mg/L 为轻度碘缺乏,MUI＜50mg/L 为中度碘缺乏,MUI＜30mg/L 为重度碘缺乏。甲状腺肿的患病率和甲状腺体积随着碘缺乏程度的加重而增加,补充碘剂后,甲状腺肿的患病率显著下降。部分轻度碘缺乏地区的人群在机体碘需要增加的情况下可出现甲状腺肿,如妊娠期、哺乳期、青春期等。

预防:①多食含碘丰富的海产食物,如海带、紫菜、虾米、海蜇、淡菜等。②卷心菜、大豆、豌豆、花生、核桃等可引发甲状腺肿,故宜慎用。③保持情绪的舒畅、平静,尽量控制急躁易怒的情绪。④妊娠期甲状腺肿,可在妊娠后自行消退,一般无须治疗。⑤用碘制剂与甲状腺素片时应病愈即止，不可长期服用。⑥注意勿将甲亢作为本病误治，甲亢常伴有神经系统症状及代谢亢进等表现。

(二)散发性甲状腺肿

散发性甲状腺肿原因复杂。外源性因素包括食物中的致甲状腺肿物质、致甲状腺肿药物和碘过量等。一种新的观点是应用甲状腺生长免疫球蛋白(TGI)解释本病。TGI 仅能刺激甲状腺细胞生长，不能刺激甲状腺细胞的腺苷酸环化酶的活性，所以仅有甲状腺肿而无甲状腺功能亢进。内源性因素还包括儿童先天性甲状腺激素合成障碍，这些障碍包括甲状腺内的碘转运障碍、过氧化物酶活性缺乏、碘化酪氨酸偶尔障碍、异常甲状腺球蛋白形成、甲状腺球蛋白水解障碍、脱碘酶缺乏等，上述的障碍导致甲状腺肿，部分患者发生甲状腺功能减退(呆小病)。先天性甲状腺功能减退伴神经性耳聋称为 Pendred 综合征。

五、诊断

(一)青春期甲状腺肿

(1)发生于青春发育期，特别是女性。

(2)甲状腺肿大：甲状腺看不见但易扪及，或者看得见也摸得着。双叶对称，峡部肿大较明显，质地柔软如海绵状，无结节、无触痛、无震颤、无血管杂音。

(3)甲状腺肿大程度有自发性波动，可能与情绪波动和月经周期有关；身体发育、智力发育正常。

(4)血清 T_3、T_4、FT_3、FT_4 测定正常，摄 ^{131}I 率正常，甲状腺 SPECT 检查或 B 超检查显示甲状腺弥散性增大，但无结节。

(二)弥散性甲状腺肿

(1)自觉颈部增粗持续时间较长。

(2)甲状腺弥散性肿大：一般达Ⅱ度以上肿大，左右叶对称或右叶比左叶更显著。甲状腺外形无明显改变，表面光滑或轻度隆起，质地柔软或稍硬，无明显结节、无触痛、无震颤、无血管杂音。

(3)血清 T_3、T_4、TSH 测定正常，摄 ^{131}I 率正常，甲状腺 SPECT 检查或 B 超检查显示甲状腺弥散性增大，但无结节。

(三)结节性甲状腺肿

(1)年龄常超过 30 岁，颈部增粗时间较长。有些患者发现有某个结节突然增大且伴有胀痛。

(2)甲状腺肿大，多为双叶不对称。甲状腺可扪及两个以上结节，结节大小不一，质地不一，光滑，无触痛。有时结节界线不清，触摸甲状腺表面仅有不规则或分叶状感觉。巨大的结节性甲状腺肿或胸骨后甲状腺肿可以出现相邻器官受压的症状和体征。

(3)血清 T_3、T_4、FT_3、FT_4 测定正常，摄 ^{131}I 率正常。但如合并有甲亢时，则这些检查会有相应的改变。甲状腺 SPECT 检查显示甲状腺多个结节。甲状腺 B 超可显示甲状腺结节的数目、大小、有无囊性变或钙化。

(4)巨大结节性甲状腺肿应行颈胸部 X 线检查，以了解有无胸骨后甲状腺肿，气管受压、移位及结节钙化情况。

(四)地方性甲状腺肿

除了上述弥散性甲状腺肿或结节性甲状腺肿的甲状腺检查特点外，主要是生长或长期居住在甲状腺肿流行区，有长期缺碘史。T_3正常或升高，T_4正常或偏低，血清T_3/T_4比值升高。TSH正常，严重缺碘时TSH升高。24h尿磷排泄降低(正常值＞100mg)。甲状腺摄^{131}I率增高，高峰值提前，但可为外源性甲状腺激素所抑制。

六、鉴别诊断

甲状腺肿最重要的是与颈前区非甲状腺疾病，如颈前区脂肪过多、颈部黏液水肿及颈前区其他肿块性病变(如上前胸纵隔伸出前颈部的畸胎瘤)等进行鉴别。鉴别的要点是：甲状腺及甲状腺的结节或肿块可随吞咽而上下移动。鉴别有困难时，甲状腺SPECT检查或甲状腺B超检查便可明确。其次与甲状腺其他疾病进行鉴别。例如，甲状腺峡部的结节要与甲状舌管囊肿或异位甲状腺进行鉴别；弥散性甲状腺肿要与亚急性甲状腺炎或淋巴细胞性甲状腺炎进行鉴别；结节性甲状腺肿的单个结节型、腺瘤型、囊肿型要与甲状腺肿瘤进行鉴别，但这种鉴别通过甲状腺外诊、B超均难以确定，有赖于手术切除的病理学检查。

七、治疗

(一)非手术治疗

青春发育期的弥散型单纯性甲状腺肿多属于生理性肿大，多能自行缩小，不需特殊治疗。此时手术治疗可妨碍甲状腺功能，影响生长发育，且术后复发率高。对此类患者可给予小剂量甲状腺素治疗。甲状腺素片每日60～120mg，或左甲状腺素片每日50～100μg，连用3～6个月，需要时可至12个月，以抑制腺垂体TSH分泌，减少对甲状腺的刺激。

(二)手术治疗

1.单纯性甲状腺肿

如有压迫症状或巨大甲状腺肿影响正常生活和工作者，应行手术治疗。

2.结节性甲状腺肿

原则上应行手术治疗，特别是：①多结节性甲状腺肿，结节巨大影响生活和工作或引起压迫症状者；②结节性甲状腺肿合并甲亢者；③结节性甲状腺肿可疑结节恶变者；④对于单发或小的结节，试用甲状腺素治疗无效，或结节增长速度加快者。

3.胸骨后或胸内异位甲状腺肿

应行手术治疗，手术一般采用受累甲状腺叶次全切除或大部分切除术。

八、预防

随着对地方性甲状腺肿的普查和防治工作的全面深入开展，单纯性甲状腺肿的发病率有所降低。预防单纯性甲状腺肿的发生要从病因方面入手，要注意合理的膳食、清洁的饮用水和良好的生活卫生条件；要避免使用引起甲状腺肿大的药物。

第二节 甲状腺功能亢进症

原发性甲状腺功能亢进症(简称甲亢)治疗方法有内科治疗与外科治疗及同位素碘治疗。每个患者都需要选择恰当的治疗方法。每种治疗方法各有其优缺点。若能获得良好的治疗效果,内科治疗最好。当今,欧美、日本及我国治疗甲亢都施行甲状腺次全切除术,其最大理由系内科治疗难以获得永久缓解。甲状腺肿给患者带来诸多不便,此类甲亢病例最适合手术。美国几乎都采用同位素碘治疗甲亢,这是因为同位素碘治疗甲亢价廉易行,而选择外科治疗需高额费用,对手术并发症持严厉批判态度。实际上,注意手术操作完全可以预防手术并发症。内科治疗需要时间长而无法缓解的病例选择外科治疗可获得确实效果,提高患者生活质量。

一、病因

近年来研究发现,Graves 病的发病主要与自身免疫有关,其他病变引起的甲亢在发病上各有特点或仍有不清之处。现分述如下。

(一)免疫因素

1956 年,Adams 等发现长效甲状腺刺激素(LATS)作用与 TSH 作用相近,它是一种由 B 淋巴细胞产生的免疫球蛋白(IgG),是一种针对甲状腺的自身抗体,可与甲状腺亚细胞成分结合,兴奋甲状腺滤泡上皮分泌甲状腺激素而引起甲亢。甲亢患者中 60%～90%LATS 增多。此后又发现 LATS－P 物质,也是一种 IgG,只兴奋人的甲状腺组织,又称为人甲状腺刺激免疫球蛋白(HTSI),甲亢患者 90%以上为阳性。

甲亢发病免疫机制的直接证据有:①在体液免疫方面已知有多种抗甲状腺细胞成分的抗体,如针对 TSH 受体的甲状腺刺激性抗体(TISI),或 TSH 受体抗体(TRAb),它能与 TSH 受体或其相关组织结合,进一步激活 cAMP,加强甲状腺功能,这种抗体可通过胎盘组织引起新生儿甲亢,或甲亢治疗后不彻底,抗体持续阳性,导致甲亢复发;②细胞免疫方面,证实这些抗体系由 B 淋巴细胞产生。甲亢患者血中有针对甲状腺抗原的致敏 T 淋巴细胞存在,甲亢时淋巴细胞在植物血凝素(PHA)的激活作用下可产生 LATS,PHA 兴奋 T 淋巴细胞后再刺激 B 淋巴细胞,从而产生具有兴奋甲状腺作用的免疫球蛋白,如 TSI 等,而引发甲亢。器官特异性自身免疫疾病都是由于抑制性 T 淋巴细胞(Ts)功能缺陷引起免疫调节障碍所致的,因此,免疫反应是涉及 T 与 B 淋巴细胞及吞噬细胞相互作用的复杂结果。现认为主要与和基因缺陷有关的抑制性 T 淋巴细胞功能降低有关,Ts 功能缺陷可导致 T 细胞致敏,使 B 细胞产生 TRAb 而引起甲亢。

间接证据有:①甲状腺及眼球后有大量淋巴细胞及浆细胞浸润;②外周血液循环中淋巴细胞数增多,可伴发淋巴结、肝与脾的网状内皮组织增生;③患者与其亲属同时或先后可发生其他一些自身免疫性疾病;④患者及其亲属中的血液抗甲状腺抗体,TRAb 及抗胃壁细胞抗体与抗心肌抗体等阳性;⑤甲状腺内与血液中有 IgG、IgA 及 IgM 升高。

Graves 病的诱发始动原因目前认为系由于患者 Ts 细胞的免疫监护和调节功能有遗传性缺陷,当有外来精神创伤等因素时,或有感染因素时,体内免疫遭破坏,"禁株"细胞失控,产生

TSI 的 B 淋巴细胞增生，功能变异，在 Ts 细胞的作用下分泌大量的 TSI 自身抗体而致病。有精神创伤与家族史者发病较多，为诱发因素。近年来发现，白种人甲亢 HLA－B8 比正常人高出 2 倍，亚洲日本人 HLA－BW35 增高，国外华人 HIA－BW46 阳性易感性增高，B13、B40 更明显，这些都引起了注意。

（二）遗传因素

临床上发现家族性 Graves 病不少见，同卵双胎先后患 Graves 病的可达 30%～60%，异卵仅为 3%～9%。家族史调查除患甲亢外，还可患其他种甲状腺疾病如甲状腺功能减低等，或家族亲属中 TSI 阳性，这说明 Graves 病有家族遗传倾向。这种遗传方式可能为常染色体隐性遗传，或常染色体显性遗传，或为多基因遗传。

（三）其他发病原因

（1）功能亢进性结节性甲状腺肿或腺瘤，过去认为本病多不属于自身免疫性疾病，因血中未检出 IgG、TSI、IATS 等免疫佐证。1988 年国内曾报道单结节检出血清甲状腺球蛋白抗体和微粒体抗体，阳性率为 16.9%（62/383），多结节阳性率为 54.7%（104/190）。这些结节中增生的甲状腺组织不受 TSI 调节，成为自主功能亢进性或功能亢进性甲状腺结节或腺瘤。目前甲状腺腺瘤与癌瘤发病还认为系由于肿瘤基因所致。

（2）垂体瘤分泌 TSH 增加，引起垂体性甲亢，如 TSH 分泌瘤或肢端肥大症所伴发的甲亢。

（3）亚急性甲状腺炎、慢性淋巴细胞性甲状腺炎、无痛性甲状腺炎等都可伴发甲亢。

（4）外源性碘增多引起甲亢，称为碘甲亢。如甲状腺肿患者服碘过多，服用甲状腺素片或左甲状腺素钠（L－T_4）过多均可引起甲亢，少数患者服用胺碘酮药物也可致甲亢。

（5）异位内分泌肿瘤可致甲亢，如卵巢肿瘤、绒癌、消化系统肿瘤、呼吸系统肿瘤及乳腺癌等分泌类促甲状腺素可致临床甲亢。

（6）Albright 综合征在临床上表现为多发性骨纤维结构不良，皮肤色素沉着，血中 AKP 升高，可伴发甲亢。

（7）家族性高球蛋白血症（TBG）可致甲亢，本病可因家族性有遗传基因缺陷或与用药有关。

二、临床表现

甲亢可发生于任何年龄，大多数在 20～40 岁，一般女性比男性发病率高，约为 4∶1。但是地方性甲状腺肿流行区，则女性稍多于男性，约为 4∶3。青年女性常可出现青春期甲亢，症状较轻，有的人未经治疗，在青春期过后也可自愈。

老年患者较年轻者更易见“隐匿性”或“淡漠型”甲亢，其神经过敏和情绪症状较轻，突眼发生率也较少。甲亢时多系统受累，临床表现多变，20～40 岁中青年发病较常见，但近年来老年甲亢不断增多。起病较慢，多有精神创伤史和家族史。发病后病程迁延，数年不愈，复发率高，并可发生多种并发症。

（一）能量代谢与糖、蛋白质及脂肪代谢异常

甲亢时基础代谢率（BMR）增高，可出现烦热、潮汗、体重减轻、工作效率低、消瘦、乏力、易疲劳。蛋白质代谢负平衡，胆固醇下降或正常，皮下脂肪消失，脂肪代谢加速。肝糖原与肌糖原分解增加，糖原异生增快，血糖可升高或出现餐后高血糖，糖代谢异常严重者可发生糖尿病。

（二）水盐代谢与维生素代谢紊乱

甲状腺激素可促进利尿、排钾与排镁，故甲亢时易发生低钾性周期麻痹与低镁血症。钙与磷运转加速，常有高尿钙与高尿磷和高尿镁；久之，可发生骨质脱钙与骨质疏松，当有低血钙发生后患者又摄钙不足，少数患者可发生继发性甲状旁腺功能亢进症。同时由于甲亢时吸收差，代谢快，消耗多，可发生维生素 B_1、维生素 C、维生素 D 等多种维生素缺乏症及微量元素缺少症。

（三）皮肤肌肉代谢异常症状

蛋白质呈负代谢平衡，肌酸负平衡，负氮平衡，ATP 减少，磷酸肌酸减少，易发生甲亢性肌病，眼肌无力，重症肌无力，或经常性软瘫。皮肤发生黏液性水肿，多见于眼睑与胫骨前。指甲变软或发生变形与感染。

（四）心血管系统症状

甲状腺激素兴奋心肌交感神经，增强儿茶酚胺作用，出现心动过速、心律失常、心音增强、脉压加大，甚至心脏扩大、心尖部收缩期杂音。老年人易发生心房纤颤、心绞痛甚至甲亢性心脏病与冠心病同时发生，以致心力衰竭。

（五）精神与神经系统症状

甲状腺激素可兴奋神经肌肉，易产生精神紧张、急躁、激动、失眠、头晕、多虑、易怒、多言、手抖、反射亢进，严重时可发生甲亢性精神病与自主神经功能紊乱。

（六）消化系统症状

甲状腺激素可增加肠蠕动，发生易饥饿、食欲亢进、大便次数增多、消化不良性腹泻，营养与吸收不良，严重时可出现低蛋白血症及腹腔积液，呈恶病质状态而卧床不起，老年人多见。

（七）内分泌与生殖系统症状

甲亢时内分泌系统功能可有紊乱，最常见的是性腺功能受累，女性闭经和月经不调，男性阳痿，但女性妊娠不受影响，分娩时应注意防止发生甲亢危象和心力衰竭。

（八）甲状腺肿大

一般呈对称性，少部分呈非对称性肿大，分Ⅰ度、Ⅱ度、Ⅲ度；增大，多数呈弥散性肿大，常有血管杂音及震颤。甲状腺也可不增大，或甲状腺有囊性、结节性肿大，但甲亢症状不减。

（九）突眼

眼球突出超出 16mm 为突眼。一般有良性突眼与恶性突眼（浸润性突眼）之分，前者多见。过去有人认为突眼系由于垂体分泌致突眼物质所致，目前则认为突眼是自身免疫因素所致。即：①甲状腺球蛋白与抗甲状腺球蛋白复合物沉积在眼肌细胞膜而引起水肿和淋巴细胞浸润，眼外肌肥大，致突眼和球外肌麻痹；②球后脂肪及结缔组织细胞发生免疫反应。严重时上下睑不能闭合，眼球调节作用差，辐辏反射失调。交感神经活动亢进使上睑退缩，眼裂增宽与凝视。恶性突眼时眼压升高，可发生角膜溃疡、穿孔、结膜充血、水肿甚至失明。

（十）局限性黏液性水肿

多在胫骨前发生对称性的浸润性皮肤病变，还可发生在手指、掌背及踝关节等部位。皮肤增厚，变韧，出现大小不等的棕红色斑块状皮肤结节，凹凸不平，面积逐渐扩大融合，形似象皮腿，此种患者 LATS、LATS－P、TGA、TMA 多呈阳性。

三、分型分级

甲亢临床表现多种多样，但某一患者往往表现为以某一系统或某一器官方面的症状最为突出，故临床上常将甲亢分为若干型。值得注意的是，临床分型并非一成不变，随年龄增长，病情的发展，可以有转化状况发生。

从疾病的病理生理过程出发，将甲亢分为以下 4 期。

第一期（神经期）：神经症状显著，甲状腺轻度肿大。

第二期（神经体液期）：甲状腺显著增大，甲亢症状明显。

第三期（内脏病理期）：内脏器官发生病理性损害。

第四期（恶病质期）：全身各系统和器官发生不可复转的萎缩性改变。

按病情程度分为 3 级。其分级的依据是其基础代谢率、心率、体重减轻程度和劳动力丧失情况等。分为轻、中、重 3 级，临床上也常适用。

四、诊断

（一）问诊要点

（1）注意询问患者有无怕热多汗、心悸胸闷、手抖、多食消瘦、兴奋易怒或焦虑，是否大便频数、不成形等。

（2）有无颈部粗大、突眼，有无畏光、流泪、复视等。

（3）如为女性，应询问有无月经稀少、闭经、不孕等；如为男性，则询问有无乳房发育、阳痿。

（4）有无发作性低血钾、肌肉柔软无力等。

（5）以往有无甲亢病史，如有，应询问患者以往的诊治经过、所用药物及效果如何。

（6）有无长期服用含碘的药物（如胺碘酮）、含碘造影剂、含有海带或紫菜的保健品，如有，应询问具体名称、剂量及时间。

（二）查体要点

（1）注意观察皮肤温度和湿度。

（2）注意观察眼部体征：眼多为中度或重度进行性单侧或双侧突眼，突眼多在 19～20mm。眼睑水肿，眼球转动受限。因眼球突出，眼睑收缩，眼睑闭合不良或不能闭合，角膜暴露，出现角膜干燥、炎症、溃疡甚至角膜穿孔而失明。如果有眼病的证据且甲状腺激素升高，则可确定 Graves 病的诊断。

（3）观察甲状腺大小、质地、有无结节、压痛、听诊有无血管杂音或震颤等。如果患者甲状腺有压痛，提示为亚急性甲状腺炎。

（4）观察是否有心动过速、心律失常（心房颤动）、心力衰竭以及水冲脉、股动脉枪击音、毛细血管搏动征等。

（5）做手震颤试验，部分患者有甲亢性肌病、肌无力、肌萎缩、周期性瘫痪、杵状指、胫前黏液性水肿等表现。

（三）进一步检查

1.血清甲状腺激素和促甲状腺素测定

血清总 T_3（TT_3）、总 T_4（TT_4）、游离 T_3（FT_3）、游离 T_4（FT_4）、反 T_3（RT_3）水平均升高。

TT_3、TT_4指标稳定，可重复性好，在排除受甲状腺结合球蛋白（TBG）的影响外，能最佳反映甲状腺功能状态，通常情况下，两者的变化相平行，但 TT_3 对轻型甲亢、甲亢治疗后复发的诊断更加敏感。FT_3和 FT_4不受血中 TBG 浓度的影响，较 TT_3和 TT_4能更准确地反映甲状腺的功能状态。血清促甲状腺素（TSH）水平降低，应用免疫化学发光法测定的高灵敏 TSH（sPSH）已成为国际上公认的诊断甲亢的首选指标，甲亢患者 sTSH＜0.1MU/L，因 sTSH 是诊断甲亢最敏感的指标，因此，也将其作为单一指标进行人群中甲亢的筛查。

2.甲状腺自身抗体

95％以上的患者甲状腺过氧化物酶抗体（TPO－Ab）阳性；50％的患者抗甲状腺球蛋白抗体（TGAb）阳性；甲状腺刺激性抗体（TSAb）阳性支持甲亢的病因诊断是 Graves 病；促甲状腺素受体抗体（TRAb）阳性与 TSAb 阳性意义相同，初发 Graves 病 60％～90％患者 TRAb 阳性。

3.甲状腺 B 超

可测定甲状腺大小、形态、有无结节、血流情况等。甲亢时 B 超检查显示甲状腺体积增大，血流丰富，甚至呈“火焰状”。B 超对发现手诊未能触及的甲状腺结节极有价值。眼球后 B 超检查可早期发现眼外肌肥大，协助诊断 Graves 眼病，并可帮助判断病变的程度和观察其变化。

4.心电图检查

甲亢性周期性瘫痪者心电图可见 ST 段压低，T 波低平及出现高大 U 波等低钾改变。

5.肌电图检查

甲亢合并重症肌无力患者可出现动作电位衰减现象，开始检测时电位正常，以后波幅与频率渐减低，提示神经－肌肉接头处病变；甲亢性肌病患者一般可出现平均动作电位时限明显缩短、动作电位电压及多相电位增多等肌病型改变。

6.肌肉活检

慢性甲亢性肌病患者的肌肉超微结构改变主要是线粒体失去正常形态，可见到巨大线粒体，内含不平行排列的嵴，横管扩张，肌纤维内微管积聚等。

7.新斯的明试验

甲亢合并重症肌无力的患者可见肌无力症状明显缓解，而甲亢伴周期性瘫痪患者对此试验无反应。

（四）诊断

1.诊断的程序

（1）确定有无甲状腺毒症，测定血清 TSH 和甲状腺激素的水平。

（2）确定甲状腺毒症来源于甲状腺功能的亢进。

（3）确定引起甲状腺功能亢进的原因，如 Graves 病、结节性毒性甲状腺肿、甲状腺自主高功能腺瘤等。

2.诊断要点

（1）甲亢的诊断：①高代谢症状和体征；②甲状腺肿大；③血清 TT_4、FT_4增高，TSH 减低。具备以上 3 项诊断即可成立。应注意的是，淡漠型甲亢的高代谢症状不明显，仅表现为明显消瘦或心房颤动，尤其是老年患者；少数患者无甲状腺肿大；T_3型甲亢仅有血清 T_3增高。

(2)GD的诊断：①甲亢诊断成立；②甲状腺弥散性肿大(触诊和B超证实)，少数病例可以无甲状腺肿大；③眼球突出和其他浸润性眼征；④胫前黏液性水肿；⑤TRAb、TSAb、TPOAb阳性。以上标准中，①②项为诊断必备条件，③④⑤项为诊断辅助条件。TPOAb虽然不是本病致病性抗体，但是可以交叉存在，提示本病的自身免疫病因。

五、鉴别诊断

①单纯性甲状腺肿，除甲状腺肿大外，并无上述症状和体征，虽然有时^{131}I摄取率增高，T_3抑制试验大多显示可抑制性，血清 T_3、RT_3均正常；②神经症；③自主性高功能性甲状腺结节，扫描时放射性集中于结节处：经TSH刺激后重复扫描，可见结节放射性增高；④其他：结核病和风湿病常有低热、多汗、心动过速等，以腹泻为主要表现者常易被误诊为慢性结肠炎，老年甲亢的表现多不典型，常有淡漠、厌食、明显消瘦，容易被误诊为癌症，单侧浸润性突眼症需与眶内和颅底肿瘤鉴别，甲亢伴有肌病者，需与家族性周期麻痹和重症肌无力鉴别。

典型的甲亢有高代谢症状，甲状腺肿大、眼球突出等症状，诊断并不困难，但有约20%的甲亢患者临床表现不典型，多见于年龄较大的患者，有慢性疾病的患者或是甲亢早期和轻症甲亢患者，症状和体征不典型，往往无眼球突出，甲状腺肿大不明显，特别是有一些患者甲亢症状隐匿，而以某种症状较为突出，容易误诊为另一系统疾病，常见的不典型表现有以下几种。

(一)心血管型

以心血管症状为突出症状，心动过速、心律失常、心绞痛或心力衰竭。

多见于妇女或年龄较大的患者及毒性结节性甲亢患者，临床上往往诊断为冠心病、高血压性心脏病、心律失常等病，此型甲亢患者，心血管症状用抗甲状腺药物治疗才能缓解，单纯用心血管药物治疗效果不佳。

(二)神经型

以神经精神症状为突出表现，患者神经过敏、注意力不集中、情绪急躁、坐立不安、失眠、幻觉，多见于女性，易误诊为神经症或更年期综合征。

(三)胃肠型

常以腹泻为突出症状，大便一天数次甚至数十次水样腹泻，无脓血便，常误诊为肠炎、慢性结肠炎。有部分患者以腹痛为主要症状，呈弥散性或局限性腹痛，可类似胆绞痛、肾绞痛、溃疡病、胰腺炎、阑尾炎，往往诊断为急腹症而收到外科治疗，偶尔少数患者以剧烈呕吐为主要症状，甚至呈顽固性呕吐而误诊为胃肠炎，本型多见于中、青年人。

(四)肌肉型

以肌无力、体力减退和周期麻痹为突出表现，往往无突眼、无甲状腺肿等甲亢体征和症状，或症状出现较晚，多见于中年男性，多在患者饱餐后及摄入大量糖类食品时发生。

(五)恶病质型

以消瘦为突出症状，体重迅速下降，肌肉萎缩，皮下脂肪减少或消失，甚至出现恶病质，往往误诊为恶性肿瘤，多见于老年患者。

(六)低热型

约半数甲亢患者有低热,体温一般<38℃,部分患者长期以低热为主要症状,伴有消瘦、心悸等症状,易误诊为风湿热、伤寒、结核病、亚急性细菌性心内膜炎等,主要见于青年人。本型低热的特点,体温升高与心率加快不成正比,心率快更显著,应用解热药、抗生素治疗无效,而抗甲状腺药治疗效果明显。

(七)肝病型

以黄疸、上腹胀痛、肝大、转氨酶升高、白细胞减少为主要症状,往往误诊为肝病。

除上述不典型症状外,还有一些不典型体征,如甲亢性肢端病,男性乳房发育症,白癜风,指甲与甲床分离症(Plummer 甲),局部常色素沉着,高糖血症,多饮多尿,肝掌,高钙血症等,这些都需要有进一步认识,以免误诊。

一般甲亢还需要与单纯性甲状腺肿(地方性甲状腺肿)、急性甲状腺炎、亚急性甲状腺炎、桥本病、甲状腺瘤、甲状腺癌、自主神经功能紊乱等症鉴别。

六、甲状腺功能亢进症的治疗

(一)原发性甲状腺功能亢进症治疗历史

应用抗甲状腺药物治疗与同位素碘治疗研制开发之前,切除甲状腺肿是治疗甲亢确实有效的唯一方法。19 世纪后半期,Billroth、Kocher 等人对甲亢均施行手术治疗。1909 年,瑞士人 Theodor Kocher 获得诺贝尔医学奖时,在其演讲“轻度甲状腺疾病状态”中提到,施行 4000 例甲状腺手术中甲亢手术为 155 例,其病死率为 2.5%,取得优秀的治疗成绩。Kocher 获此成绩时供职于瑞士的伯尔尼大学外科,当时瑞士为缺碘地方甲状腺肿流行地区。其实论文中作为甲亢病例含有现在称为中毒性结节性甲状腺肿。当时,甲亢手术最大并发症是术后甲状腺危象,病死率高。中毒性结节性甲状腺肿多为轻度功能亢进。不管怎样,呈甲状腺功能亢进状态手术发生甲状腺危象可能性很大。1923 年美国 MAYO 诊所的 Plummer 报道使用碘剂后可以安全地进行甲亢手术。1942 年,Hamilton 发现 ^{131}I 于甲状腺内聚集,从而将其应用于甲亢治疗。1943 年,Astwood 用硫氧嘧啶治疗甲亢,因硫氧嘧啶毒性大,以后广泛应用带丙基的硫氧嘧啶。同时期研制开发甲巯咪唑,才开创甲亢内科治疗。美国广泛应用同位素碘治疗甲亢以来,似乎甲亢外科手术成为过时的治疗方法。但是用抗甲状腺药物治疗甲亢缓解率很低为 40%~50%,为了获得缓解,多数患者需要长时间服药。也有的患者用抗甲状腺药物治疗使甲状腺肿越来越大。美国用同位素碘治疗甲亢 50 余年,日本有 40 余年,中国也有 30 余年。经验来看,已经否定其致畸性与对性腺的影响,否定发生白血病与癌的可能性,因而广泛应用同位素碘治疗甲亢。但对妊娠者当属禁忌,近期希望妊娠女性也不合适。

关于放射线对甲状腺影响,众所周知婴幼儿时期颈部照射 X 线可能成为发生甲状腺癌的因素。Belarux 报道切尔诺贝利核电站的核泄漏事故后发生很多小儿甲状腺癌病例,可能系放射性碘为主要发病因素之一。关于同位素碘治疗后发生甲状腺癌与甲状旁腺癌的频率还没有结论。Holm 等人报道 10 552 人同位素碘治疗后调查结果胃癌发生率上升。而美国所有年龄组甲亢患者均为同位素碘治疗对象。

(二)甲亢手术适应证

(1)年轻者,结婚希望妊娠者,对于中年或高龄者用侵袭不大的同位素碘治疗为好,本人希望手术的病例也适合手术。某些眼球突出非常严重病例适合手术。

(2)用抗甲状腺药物治疗不能获取永久缓解的病例。用抗甲状腺药物几年也无法定期到医院检查治疗者。控制甲亢需要大剂量的抗甲状腺药物的病例不如做手术为好。每日服用甲巯咪唑 90mg 以上,甲状腺功能难以达到正常化的病例需同时服用碘剂地塞米松暂时将甲状腺功能达到正常就施行手术。

(3)因抗甲状腺药物不良反应,使其无法继续服用抗甲状腺药物的病例。服用抗甲状腺药物最严重并发症是颗粒细胞减少症,大约 500 例中可有 1 例发生此症。对于年轻患者发生颗粒细胞减少症时即使甲状腺肿小也需要劝其手术治疗。如发生其不良反应如皮疹、关节痛、肝功能障碍无法使用抗甲状腺药物的病例需要考虑手术治疗。

(4)甲状腺肿大超过 40g,或 TRAb(促甲状腺素受体抗体)呈高值为 60%以上者。因甲状腺肿比较大,应用抗甲状腺药物多数难以缓解,或多次复发。甲状腺肿大即使应用同位素碘治疗也不容易缓解。

(5)只有手术才能治疗的病例,如甲亢合并甲状腺恶性肿瘤。甲亢合并有潜在性分化癌的频率高。为手术适应证的恶性肿瘤均为显性癌。合并甲状腺良性肿瘤体积比较大者也是手术对象。

(6)社会性适应情况,希望早期缓解拒绝同位素碘治疗病例,如到医疗机构不发达的国家或地区工作,或无法定期到医院复查的病例也是手术对象。从美容角度看劝其手术治疗。患者自身熟知甲亢病态也多数希望手术治疗。

(三)甲状腺次全切除术

1.手术目的

甲状腺大部分切除,使甲状腺刺激发生反应的甲状腺滤泡细胞数目减少,使分泌甲状腺激素保持正常状态。

2.术前准备

如前所述甲亢手术主要使甲状腺功能恢复正常。如果甲状腺功能正常的话,那么完全不用担心术后发生甲状腺危象。通常使用抗甲状腺药物可使甲状腺功能正常化。当其药物疗效差、不良反应强无法继续服药时,可用如下方法使甲状腺功能正常化,即只用抗甲状腺药物,抗甲状腺药物+碘剂;抗甲状腺药物+碘剂+肾上腺皮质激素;抗甲状腺药物+碘剂+肾上腺皮质激素+普萘洛尔;只用碘剂;碘剂+肾上腺皮质激素;碘剂+肾上腺皮质激素+普萘洛尔;只用普萘洛尔。

大剂量碘剂有抑制甲状腺激素分泌与合成的作用。一般轻度或中度甲亢者待甲状腺功能恢复正常时需要服用复方碘溶液,每次 10 滴,每日 3 次,连服 7～14d 手术,服用碘剂 3 周以上出现逃逸现象失去作用。

即使应用碘剂甲状腺功能仍呈高功能状态可并用肾上腺皮质激素。肾上腺皮质激素促进 T_4 向反 T_3 转换以减少血中 T_4,使代谢正常化。应用地塞米松,倍他米松 6～8mg,4～6d 口服。如脉搏频数时可并用普萘洛尔。也有单用普萘洛尔做术前准备的方法。因术前术后普萘洛尔的剂量不好掌握,术后 1 周继续口服普萘洛尔,有少数患者术后发生甲状腺危象。

3.甲状腺次全切除手术操作要点

为了获得确实治疗效果，应该施行并发症少的手术方式。现在一般广泛施行甲状腺次全切除术。为了保护喉返神经及甲状旁腺，手术开始时不要触及甲状腺背侧。尽可能保留甲状腺后方被膜。也有确认喉返神经后再施行甲状腺次全切除。当甲状腺肿比较大或甲状腺与周围组织粘连密切病例，确认喉返神经很困难。一般甲状腺残留量两侧为 4～6g。Feliciano 认为甲亢手术的新进展，即：①保留甲状腺下动脉可确保上甲状旁腺的血液循环；②保留喉上神经外支；③完整切除锥体叶；④甲状旁腺自家移植；⑤置放持续吸引的引流管。

4.手术步骤

(1)切口与颈前肌群显露：切开皮肤及颈阔肌，显露胸锁乳突肌，胸骨甲状肌的前面。

(2)手术入路：一般常用正中与侧方手术入路，可用正中颈白线纵行切开，直达甲状腺峡部，用于甲状腺瘤非常小，可以很好地观察甲状腺左右叶。侧方手术入路充分显露甲状腺上下动静脉，喉返神经与甲状旁腺。当锥体叶大时难以处理，于胸锁乳突肌前缘切开筋膜剥离胸骨舌骨肌与胸骨甲状肌间隙，直达甲状腺表面。

(3)显露甲状腺上动静脉：以甲状腺钳子夹持甲状腺上极附近，将甲状腺向前下方牵引，仔细剥离显露甲状腺上动静脉分支。

(4)结扎切断甲状腺上动静脉：于甲状腺上动静脉分支的头侧通过结扎线行双重结扎。紧贴甲状腺上极结扎甲状腺上动静脉的前支、外侧支，保留背支。

(5)结扎切断甲状腺中静脉：向正中方向夹持甲状腺，显露甲状腺侧方的甲状腺中静脉，双重结扎。

(6)显露甲状腺下动脉：喉返神经。靠近颈总动脉，牵引甲状腺侧方，使甲状腺下动脉紧张，剥离其周围组织，确认喉返神经位置。

(7)确认喉返神经与甲状旁腺：喉返神经位于甲状腺下动脉分支间或外侧，各占 20%，余下 10%系甲状腺下动脉不发达难以确认。

(8)结扎切断甲状腺下动脉：结扎甲状腺下动脉，术后甲状旁腺功能减退症发生率不增高。注意不要将甲状腺下动脉与喉返神经一起结扎。数针缝合甲状腺峡部的实质阻断对侧叶的血流。为了保护后方甲状腺与甲状旁腺按甲状腺后方缝合结扎一周。

(9)切除甲状腺侧叶：首先切断峡部锐性剥离气管与甲状腺之间隙，应用手术刀切除甲状腺，其断端缝合止血。一般先切除右叶，同样操作切除左叶，两叶残留量合计 6～8g。距离创口数厘米处插入硅胶引流管，24～48h 拔引流管。

(四)甲状腺超次全切除术(栗原手术)

1.甲状腺次全切除术后有 10%～20%的患者甲亢复发

日本国栗原英夫教授首创甲状腺超次全切除术。指甲状腺组织残留量为 2g 的甲状腺切除手术。施行此手术可使原发性甲状腺功能亢进症百分之百缓解而治愈。其理由系一般的甲状腺次全切除不能完全去除甲状腺刺激抗体，患者认为手术是最好的治疗措施，术后不应复发；当甲状腺组织残留量 2g 以下术后无复发病例；术后发生甲状腺功能减退可应用甲状腺激素补充疗法调整治疗；甲状腺组织残留量 1.5～2.0g 时患者没有正确服用甲状腺激素呈潜在性甲状腺功能减退症，但不会呈现严重甲状腺功能减退状态。

2.手术要点

（1）需特殊准备的器械：为了确认游离甲状旁腺与喉返神经需准备一个手术用放大镜与几把小蚊式钳子、甲状腺钳子或二齿式宫颈钳子；甲状腺组织残留量模型用黄铜制造，1～6g 共 6 个模型。

（2）为了完成此术式需要研习：①甲状旁腺及甲状腺游离手术技术；②确认喉返神经方法；③关于 Berry 韧带周围的局部解剖等。

（3）游离甲状旁腺的方法如下进行：将覆盖甲状腺表面的外科被膜剥离开，显露甲状旁腺，需将支配甲状旁腺的血管分支与甲状腺交通支一支一支地仔细处理，将其向外侧游离。发现甲状旁腺有血液循环障碍时，应将其细切后移植于胸锁乳突肌内。

（4）确认喉返神经的方法：多数术者喜欢应用喉返神经与甲状腺下动脉交叉部位判断确定。一般从外侧游离甲状腺在第 1、第 2 气管软骨高度的所谓 Zuckerkandl 结节背部，Berry 韧带外侧可见喉返神经。本法优点在于此部位肯定有喉返神经，因为喉返神经不贯穿甲状腺与 Berry 韧带，故在甲状腺表面仔细地游离不会损伤喉返神经。如果错误地将一侧喉返神经切断时，应对端缝合神经，对于正常生活没什么妨碍。

（5）甲状腺残留量问题：游离甲状旁腺，确认喉返神经，在左右 Berry 韧带周围只留下 1g 甲状腺组织，甲状腺残留组织位于喉返神经前内侧。手术中于甲状腺背面游离甲状旁腺非常困难时，可将附有甲状旁腺的甲状腺组织残留量大小为 1～2g 而对侧叶全切除。也可将甲状旁腺向背外侧游离确认喉返神经，使左右 Berry 韧带周围各留下 1g 甲状腺组织。

3.手术步骤

（1）切口与显露甲状腺：皮肤切口位置在胸骨上缘 1～1.5 横指处，沿着皮肤皱纹做 Kocher 切口。如需延长皮肤切口尽量延向侧方，避免沿颈部纵向切开。与皮肤切开的同一线上切开游离颈阔肌。用组织钳子将皮下组织与颈阔肌一同夹持上提，在颈阔肌下面向上方游离到可触及甲状腺上极，向下方游离到可触及锁骨上缘为止。将皮瓣在上方固定 2 处，下方在中央与皮肤缝合固定。显露出覆盖有颈浅筋膜的胸骨舌骨肌。显露甲状腺有 2 种方法，当甲状腺肿小时可行正中切开，一般行颈前肌群于两方外侧切开加横行切断颈前肌群；甲状腺肿大时再加肩胛舌骨肌也横行切断，能触及左右甲状腺上极为止。颈前肌群横行切断时，先将胸骨舌骨肌的上下两侧的肌肉全层缝合结扎切断，即在胸骨舌骨肌背面插入两把 Kocher 钳子在两钳子之间以电刀切断，再将胸骨甲状肌也双重结扎其间切断。因为胸锁乳突肌、胸骨舌骨肌与胸骨甲状肌以各自筋膜覆盖，且三者之间血管穿通支很少均为疏松地结合。将颈前肌横行切开时，很容易用手指剥离开颈前肌的间隙。

（2）游离甲状腺。

1）因甲状腺与胸骨甲状肌之间有小血管穿通支，应当一支一支地仔细钳夹止血进行剥离。甲状腺肿比较大时，游离胸骨甲状肌的外侧，尤其是上方充分剥离后处理甲状腺上极就容易多了。游离外侧时因血管多必须慎重剥离。这样制止出血可顺利地将甲状腺暴露出来。

2）从峡部上方游离甲状腺及锥体叶需紧贴甲状腺，结扎切断甲状腺上动脉前支外侧支，为了保留甲状旁腺血液循环，不能切断甲状腺上动脉的背支，甲状腺上极背侧不要剥离很深，避免损伤甲状旁腺。从外侧向背部平行剥离不会损伤喉上神经外支。

3)在游离甲状腺外侧与下极时,应用甲状腺钳子或组织钳子将甲状腺向内侧牵引,切断结扎甲状腺中静脉,继续游离一直到甲状腺后被膜处,此时应将覆盖于甲状腺表面的薄薄的纤维性被膜(外科被膜)用蚊式钳子剥离。将甲状腺之间疏松结缔组织用剪刀锐性剥离,将甲状腺向前方游离起来。当处理甲状腺动静脉时尽可能靠近甲状腺被膜处结扎切断,并不要损伤甲状旁腺血液循环。当甲状腺残留量小时,甚至气管、食管以至甲状腺上动脉向甲状旁腺的侧支循环也减少,故不结扎甲状腺下动脉主干可保留甲状旁腺的血液循环。

(3)游离甲状旁腺:一般行甲状腺次全切除时,即使甲状旁腺位于前方也不会损伤甲状旁腺。当甲状腺切除很多时两叶总残留量为2g以下,为了保留甲状旁腺血循必须将甲状旁腺从甲状腺上游离下来移向背外侧,将黄色物体全部留下。

施行甲状腺超次全切除时,残留甲状腺组织非常小,多数情况下必须将甲状旁腺游离移动到后被膜处。在游离甲状旁腺时,为了保留其血液循环尽可能远离甲状旁腺而靠近甲状腺处结扎切断血管,甲状腺切断面、位于Berry韧带处的残留甲状腺组织重量约1g。

将甲状腺向前内方向边牵引,边将甲状腺由外侧向背部纵深进行剥离。在第1、第2气管软骨高度可见甲状腺呈半球状隆起部分称为Zuckerkandl结节。

当游离甲状旁腺之际,应用蚊式钳子或小镊子将覆盖甲状腺表面的外科被膜钝性分离显露甲状旁腺。为了保留甲状旁腺血液循环,尽可能于接近甲状腺处结扎切断血管,反复多次进行这个操作来游离甲状旁腺。当确认甲状旁腺有血液循环障碍时,应将其切成1mm^{3}大小移植于胸锁乳突肌内。

(4)显露喉返神经:进一步将Zuckerkandl结节剥离到背侧可显露出喉返神经,其内侧可见Berry韧带。此Berry韧带系将甲状腺固定于喉头与气管的结缔组织。Berry韧带周围残留甲状腺组织重量约有1g。

在Berry韧带的外侧肯定有喉返神经走行。如果需要游离喉返神经,则必须沿着神经走行插入蚊式钳子,边做隧道式分离组织,边显露喉返神经可追溯到喉返神经入喉之处。

(5)切除甲状腺方法:游离甲状腺上极背侧到Berry韧带附近,游离甲状腺下极到气管前外侧的Berry韧带附近,将韧带周围的甲状腺组织保留下来,左右叶各1g。也可行一侧叶切除对侧叶保留2g。

切除甲状腺之前,将峡部由气管前游离下来,然后通过两根粗丝线分别结扎峡部,结扎线之间横断峡部,向左右侧叶分离。在切除甲状腺之前,在切断线以下细丝线缝合结扎一周后,这样切除甲状腺组织时可呈无血状态。

(6)测量甲状腺残留量:经常应用佐佐木纯教授研制发明的甲状腺残留量模型,在手术中加以比较判定甲状腺组织残留量多少。

(7)切口缝合:需要冲洗创腔确认无出血,胸骨柄下3cm皮肤戳孔,置剪有侧孔的胶管持续负压引流创腔。缝合颈前肌群,再仔细缝合切断的颈阔肌与皮肤。

(8)确认声带功能:手术结束时,患者麻醉清醒拔除气管内插管之际用喉镜检查确认声带功能。

4.术后处置

术后第二天早晨开始离床洗漱饮食活动。饮食从喝茶水、喝粥开始。最初不要饮用果汁那样有刺激性饮料。如果没有误咽、恶心呕吐可适应患者情况逐渐改成普食。甲状腺超次全切除术后可导致甲状腺功能减退症或潜在性甲状腺功能减退症。故术后继续进行甲状腺功能检查适当补充甲状腺激素。

年轻人(20 岁左右年龄段),甲状腺很大(40g 以上),甲状腺刺激抗体 TRAb 呈高值者单纯行甲状腺次全切除术后易复发,认为均是甲状腺超次全切除术适应证。因本手术的术后患者均无甲亢复发,且术中边确认喉返神经及甲状旁腺边进行手术,故并发症极少。术中仔细手术操作处理血管,出血量极少经常不输血也不必备血。

因术后一过性甲状腺功能减退,故术后所有病例均需服用左甲状腺素钠(商品名优甲乐)。术后 3 个月甲状腺功能降低到最低值。一年后恢复正常。一部分患者一年后 TSH 还很高,可能是潜在性功能减退症。如果医生正确地指导患者坚持服用甲状腺激素可达到预期治疗效果。

第三节　甲状腺腺瘤

甲状腺腺瘤是起源于甲状腺滤泡细胞的良性肿瘤,是甲状腺最常见的良性肿瘤。好发于甲状腺功能的活动期。临床分滤泡状和乳头状实性腺瘤两种,前者多见。常为甲状腺囊内单个边界清楚的结节,有完整的包膜,大小为 1～10cm。此病在全国散发性存在,于地方性甲状腺肿流行区稍多见。

一、病理

临床上可触及的甲状腺腺瘤直径均在 1cm 以上,具有完整的包膜,通常为单发的圆形或椭圆形肿块,可部分囊性变,切面因组织不同可呈淡黄色或深黄色。瘤体可发生坏死、纤维化和钙化等。病理切片上,可分为滤泡状和乳头状囊性腺瘤两种。

(一)滤泡状腺瘤

为最常见的甲状腺腺瘤,瘤组织由大小不等的滤泡组成,细胞里单层立方形或扁平形。腔内含有粉红色胶状体,间质常有出血或水肿。胶原纤维常伴透明变性、钙化等。滤泡状腺瘤可分 4 个亚型,即:①胎儿型腺瘤(小滤泡状腺瘤);②胚胎型腺瘤;③胶质型腺瘤;④嗜酸性细胞腺瘤。

(二)乳头状囊性腺瘤

少见。常为囊性变,故称之。乳头由单层立方上皮或砥柱状细胞以及结缔组织束构成。乳头短,分支较少。乳头大小不等,可突出至囊腔内,腔内含有胶质。有的病理学家认为,乳头状腺瘤具有低度恶性倾向,特别是具有乳头状结构者。

二、临床表现

好发于 20～40 岁女性,40 岁以上的发病逐渐减少。一般不产生明显的自觉症状,绝大部分为偶然触及或他人发现。肿瘤多为单发,表面光滑,质地坚韧,边界清楚,随吞咽上下活动,与皮肤无粘连。腺瘤内出血可致瘤体迅速增大,局部伴疼痛,但几日后可自行好转。约 20% 的病例在一定阶段可出现甲状腺功能亢进症,称为高功能性甲状腺腺瘤。当肿瘤大于 5cm

时,可压迫气管,引起呼吸困难,也可出现严重嘶哑。颈部淋巴结一般无肿大,甲状腺功能正常(除伴发甲亢者外)。同位素扫描多为凉结节或冷结节。B超显示为充血性肿物,囊内出血或囊性变者可表现为囊性肿物。

甲状腺腺瘤应与小结节性甲状腺肿的单发结节相鉴别:①甲状腺腺瘤多见于单纯性甲状腺肿流行地区以外的其他地区;②甲状腺腺瘤可以长期保持单发,而结节性甲状腺肿经过一段时间后多数会形成多个结节;③针穿抽吸细胞学检查有助于鉴别。

三、检查

(一)血 T_3、T_4

在正常范围。各项功能检查多正常。

(二)B超检查

可进一步明确肿物为实性或囊性,边缘是否清楚,肿物多为单发,也可多发,为2~3枚小肿物,同侧腺叶也相应增大,实性为腺瘤,囊性为甲状腺囊肿。

(三)同位素扫描

^{131}I 扫描示甲状腺为温结节,囊腺瘤可为凉结节。甲状腺核素扫描多为温结节,也可以是热结节或冷结节。

(四)颈部X线片

若瘤体较大,正侧位片可见气管受压或移位,部分瘤体可见钙化影像。

(五)甲状腺淋巴造影

显示网状结构中有圆形充盈缺损,边缘规则,周围淋巴结显影完整。

四、诊断和鉴别诊断

大部分典型的甲状腺腺瘤通过甲状腺外诊便可明确诊断。通过甲状腺SPECT检查或B超检查可以得到证实。常规测定 FT_3、FT_4、TSH排除合并存在的甲亢。

应与下列疾病鉴别。

(一)结节性甲状腺肿

甲状腺腺瘤主要与结节性甲状腺肿相鉴别。后者虽有单发结节但甲状腺多呈普遍肿大,在此情况下易于鉴别。一般来说,腺瘤的单发结节长期间仍属单发,而结节性甲状腺肿经长期病程之后多成为多发结节。另外,甲状腺肿流行地区多诊断为结节性甲状腺肿,非流行地区多诊断为甲状腺腺瘤。在病理上,甲状腺腺瘤的单发结节有完整包膜,界线清楚。而结节性甲状腺肿的单发结节无完整包膜,界线也不清楚。

(二)甲状腺癌

甲状腺腺瘤还应与甲状腺癌相鉴别,后者可表现为甲状腺质硬结节,表面凹凸不平,边界不清,颈淋巴结肿大,并可伴有声嘶、霍纳综合征等。

五、治疗

由于甲状腺腺瘤有癌变危险(癌变率达10%),且可引起甲状腺功能亢进(发生率约为20%),因此应早期切除。手术方式应为患侧甲状腺次全切除术,国外同行也有报道采用患侧甲状腺全切除术。手术同时应切除甲状腺峡部。单纯摘除肿瘤的方法不可采用,否则日后复发或发生甲癌的可能性较大。术中仔细观察切除的肿瘤标本,如为恶性可能立即送冷冻切片检查,病理证实为恶性肿瘤后应按甲状腺癌处理。术中应同时探查对侧甲状腺叶,如发现有小结节应一并切除送冷冻切片检查。国内近年来的许多报道证实,在甲状腺瘤所在患侧叶或对侧腺叶常可能有微小癌的存在,直径多在0.2～0.5cm。许多临床外科医生常不注意探查对侧腺叶,或发现有小结节也以为无必要切除,从而放弃对侧小结节的处理,或者仅仅切除小结节即结束手术,常会给患者留下隐患或需再次手术切除对侧叶甲状腺(术后病理检查证实对侧叶小结节为微小癌时)。

六、预后

甲状腺腺瘤是甲状腺常见的良性肿瘤,切除后即可治愈,无须特殊治疗及随访,预后良好,偶有复发者,可再行手术治疗。

第四节　甲状腺癌

甲状腺癌是最常见的内分泌恶性肿瘤,占全身恶性肿瘤的1.1%(男性约0.5%,女性约2.0%)。随着地理位置、年龄和性别的不同,甲癌每年的发病率也不同。美国每年约有17 200例甲状腺癌新病例。以年龄为基准的年发病率为55/100万。女性发病率(80/100万)比男性(29/100万)高得多。女男发病比例为3∶1。某些地区是世界上甲癌发病率最高的地区,如夏威夷,女性发病率为104/100万,男性39/100万。而波兰的发病率为最低,女性为14/100万,男性为4/100万。甲状腺癌在15岁以下儿童比较罕见,女童年发病率约为2.2/100万,男童0.9/100万。甲状腺癌的年发病率随年龄增长而增加,至50～80岁达到高峰为(90～100)/100万。甲状腺癌病死率低,约占所有肿瘤死亡的0.2%,说明大多数甲癌病例预后较好。近年来,甲癌发病率有所上升,但病死率却在下降。文献报道,甲状腺癌5年相对生存率达95%以上,这与甲癌的早期诊断和治疗水平的不断提高有关。

一、病因

甲状腺癌的发病原因和发病机制至今仍不十分清楚,有关因素有以下方面。

(一)放射线

颈部的放射线外照射可导致甲状腺癌已得到证实。如在儿童时期接受胸腺照射以作为一种预防哮喘的措施,头颈部外照射以治疗颈淋巴结炎和腮腺炎,或用以治疗儿童霍奇金病等情况下,由于甲状腺部位受到照射,经过10～20年,甚至长达50年的随访,发现接受了5～10Gy外照射剂量者有7%～9%发生了甲状腺癌。Winships等收集的562例儿童甲状腺癌,其中80%曾经有放射线照射史。从外照射治疗到做出甲状腺癌诊断的平均时间各地报道不一,在10～50年之间。人类的生活环境如受到放射性污染也可导致生活在该地区的人群发生甲状腺癌的病例增多,如日本广岛和长崎地区在原子弹爆炸后幸存的人群中发生甲状腺癌的比例比其他地区明显增高,在儿童表现更为突出,白俄罗斯地区的切尔诺贝利核电站事故后5年发现儿童甲状腺癌患者达100例以上,仅1991年就发生54例,而事故发生前10年中总计才7例。

(二)TSH 的长期刺激

TSH 水平长期增高可能导致甲状腺高度增生而诱发肿瘤。TSH 可作用于甲状腺滤泡上皮细胞的 TSH 受体上,使滤泡细胞增生而致癌。长期缺碘所致的地方性甲状腺肿流行区,甲状腺癌的发生率就比其他地区高。此外,凡是能促使甲状腺滤泡细胞生长的因素,如甲状腺腺叶切除、抗甲状腺药物等都可能刺激甲状腺形成癌。

(三)遗传因素

目前已明确家族性甲状腺髓样癌是常染色体显性遗传性疾病,约占甲状腺髓样癌的 20%,其他类型的甲状腺恶性肿瘤绝大多数为散发型,但也有家族遗传性病例报道。

(四)致癌基因的作用

从 20 世纪 90 年代开始,许多学者都在致力于甲状腺癌的致病基因研究。初步的研究结果发现,分化型甲状腺癌与 RAS 合 GAP 致癌基因有一定关系,而 ret/MCT 致癌基因与髓样癌的发生关系密切。现已证明,在各种类型甲癌中有几种不同的致癌基因和至少一种抑癌基因在起作用。研究结果表明,甲状腺癌极可能是由多种基因突变所致的。当前提出的一种各种类型甲癌发生的分子生物学事件过程为:TSH 受体和 GSP－a 基因的激活突变刺激甲状腺滤泡细胞生长和功能改变,产生自主功能性滤泡性腺瘤,发生恶性改变的可能性较小。而 ras 基因突变,如仅引起甲状腺变异细胞迅速生长,则促进非功能性滤泡性腺瘤形成;如影响 ras 受体或诱导端粒酶表达的基因突变,则可能导致乳头状癌生长。另一方面,如引起 myc 和(或)fos 基因过度表达和突变,则可将滤泡性腺瘤转变为滤泡性腺癌。在乳头状和滤泡状变异细胞系中,p53 基因的突变失活可导致高度恶性的低分化性甲状腺癌的生成。

二、病理

根据甲状腺癌的组织病理学特点,一般分为 4 种类型。

(一)乳头状腺癌

乳头状腺癌是起源于甲状腺实质的恶性肿瘤,占 50%～89%,20 岁或 30 岁前后为第 1 个高峰,晚年可再次出现高峰,少数为多发或双侧结节,质地较硬,边界不规则,活动度差,多无明显的不适感,故就诊时,平均病程已达 5 年左右,甚至达 10 年以上,小的直径可小于 1cm,坚硬,有时不能触及,常因转移至颈淋巴结而就诊,甚至在尸检时病理切片才得以证实为甲状腺癌,常因病程长易发生囊性变,造成吞咽困难,穿刺可抽出黄色液体,易误诊为囊肿,转移较晚,易侵犯淋巴管,故早期多见颈淋巴结转移,尤多见于儿童,主要位于双侧颈部淋巴结,肿大的淋巴结可多年未被发现,晚期亦可转移至上纵隔或腋下淋巴结,肿块穿刺及淋巴结活检有助于诊断的确立。

镜下肿瘤组织多呈乳头状结构组成,乳头大小、长短不一,分支 3 级以上。外被以单层或多层立方形癌细胞,分布均匀,似毛玻璃样,为本型特点。

(二)滤泡性腺癌

滤泡性腺癌是指有滤泡分化而无乳头状结构特点的甲状腺癌,其恶性程度高于乳头状癌,占甲状腺癌的 20%,仅次于乳头状癌而居第 2 位,特别是 40 岁以上的女性,大多为实性,可以发生退行性变,包括出血,常与良性滤泡性腺瘤相似而不易区分,甚至在病理冰冻切片时,诊断亦有一定困难,呈多样性改变,类似正常甲状腺的组织,也可以是无滤泡和胶样物的低分化改变，内有包膜及血管浸润，如以嗜酸性细胞为主的，可诊断为嗜酸性细胞腺癌，为透明细胞癌，较易向周围浸润，属中度恶性，主要转移途径是血行转移至肺和骨。

（三）髓样癌

髓样癌起源于甲状腺C细胞（滤泡旁细胞），属中度恶性肿瘤，占甲状腺恶性肿瘤的3%～8%，但在同一个癌巢中癌细胞形态一致，无乳头及滤泡结构，其分类主要来源于欧洲癌症研究与治疗组织（EORTC），全美甲状腺癌治疗协作研究组（NTCTCS）和甲状腺癌监视，家族型约占20%，平均年龄约50岁，癌肿常为单发，多局限于一侧甲状腺，质地较硬，边缘清楚，病程长短（数月至十多年）不一，经淋巴结转移，常转移的部位是颈部淋巴结，可产生压迫症状及转移性肿块，复发转移时可重新出现，可通过CT测定来筛选家族成员，人们已用ret基因突变分析来诊断本病，并筛选家族成员中的高危对象。

Girelli总结意大利1969—1986年78例甲状腺髓样癌的病历资料，其结果为：年龄15～89岁，平均45岁，男女比例为1∶2.9，3例为家族型非MEN型，3例为MEN2 A型，2例为MEN2 B型，死亡34例（其中4例死于与本病无关的其他疾病），22例仍存活者的术后存活时间为10～24年，存活时间长短主要与肿瘤的分期和就诊治疗时的年龄有密切关系，早期治疗的疗效良好，而异常者却在术后不同时期内复发，血CT水平越高，复发越早，但亦有30%的患者仅有血CT升高（个别达15年之久）而无病灶复发。

（四）未分化癌

未分化癌临床上包括巨细胞癌和小细胞及其他类型的恶性程度较高的甲状腺癌（鳞状细胞癌，是甲状腺肿瘤中恶性程度最高的一种，病情发展迅速，早期即发生局部淋巴结转移，或侵犯喉返神经、气管或食管，并常经血行转移至肺，约占甲状腺癌的5%，但短期内肿块迅速增大，并迅速发生广泛的局部浸润，形成双侧弥散性甲状腺肿块，肿块大而硬，边界不清，并与周围组织粘连固定，伴有压痛，也易经血行向远处播散。

三、临床分期

甲状腺癌根据原发癌灶的大小、浸润的程度、淋巴结的转移及远处转移情况等进行临床分期，以利于治疗方案的制订。

（一）甲状腺隐匿癌

甲状腺隐匿癌（OCT）系指癌块最大直径＜1.0cm的甲状腺癌，也有学者称微癌。甲状腺隐匿癌的资料大多源于尸检报道。国外报道的检出率为5.6%～35.6%，一般为10%左右。国内胡锡琪报道为4.3%。吴毅等报道135例为2.1%。对OCT的定义，目前仍有争议，过去定为病灶最大直径＜1.5cm。从临床实际考虑，当瘤体＞1.0cm，临床多可扪及，尤其当瘤体位于腺体表面或峡部时，0.5cm者亦可被发现。但如瘤体位于腺体深面，患者肥胖，特别是在甲状腺上极深面者，则瘤体＞1.5cm也难以发现，而且临床对瘤体的大小估计亦不准确。所以一般以瘤体的病理学检查为标准，其最大直径＜1.0cm称“隐匿癌”。

甲状腺隐匿癌的诊断比较困难，大部分的首发症状是颈淋巴结肿大。病程可以较长，有长达30年者。由于临床医生对OCT认识不足，往往误诊为慢性颈淋巴结炎、颈淋巴结结核。OCT的颈淋巴结转移率很高，国外资料为14%～43%。吴毅等报道的135例为57%。OCT的颈淋巴结转移最多见于颈内静脉链，而淋巴结慢性炎或结核常见于颈后三角。另外一种情况是在施行其他甲状腺手术中，经病理快速切片发现癌灶者，此种“意外”的发现，临床报道有增多之势，即甲状腺良性腺瘤或其他甲状腺良性疾病如结节性甲状腺肿与甲状腺癌共存。

甲状腺隐匿癌预后很好。根据 OCT 的临床肿瘤生物学行为，有人建议将 OCT 分为两型：Ⅰ型是在为其他甲状腺疾病施行手术时“意外”发现，其生物学行为与尸检发现的 OCT 一样，大多伴随宿主终生而无临床表现，预后极好；Ⅱ型是以颈淋巴结转移为首发症状的 OCT，此型男性多于女性，瘤体相对较大，病灶分化状况较之Ⅰ型差，临床可以致死，预后相对差。

(二)腺内型甲状腺癌

腺内型甲状腺癌系指甲状腺癌的原发癌灶仅局限在腺体内，尚未浸出(突出)甲状腺的包膜，具体来说，其癌灶尚局限在甲状腺的真被膜内，尚未进入外科囊内，故此型又称甲状腺包膜内癌。其癌灶的直径>1.0cm，临床往往通过甲状腺外诊可扪及甲状腺的肿块(或称结节)，但与甲状腺腺瘤难以做出临床鉴别。

(三)腺外形甲状腺癌

腺外形甲状腺癌系指甲状腺癌的原发癌灶不论其大小如何，均已侵及甲状腺内被膜，进入外科囊者，有的甚至侵及周围的组织或气管，诸如肌肉、筋膜，甚至气管、食管、喉返神经，并引起相应的临床症状和体征。其多伴有颈淋巴结转移灶，多系病程中后期，预后较差。

甲状腺癌的 TNM 分期：与其他癌症一样可以依据原发灶的局部生长情况(T)、区域淋巴结的转移情况(N)和远处转移的有无(M)3 个方面来分期。

值得临床注意的是，上述甲状腺癌的分期，仅仅是提供手术医生术前对病情的预计以及对术式选择的参考，具体准确的临床分期有待术中的探查，确切的病理分期则有待术后的石蜡切片报道出来后方可确立。但对甲状腺癌患者，手术医生在术前有必要对患者的临床分期做出比较准确的预计，尽可能使治疗(手术)方案制订得较为合理些。

Lahey 医院根据多年的临床资料，主张将分化良好的甲状腺癌，根据性别、年龄及组织分型分成 3 组以指导治疗方案。

(1)低危组：包括<40 岁男性、<50 岁女性的乳头状癌、混合型癌或滤泡状癌。

(2)中危组：包括>40 岁男性、>50 岁女性的乳头状癌或混合型癌。

(3)高危组：包括>40 岁男性、>50 岁女性的滤泡状癌。

四、诊断和鉴别诊断

(一)诊断

甲状腺肿块生长较速，有转移灶，且有明显压迫症状，甲状腺功能减退，甲状腺扫描多冷结节，或发现甲状腺 CT 扫描及 MRI 影像有异常及转移现象，最后诊断应根据病理活检，明确为甲状腺乳头状癌。

1.诊断要点

临床上有甲状腺肿大时，应结合患者的年龄，有以下表现者应考虑甲状腺癌。

(1)一般资料：应特别注意性别，故应特别注意了解患者的碘摄入情况，尤其要询问有无较长期缺碘病史。

(2)病史：

1)现病史：儿童期甲状腺结节 50%为恶性，青年男性的单发结节也应警惕恶性的可能，要特别注意肿块或结节发生的部位，是否短期内迅速增大，是否伴有吞咽困难，是否伴有面容潮红，发生气管压迫引起呼吸困难，则恶性的可能性大。

通过现病史调查，要对患者的甲状腺功能状态有个总体评估，应详细了解有无食量增加，还应注意询问有无肿瘤转移的系统症状（如头痛）。

2）既往史：①是否因患其他疾病进行过头颈部手术。②既往是否有甲状腺疾病（如慢性淋巴细胞性甲状腺炎）。

3）个人史：有无暴露于核辐射污染的环境史，从事的职业是否有重要放射源以及个人的防护情况等。

4）家族史：髓样癌有家族遗传倾向性，家族中有类似患者，可提供诊断线索。

（3）体查：可发现甲状腺肿块或结节，颈部熟练的触诊可提供有用的诊断资料，质硬或吞咽时上下移动度差而固定，病变同侧有质硬，如淋巴结穿刺有草黄色清亮液体，多为甲状腺转移癌淋巴结转移。

甲状腺癌多为单个结节，结节可为圆形或椭圆形，有些结节形态不规则，质硬而无明显压痛，常与周围组织粘连而致活动受限或固定，常伴有颈中下部，甲状腺单个结节比多个结节，但多发性结节，并可有压痛。

1）压迫与侵袭体征：甲状腺癌较大时可压迫和侵袭周围组织与器官，常有呼吸困难，可出现相应的临床表现。

2）类癌综合征：甲状腺髓样癌可有肠鸣音亢进。

（4）辅助检查：在临床上，甲状腺的良性或恶性肿瘤均表现为可扪及的"甲状腺结节"，除多数"热"结节外，其他类型的大小结节或经影像学检查发现的"意外结节（意外瘤）"均要想到甲状腺肿瘤的可能；有些甲状腺癌亦可自主分泌 TH，故亦可表现为"热结节"，所以事实上凡发现甲状腺结节均要首先排除甲状腺肿瘤（有时，甲状腺癌仅在镜下才可诊断），周围无或有肿大的淋巴结；肺或骨有原发灶不明的转移灶；血清中降钙素升高，大于 600mg/L。

2.分类分期

有关甲状腺癌的分期，目前国际和国内最通用的是 TNM 分期，UICC 和美国癌症协会（American Joint Committee on Cancer，AJCC）第五次修订的 TNM 分期标准，影响甲状腺癌分期的有关因素首先是病理类型，肿瘤的大小和淋巴结受侵犯程度也与分期有关，年龄则对分化性甲状腺癌的分期有重要影响，以最大的肿瘤为标准进行分期。

（1）TNM 的定义：

1）原发肿瘤（T）。

T_X：无法对原发肿瘤做出估计。

T_0：未发现原发肿瘤。

T_1：肿瘤局限于甲状腺内，最大径≤1cm。

T_2：肿瘤局限于甲状腺内，1cm＜最大径≤4cm。

T_3：肿瘤局限于甲状腺内，最大径＞4cm。

T_4：肿瘤不论大小，超出甲状腺包膜外。

2）区域淋巴结（N）：区域淋巴结是指颈部和上纵隔的淋巴结。

N_X:无法对区域淋巴结情况做出估计。

N_0:未发现区域淋巴结转移。

N_1:区域淋巴结转移,可分为 $N_1{}^A$同侧颈淋巴结转移,$N_1{}^B$双侧或对侧颈淋巴结。

3)远处转移(M)。

M_X:无法对有无远处转移做出估计。

M_0:无远处转移。

M_1:有远处转移。

(2)分期标准:

1)甲状腺乳头状癌和滤泡状癌的分期标准。

2)甲状腺髓样癌分期标准。

3)甲状腺未分化癌分期标准,所有病例均属Ⅳ期。

(二)鉴别诊断

1.结节性甲状腺肿

一般有缺碘的基础,中年妇女多见,病史较长,病变常累及双侧甲状腺,呈多发结节,结节大小不一,平滑,质软,结节一般无压迫症状,部分结节发生囊性变,腺体可对称性缩小,甲状腺肿块迅速增大并使周围组织浸润,肿块坚实,活动性差,继而颈深淋巴结,锁骨上淋巴结转移。

2.甲状腺炎

各种类型的甲状腺炎都可能误诊为甲状腺癌,如甲状腺不对称性增大,结节状,与周围组织粘连和固定,但光镜下的表现不同。

(1)亚急性甲状腺炎:常继发于上呼吸道感染,甲状腺滤泡的破坏,释放出胶体,有体温升高,甲状腺肿大,一侧甲状腺变硬,伴有轻压痛,数周后可累及另一侧甲状腺;有的病例可在数月内反复缓解,血清 T_3增高,但甲状腺^{131}I吸收率显著降低,这种分离现象有诊断价值,用肾上腺皮质激素及甲状腺素补充治疗效果较好,大多数病例可根据典型的临床表现诊断。

(2)慢性淋巴性甲状腺炎:多发生在 40 岁以上妇女,双侧甲状腺慢性,橡皮样硬度,表面有结节,一般与周围组织不粘连或固定,颈淋巴结无肿大,而且部分与甲状腺癌并存,如黏液性水肿,甲状腺抗体明显升高。

(3)硬化性甲状腺炎(Riedel 病):又称纤维性甲状腺炎,为全身慢性纤维增生性疾病局部表现,一般 2～3 年,基础代谢正常或稍高,质硬如木样,但保持甲状腺原来的外形,常与周围组织固定并出现压迫症状,表现为呼吸紧迫,难与甲状腺癌鉴别。

3.多发性内分泌腺瘤

(1)MEN 2 A 型:为单侧或双侧肾上腺嗜铬细胞瘤,患者多有家族史,在 C 细胞增生阶段就可以认为髓样癌存在,然后才发生嗜铬细胞瘤,且分泌儿茶酚胺,儿茶酚胺异常增高时,可出现心悸,可出现于甲状腺髓样癌之前,做局部病变的病理检查,可见表皮与真皮间有淀粉样物沉积,产生原因未明,可能预示髓样癌。

(2)MEN 2 B 型:为甲状腺髓样癌,包括舌背或眼结膜下黏膜神经瘤,Marfanoid 体型(体型瘦长,肌肉发育差,可出现肠梗阻或腹泻,较早出现转移,病变可能已扩展到颈部以外,但仅少数为恶性,如腹泻,往往为双侧性,且常因嗜铬细胞突然死亡,应先处理嗜铬细胞瘤,术后再择期切除甲状腺髓样癌，先处理甲状腺髓样癌，皮质醇增多症多可缓解，预后差，MEN 2 A 型较好，散发型居中）。

五、手术治疗

甲状腺癌一经诊断或高度怀疑甲状腺患者，一般均需尽早手术治疗，可使手术操作更容易，同时也可抑制癌细胞扩散的作用，以进一步明确病变性质及决定手术方式，有学者主张对非多中心的、有利于降低术后复发率及复发的病死率，如颈部淋巴结受累，应行颈部淋巴结清除术，同时也可确定远处的转移灶。

（一）手术原则

外科手术切除原发灶和转移灶是甲状腺癌手术的基本原则，一般标准术式是甲状腺近全切，仅遗留 2～4g 上叶组织，并清扫全部可疑淋巴结，术后不必行局部放疗，但对肿瘤大于 1cm 直径的“低危复发”患者和所有“高危复发”患者，在术后必须进行放疗，或给予治疗量的放射性碘，应行外放射治疗。

1.乳头状腺癌

（1）甲状腺切除范围：一种意见主张做甲状腺全切除术，不做甲状腺全切除术，往往遗留病灶，日后造成复发。残留的恶性程度低的乳头状腺癌能转化为恶性程度高的未分化癌，全甲状腺切除可预防此种转化。全甲状腺切除为远处转移癌做放射性碘治疗打下了基础。

有些人不主张做全甲状腺切除，其依据是：全甲状腺切除将造成永久性甲状腺功能低下或甲状旁腺功能低下，有些患者即便对侧存在一些癌细胞，未必会有临床表现，术后行内分泌治疗可以控制复发和转移。故此应根据具体的情况，区别对待。

癌肿局限于一侧腺体，肿瘤的局部切除术范围是不够的，此术式不能保证完全切除原发癌，行此术后再行患侧甲状腺腺叶的切除术，标本病理检查 20%～60%仍可查见残余癌。

国外有不少学者主张局限于一侧腺叶内的癌，行全或近全甲状腺切除术，平均 66%采用近全甲状腺切除术，22%行全甲状腺切除术，8%行两侧次全切除术，仅 4%行患侧叶切除术，双侧甲状腺应视为一个整体，应予以全部切除，患单侧甲状腺癌的患者，80%～87.5%在对侧腺体内可查见多癌灶，10%～24%对侧腺体出现复发癌，而全甲状腺切除后，仅 2%对侧复发，有利于日后^{131}I 检测及治疗甲状腺以外部位的转移灶，注意保留甲状旁腺或对侧甲状腺后包膜，可使永久性甲状旁腺功能低下并发症减少到 2%～5%。

近年有些人主张根据患者或病变的具体情况做重点选择。

Block 认为全或近全甲状腺切除的适应证为：组织学证实为多癌灶，尤其＞2.5cm 的癌，并注意保留甲状旁腺及喉返神经；对低危组，即男＜40 岁、女＜50 岁者，或对微小癌则均行腺叶切除术，因全甲状腺切除便于解剖甲状腺周围组织及做到彻底切除，并有利于清楚解剖甲状腺后被膜，以保存甲状旁腺。

当单侧甲状腺乳头状腺癌临床上尚未证实有多灶癌存在时，目前多数人主张行患侧腺叶合并峡部切除术，但临床观察，一侧腺叶切除后，在随诊期间对侧腺体出现癌者并不多见，但原发灶以外的多发灶大多处于隐性状态，可以允许观察，再次手术一般并不影响彻底切除，也不影响预后，在甲状腺癌中占有一定的比例，并无必要进行全甲状腺切除，其远期疗效并无统计学差异，并发甲状旁腺功能不足者约占 1/3，即使经仔细解剖可将并发症降低到 3%，也必将带来患者永久性的痛苦，仍须力求避免发生。

作者认为对局限在一侧腺叶，行腺叶合并峡部切除适合于临床应用，术后病理报道为乳头状腺癌，而手术已行患侧腺叶切除且患侧淋巴结无肿大，一般可不再次手术。

对侧腺体受累或有多发癌灶，此种多属施行全或近全甲状腺切除的适应证，采取保留一侧甲状腺的上或下极少许腺体。

当癌位于峡部时，应将峡部连同两腺叶的大部整块切除。

当癌肿累及腺叶外组织时，多数并非手术禁忌证，不可轻易放弃手术治疗，如能将局部肿瘤与受累组织一并彻底切除，一些患者仍有可能获得长期生存，多数可以从气管锐性分离，若已侵犯气管浅层，可切除部分气管软骨与肿瘤组织；如已侵犯气管全层，则需切除受累的全层气管壁，缺损难以修复时，可开放造口，则须做全喉切除术，可切除受累的肌层或全层，并修复食管，如难以全部切除时，可残留少量的癌组织于动脉壁，术后再行二期处理，由于以上情况切除大部瘤体后，局部残留有量不等的癌组织，经 10 年以上观察，其中 65.3%生存，无明显不适，争取切除可能的癌组织，不要轻易放弃手术，可行全甲状腺切除术，为术后放射性碘治疗打下基础。

(2)颈淋巴结转移癌的外科治疗：由于乳头状腺癌其组织学形态和生物学表现不一致，在是否行预防性颈淋巴结清扫术方面，各家学者也有意见分歧，而且颈淋巴转移阳性率高，即便临床上摸不到受累的淋巴结，但在切除的标本中，颈淋巴结的阳性率仍达 61.2%～68.7%，而且颈清扫术可以提高生存率，也主张行预防性颈清扫术，恶性程度低，生长缓慢，预后相对良好，主要为淋巴转移，过早地清除颈淋巴结反而破坏了防止肿瘤扩散的第一道防线，即切除原发肿瘤，仅在临床上出现淋巴结转移时，才行颈清扫术，本病发生颈淋巴结转移并不影响预后，日后颈淋巴结转移仅为 7%～15%，对预后并无明显影响。

近年多数人主张根据原发癌侵犯情况来决定是否施行此手术，术中探查气管旁及颈内静脉中段肿大淋巴结，证实为转移癌者，行选择性颈清扫术。CADY 主张在原发癌侵及甲状腺外组织时行颈清扫术。

根据原发癌的侵犯程度而选择适当的术式，是近年来本病的发展趋势，应剖检大体标本，检查包膜是否完整，如具完整包膜(包膜内型)，无须预防性清扫术，无复发及转移，或镜下发现浸出肿瘤包膜，无论腺内型或腺外型，首选功能性颈清扫术。

作者认为，对临床上颈淋巴结阳性，而且原发灶可以切除，一般均主张行甲状腺原发与转移癌联合根治切除术，即使未触及原发灶，亦应施行同侧联合根治术，颈清扫术后少见复发，且患者常为青年女性，为减少破坏以保存功能及外形完整，除广泛转移侵犯周围组织外，近年已很少采用传统的颈淋巴结清扫术，而逐渐应用具有优点较多的改良式甲状腺癌根治术，上臂抬举功能完好，颈部无明显变形，远期疗效与传统的颈清扫术相比，并无明显差异。

3.滤泡状腺癌

原发灶的治疗原则基本上同乳头状腺癌，而很少经淋巴转移，往往已有血行转移，一般不做颈清扫术，则应行全甲状腺切除加颈清扫术，可应用放射碘治疗，但应在甲状腺全切除后进行，才能吸收放射碘。

4.髓样癌

单纯髓样癌手术原则基本上同分化型甲状腺癌，在甲状腺手术前，要先处理嗜铬细胞瘤，否则，在颈部手术时可激发致死性高血压。

5.未分化癌

高度恶性，生长快，存活期短，且局限在腺体内可手术切除，手术已有困难，一般只做姑息性峡部切断，以解除压迫症状。

(二)术前准备

1.身体状况的准备

调整患者身体至最理想的状态，保持生命体征的正常，应控制血糖至正常水平才施以手术。

2.对甲状腺癌可能侵及的部位进行认真检查

检查气管是否受压及受压程度，纵隔有无钙化淋巴结及肺转移，以明确是否存在继发性食管癌，了解声带活动情况，以判定喉返神经受侵情况等，应做基础代谢率检查，并于术前做相应处理。

3.甲状腺的准备

对腺体较大而且较软的病例，可于术前给予患者口服碘/碘化钾(复方碘溶液)，目的是减少甲状腺的血流量，减少甲状腺的充血，使甲状腺变小变硬，减少术中出血，3 次/天，持续 1 周。

4.手术前 30min，给予一次足够量的抗生素，预防感染。

(三)麻醉、体位与切口

1.麻醉方式

根据手术方式采取颈丛神经阻滞麻醉，或气管内麻醉，或静脉复合麻醉。

2.手术体位

患者取仰卧位，手术台头侧稍微抬高(约 15°)，以降低头颈部血压，尤其是降低静脉压，以减少术中出血，使头部后仰，颈部呈过伸位，最好能使颏部与肩部处于同一水平面上，使患者颈部进一步过伸，以保证术中满意的显露。

3.切口

甲状腺叶切除术，切口宜在胸锁关节上方约 2cm 处，按皮纹走行方向做弧形切口，可清除淋巴结的区域和范围用“X”形切口，或“L”形切口。

(四)手术方法

1.甲状腺叶次全切除术

(1)显露甲状腺：切开皮肤，在颈中线处切开颈白线显露甲状腺，通过颈中正中线切口将颈前肌群向左右拉开的方法，往往不能提供充分的显露，必须切开甲状腺前肌群(胸骨舌骨肌和胸骨甲状肌)。

切开甲状腺前肌群的操作方法：切开颈阔肌后，充分游离切口，将切口上下皮瓣拉开，显露清楚两侧胸锁乳突肌前缘，用止血钳或手术刀柄插入胸锁乳突肌下方，在胸锁乳突肌前缘与胸骨舌骨肌之间剥离，形成一明显的分离间隙，上自甲状软骨下缘，下至胸锁关节水平，于两镊子中间将被提起的组织切开，这样不仅不易伤及甲状腺，而且可因切口位于颈白线上而出血很少。

用止血钳在切口内提起覆盖在甲状腺上的疏松筋膜，并将其剪开，找到并形成明显的分层间隙，保证愈合后肌肉功能，应选择在欲切断的肌肉群（胸骨舌骨肌与胸骨甲状肌）的上 1/3 处横行切断，在手指前放置一把大止血钳，注意切勿夹到颈动脉鞘上，自血管钳的顶端分别向上，以方便牵开切断的肌肉，甲状腺可良好地显露出来。

(2)切除甲状腺：

1)囊内法：切开甲状腺假被膜（外科囊），紧贴甲状腺腺体表面（真被膜，也称纤维膜），分别结扎，然后切除甲状腺，有保证喉上神经外支和喉返神经不受损伤的优点，有可能损伤其他组织（包括甲状旁腺及喉返神经）。

2)囊外法：不切开甲状腺的假被膜（外科囊），在甲状腺前肌群的下方直接显露甲状腺侧叶上极及甲状腺外侧间隙，在甲状腺外侧结扎，继而切除甲状腺，虽有结扎血管的彻底性，但也存在患者术后甲状旁腺因供血不足而引起甲状旁腺功能低下的可能。虽然不涉及喉返神经，但在结扎甲状腺上极，在切除大部分甲状腺腺体及缝合残余甲状腺时也存在与囊内法同样的损伤可能，切除甲状腺均应显露喉返神经，在气管食管沟附近显露喉返神经，明确甲状腺下动脉的主干及其分支与喉返神经的关系后，在直视下结扎，显然能保证残余甲状腺（甲状旁腺）的供血；而且消除了切除大部分甲状腺腺体及缝合残余甲状腺时可能伤及喉返神经的危险，也可能会增加损伤喉返神经的机会，应仅在甲状腺侧叶下极处显露一小段喉返神经，不宜全程解剖。

3)囊内，结扎，采用囊内法；游离甲状腺下极，结扎。

(3)甲状腺次全切除的程序：

1)自甲状腺上极游离法：甲状腺上极血管结扎，用丝线或血管钳在甲状腺上极向下，尽量提起甲状腺上极，从此口伸进止血钳，在外科囊内以钝性剥离法将甲状腺自喉头部推开，示指伸至甲状腺上极血管后方抵住甲状腺外侧缘，在靠近甲状腺腺体处用止血钳做血管与甲状腺的钝性分离，结扎，不可连带任何其他组织，术者可根据是否在上极保留一些甲状腺组织而决定切除结扎甲状腺上血管的主干或分支，不必分开，可一并结扎，止血钳可置于甲状腺上端或夹在甲状腺上极（约在上极顶端向下 1cm 处）的腺体实质内。

甲状腺中静脉结扎，顺势剥离甲状腺的外侧，将腺体轻轻向上，显露甲状腺中静脉并将其结扎，否则可能将甲状腺中静脉拉成细线样而不易辨认，结扎，一定要将甲状腺外侧面游离清楚，在紧靠腺体处操作，否则可能引起下步操作中的出血。

甲状腺下极血管的处理：向上，以提起甲状腺下极，用小止血钳或手指在假被膜外显露甲状腺下极后方，其下面便是气管，再双重结扎，应注意不要损伤气管，并由此进入甲状腺峡部下面，可用钝头止血钳小心将其与气管分开，按常规结扎，喉返神经在创口内的位置较通常高得多，因此，在广泛切除甲状腺组织前，应注意辨认清楚喉返神经行程及其与甲状腺下动脉（主干及分支）的位置关系，然后再结扎切断甲状腺下动脉分支。

切断峡部：将甲状腺向外牵拉，从气管方游离甲状腺峡部并切断，应一并将其切除，由内向外游离甲状腺不可太深，一般游离到气管外侧即可，因喉返神经就在其深部的气管食管旁沟上行。

甲状腺叶切除:确定切除甲状腺的范围,要根据患者年龄及疾病性质等因素决定甲状腺腺体残留量,楔形切除(呈凹陷形)后的残留量约拇指头大为标准,即为前者的1.5～2倍量,老年人(甲状腺滤泡退化),其残留量也要相对多一些。

在看清楚气管的情况下,于创口内提起甲状腺,在设定的切除线上,深入腺体实质置一排蚊式止血钳,沿止血钳上方,朝向甲状腺峡部断端下缘切开甲状腺腺体,在保证保存甲状旁腺和确保喉返神经的前提下,呈楔形切除甲状腺一侧叶的大部腺体,将保留的甲状腺组织与甲状腺后侧被膜缝合起来,其后方应有保存下来的甲状旁腺和受到很好保护的喉返神经,可以同样方法次全切除另一侧甲状腺。

2)自甲状腺外侧开始游离法:甲状腺中静脉结扎切断,自甲状腺外侧钝性游离,靠近甲状腺结扎。

甲状腺下动静脉结扎切断:顺势游离甲状腺下极,轻轻将甲状腺向内,显露甲状腺下静脉,将其在远离甲状腺处结扎,可于甲状腺侧叶后缘中点或侧叶缘稍下方找到甲状腺下动脉,甲状腺下动脉在被发现处,分两支穿入甲状腺筋膜鞘,与在该处通过的喉返神经之间的相互关系有很多变化,在与甲状腺下动脉(分支)相互位置关系变化中,56.3%的右侧喉返神经和33.9%的左侧喉返神经被列为手术中易受损伤的“危险型”关系,即喉返神经穿过甲状腺下动脉主干或分支之间,或喉返神经在喉外出现分支,甲状腺下动脉在其分支间通过,被夹锁在甲状腺下动脉之间的喉返神经也将被随之拉动,如恰恰在该处进行锐性游离或切割甲状腺,往往会造成喉返神经的损伤,一定要仔细探查清楚甲状腺下动脉与喉返神经的关系,在确保喉返神经万无一失的情况下,再结扎。

甲状腺上极血管处理:放松已游离的甲状腺下极,沿甲状腺外侧向上游离,轻轻向下方牵拉甲状腺上极,仔细显露甲状腺上极,喉上神经外支与甲状腺上动脉多数相伴下行,几乎在快要到达甲状腺腺叶时候喉上神经外支才弯向内侧,经甲状腺悬韧带进入环甲肌,喉上神经外支较为纤细,不注意观察很难发现,要求术者在处理甲状腺上极时,不要随便钳夹甲状腺上极血管周围组织,尤其是甲状腺上动脉内侧的组织(喉上神经外支多位于甲状腺内侧走行),应注意发现喉上神经外支,分两次结扎甲状腺上极的动、静脉。

切断峡部:将游离之甲状腺腺叶向外牵引,游离甲状腺峡部,在气管和甲状腺后壁之间边分离边前进插入血管钳,然后在欲切断处的两边各从上,在其之间切断整个峡部,应将其一并切除,往往是进入锥状叶的血管被切断所致的,应妥善结扎处理,提起切断的甲状腺峡部,在气管和甲状腺后壁之间稍作分离至气管侧缘。

切除甲状腺体:切除方法同自甲状腺上极游离程序,以同样方法切除对侧腺叶,应注意检查甲状旁腺是否还留存在原位,同时检查切下的标本,应该将其移植回胸锁乳突肌内,将保留的甲状腺组织与甲状腺后侧被膜缝合,缝闭残腔,又留下无效腔。

关闭切口缝合颈前肌群以前,取出垫在肩胛下的软枕,使颈前区组织松弛,查无出血后,置放引流,逐层关闭切口。

2.甲状腺叶全切除术

主要用于甲状腺乳头状癌病灶局限于一侧叶,无淋巴结转移,或甲状腺乳头状微小癌的手术。

(1)切口:向下游离到胸锁关节水平,应注意避免损伤连接两侧颈前静脉的颈静脉弓,必须在此交通弓下方贯穿结扎,以防发生空气栓塞,用两把止血钳提起覆盖在甲状腺上的疏松筋膜,用刀切开,其下方便是甲状腺外科囊(假包膜)与甲状腺纤维囊(真包膜)之间的间隙,将欲切除侧甲状腺完全显露出来。

(2)甲状腺血管的处理:同甲状腺叶次全切除术。

(3)切除峡部。

(4)切除甲状腺叶:将游离的甲状腺一侧腺叶再翻向内侧,从后面逐渐向靠近气管方向剥离,将甲状腺一侧腺叶完整地切除,如不慎刺进气管筋膜,将增加患者术后的不适,如粗暴地撕破纤薄的气管黏膜,术后患者可感觉异常疼痛及发生气管炎。

如甲状腺癌与颈前肌群粘连或浸润颈前肌群,应切除颈前肌群,应常规探查双侧的胸锁乳头肌内及后方淋巴结有无肿大,如证实为转移癌,应行颈淋巴结清扫术。

(5)关闭切口:关闭切口前要再一次检查甲状旁腺,相当于甲状软骨下部水平,即使已经确信甲状旁腺被保留下来了,仍有必要再一次仔细检查手术切下来的标本,如发现切下来的标本上有甲状旁腺附着,哪怕是可疑甲状旁腺的扁平结节,也应做自体移植,将其移植至胸锁乳突肌内为宜。

撤除肩胛下的软枕,松解颈部的张力,用温盐水冲洗创口,如术野已无出血或渗血,可于气管旁放置胶皮膜引流或胶管引流,从胸锁乳突肌与舌骨下肌群之间引出,有导致遗留残腔的可能时,可考虑采用负压吸引引流,将其短臂劈开(剪去一端短臂),置于残余甲状腺后方的气管隐窝内,其长臂自颈前肌间隙穿出,从切口中点下方 2～3cm 处另切一小口引出,接一次性负压吸引器,质地柔软而抗压,分别间断缝合颈阔肌和皮下组织,不能缝合在一起,以免术后形成粘连,或用可吸收线皮内缝合。

3.全甲状腺切除术

为完整地切除全部甲状腺腺体,临床用于:①分化型甲状腺癌(包括乳头状癌、滤泡状癌及乳头状滤泡状混合癌);②甲状腺双腺叶多发性甲癌;③髓样癌;④滤泡状癌发生远处转移,全切除有利于术后应用^{131}I 放射治疗;⑤早期可切除的肿瘤较小的未分化癌;⑥甲状腺恶性淋巴瘤,局限于腺体内。

(1)显露甲状腺:按甲状腺叶次全切除术进行,在颈阔肌下方间隙潜行分离皮瓣,分开舌骨下肌群,于肌群组织的上 1/3 处横行切断双侧胸骨舌骨肌和胸骨甲状肌,显露出甲状腺。

(2)游离甲状腺叶:在甲状腺真包膜外,以手指或止血钳由内向外仔细钝性游离甲状腺侧叶至其边缘(一般先从右侧叶开始),继续稍作分离,紧靠甲状腺结扎。

(3)结扎:钝性游离甲状腺下极,显露甲状腺下静脉将其结扎,仔细辨认其主干及分支与喉返神经的解剖位置关系,紧靠甲状腺结扎,显露甲状腺上极,紧靠甲状腺结扎,注意勿伤及喉上神经外支。

(4)切除甲状腺腺叶:游离甲状腺峡部,切断甲状腺峡部,仔细向气管方向游离甲状腺,再确切保留甲状旁腺。以同样方法切除对侧甲状腺腺叶。

在游离,一定要在切除的全程看到喉返神经,以防切除甲状腺的同时损伤喉返神经,但也不需游离全段喉返神经,以防发生术后暂时性声带麻痹。

(5)缝合:创面充分止血,缝合切断的肌肉组织,于气管两旁置引流,从胸锁乳突肌与舌骨下肌群之间引出,缝合皮肤,结束手术。

4.近全甲状腺切除术

主要用于分化型甲状腺癌(包括乳头状癌、滤泡状癌)。

切除甲状腺叶方法同全甲状腺切除术,保留喉角部位喉返神经入喉处的少许甲状腺组织,峡部和锥状叶应同时切除,应切除颈前肌群,术中常规探查双侧胸锁乳头肌内外群及后方淋巴结有无肿大,如有应切除送冰冻切片,证实为转移癌后,应行颈淋巴结清扫术。

5.根治性颈淋巴结清扫术

完整地切除颈前后三角区、颌下区及颏下区内所有脂肪淋巴组织,以及胸锁乳头肌,是为根治性颈淋巴结清扫术。临床用于:①分化型甲状腺癌合并颈淋巴结转移;②髓样癌合并颈淋巴结转移。

(1)颈部淋巴结分组,颈部淋巴结可分为11组:①喉前淋巴结,甲状腺软骨,喉返神经入喉处的气管旁淋巴结;②甲状腺周围淋巴结,在甲状腺前面和侧面与甲状腺接近的淋巴结,在甲状腺外侧与甲状腺附着的组织中的淋巴结;③颈深上淋巴结,分布于环状软骨缘以上,沿颈内静脉分布的淋巴结;④颈深下淋巴结,分布于环状软骨上缘以下,沿颈内静脉分布的淋巴结,含锁骨上淋巴结;⑤颈深外淋巴结,胸锁乳突肌,为根治性颈淋巴结清扫术,如胸锁乳突肌,是为改良式颈淋巴结清扫术。

(2)切口选择:根据清除淋巴结的区域和范围有多种选择,同时行颈部淋巴结清扫术常用的"X"形切口,即由两个钝角切口通过一垂直短切口连接起来而成,切至颌中线的下方;下切口自斜方肌起,切至颈中线,连接上下切口的垂直切口则为上下两切口线钝角顶点的连线,术中证实为癌改做颈淋巴结清扫术时,可沿胸锁乳突肌后缘向上伸延,形成"L"形切口,即在颌下2cm做横切口,沿胸锁乳突肌后侧缘向前下伸延,至胸骨切迹上方。

切口与皮瓣:对已经确定做甲状腺一侧腺叶切除,同时行颈部淋巴结清扫术的患者,按设计的切口线切开皮肤,沿颈阔肌深面用剪刀或电刀锐性游离皮瓣,以保证术后皮瓣的存活,也利于创口愈合后不致发生皮肤与颈深部组织粘连造成的瘢痕。

游离皮瓣:后侧方游离至斜方肌前缘,前侧游离至颈正中线,上方游离至下颌骨下缘,下方游离至锁骨上缘,游离上方皮瓣时,必须注意勿伤及面神经下颌缘支,横行穿过颌外动脉和面前静脉,与下颌骨下缘平行,偶尔此神经也有位置较高者,一定要注意保护,应在下颌骨下缘至少1cm处找出面动,将其结扎,向上翻起固定在颈阔肌上,覆盖住面神经下颌缘支,起到保护面神经下颌缘支的作用。

(3)清扫颈外三角:将下方皮瓣向下翻转,在锁骨上方约2cm处结扎,并在锁骨和胸骨上方将其切断,要注意勿伤及深面颈动脉鞘内的颈内静脉,用锐性和钝性交替的办法显露斜方肌前缘,不得不切断副神经,沿锁骨上方向前解剖,显露肩胛舌骨肌后腹和颈横动,以增加对深部肌肉和臂丛神经的显露,位于前斜角肌上,否则此神经应予以保存,以防相应部分的膈肌瘫痪。

(4)清扫颈深淋巴结及颈后三角:牵拉胸锁乳突肌断端向上解剖显露颈后三角,仔细游离出颈内静脉,在其下端双重结扎,再贯穿缝扎,然后将其切断,避开胸导管,解剖覆盖在颈深部肌肉的椎前筋膜(如左侧颈部手术应注意避开胸导管),同时也将沿颈内静脉行程的该区域疏松结缔组织及淋巴组织，连同颈内静脉一起整块向上翻转，膈神经和臂丛均被椎前筋膜覆盖，在清扫中如若遇到，从穿出处切断即可，可予以结扎。

(5)游离甲状腺，在胸骨切迹上方，将颈前肌群横行切断，或与颈内静脉一并向上翻转，将患侧甲状腺完全显露，结扎，显露并认清甲状腺下动静脉与喉返神经的解剖位置关系后，在远离甲状腺的后下方，在靠近颈总动脉处双重结扎，显露并结扎，在颈外动脉分叉处将甲状腺上动脉结扎，向甲状腺方向清扫气管前，连同甲状腺一并清除。

在切断胸骨甲状肌及清扫甲状腺上周围淋巴结时，要注意防止喉上神经的损伤，如甲状旁腺未受癌的侵犯，可将其保存。将游离的甲状腺与颈内静脉等到被清扫组织同时做整块向上翻转。

(6)清扫颌下三角和颏下三角：为彻底清扫颌下三角，宜先沿颈正中线切开颈筋膜，显露二腹肌前腹及其下方的下颌舌骨肌，先清扫颏下三角内的淋巴结，并将其从基底部解剖出来，结扎，切除颌下腺。

有时为了更清楚地显露颌下三角，也可先向上解剖胸锁乳突肌，于近乳突处切断之，便可在颈总动脉分叉上方约 1cm 处看见横过颈外动脉浅面的舌下神经，二腹肌后腹的深面便是颌下三角，结扎，故结扎颈内静脉必须在高位置钳，尚需切除腮腺尾部，可完全切断甚至切除二腹肌后腹，以增加显露，做局部彻底清扫。

此时，包括颈内静脉及其周围淋巴组织，如此切下整个手术标本，整块清扫切除的大块组织中可不含甲状腺叶，于创腔内只能见到气管。

(7)关闭切口：用温盐水冲洗创腔，认真止血，置入创腔部分要剪有多个侧孔。间断缝合颈阔肌。

6.改良式颈淋巴结清扫术

既往认为，如无颈部广泛淋巴结转移，则可行保留胸锁乳突肌和颈内静脉的改良根治术，有人主张即使发现了广泛的颈部淋巴结转移，也可采取“改良的甲状腺癌颈部清扫术”，满足患者在生活质量方面的要求，因为术后一旦发生皮瓣坏死，则可造成难以处理的颈总动脉裸露；再者，如果术后做放射疗法，表浅的颈总动脉在放射线的作用下很容易发生破裂，导致难以救治的大出血。

改良的甲状腺癌颈淋巴结清扫术的做法，可按根治性颈淋巴结清除术用切口，并将其向上翻起，清扫颈外三角内的疏松结缔组织内的淋巴组织，方法可以用纱布条将其牵拉起来，清扫其下方的颈内深淋巴组织，再将切断的胸锁乳突肌缝合起来，不切断胸锁乳突肌，仅将其游离起来，在其下方进行适当范围的淋巴结清扫，行改良的甲状腺癌颈部淋巴结清扫术，清扫颈后三角时不可游离得过深，切勿损伤纵向走行于前斜角肌筋膜下的膈神经和颈总动脉伴行的迷走神经。

对颈部淋巴结根治性清扫术的改进，旨在保留更多的组织和功能，如胸锁乳突肌。

操作方法：一般采用“7”或“L”形切口，向上，以暴露术野，在切除甲状腺叶后，将甲状腺床外侧缘深筋膜切开，暴露颈动脉鞘，打开颈动脉鞘，分离颈内静脉，沿颈内静脉向上切开深筋膜直至颌下，向下达锁骨上，将其外侧颈动脉鞘壁分离，向外翻转，上方将颈上区的淋巴结和脂肪组织向下向外剥离，必要时将颌下淋巴结一并剥离，并沿斜方肌前缘切开深筋膜，将椎前筋膜前整块的淋巴结和脂肪组织从上向下清除，注意保护副神经，下方清除直达锁骨上窝区，也可视情况切除与胸骨附着的肌束，而保留与锁骨附着的肌束，一般仅缝合颈阔肌和皮肤即可。

(五)术后处理

不论是何种甲状腺癌，均应在术后(至少 5 年内)应用左甲状腺素钠(L－T_4)抑制血 TSH 水平在 0.1mU/L 以下(sTSH 或 uTSH 法)，5 年后可用左甲状腺素钠(L－T_4)维持在 0.1～0.3mU/L 范围内。

甲状腺癌术后应常规用左甲状腺素钠(L－T_4)替代治疗，以维持甲状腺功能，如肿瘤摘除后仍保留有足够的甲状腺组织，一般亦主张加左甲状腺素钠(L－T_4)(或甲状腺片)，其目的是抑制 TSH 分泌，防止肿瘤复发，血 Tg 正常或稍高，停用 T_4后 Tg 升高；无复发的临床表现和影像学依据，用 T_4治疗时或停用 T_4后 Tg 均正常，后两类患者均应积极使用 T_4抑制 TSH 分泌，一旦确诊为复发，应再次手术或采取放射性碘治疗。

术后追踪的主要生化指标是血清 TSH 和 Tg，一般每 3～6 个月复查 1 次，亦可考虑做全身放射碘扫描追踪(至少相隔 2 年)，而上述影像检查阴性，可考虑做^{201}TL，或^{99m}Tc(^{99m}Tcsesta－MI1 B1)扫描，或 18 氟－脱氧葡萄糖－PET，或 11g－蛋氨酸－PET 扫描，以确定复发病灶的部位和程度。

(1)患者取半卧位，以降低颈部的静脉压，以减少术后创腔发生出血的机会，不能过伸，以防误吸发生，均应在术后监护 48h。

(2)床边备气管切开包，给予吸氧，以防发生急性气管塌陷，有无手足麻木和搐搦等，可经静脉注射 10％葡萄糖酸钙 20mL；同时口服甲状腺片，每天 80～120mg 或左甲状腺素钠每天 100～150mg。

(3)静脉输液直至患者能口服流质饮食。

(4)术后 24～48h 以后可根据情况拔除引流胶皮膜或胶管，5d 后即可拆除缝线。

(六)术后并发症的处理

1.创口血肿

术后创口一旦形成血肿，可先采用穿刺抽吸或包扎，可开放引流，用换药方法使其愈合。

2.皮瓣坏死

小范围的皮肤坏死，可不必处理，待其自然脱落，再将其切除，然后用换药或植皮等方法处理，有可能使颈总动脉受腐蚀破坏引起出血，若发现有感染趋向，应早期做坏死皮肤切除，预防感染腐蚀血管引起出血。

3.乳糜漏

对较轻的乳糜漏，用压迫的方法一般可以治愈，用压迫方法无效者，可考虑采用手术结扎漏口。

术后患者的病情变化可能有 3 种主要类型：①局部复发或远处转移；②临床上有或无症状体征；用 T_4治疗时，血 Tg 正常或稍高，停用 T_4后 Tg 升高；③无复发的临床表现和影像学依据，用 T_4治疗时或停用 T_4后 Tg 均正常，后两类患者均应积极使用 T_4抑制 TSH 分泌，一旦确诊为复发，应再次手术或采取放射性碘治疗。

六、非手术治疗

术后的多种非手术辅助治疗对长期生存率及复发率,特别是高危组患者有很大的影响,某些不能完整切除的甲状腺癌,如局部固定,或不能切除的恶性程度甚高的甲状腺癌,如已浸润腺体外组织,以及已有远处转移或局部复发无法切除的肿瘤,非手术的辅助治疗尚有缓解症状、延长寿命的效果。

(一)分化型甲状腺癌的促甲状腺素抑制疗法

DTC术后正确应用促甲状腺素(TSH)抑制疗法可使多数患者获得良好的疗效,局部复发率及远处转移率明显下降。30年生存率也明显提高。

1.TSH抑制疗法的机制

尽管现已发现许多刺激甲状腺生长的因子以及与甲状腺肿瘤有关的基因,如表皮生长因子(EGF)及其受体(EGFr),但仍以TSH最为重要,刺激甲状腺滤泡摄碘及促进碘的有机化,通过腺苷环化酶使细胞内的单磷酸环化酶(cAMP)增加,导致胞质蛋白磷酸化和增加细胞核的复制能力,从而加速肿瘤恶化,腺苷环化酶已增高,再抑制TSH时,反应性便降低,TSH抑制疗法对已形成的癌肿并无治疗作用,但可延缓其发展,而且只有去除了原发灶,抑制疗法才可能有较好的疗效。

现已证实,在滤泡细胞源性DTC中均有TSH受体,体外实验也发现此受体对TSH刺激有反应,服用甲状腺素抑制TSH可预防甲状腺肿瘤产生,TSH尚可刺激磷脂酰肌酐磷酸激酶(PKC)系统,特别在缺碘时,促使甲状腺结节形成。

Dunhill(1937)首先提出应用抑制TSH的方法治疗甲状腺癌,并广泛应用于已有转移的DTC,以及预防已切除的肿瘤复发。

甲状腺素对TSH具负反馈作用,是实施抑制疗法的基础,但生理功能相当于T_4的3～5倍。另外,使用半衰期较长的制剂如甲状腺片,有的学者反对抑制治疗,但比较30年生存率,抑制疗法组明显高于对照组,如指征,但应注意及避免各种不良反应。抑制疗法的确有肯定的价值。

2.TSH抑制疗法的实施

(1)治疗指征:由于高危组DTC的预后不及低危组,而甲状腺素对心脏耗氧的增加及导致骨质疏松,因此抑制疗法的最佳指征是年龄<65岁,尤其是高危组及绝经期前妇女。

其次,DTC做全甲状腺切除术后也应使用抑制疗法,特别在容易复发的术后5年内,必须根据局部复发或全身转移的可能性评估,做出个体化处理,当存在某些预后不佳因素时,应给予抑制疗法,如不摄碘的甲状腺癌,侵犯包膜等。

(2)制剂的选择:目前常用制剂为左甲状腺素钠(1 evothyroxine,L－T_4),半衰期较长,约7d,而碘塞罗宁(T_3)的半衰期仅24h,对于随时须做核素扫描的高危组患者有利,以缩短检查前停药时间,及时做扫描检查。

左甲状腺素钠(L－T_4)制剂纯净,甲状腺素的含量精确,无过敏反应之虞,但价格昂贵,生物制剂甲状腺片虽其制剂粗糙,但因其价廉,仍有应用价值,须将甲状腺片与左甲状腺素钠(L－T_4)互换时也很方便。两者互换的对等剂量约为甲状腺片40mg相当于左甲状腺素钠(L－T_4)100mg。两者半衰期也相似。

(3)剂量的掌握:应根据高敏度免疫测定法测得的血清中 TSH(S－TSH)浓度及 T_3,而 T_3通常为<0.3mU/mL,甚至<0.01mU/mL,常在 0.3～1.0mU/mL(S－TSH 正常参考值为 0.3～6.3mU/mL)。

美国临床内分泌协会和美国甲状腺协会推荐的方案为对低危组患者,即 MACIS 积分<6.0,使 TSH 小于正常低值;对中危组患者,即 MACIS 积分 6.0～6.9,但不应出现临床甲亢;对高危组者患者,即 MACIS 积分>7.0,但要密切监察其并发症,特别是绝经期妇女的骨质疏松。

此外,甲状腺素的剂量须随年龄的增加而减少,以免骨质疏松,心肌耗氧增加之虞。但有以下因素时剂量必须增加:①胃肠道吸收不良者,如肝硬化;②同时服用某些阻止 T_4吸收的药物,如氢氧化铝;③同时服用某些阻断 T_3向 T_4外周转化的药物者,如胺碘酮(乙胺碘呋酮);④同时服用抑制非去碘化 T_4清除的药物,如哌替啶;⑤硒缺乏者;⑥妊娠。

甲状腺癌术后初期或高危组患者的治疗应采用全抑制疗法,每天左甲状腺素钠(L－T_4)有效剂量为<60 岁,2.2mg/kg;>60 岁,1.5～1.8mg/kg,须随甲状腺功能的测定值调整剂量。低危组患者只需部分抑制疗法即可。

(4)治疗时限:术后何时给药尚未统一,不论单侧或双侧甲状腺叶切除,术后 3 周内血清甲状腺素水平基本处在正常范围内,不会产生甲减的临床表现,尤以单侧切除者多见,且术后 5d 左右 T_4和 FT_4并不明显降低,早期给予外源性激素可能会进一步升高体内激素水平,加重上述症状,部分患者术后短期内 S－TSH 尚处于短暂抑制状态,故从抑制角度讲,早期服药尚不合适,应待术中释放激素的效应消失后再开始给药,单侧甲状腺切除的患者术后 3 周,超出正常范围上限 1 倍,因此建议在术后 2～3 周起,即单侧甲状腺切除术后 3 周起,双侧甲状腺切除术后 2 周起给予抑制疗法较为妥当。

至于服用期限,高危组患者最好终身服用,而低危组因术后最初 5 年为容易复发时间,在术后 5 年内可施行全抑制治疗,并严密随访,定期做病理学检查,5 年后可做部分抑制治疗或不予治疗,或术后已做核素碘消融治疗,将残留甲状腺已全部毁灭,则在随访时监测血清 TG 水平极有意义,TG 不应增高,血清 TG 增高>5ng/mL,必须警惕肿瘤复发或转移,血清 TG 水平比核素扫描还敏感,即使核素扫描阴性,也不能完全除外癌肿转移,Duren 等认为 TG 的敏感性及特异性达 91%及 99%,由于 TG 由 TSH 刺激甲状腺滤泡所致,因此任何使甲状腺功能增加的疾病均可增高,如结节性甲状腺肿,当存在有功能的甲状腺滤泡时,TG 增高并不意味有恶性肿瘤。

3.抑制疗法的不良反应

只要甲状腺素的剂量恰当,大多无甚不良反应,但必须预防。

(1)甲状腺功能亢进(甲亢)或亚临床型甲亢:只要定期复查甲状腺功能,使 T_3、T_4、FT_3特别是 FT_4维持在正常范围内,便可避免此不良反应。

(2)骨质疏松:表现为骨痛,血清甲状旁腺激素降低,特别在摄钙不足。

(3)心肌耗氧量增加,促发心绞痛,甚至心肌梗死,对伴有冠状动脉硬化性心脏病,以及伴心房纤维性颤动时必须慎用或弃用抑制疗法。

4.抑制疗法的疗效

抑制疗法使甲状腺乳头状及滤泡状腺癌的复发率及与甲状腺癌相关的病死率减少,甚至在老年进展期患者中已获证实，显示术后应用左甲状腺素钠（L－T_4）抑制疗法者累计复发率为17%，而对照组达34%，尽管抑制疗法组与对照组的10年生存率无明显差异，但30年生存率显示抑制疗法组明显优于对照组。

（二）核素碘治疗

1.分化型甲状腺癌的核素碘治疗

某些DTC，如乳头状，因此这些甲状腺癌具良好的疗效，但必须在至少去负荷手术后才能发挥其最大作用，即只能作为DTC的辅助治疗。

由于核素碘伴有一定的不良反应，因此，DTC术后是否均须行核素碘治疗仍有争论，10年生存率已相当高，而且Crile（1988）认为抑制疗法的疗效与核素碘相仿，发现术后用核素碘加上抑制疗法者为6.4%，单独应用抑制疗法者为13.1%，两种疗法均不用者达40%，发现术后行核素碘治疗组达100%，而对照组仅33.3%。

近年来越来越多的学者重视核素碘的治疗，但因其对低分化及未分化甲状腺癌的疗效极差，较少应用。

根据治疗目的，核素碘的治疗可分为甲状腺切除术后的消融（ablation）疗法，及发现转移而无法再手术的内照射治疗两种。

（1）消融疗法：消融疗法系在DTC做甲状腺近全切除术后，应用核素碘销毁残留的正常甲状腺，达到甲状腺全切除的目的，而无甲状腺全切除术的众多并发症，如甲状旁腺功能减退，无须另外再服用核素碘及其他准备，通常可发现以2mCi小剂量^{131}I所做的诊断性扫描不能探及的病灶，可发现24%～39%术中及胸部X线片不能发现的转移灶，故兼有进一步诊断转移灶的作用。

基于消融疗法所用的核素碘剂量较大，故术后是否均须用此疗法尚有争议，此疗法并不能改善长期生存率及肿瘤复发率，发现消融组与对照组相比，他们认为若求30年生存率，应考虑术后消融疗法，只要初期手术范围恰当，对低危组患者，特别是乳头状癌患者，术后消融疗法的意义不大，发现术后永久性甲状旁腺功能减退的发生率为2%，永久性喉返神经损害发生率为1%，30年复发率也仅为19.1%，而术后消融组也有16.6%（$P=0.89$），无明显差别（$P=0.43$），滤泡状特别是Hurthle细胞甲状腺癌，应做术后消融治疗，以达到早期发现转移灶及延长寿命的作用，完全消融后血清TG一旦升高，特别是在TSH增高时便可考虑有转移的可能，应及早处理，近年在适当剂量的控制下术后消融疗法已被广泛接受。

采用消融疗法的意义在于以下几个方面。

1）甲状腺本身系多病灶性，根据甲状腺全切除标本的连续病理切片证实，对侧腺体的隐性癌肿发生率高达10%～25%，甚至80%，因此可选择以核素碘消融甲状腺近全切除术后残留的腺体，既可达到全切除的目的，消除所有腺内隐性病灶，又无众多的甲状腺全切除的并发症，还可达到早期诊断难以发现的转移病灶，并及早行进一步治疗，若术后采用消融治疗，可减少此种转化的可能。

2）指征：而初次手术仍残留部分甲状腺时，作为进一步核素碘治疗的准备。

3）消融时机：通常以术后2～3周最为恰当，TSH才增高达30mU/mL，此时，局限性转移灶或残留的病灶摄碘能力最强，＞50mU/mL时，反而抑制核素碘的吸收。

4)消融剂量消融成功的指标为:48h 摄碘量<1%;消融后甲状腺扫描不显影。

在一定范围内,核素碘的剂量与消融的有效率成正相关,100~150mCi 为 85%~95%,过大的剂量并不增加疗效,由于初次剂量越大,消融有效率越高,重复治疗次数减少,Balc 等建议初次应用核素碘的合适剂量应≥30mCi,Beieraltes 认为,当服用 1~5mCi 的核素碘,进行诊断性扫描不能显示隐性转移灶时,特别是术前摄碘率<4%时,须应用 100~149mCi 大剂量核素碘治疗,初次治疗宁可应用较安全的剂量,必要时在初次核素碘治疗 6~12 个月后,再追加 75~100mCi 或分次消融治疗,以求安全有效。

(2)不能切除的原发灶,或发生颈部淋巴结转移时,应首选再次手术治疗,或伴肝以及不能手术的原发病灶,只要局部能摄碘均可采用核素碘治疗,然后再用较大剂量的核素治疗,剂量依临床表现而定,最大剂量为 800~1000mCi,但不良反应极大。

核素碘治疗对复发,尤其是有约 70%的甲状腺滤泡状癌有效,对儿童,具摄碘功能的甲状腺乳头状癌肺转移时,应用核素碘治疗后,10 年生存率可达 74%,而无摄碘功能者仅 6%,在 DTC 伴骨,5~10 年生存率在核素碘治疗的具摄碘功能者为 79%,而不摄碘者仅为 55%。

甲状腺癌的摄碘率明显影响核素碘的疗效,年轻者甲状腺癌的摄碘率高于年老者,伴有轻度甲状腺功能减退者的转移灶常伴甲状腺功能而易吸碘,其中 30~50mU/mL 为最佳,>50mU/mL 时反而与摄碘率成反比,可抑制甲状腺释放碘而不改变碘的摄取功能,故可增加核素碘的疗效。

此外,核素碘的疗效还与这些因素有关:非浸润性而有淋巴结转移者的核素碘的疗效较好,而具周围组织浸润能力的 DTC 的核素碘的疗效较差,但被核素扫描发现的小灶性肺转移疗效较好,可减少 50%的病死率,而其他影像学发现的肺转移灶,病死率是核素扫描发现小灶性肺转移的 6 倍,疗效较差,疗效更差,治愈率仅 7%,而改善率仅 36%,疗效也差,对水肿造成的神经损害,可应用肾上腺皮质激素或重组人类促甲状腺素(rhTSH)预防,防止严重的后果产生。

2.髓样癌的核素碘治疗

家族性甲状腺髓样癌ⅡA 型(MENⅡA)的预后较散发性好,散发性为 55%,10 年生存率仅 50%,又做甲状腺全切除者,10 年生存率达 95%以上。

通常认为髓样癌不摄取碘,核素碘对其无治疗作用,当残留腺体内癌肿复发,尽管导致髓样癌的 C 细胞不摄碘,但正常甲状腺滤泡具有摄碘功能,可照射附近 C 细胞,所谓旁观(bystander)效应达到一定的疗效。但也有人对此效应持反对意见。

若初次手术发现肿瘤局限在腺体内,未做甲状腺全切除而术后血清降钙素增高,说明残留腺体内可能有隐性病灶,核素碘仍可作为有价值的辅助治疗,并大多能延长生存期,对残留的局灶性病灶用 150mCi 的核素碘治疗,但疗效并不可靠,如骨,核素碘治疗并不适用,因转移灶内只有不摄碘的癌变 C 细胞,而没有具摄碘功能的正常甲状腺滤泡。

3.核素碘治疗的并发症

(1)早期并发症:好发于服药后 3 周内,小剂量(<30mCi)核素碘治疗时极少发生。当剂量>200mCi 时发生率便增高。

1)急性放射病:发生率<1%,好发于服药后 12h 内。表现为乏力。

2)唾液腺炎:发生率为5%～10%,可在服药后即刻或数天后发生,严重时可有腮腺、颌下腺、舌下腺等唾液腺肿痛,一般症状持续数天,而味觉改变可持续数周或数月。

3)短暂的放射性胃炎:极少见,于口服药物后1/2～1h内产生,表现为恶心。

4)放射性膀胱炎:表现为膀胱刺激症状,保持每2～3h排空膀胱1次,如服药24h内饮水不够,或未及时排空膀胱,可发生放射性膀胱炎。

5)腹部不适及轻度腹泻:好发于服药后第1～2d。

6)颈部水肿:常见于消融疗法后,好发于残留甲状腺较多,且摄碘良好时,表现为类似血管神经性的颈部水肿。

7)短暂性甲亢:核素碘导致甲状腺大量破坏,甲状腺素快速释放可致短暂性甲亢,肿瘤消退时。

8)骨髓抑制:几乎均有产生,特别在剂量过大时,可导致严重的骨髓抑制。

9)暂时性喉返神经麻痹:在甲状腺近全切除后做核素消融疗法时产生。

10)肿瘤转移灶出血,也可造成致命性脑水肿,在脑转移应用核素碘治疗前,应使用肾上腺皮质激素预防。

(2)后期并发症:治疗3个月后产生的并发症为后期并发症。

1)放射性肺炎和肺纤维化:好发于摄碘功能良好的肺广泛转移者,特别是剂量过大时。预防方法有:48h内的核素碘剂量控制在80mci内;治疗前应用肾上腺皮质激素。

2)持久性骨髓抑制:极少见。仅发生于骨转移应用的核素碘剂量过大时。

3)白血病:少见,发生率<2%,尤在50岁以上的老人中发生。最佳预防方法是延长核素碘的治疗期达6～12个月。

4)精(卵)子减少或无功能症:好发于20岁以下患者,长期随访可发现12%不育。因此建议应在治疗后6个月才妊娠。

5)膀胱癌:极少发生,超大剂量(>800mCi)。

6)分化型甲状腺癌转化为未分化癌:大多数认为系癌肿本身转化,并非核素碘所致。

(三)放射治疗

放射治疗(外照射治疗)对控制甲状腺癌的残留病灶及某些转移灶有一定疗效,特别是对一些不摄取核素碘的病灶,如梭形细胞及巨细胞癌更是理想治疗方法,可与核素碘治疗联合应用,可采用放射线治疗,亦可用外放射治疗。

1.指征

放射治疗的最佳指征是经过手术但残留了不摄碘的病灶,但对完全不能手术切除的病灶疗效较差。

以下情况是放射治疗的常用指征:①不摄取核素碘的颈中部,不论病灶是否摄碘,均以放射治疗的疗效较好;②脑转移及其他疗法无效的肝转移病灶;③为减轻软组织压迫所致致命症状者,如上腔静脉受压综合征;④对某些巨大甲状腺癌为增加切除率及提高疗效的某些术前治疗;⑤作为贯序或联合化学疗法的一部分,如甲状腺淋巴瘤,特别是甲状腺未分化癌。

2.治疗剂量及疗程

对甲状腺淋巴瘤的放射剂量为4～5周内45Gy,对其他甲状腺癌的治疗剂量均较大,多在

7.5 周内应用 70Gy 以上。

3.疗效

放射治疗的疗效与病理类型有关。

(1)分化型甲状腺癌:DTC 的预后较好,Mayo 医院报道在确诊时无远处转移,25 年生存率达 94.5%;而 197 例滤泡状癌为 75.2%,这类患者术后无须放射治疗。

因 DTC 通常能摄碘,故放射治疗的指征仅为不能摄碘的复发转移,放射治疗不应在核素治疗前进行,因为这样将有损核素碘的疗效。

Farahati 报道,Ⅳ期的 DTC 99 例,在甲状腺全切除后经核素碘消融,并用 TSH 抑制疗法后再做放射治疗,包括甲状腺,照射剂量为每次 1.8～2.0Gy,7～8 周内总量达 65～70Gy,但对无淋巴转移者无效($P=0.27$),区域性或远处转移率($P=0.0003$),肿块显著缩小或消失,生存期达 25 年。

Tubiana 报道,放射治疗 97 例 DTC 术中残留病灶,15 年及 25 年生存率分别达 57%及 40%,而对照组 15 年生存率仅 39%;15 年局部复发率明显下降(11%vs23%),但 15 年生存率相差甚远(7%vs39%),表明放射治疗尚有一定疗效。

(2)髓样癌:局部放射治疗对髓样癌的疗效尚有争议,10 年局部无复发的无瘤生存率达 86.5%,仅对有骨,放射治疗较好,能延长 75%患者的生存期,5 例肿块缩小>50%,一例获完全缓解,生存期达 6 年;另一例生存 4 年,5 例 3 年后死亡。放射治疗对骨转移所致的疼痛及区域转移所致的症状有一定的缓解作用。

(3)未分化癌:甲状腺未分化癌的预后极差,1 年生存率仅 0%～20%,单独放射治疗的疗效也不满意,中位生存期为 3～7 个月,部分病例甚至在 6 周内应用 60Gy 仍无效,1 年生存率仅 6%,以维持治疗期间的气道通畅,有生存期延长数年的报道,但治疗的并发症甚多,而且能手术切除,特别是未侵及甲状腺包膜者,能明显延长生存期,对局限于腺体内的未分化癌仍以手术为主,放射作为辅助治疗,不延长生存期。

(4)原发性甲状腺淋巴瘤:原发性甲状腺淋巴瘤较少见,仅占甲状腺肿瘤的 4%～8%,占淋巴瘤的 1.3%,几乎均为 B 细胞淋巴瘤,常伴慢性淋巴性甲状腺炎,早期患者术后宜辅以放射治疗,在 4～5 周内总剂量 40～50Gy,可控制局部病灶,疗效良好,应联合化学治疗,以增强局部疗效及预防远处转移。

Mayo 医院以 40Gy 做颈部或加做纵隔放射治疗者,5 年无病生存率达 57%,且与病灶残留量有关,5 年生存率为 59%,其中局限于腺体内达 75%～85%,低度恶性者可达 90%,侵犯到腺外者仅 35%～59%。

(四)化学治疗

甲状腺癌对化学治疗的敏感性及疗效不及核素碘及放射治疗,大多只能起局部缓解作用,单药治疗的疗效更差,特别是对核素碘及放射治疗不敏感者,可用于甲状腺癌综合性姑息治疗。对晚期甲状腺癌或未分化癌可试用环磷酰胺。

毛霉素为法尼基一蛋白转移酶抑制药,常单独或与其他药物(如 paclitaxel)联合用于治疗未分化性甲状腺癌。

近年来开始试用的单克隆抗体靶向治疗可能是治疗甲状腺癌(主要是髓样癌)的一种新途

径(如抗 CEA 放射标记的抗体)。

有人试用生长抑素类似物和干扰素治疗甲状腺髓样癌,有一定疗效,化疗药物与免疫调节药合用,可提高机体免疫力,加强抗癌效果。

1.分化型甲状腺癌的化学治疗

对核素碘及放射治疗不敏感,或有手术反指征的进展期 DTC,特别是伴肺,化学治疗有一定疗效,治疗伴心力衰竭,有效率为 17%,但无 1 例显效,有效率达 26%,其中 11.6%获显效,2 年以上生存率达 10%,5%患者停药后仍存活。

Burgess 等(1978)单用多柔比星(阿霉素)治疗甲状腺癌 53 例,2/3 有效,肿块稳定或缩小,生存期延长,尤以分化型及髓样癌较敏感,未分化癌的疗效较差,中位有效期 8 个月,生存期为 17 个月,避免产生严重并发症。

2.髓样癌的化学治疗

大多数甲状腺髓样癌的预后较好,但约有 20%的患者进展迅速,出现远处转移,预后欠佳,即 APUD 肿瘤,特别是多柔比星(阿霉素),疗效可达 15%~30%,单药治疗的疗效不及联合用药。

用长春新碱(1.4 mg/m^2),qd×2 静脉滴注,每个 3~4 周 1 疗程治疗伴肺,4 例有效,其中 2 例血清降钙素及肿块均见明显下降及缩小,持续达 14~19 个月,有效率 57%,其中 28%显效,仅有轻到中度的消化道症状,少数(2/7)中度血常规减少。

Petursson 治疗 1 例 20 岁髓样癌伴肺,用链佐星,先以链佐星(500mg/m^2)QD×5,多柔比星(阿霉素)(60mg/m^2)每 3 周静脉注射,每 6 周为 1 个疗程,待肺部转移控制后,改用达卡巴嗪(250mg/m^2)和氟尿嘧啶(5-FU)(450mg/m^2)QD×5,以后再用 75%量,每 4 周为 1 个疗程,结果肿块缩小,持续达 10 个月,治疗后 21 个月最终因肺部病灶复发而死亡。

3.甲状腺未分化癌的化学治疗

甲状腺未分化癌的预后极差,虽对化学治疗的疗效较差,但仍有一定的反应,反应率达 33%,而单用多柔比星(阿霉素)的反应率仅 5%,平均年龄 68 岁,2 例生存超过 2 年,因此,对治疗方法匮乏的进展期未分化癌,在放射治疗无效或不宜应用时,化学治疗不愧为可能有效的方法。

4.原发性甲状腺淋巴瘤的化学治疗

原发性甲状腺淋巴瘤的化学治疗与淋巴瘤相似,8 年生存率达 100%。

(五)髓样癌的生物制剂疗法

甲状腺髓样癌由滤泡旁细胞发展而来,尚分泌其他肽类物质,如血清素、P 物质等,导致髓样癌特有的某些临床症状,应用对抗这些肽类的生物制剂进行治疗,有对症治疗的作用。

生长抑素可抑制肿瘤细胞中几种生长因子及激素的分泌,而且 50%的髓样癌有生长抑素受体,生长抑素可使因这些激素造成的症状,如腹泻,生长抑素使肿瘤缩小的可能性较小,亦有报道称,生长抑素能使肿瘤稳定数月,IFN 对已有转移的 APUD 肿瘤也有某些疗效,可阻断肿瘤细胞在 G_0~G_1 期的分裂,并可激活免疫调节系统,干扰素(rIFN-α-2A)在治疗神经内分泌肿瘤时,主要症状的改善率达 64%。

1.生长抑素

自然生长抑素的半衰期仅3min,疗效短暂,必须持续不间断地用药,才能保持有效的血药浓度,因此临床上难以推广。

2.生长抑素衍生物

目前常用的生长抑素衍生物有奥曲肽,它们的半衰期明显延长,已应用于临床。

生长抑素衍生物抑制肿瘤生长的机制是:①抑制促进肿瘤生长的介质;②抑制肿瘤的血管生长;③调节免疫活性;④通过肿瘤细胞的生长抑素受体,阻止肿瘤细胞的有丝分裂。

八肽奥曲肽可改善甲状腺髓样癌的症状,并降低血清降钙素及CEA,但抗肿瘤的疗效较差,腹泻,且所有病例的血清降钙素均下降,奥曲肽只能改善虚弱,血清降钙素仅4例下降,只有1例具抗肿瘤效果,单独应用八肽奥曲肽的疗效并不十分满意。

3.奥曲肽与干扰素联合应用

Joensuu(1992)联合应用奥曲肽和干扰素(重组干扰素α－2b)治疗终末期转移性类癌,发现血清肿瘤标志物的水平下降,甚至正常,提示在治疗其他神经内分泌肿瘤时也可能有效,8例散发性甲状腺髓样癌有已不能切除的转移灶(纵隔),并经^{111}IN－DTPA证实有生长抑素受体,300mg/d再皮下注射6个月,干扰素(R－IFN－α－2B)500万U/d,肌内注射,每周3次,共12个月,其中有5例的潮红,6例的血清降钙素及CEA下降,为原来的32%～88%,提示肿瘤被抑制,但转移灶并未缩小,也发现具有稳定病变,降低血清降钙素及CEA的结果,是必须每日注射奥曲肽,费用较高。

4.缓释奥曲肽与干扰素联合应用

缓释奥曲肽是一种新型的环八肽生长抑素衍生物,与缓释剂螯合后半衰期大大延长,10～14d注射1次即可维持有效的血药浓度,每2周肌内注射缓释奥曲肽30mg,6个月后,改为每10～14d肌内注射缓释奥曲肽30mg,再用6个月,开始用干扰素(r－IFN－α－2b)500万U肌内注射,每周3次,共用缓释奥曲肽12个月,r－IFN－α－2b 11个月,疗效明显,其中2例小转移灶消失,3例肿瘤稳定,而大部分(85%)症状明显改善。

总之,生长抑素衍生物与干扰素(重组干扰素)联合应用,可缓解肿瘤分泌多肽类激素引起的症状,降低血清肿瘤标志物水平,提示肿瘤抑制,但对肿瘤本身的控制作用仍较为微弱。

(六)经皮酒精注射治疗

主要用于实性小至中等结节的治疗,在结节内找到血管最丰富的区域后,用21～22号针头注入酒精,治疗前和治疗后应追踪TSH,此法可有60%左右的治愈率。

酒精注射主要用于治疗无功能性甲状腺结节,尤其是有转移和局部压迫症状者,不能首选酒精注射治疗。

(七)对症治疗

甲状腺癌术后出现甲状旁腺功能减退时,可补充钙剂和维生素D,可服用赛庚啶缓解症状。

(八)甲状腺癌的综合治疗

甲状腺癌的治疗除手术外,有多种非手术疗法,各种疗法的单独使用有局限性,疗效有时不尽如人意,而在某些情况下联合应用,可达到事半功倍的作用,但必须恰当掌握指征,否则会造成事倍功半。

1.分化型甲状腺癌的综合治疗

(1)核素碘消融联合 TSH 抑制疗法：Mazzaferri 等认为，确诊时年龄＞40 岁，肿瘤＞1.5 cm 的 DTC，在较大范围的手术（甲状腺近全切除）后，联合应用核素碘消融残留腺体及 TSH 抑制疗法能有效地提高 30 年生存率及减少复发率，中位随访达 15.7 年，发现术后只用 TSH 抑制疗法的疗效不及核素碘消融治疗，后者的复发率减少 1/3，而术后两者联合应用无 1 例死于甲状腺癌。

由于 TSH 影响核素碘的摄取，以血清 TSH 在 30～50mU/mL 时为核素碘治疗的最佳时机，甲状腺术后 2～3 周内 TSH 明显增高，故应在术后 2～3 周后监测血清 TSH，可做全身小剂量的核素碘（1～5mCi）扫描了解有无摄碘能力，可做抑制疗法，若能摄碘，则可初步了解有无转移，则应用核素碘治疗剂量；若无转移可采用消融剂量做核素碘消融治疗，以了解有无未被小剂量核素碘显示的隐性转移灶，应追加治疗剂量，再用抑制疗法以增强疗效，确定须否再次应用治疗剂量的核素碘。

(2)核素碘联合放射治疗：主要指征是具有一定摄碘能力但不足够的 DTC，或具有手术反指征，联合放射治疗可提高长年生存率。

Tsang 报道放射治疗手术后镜下残留病灶的乳头状癌 155 例，加用放射治疗较不用放射治疗，能增加 10 年生存率（100％vs95％）及 10 年无瘤生存率（93％vs70％），在大体标本残留乳头状癌病灶的 33 例，加用放射治疗后 5 年生存率也达 65％，5 年无瘤生存率为 62％；但无残留病灶者，加用放射治疗并不延长无瘤生存率。

2.甲状腺未分化癌的综合治疗

若单独应用手术，明显提高疗效，5 年生存率可达 10％左右。

Kin 以小剂量多柔比星[阿霉素，10mg/(m^2·周)]加放射（1.6Gy，2 次/天，每周 3 次，共 40d，总量 57.6Gy）治疗进展期甲状腺未分化癌 19 例，2 年局部复发率仅 32％，中位生存期达 1 年，用放射治疗，其中 1 例（10％）存活 12 年，用多柔比星（阿霉素）联合术前（30Gy），局部复发率 52％，仅 24％的病例死于局部病变，且无转移，联合治疗并无重大并发症，表明放射治疗能延缓局部病灶的过程，联合治疗有效。

3.原发性甲状腺淋巴瘤的综合治疗

大多数甲状腺淋巴瘤须做放射加化学的综合治疗，尤其是病变伴有纵隔延伸者，发现远处转移及复发率明显低于单独放射治疗组者，前者 5 年生存率达 100％，无瘤生存率为 72％。

(九)各种甲状腺癌非手术治疗的选择

包括未分化癌在内所有甲状腺癌，在有条件时均应以手术为首选治疗方法，因手术治疗的疗效肯定，且为今后的非手术疗法奠定了基础，非手术疗法是在无手术条件或作为术后辅助治疗时的选择，通常在众多的非手术疗法中选择 TSH 抑制疗法。但应根据肿瘤的病理类型最后决定。

低危组 DTC 只要手术范围恰当，术后只需行 5 年 TSH 抑制疗法并定期随访，再辅以核素碘消融治疗，治疗方案应根据肿瘤摄碘情况而定，具摄碘功能者首选治疗量的核素碘，摄碘功能较差者可选用核素碘与放射联合治疗，无摄碘功能者单独应用放射治疗，其间仍应坚持 TSH 抑制疗法。

低分化甲状腺癌，如圆柱细胞癌有时对核素碘也有一定疗效。

甲状腺髓样癌术后只有血清降钙素或 CEA 增高，而无临床影像学复发，应首先除外因乳腺癌，可选用核素碘消融疗法，消融后 5～10d 扫描，只有生化复发者的 10 年生存率仍高达 86%，若已有临床或影像学的复发，而不能再手术时，可采用放射治疗，化学治疗也可能有效，可选用生物疗法，特别是联合应用生长抑素衍生物及干扰素(r－IFN－α－2b)，具减轻及缓和症状作用，只有淋巴转移者的 5 年生存率也有 94.5%，明显高于淋巴外转移(41%)。

未分化癌若病变局限在腺内，仍以手术为主，术后辅以放射治疗，放射及化学联合治疗不失为可行的方法。

甲状腺淋巴瘤过去以广泛切除为主，但近来认为，大多数病例已同时伴有其他部位的淋巴瘤，因此仅对局限于甲状腺的淋巴瘤行手术切除，属Ⅰ，手术只起诊断性作用，须在减负手术后加做放射与化学联合治疗。

Mayo 医院对 DTC 均做甲状腺近全切除术，术后根据 MACIS 积分，决定不同的术后处理方案，以减少术后复发率及提高长期生存率，并以最佳的经济效价比达到合适的治疗目的，既不治疗过分，也不治疗不足。

他们将 MACIS 积分＜6.0 的乳头状癌作为低危组，只应用抑制疗法到 TSH 正常低值即可，极少需要其他辅助治疗，只需进行物理学检查。

对于 MACIS 积分在 6.0～6.99 的乳头状及伴包膜浸润的滤泡状癌，纳入中危组，须积极处理，但与癌肿有关的病死率并不高，术后应做核素碘的消融治疗(^{131}I 30～75mCi)，并做抑制疗法，只需使 TSH 刚低于正常值，手术 6～12 周后，做重组人类 TSH(rhTSH)刺激后的核素扫描，术后 3～6 个月做 B 超，以后每年 1 次，至少维持 5 年，并在刺激试验后测血清 TG，即在停服甲状腺素时全身核素扫描前服用测血清 TG。

MACIS＞7.0 的乳头状或广泛浸润(血管)，术后应更积极地检查与治疗，术后 6 周须做核素消融治疗，数月后做进一步的核素治疗(^{131}I 100～200mCi)，5～10d 后全身扫描以发现隐性病灶，同时做更积极的抑制疗法，尽可能地降低血清 TSH 值，并在刺激试验后测血清 TG，以后至少在 5 年内每年重复 1 次。

对滤泡状癌的老年患者尚需检查远处转移，可用几个疗程的核素治疗延长寿命，放射治疗可减少局部症状及病理性骨折的危险性。无法切除的病灶可联合核素及放射治疗。

第三章 胸心外科疾病

第一节 肺癌

一、概述

外科治疗是肺癌多学科综合治疗的重要支柱，外科手术仍是可切除肺癌病例首选的治疗方式。手术治疗的基本原则是尽可能彻底地切除肺部原发肿瘤，以及相应引流区域的淋巴结，并尽可能保留健肺和发挥余肺的代偿功能，减少手术创伤，提高术后生存期和术后生活质量。大多肺癌病例接受外科手术治疗后应结合放疗、化疗及生物治疗等综合治疗。

肺外科的发展起自1876年Hemwetz描述了胸腔闭式引流，但直到1930年Churchill等才报道解剖肺门，分别处理肺动脉、静脉和支气管，对肺癌病例行肺叶切除术获得成功。1933年，Rinhoff等报道了分别处理肺门方法的全肺切除术。20世纪50年代以来，随着对胸腔生理、病理的深入了解及抗生素发展和麻醉的进步，肺切除术已成为肺癌治疗的主要方法，手术病死率也逐渐下降。标准的肺叶、全肺切除术及支气管袖状肺叶切除术＋引流区域淋巴结清扫术是肺癌外科手术的主要术式。随着CT、MRI、纵隔镜等新技术的广泛应用及外科手术技巧的提高，全肺切除的病例近年来已明显减少。20世纪50年代以来肺癌治疗总的疗效没有明显提高，但近年来外科治疗的疗效有一定的提高。肺癌外科治疗疗效的提高，除了与早期诊断率提高，开展更多以手术为主的多学科综合治疗相关外，与肺癌手术方法的改进，手术适应证的合理化，充分保存和发挥余肺的代偿功能，注重降低手术创伤以提高术后生活质量有密切关系。

目前，胸部后外侧切口作为肺癌手术的标准术式为广大胸外科医生所接受。标准的后外侧切口长20～30cm，要切断背阔肌、前锯肌和斜方肌，必要时还要横断菱形肌和斜方肌，并要切除一根肋骨。这种切口对各年龄段和绝大部分的肺癌手术都提供了充分的手术视野，基本上满足绝大部分肺癌手术的需要，延续使用到现在。但这种切口切断胸壁多块大肌肉，出血多，开胸和关胸烦琐，时间长。手术后由于患者往往出现上肢上举困难，部分患者还会出现“冰冻肩”等后遗症。正是因为这种手术的破坏性较大，使一些年龄较大、肺功能差的患者不能耐受手术而失去了手术机会。

随着胸外科医生技术的不断提高，辅助手术器械的完善，麻醉技术的发展，尤其是选择性单肺通气技术的成熟，使微创治疗肺癌成为可能。现在肺癌的微创手术治疗主要包括两种方法：①电视胸腔镜外科手术（video－assisted thoracic surgery，VATS），简称胸腔镜；②微创肌肉非损伤性开胸术（muscle－sparing thoracotomy，MST）。与传统后外侧切口开胸的肺癌手术相比，肺癌微创手术在手术适应证、手术禁忌证、手术方法、手术并发症等方面均具有一定的优势。

二、手术条件

(一)手术适应证

所有0期、Ⅰ期、Ⅱ期和ⅢA期(不含 $T_4N_{1,2}M_0$)的非小细胞肺癌,只要没有手术禁忌证,都应采取手术治疗,也有学者对部分ⅢB期肺癌也施行扩大根治手术治疗。

传统后外侧切口开胸的肺癌手术对肺功能的要求如下。行肺叶切除术的要求:①最大通气量(MBC)占预计值应≥50%;②时间肺活量(FEV_1/FEV)≥50%,最低界线第1秒用力呼气量(FEV_1)≥1000mL;③动脉氧分压(PaO_2)≥8.0kPa(60mmHg),动脉二氧化碳分压($PaCO_2$)≤6.7kPa(50mmHg)。行全肺切除术的肺功能要求:①MBC≥70%,同时没有明显的阻塞性肺气肿;②FEV_1正常范围;③PAO_2≥10.6kPa(80mmHg),$PaCO_2$≤5.3kPa(40mmHg)。

对不符合以上标准的患者,应行进一步的肺弥散功能检查、静息状态下的血氧饱和度测定或(和)吸氧前后的动脉血气分析,以及同位素定量肺灌注扫描预测术后肺功能。

术后FEV_1预测值和肺一氧化碳弥散量(DLCO)预测值均>40%,血氧饱和度>90%者肺手术病死率<10%,属于低危险性组,可考虑手术。

肺叶切除术后FEV_1($epoFEV_1$)的计算公式为:$epoFEV_1$=$preFEV_1$×(19-拟切除的肺段数)/19;如果有阻塞的肺段,计算公式为:$epoFEV_1$=$preFEV_1$×(19-阻塞的肺段数-拟切除的没有阻塞肺段数)/(19-阻塞的肺段数)。

全肺切除术后FEV_1($epoFEV_1$)的计算公式为:$epoFEV_1$=$preFEV_1$×(19-拟切除的肺段数)。

肺段分布为:右上叶3/右中叶2/右下叶5/左上叶3/左舌叶2/左下叶4(总计19段)。

术后FEV_1预测值和肺一氧化碳弥散量(DLCO)预测值均<40%者属于高危人群,不宜手术治疗。

3种试验值的其他任何组合属于肺功能临界人群,可考虑做最大氧耗量(VO_{2max})运动试验。

VO_{2max}>15mL/(kg·min)者可考虑肺叶或全肺切除,手术病死率低于20%。

VO_{2max}<15mL/(kg·min)者可考虑局限性切除(手术病死率低于10%)或放疗/化疗(病死率<1%)。

而近年来新出现各种肺癌微创手术的适应证有所放宽,使部分年龄较大、肺功能较差的患者获得了手术机会。各种肺癌微创手术对肺功能的具体要求,因术式不同而报道不一。

(二)手术禁忌证

肺癌外科手术禁忌证为以下10点。①胸外淋巴结转移,肺癌胸外淋巴结转移中约50%为锁骨上淋巴结受累,其余为腋下、颈部、腹膜后淋巴结转移;②远处转移,肺癌最常发生转移的器官通常依次为脑、肾上腺、骨、肝脏等,头颅MRI、上腹部CT或B超和同位素全身骨扫描应列为术前常规检查;③广泛肺门、纵隔淋巴结转移包绕肺动脉根部及对侧纵隔淋巴结转移;④胸膜广泛转移或心包腔内转移,前者术前往往出现血性胸腔积液,胸腔穿刺抽液找到肿瘤细胞即可明确诊断。国外有文献报道术前胸腔镜检查也有助于上述诊断。后者多出现心包积液,如心包积液穿刺找到肿瘤细胞,应为手术禁忌;⑤广泛或多个肺内转移,肺内转移癌应与肺内多原发性癌相区别，前者预后差，不宜行广泛性手术；⑥上腔静脉阻塞综合征，此征大多因肿瘤直接侵犯或压迫上腔静脉，或转移的纵隔淋巴结压迫上腔静脉；⑦喉返神经麻痹，大多为左侧喉返神经麻痹，常因肿瘤或转移的纵隔淋巴结直接侵犯喉返神经所致；⑧膈神经麻痹，此症状并非手术探查的绝对禁忌，但临床有膈神经麻痹时，一半患者已有远处转移；⑨气管镜检查发现有以下情况者剖胸探查应慎重考虑：气管隆突增宽、固定或溃疡形成；隆突受肿瘤侵犯；气管受肿瘤压迫；两侧主支气管均有肿瘤累及；⑩心、肺、肝、肾功能不全。

三、术式选择

适合手术的非小细胞肺癌，手术原则是肺叶切除＋系统的纵隔淋巴结清扫。肺切除术方式的选择取决于肿瘤部位、大小和肺功能。可选择如下方法。

(一)肺叶切除术

肺叶切除术是肺癌的首选手术方式，病变仅累及一叶肺或肺叶支气管是肺叶切除的适应证。标准的手术应包括肺叶切除＋三站淋巴结清扫，如肺上叶切除术需常规清扫支气管汇总区组及肺门淋巴结，右肺上叶切除还应清扫上纵隔奇静脉周围和气管旁淋巴结，左肺上叶切除应清扫主动脉弓下淋巴结；肺下叶或中下叶切除术除清扫支气管汇总区及肺门淋巴结外，还应清扫隆突下、肺下韧带组淋巴结及食管旁淋巴结。

(二)袖式肺叶切除术

袖式肺叶切除术主要用于肿瘤位于支气管开口部，为避免支气管切端被肿瘤累及而不能施行单纯肺叶切除术的患者。手术方式是切除病变肺叶并环形切除邻近的一段主支气管，将余肺肺叶支气管与主支气管近端行端端吻合，既减少了残端复发可能性，又避免了全肺切除术。袖式肺叶切除的淋巴结清扫要求与规范性肺叶切除相同。

(三)支气管伴肺动脉袖式肺叶切除术

此手术是在袖式肺叶切除术基础上，在横截面袖状部分切除受累的肺动脉，将余肺的肺动脉与肺动脉主干行端端吻合。由于“双袖”切除术肿瘤多数已属晚期，手术操作要求高，术后并发症率较高，故须严格掌握手术指征。

(四)全肺切除术

一侧全肺尤其是右全肺切除术后对心肺功能损伤甚大，手术并发症及围术期病死率大大高于肺叶切除术，术侧残腔也是胸外科至今未能有效处理的问题。因此，要严格掌握全肺切除术的指征：①心、肺功能能耐受全肺切除术；②支气管镜检查和影像学检查均证实主支气管已被肿瘤浸润；③剖胸探查证实肿瘤累及肺动脉主干，无法行肺动脉部分切除术或部分肺动脉段袖状切除术；④肿瘤已累及全肺各个肺叶；⑤巨块性中央型肺癌。

(五)肺段或肺楔形切除术

对肺功能差，肿瘤位于肺周围的Ⅰ期($T_1N_0M_0$)病变，可考虑行肺段或肺楔形切除术。国内外目前多采用直线切割吻合器完成上述手术。其突出的优点是操作快捷、大大节省手术时间。

近年来有解剖性肺段切除的报道认为肺段切除术对早期(Ⅰ期)肺癌患者而言，完全能达到根治的目的，因而有计划地应用这一术式。北美肺癌研究组(LCSG)1994 年报道了肺叶切除对局部切除的前瞻性研究结果，122 例肺叶切除与 82 例肺段切除在长期生存率、手术病死率和长期的肺功能影响上,2 组之间差异无统计学意义。

2015 年 11 月 23 日,有研究准确描述并定义了周围型肺癌的术中冰冻病理诊断,同时以此提出了兼具微创、精准和疗效三位一体亚肺叶切除手术方式的精准指征,为解决长期存在于肺癌治疗领域亚肺叶切除术指征的争议做出了里程碑式的探索。

肺癌切除方式在近 1 个世纪,经历了从全肺切除术、肺叶切除术和亚肺叶切除术 3 次"由大至小"的历史性技术革命,其中肺叶切除术是当下公认的首选标准术式。在现实应用中,随着 CT 检测设备的灵敏性提高,肺癌患者病灶属于早期越来越多,传统的肺叶切除术对于这些患者创伤是否过大,较切除术范围小一些的亚肺叶切除术是否可以达到与传统术式一样的效果呢?该研究发现即使病灶≤2cm 的周围型Ⅰ期非小细胞肺癌,N_1 和 N_2 组淋巴结转移率分别为 5.3%和 6.6%,揭示肿瘤大小并不是决定是否采用亚肺叶切除的精准指征。

为此,上述研究挑选自 2012 年起对来院治疗的 1650 例临床Ⅰ期周围型肺癌患者,进行了基于精确病理诊断下的亚肺叶切除术疗效评估及预后影响的研究。

研究发现,把原位癌和微浸润性腺癌作为 A 组,浸润性腺癌为 B 组。A 组冰冻病理和术后蜡块病理诊断符合率为 95.95%。基于此精确病理诊断下的亚肺叶切除术可达到与传统手术相同的治疗效果。若术中病理检查提示为浸润性腺癌患者则须进行补充性的肺叶切除术和纵隔淋巴结清扫,而原位癌、微浸润性腺癌可行亚肺叶切除术,最大限度保留肺功能,减少术后并发症的发生率。

此研究成果具有里程碑式的意义,首先精确的术中冰冻病理诊断对于早期周围型肺癌患者手术方式的选择具有重要指导价值;其次,对于复发低危的周围型肺癌患者,行亚肺叶切除术可以在保证疗效的前提下,精确划定手术范围,将内部脏器的损伤降至最低,最大限度保留肺功能,提高手术安全性。

四、微创外科手术观念和技术在非小细胞肺癌治疗中的应用

在肺癌根治性切除术的原则下,减少手术创伤,提高术后生活质量是当今外科手术发展的指导思想。现在肺癌的微创手术治疗主要包括两种方法:①胸腔镜;②微创肌肉非损伤性开胸术。目前,上述方法均已应用于肺癌的外科治疗,并取得较为满意的效果。

(一)微创肌肉非损伤性开胸术

微创肌肉非损伤性开胸术治疗肺癌的手术方法为静脉复合麻醉,单腔或双腔气管插管。标准后外侧切口取侧卧位,侧胸壁切口,长 7~14cm,充分游离背阔肌和前锯肌。向后牵拉背阔肌,沿前锯肌肌肉纤维方向钝性分离至肋间表面,选定目标肋间,沿目标肋骨的上缘进入胸腔。根据手术的不同和胸腔内操作的需要,目标肋间可以是第 3~第 7 肋间不同,开胸及关胸时间明显缩短。

微创肌肉非损伤性开胸术治疗肺癌应选择正确的切口和肋间入路:不论是肺叶切除还是全肺切除,最主要的是安全、正确地处理好肺血管和支气管。通过术前检查,对于肺癌的位置、大小、范围,胸壁或纵隔受侵、纵隔淋巴结转移等问题多有较明确的判断,分析手术的困难所在,切口的选择以方便处理肺门血管为准。对有胸壁受侵者,在选择好肋间入路的基础上,切口偏前或偏后些以靠近受侵犯的胸壁。

微创肌肉非损伤性开胸术治疗肺癌可获得满意的局部视野,麻醉双腔气管插管,选择性单

肺通气，保证手术侧肺萎陷满意。手术的照明非常重要，单是无影灯是不够的，术者要带有头灯，这样可以没有盲区。

微创肌肉非损伤性开胸术治疗肺癌无论哪一肋间入路，均不影响纵隔淋巴结的清除，但是为了安全有效地清除淋巴结，要配有长柄电刀，对远离切口的出血点予以电凝或钳夹止血。

微创肌肉非损伤性开胸术治疗肺癌保持了背阔肌的完整，使患者术后疼痛减轻，上肢活动无明显受限，恢复时间快。正是由于这种微创切口的优点，到20世纪90年代国内外很多医生开展了这项技术，并和传统的后外侧切口进行了比较，证实其有很多优点。早期主要用于肺良性病变的楔形切除、肺活检、肺大疱切除等。随着技术的进步和手术医生操作水平的提高，在国内外已广泛运用于肺部肿瘤手术。国外有报道这种技术辅助一定的康复计划，可以使肺叶切除的患者的住院天数降至1d。

(二)胸腔镜治疗肺癌

胸腔镜治疗肺癌的手术操作：于第6或第7肋间腋中线，置入套管用于胸腔镜摄像系统，于第7或第8肋间腋后线做一操作孔。沿第4肋间做5～7cm的切口，并置入小号胸腔撑开器，用于放入残端闭合器和取出标本。胸腔镜器械用于胸内操作，按传统方式分离游离肺血管、支气管。闭合器钉合肺血管、支气管。肺癌患者常规清扫肺门和纵隔淋巴结。

胸腔镜治疗肺癌具有创伤小，恢复快，出血、输血少，对心肺功能损伤小，开、关胸时间短，术后并发症少，很符合现代微创外科技术要求。

然而，VATS也存在不足，主要表现为：①适应证尚窄，由于技术和设备受限，尚不能进行特别复杂的手术；②费用较高；③目前VATS仅限于对一些肺癌早期或高龄低肺功能患者的治疗；④手术的安全性问题，也为部分人所担心。这主要与操作技术和经验有关，若遇大出血，胸腔镜下缺少及时有效的控制方法。所以，术中要常备开胸包，以便需要时及时中转开胸手术。对于胸腔内严重或致密粘连者；瘤体大，位于肺门区，解剖有困难者；肺癌跨叶，肺门、纵隔或隆突下淋巴结肿大需要广泛清除者；肺叶间裂分裂很差者；镜下出血难以控制者应中转开胸手术。

有些学者对胸腔镜下进行系统的淋巴结清扫提出质疑，认为很难达到肿瘤学意义上的彻底性。但有报道认为胸腔镜下淋巴结清扫是可行的，笔者认为胸腔镜下，清除纵隔淋巴结是可行的。有学者认为在胸腔镜下可疑淋巴结须送冰冻切片检查，若出现组织学阳性结果，无论手术进行至哪一阶段，均转为开胸手术，胸腔镜肺叶切除术仅适用于Ⅰ期肺癌患者。MST下不但可以切除原发病灶，而且可以系统清除各组纵隔淋巴结，这已被绝大多数的国外学者所接受。上述两种微创手术均不影响纵隔淋巴结的清扫，通过减少手术创伤可提高患者术后生活质量，而且为部分高龄、肺功能差、无法耐受传统开胸术的患者创造了接受根治性手术的机会。

VATS治疗肺癌的生存率：有报道VATS对Ⅰ期肺癌治疗5年生存率为87.7%；而Kaseta报道VAST对Ⅰ期肺癌治疗5年生存率高达97%；1988年，Mc Kenna对298例Ⅰ～Ⅲ期(主要是Ⅰ期)行VATS肺叶切除术＋淋巴结清扫的肺癌患者进行随访研究，发现其4年生存率为70%，与开胸肺叶切除术相近。

2009年，Yan等对VATS肺叶切除术的临床研究进行了Meta分析，在纳入分析的21项临床研究中包括两项随机对照研究和19项非随机对照研究，共计2641例患者。Meta分析显示:VATS 肺叶切除术与开放性肺叶切除术在术后心律失常、肺残面漏气、肺炎、围术期病死率、术后局部复发率方面没有显著差异,而在远处转移率和 5 年生存率方面则显示 VATS 肺叶切除术优于开放性肺叶切除术。

微创这一概念已深入到外科手术的各种领域,其主要优势是在减少手术损伤的同时实现更好的治疗效果。而手术创伤主要有 3 个来源:一是看得见的切口创伤;二是看不见的脏器损伤;三是全身系统性影响。

在相当长的一段时间内,微创治疗理念仅局限于"小切口"和"少打洞"的腔镜技术层面,在他看来这是肺癌微创 1.0 初始阶段。2.0 时代则是在腔镜技术下,对应该切除的病变组织完整切除,同时最大限度保留正常肺组织。"真正的肺癌微创应该是一种运用腔镜技术、由多学科共同参与其中,全方位考虑微创技术对于全身的影响,不能为了微创,而刻意追求少打洞而延长手术时间,对患者的全身产生生理影响",陈海泉教授将此定义为肺癌微创"3.0 时代"。

五、肺癌外科手术方法和操作新进展

近年来,随着科学技术的不断发展,各种新型手术材料、手术器械及新型手术辅助设备广泛应用于临床。这些技术设备的应用提高了肺癌手术的安全性、切除的彻底性,并减少了手术创伤和并发症。

(一)支气管、血管闭合器的应用

一次性支气管、血管闭合器有用于传统开胸手术(TA)和专用于微创开胸以及胸腔镜手术(Endo－TA)的两种类型,其操作方便可靠,可缩短手术时间,减少手术创伤,有时在直视下难以满意显露的血管、支气管可借助上述器械满意完成手术操作。这类器械在微创手术中已显示其优越性。

(二)直线切割吻合器的应用

肺癌患者如伴有慢性支气管炎、肺气肿或肺裂发育不全者,分离叶间裂后断面的漏气可造成严重的并发症,既往采用缝合断面的方法因肺质地疏松可造成针眼漏气。使用直线切割吻合器一次关闭切割,因其切割面有 3 排钉铰锁关闭残端,且能一次完成断面切割和关闭,从而大大减少断面漏气。

(三)术前病灶定位技术

由于早期的周围型肺癌可能表现为肺部的小结节病灶(或磨玻璃样影),依靠影像学资料往往很难与肺部良性病变(如特异性或非特异性炎症)以及转移灶相鉴别,而此类病灶在胸腔镜下探查时可能较难准确定位(有时甚至须开胸探查),增加手术难度和手术时间,有时甚至找不到病灶,因此,必要时可在局麻下 CT 引导留置 Hookwire 带钩定位针,以协助胸腔镜下此类病灶的准确定位,复旦大学附属肿瘤医院 2008 年 4 月－2009 年 12 月已完成 72 例 CT 引导留置 Hookwire 带钩定位针辅助胸腔镜手术,定位准确率高,安全有效,临床效果相当满意。

六、术后并发症及处理

(一)胸内出血

往往是因为手术时胸膜粘连紧密、止血不彻底或血管结扎线脱落所致。如每小时胸腔引流量超过 200mL,并伴有失血性休克征象,应考虑剖胸止血。

(二)肺不张

术后肺不张主要应注重预防,如双腔气管插管防止术中呼吸道分泌物流入对侧呼吸道,术毕拔除气管插管前充分吸痰,术中减少肺断面漏气等。采用胸腔镜或微创肌肉非损伤性开胸术治疗肺癌术后 6h 患者即能恢复有效的咳嗽,也使肺不张发生率大大下降。

(三)支气管胸膜瘘

目前,肺切除术后早期支气管残端瘘已少见,常发生在术后第 5 天到第 7 天,多见于病灶累及支气管残端或切除病变范围广泛造成残端缝合后张力过大或术前曾接受新辅助放/化疗的患者。

(四)术后早期肺功能不全

多发生于术前肺功能不良或切除肺超过术前估计范围的患者。对肺功能不良的患者,应用呼吸机支持辅助呼吸,帮助患者渡过手术,一般术后第 5 天到第 7 天即可停用呼吸机。对年老体弱者,术后早期帮助患者咳嗽,及时用纤维支气管镜吸痰,甚至术后可能要进行数次吸痰,方可使患者恢复。

七、经气管镜超声引导针吸活检术诊断纵隔淋巴结的应用

经气管镜超声引导下针吸活检术(EBUS－TBNA)是近年来应用于临床的新技术之一。其临床应用范围主要包括:①肺癌淋巴结分期;②肺内占位诊断;③肺门或纵隔淋巴结并诊断;④纵隔肿瘤诊断。与传统的经支气管针吸活检术(TBNA)相比,EBUS－TBNA 保留了 TBNA 技术操作简单、微创、涉及纵隔淋巴结区域广、可重复强的优势。同时,由于具有实时超声图像显示的功能,使得穿刺的定位更加准确,大大提高了穿刺的准确率及安全性。复旦大学附属肿瘤医院 2009 年 4 月－2009 年 12 月已完成 102 例 EBUS－TBNA,总体灵敏度(84.62%)和特异性(100%)。对纵隔良性病变如结节病的判断也有较高的准确率及灵敏度,取得的组织标本已经可以应用于除常规病理外的免疫组织化学甚至 EGFR 基因突变的研究,这对于恶性肿瘤患者获得个体化的治疗机会至关重要。EBUS－TBNA 具有操作简单、微创、涉及纵隔淋巴结区域广、可重复强的优势。已经被认为是目前最具有发展前景的诊断项目之一。

总之,胸腔镜手术和微创肌肉非损伤性开胸术都是微创治疗肺癌的新技术,这两种方法应用于肺癌手术是安全可行的。胸腔镜手术比较适合于较早期的选择性患者,微创肌肉非损伤性开胸术可满足完成各种肺癌手术的需要。随着一些新理论、新技术不断的发现和在肺癌外科中的应用,肺癌外科治疗获得了长足的发展。然而,肺癌外科治疗的总治愈率、术后 5 年生存率仍不尽如人意,有待提高。目前,外科治疗的肺癌大部分属中、晚期,为能使更多的早期肺癌获得早期手术机会,须在各级医务人员和患者中加强肺癌基础知识的宣传和普及。

第二节　脓胸

一、概述

脓胸就是化脓性感染导致的胸膜腔积液，可分为单侧或双侧，局限性或全脓胸。胸内或胸外感染均可侵入正常无菌胸膜腔引起积脓。当细菌的数量大且毒力较强，突破宿主的防御系统时，可发生感染，最常见病因为肺部炎症继发感染，占50%以上；其次为医源性病变，如术后并发症或各种诊断或治疗，如胸腔穿刺、经皮活检等，约占25%；其他为外伤性和腹部感染等。脓胸可发生在任何年龄。一旦患者发生消耗性病变，如恶性肿瘤、糖尿病、免疫功能或心肺功能减退，或高龄患者，病死率较高，近20%。常见菌种随疾病及抗生素的应用而改变，青霉素问世前以溶血性链球菌和肺炎链球菌多见，20世纪60年代耐药的金黄色葡萄球菌流行，80年代起对广谱高效抗生素也耐药的肠道菌、大肠埃希菌、变形杆菌和铜绿假单胞菌、厌氧菌、真菌等不断增多。

二、病理机制

致病菌侵入胸腔的途径：①直接污染，如肺脓肿、胸壁感染、创伤、胸腔穿刺或剖胸手术等；②局部感染灶的持续性扩散，如肺炎，颈深部、纵隔或上腹部脓肿等引起脓胸；③继发于脓毒血症或败血症；④血胸、血气胸患者继发感染；⑤支气管胸膜瘘、食管癌术后吻合口漏、食管自发破裂等。按病程发展过程美国胸科协会将脓胸形成的过程分为3个时期，即急性渗出期、亚急性纤维脓性期和慢性机化期。各期出现不同的病理生理变化和临床症状。

(一)急性渗出期

胸膜明显肿胀并有稀薄的渗出液。纤维蛋白沉积在肺的表面。肺和胸部感染均可引起胸膜腔的局部炎性反应，干扰胸腔积液的正常平衡，引起渗出性积液，抽出的胸腔积液稀薄、呈黄色，比重>1.018，蛋白质含量>2.5g/100mL，葡萄糖含量>40mg/100mL，pH>7.20，LDH<1000IU/L，白细胞计数>0.5×10^9/L(500/mm^3)，少量多形核，培养常无细菌。临床出现发热、咳嗽、胸痛或伴气促。胸腔积液量多时胸壁膨隆，叩诊呈浊音，呼吸音轻。胸部X线片检查见胸膜腔积液。早期积极抗感染或抽液治疗，胸腔积液消退，被压缩肺可复张。

(二)亚急性纤维脓性期

有大量的纤维蛋白沉积在肺的表面，壁层胸膜较脏层胸膜表面更多。炎症持续数天后，细菌繁殖，炎症加剧，胸膜腔纤维素沉着引起早期包裹性脓胸。胸腔积液黏稠、混浊，其中蛋白质含量>3g/100mL，葡萄糖<40mg/100mL，pH<7.20，LDH>1000IU/L，培养细菌生长，临床仍有发热、咳嗽、气促等感染症状，此时胸膜腔纤维素沉积，引起粘连与包裹肺表面，即使抗感染与引流，也难以使全肺扩张、消灭脓腔，病情转入慢性阶段。

(三)慢性机化期

4～6周后，由于延迟治疗或引流不畅，脓液稠厚呈胶冻状，静置24h以上分层明显，沉淀物占75%以上，胸膜表面长入成纤维细胞形成无弹性增厚纤维板，包裹肺表面，阻碍肺的扩张，患侧胸壁塌陷，肋间收缩变窄，患者慢性病容，消瘦、乏力、贫血、气短等，X线片示胸膜增厚现象,时有小腔或包裹性积液,肋间隙变窄、脊柱侧弯,不治疗脓胸可腐蚀邻近组织,如溃穿胸壁称自溃性脓胸,或进一步机化造成纤维胸。如果患者突然出现脓痰,则提示形成了支气管胸膜瘘,脓液自发引流至支气管。

上述临床病理的分期是互有相应发展的过程,并无明显分界线,但可作为不同病变阶段的治疗参考,特别是根据细菌菌种、胸膜腔内脓液和形成包裹性积液或脓腔来选择手术治疗方法,治疗脓胸的指征是根据脓胸的病期,仔细估计治疗效果(如脓胸引流是否充分有效、脓腔感染控制程度等),调整手术治疗方案。

三、急性脓胸

(一)临床表现

由于脓胸的症状与病因及分期、胸膜腔内脓液的多少、患者防御机制的状态以及致病菌毒力的大小有关,临床表现可以相差很大,有的很轻微,也有的很严重。急性脓胸的症状、体征与原发病有关,大多数脓胸继发于肺炎,常有高热、心率加快、呼吸急促、胸痛、食欲缺乏、全身乏力等症状。体征多为患侧胸廓饱满、肋间隙增宽、叩诊呈浊音、呼吸音减弱或消失,部分患者可有胸膜摩擦感。

X 线检查提示胸腔内可见积液,大量胸腔积液可见纵隔向健侧移位,若伴有积气,可见有气液平面,一般建议做 CT 检查,一方面可以见到胸腔积液,另一方面可以见到有无肺内病变及肺部病变情况。超声检查能明确病变的范围和准确定位,有助于脓胸的诊断和穿刺。胸腔穿刺抽得脓液可明确诊断脓胸。

(二)诊断

诊断脓胸要依据临床表现,如白细胞增多、典型的 X 线表现,在一些急性病出现相关的胸腔积液时,就要考虑脓胸的可能。胸腔穿刺抽得脓液可明确诊断,抽得脓液首先观察其外观性状、质地稀稠、气味,其次做涂片镜检、细菌培养及药敏试验,以指导临床用药。脓液的性质可因致病菌的不同而异,肺炎球菌感染产生的脓液稠厚,含有较多的纤维素,容易形成广泛粘连。溶血性链球菌感染产生的脓液稀薄,含有少量纤维素,胸膜粘连较轻,不易局限。葡萄球菌感染产生的脓液稠如糊状,含有大量纤维素,胸膜粘连较快而重,有时容易形成多房性脓胸。大肠埃希菌感染产生的脓液稀薄,有粪臭味,胸膜粘连较轻,不易局限。

(三)治疗

早期急性脓胸的治疗原则:控制原发感染、选择敏感抗生素、引流、支持治疗。

1.胸膜腔穿刺术

目的包括明确诊断,抽除积液促进肺扩张和注入药物杀菌或冲洗治疗。穿刺点定位按体征,胸部后前位、侧位 X 线片、CT 和超声检查确定。患者取坐位或半卧位,局部消毒铺巾,左手指尖定准肋间隙,右手持针筒细针注麻醉药,沿肋骨上缘边进针边抽气及注麻醉药,达胸膜腔可抽出积液,改用连有皮管的长针再刺入胸膜腔行抽液,初次抽液 400～600mL,不宜过快,患者如主诉疼痛、咳嗽、出汗、苍白和胸闷气短应立即出针,平卧,必要时皮下注射肾上腺素。术毕拔针后纱布覆盖穿刺点。为避免反复穿刺、便于冲洗,用中心静脉导管穿刺包进行穿刺,并留置接引流袋,一方面可以充分引流,另一方面可以进行冲洗,大部分急性期患者可以通过此方法治愈。

2.胸膜腔闭式引流术

适用于胸腔积液量大者，穿刺困难且不能控制毒血症者，小儿多次胸腔穿刺难以配合者，有支气管胸膜瘘者等。定位同前，局部消毒铺巾后，于置管处穿刺局部麻醉达胸膜，抽到脓液时退针，沿肋骨上缘做 2～3cm 的长切口，用血管钳分离皮下组织直达胸膜腔，以血管钳夹住引流管尖端送入胸腔，然后退出血管钳，引流管末端接水封瓶，证实引流通畅后，缝合切口及固定皮管；如有套管穿刺针设备可使置管更方便。另外胸腔闭式引流可以接负压吸引，便于充分引流。

用弯 Kelly 钳斜向上方进行分离，钝性分离肋间肌肉。注意要从肋骨上缘斜向上方进行分离，使通道从下向上进入胸腔。

3.封闭引流抗生素冲洗

脓胸腔置高位及低位两根胸管，用 0.9%的氯化钠进行冲洗，高位管流入，由低位引流管引流，可持续冲洗，如患者冲洗后有高钠血症，可以用蒸馏水冲洗，部分患者可以根据药敏试验结果选用合适的抗生素冲洗，也适用于全肺切除后(无支气管胸膜瘘)脓胸的治疗。采用高位留置深静脉导管，持续 24h 冲洗直至引流液颜色澄清无混浊，细菌培养呈阴性后再拔管。

4.纤溶酶治疗

适用于脓液稠厚、引流不畅者。嘱已置管闭式引流患者侧卧，患侧向上，由胸管注药，夹管 4～6h。一次用量为尿激酶 10 万～50 万 IU，加入 100mL 生理盐水中。

5.脓胸早期清创术

适用于全身情况良好、儿童、尚未形成纤维板时的脓胸。做后外侧剖胸切口，肋间进胸，清除纤维素、脓苔及薄层纤维膜，反复冲洗，使肺充分复张，然后置胸管引流。对成人也可借助胸腔镜进行，可避免开胸手术创伤。

6.胸腔镜手术

自从 1992 年起我国各地开展胸腔镜外科手术后，在处理脓胸疾病方面也取得成功。用胸腔镜手术治疗脓胸，可以在直视下进行脓胸的清创和早期胸膜纤维板剥脱术，因此适用于急性脓胸的外科治疗。手术在全麻双腔气管插管麻醉下进行，用胸腔镜技术可以探查脓胸的范围，寻找病因，明确治疗失败的原因，确定肺膨胀程度；打通脓腔分隔，清除胸腔内异物，剥离肺纤维板，反复冲洗脓腔后使肺复张，促进脓胸的痊愈。由于胸腔镜手术创伤小，及早清除感染的脓液与纤维脓性物质，并反复冲洗使肺能充分扩张，消灭脓腔，术后炎症控制较好，患者恢复快而治愈率高。

一般认为，胸腔镜手术适用于引流不畅、脓液稠厚的全脓胸及包裹性脓胸(脓腔呈多房性，穿刺抽脓不顺利，引流不畅)。对于病程长、胸腔广泛粘连、纤维板钙化的患者，因其手术术野不佳、暴露操作困难，不宜使用胸腔镜。脓胸的胸腔镜手术时间以发病 2～4 周为宜，否则会因为急性脓胸的肺纤维板明显增厚、粘连紧密而不宜行电视胸腔镜手术，需要开胸手术治疗。患者病程不宜超过 4 周，因为这一时间内，一般没有纤维板形成，或者纤维板薄而容易剥脱，不易损伤肺组织，出血较少。本术式对外伤性血胸合并感染引起的早期慢性脓胸效果尤其显著。而机化期的脓胸主张开胸手术和纤维板剥脱术。胸腔镜下纤维板剥脱术与开胸手术效果相当，疼痛更轻，患者更容易接受。胸腔镜手术的主要并发症有肺损伤、长期漏气、中转开胸、术中术后出血等。

7.手术注意点

术前需行超声检查或CT扫描确定脓腔范围，利于胸腔镜戳孔位置的选择；置入胸腔镜前需手指伸入切口内探查有无粘连；要求吸尽所有脓性物质，充分切除粘连和分隔，清除肺表面的纤维素时让肺间断充气将使操作更为方便；对于较薄的纤维板可用一纱布反复于肺表面摩擦。术后引流管的放置须在直视下选择位置最低点，如渗血不多，应早日接负压吸引，便于肺复张。电视胸腔镜有时需要扩大切口（3～6cm）以便进行某些器械操作，称为电视胸腔镜辅助小切口手术。该手术主要用于有早期较薄纤维板形成的患者，术中才发现已有纤维板形成，其特点是小切口辅助下非常容易剥离。如果胸腔镜剥离困难，应及时转开胸手术，避免造成较大面积的肺损伤和大量出血。胸腔镜手术所致的肺功能损伤小，术后呼吸功能恢复较传统开胸手术好，因而对老年人和肺功能欠佳者的临床意义更大。

四、慢性脓胸

慢性脓胸是胸外科的难治之症，伴有气管、支气管或食管胸膜瘘时，不仅病情复杂，也使手术治疗难度增加，目前已认识到手术治疗慢性脓胸成功的关键在于控制感染、闭合脓腔。

（一）病因

慢性脓胸的病因有：①急性脓胸就诊过迟，未及时治疗，逐渐进入慢性期；②急性脓胸处理不当，如引流太迟、引流管拔除过早、引流不通畅；③脓腔内有异物存留；④合并支气管或食管瘘而未及时处理，或胸膜腔毗邻的慢性感染控制不佳；⑤有特殊病原菌存在，如结核菌、放线菌等慢性炎症所致的纤维层增厚、肺膨胀不全，使脓腔长期不愈。

（二）临床表现

以往慢性脓胸患者可出现消瘦、贫血、低蛋白血症等症状，但随着生活条件的改善，特别是外伤性血胸后发生的脓胸，患者的症状不明显。体征有患侧肋间隙变窄、胸廓内陷，叩诊呈实音，呼吸音低或消失。

X线及CT检查可见肋间隙变窄、胸膜增厚、胸膜钙化的程度，注意胸膜的厚度，以及脓腔的位置、大小、形状、有无分房，肺萎陷的程度。

（三）诊断

根据患者的症状、体征、X线和CT检查以及胸腔穿刺抽出脓液可明确诊断。伴有支气管胸膜瘘患者咳出痰液与胸腔穿刺抽出脓液相同，向脓腔内注入亚甲蓝，患者咳出蓝色痰液可明确诊断。

（四）治疗

慢性脓胸的治疗原则为：全身支持治疗，控制感染，消灭致病原因和脓腔，促进肺复张。消灭脓腔，目前仍以手术治疗为主。

1.控制感染

应包括合理应用感染细菌敏感的抗结核药或抗生素，以及加强脓腔的引流措施。近年来，这两方面的研究都有新的进展，如脓液的培养技术不断提高，临床标本与环境标本分离革兰阴性细菌敏感度比较，前者普遍低于后者，其中临床常用氨苄西林、羧苄西林、庆大霉素等的敏感度明显降低，这可能与革兰阴性细菌在患者体内多次应用上述药物以致诱导耐药性有关。而慢性脓胸的感染菌也以革兰阴性杆菌和金黄色葡萄球菌为多见，再加上目前发现在医院中获得性细菌也能产生自然或来自继发性的药物耐药性，为此，临床上应用抗生素，应经常进行药敏试验，以调整敏感抗生素，同时主张加强综合治疗以提高患者的免疫功能，有效控制感染。

2.封闭引流

加强脓胸引流是控制感染的重要措施，若封闭引流治疗早期脓胸时，引流出脓液 pH＜7.0，胸腔积液 24h 沉淀＞70%，糖含量低于 400mg/L，即使为混浊液尚未成为脓液时，提示单用抗生素或自行吸收的可能性甚小，应考虑开放引流。因为脓胸起病后 7～10d，胸腔中成纤维生长纤维素沉着机化，4～6 周时已可形成纤维板胸膜壁层，也可包裹肺组织形成难以吸收的增厚纤维板影响肺功能，有人主张脓胸经 3d 以上引流后未见好转，应做开放引流，这是治疗慢性脓胸的关键。一般单纯性脓胸经过上述两项治疗措施至少有 70%以上的患者能取得疗效。对于另 1/3 慢性脓胸患者可改善全身情况，创造根治手术治疗的条件，如闭合脓腔的手术、胸膜纤维板剥脱术可使被纤维板包裹的肺组织重新获得再复张而恢复肺功能。若有支气管胸膜瘘，除修补外再做胸壁肌瓣移植用作填充残腔都可取得一定疗效，这两种手术都已在 20 世纪 80 年代成为慢性脓胸手术治疗的传统性方法。

3.开放引流

(1)手术方式：①切除部分肋骨开放粗管引流；②胸廓开窗术；③局限性脓胸廓清术(小切口脓胸廓清)。

(2)手术指征：①小儿金黄色葡萄球菌脓胸；②多房式或复杂性慢性脓胸，一般情况差，难以忍受根治性手术。

(3)术前准备：①全身支持治疗；②新鲜脓液培养与药敏试验；③根据药敏试验结果选择抗生素；④胸部 X 线片或胸部 CT 扫描；⑤超声检查定位。

(4)操作：患者侧卧位，局部麻醉或全身麻醉下，做 10cm 长肋间切口，成人可切除一根肋骨。脓腔切开后，用手指或直视下探查脓腔，钝性分开多房脓肿的间隔，清除坏死组织，若发现支气管胸膜瘘，可用可吸收线做褥式缝合，将邻近增厚纤维板或部分胸壁肌肉移植缝盖，对单纯脓胸反复冲洗清创，在脓胸底部做粗引流管引流，根据好转情况，逐步将引流管剪短，以期创口变浅、变小趋向愈合。

4.胸膜纤维板剥离术

适用于肺内无空洞、无活动性病灶及无广泛纤维性变，增厚纤维板无大片钙化，剥离增厚的纤维板后肺能复张，以及无结核性支气管炎、支气管狭窄、支气管扩张及支气管胸膜瘘的慢性脓胸。手术时间以引流后 3～6 个月为宜，此时脏层纤维板容易剥离，充分解除纤维板肺的束缚，减少剥离过程中肺的损伤。

(1)手术成功的关键因素：以前认为胸膜纤维板剥离术治疗慢性脓胸是一种理想的根治性手术，成功的关键取决于两个因素。①胸膜受感染刺激构成纤维弹性纤维板包裹着肺；②脏层胸膜尚属正常，增厚纤维板尚未侵入之际，纤维板剥离后，肺能复张，从而消灭残腔者。这充分意味着被包裹的肺是正常而慢性脓胸的纤维板仅局限于肺的表浅层，故须及早手术。

(2)手术指征：①胸管引流脓液检查：pH＜7.0，24h 沉淀＞75%；②开放引流术后，肺被压缩 1/3 以上，仍留有较大残腔；③胸管引流不畅，呈现多房性积液，肺被压缩 1/3 以上。

(3)操作环节注意点。①对慢性脓胸纤维板呈现中度增厚,脏层胸膜剥离后肺能复张者,壁层胸膜一侧可刮创,可不必再做壁层纤维板剥离。②脓胸时间较长,需要将壁层与脏层胸膜一起剥离时,可从胸膜外剥离,不仅渗血少,并可将完整脓腔纤维板切除,可防止污染。传统的方法是切开脓胸,吸尽脓液及坏死组织后,再做纤维板切除。③胸膜纤维板剥离后,肺不能完全复张,遗留部分残腔,采用胸壁肌层瓣或网膜移植填充,效果较为满意。胸廓成形术,仍留有肉芽组织残腔,遗留永久胸壁畸形和心肺功能减退,现已放弃。

(4)胸膜纤维板剥离术的优点:①对于慢性脓胸的纤维板厚度不严重,早期进行单纯性胸膜纤维板剥离,被包裹肺组织能重新复张完全,可消灭残腔,疗效满意;②对于伴有支气管胸膜瘘的脓胸,可在胸膜纤维板剥离到肺门时,充分暴露残端支气管,瘘孔做缝合封闭,再用胸壁肌瓣或带蒂网膜加强缝盖,同时也可作为肺扩张不全时填塞残腔之用,以期达到Ⅰ期根治目的;③对于胸膜纤维板剥离时,被包裹肺内有不可逆性病灶,可并行局部楔形、肺叶切除或全肺切除。至于残腔,可用肌瓣或网膜填塞术。

5.肌瓣填塞脓腔手术

选用胸壁带蒂胸大肌瓣移植于脓胸腔,缝闭支气管胸膜瘘或消灭残腔。

(1)不同肌瓣的特点:①胸大肌:为常用肌瓣之一,具有两个带蒂血管,一个是较大的胸肩峰动脉,供血至肌瓣蒂部;另一个是乳房内动脉,该肌瓣供血丰富,可直接置入胸内创面上,也可翻转倒置,移植途径是可切去5cm长肋骨,也可用于胸骨感染。②背阔肌:常用作胸壁缺损填塞,由胸背动脉供血。③前锯肌:从切口中置入,适用全肺切除后的残腔。④腹直肌:常用于缝闭胸骨下1/3缺损。

(2)肌瓣的选择:根据脓胸的部位和大小,选用不同的肌瓣。①胸顶部或尖前区:选用胸大肌、前锯肌;②胸后外侧:选用背阔肌;③胸基底部:选用腹直肌。

肌瓣移植并非所有慢性脓胸手术都要采用,若胸膜纤维板剥离后,肺复张完全,能消灭残腔,则无必要。为加强胸内各种瘘孔缝闭或填塞残腔,应毫不犹豫地采用肌瓣或网膜移植。

6.大网膜移植术

(1)大网膜的特点:具有强大的柔韧性,可用在深、硬和不规则的间隙区域,也可散布在广宽而平面的缺损部位。具有独特的血管弓,可使网膜散开,具有伸长两个不同部位的带蒂血管供作移植。网膜血管具有压力低、流量快的特性,作为缝补支气管胸膜瘘孔的网膜,48h内可在残端支气管出现新生血供(侧支循环)。当网膜从横结肠分离后,75%病例的网膜可上提到乳头水平,45%可上提到胸骨角。离断胃网膜左动脉,保留胃网膜右动脉的带蒂网膜,或者保留胃网膜左动脉弓,几乎都能上提到胸骨角,70%以上的病例可上提至腋窝部位。因此,网膜适用于胸壁或胸腔内移植之用,特别是移植于脓胸时,可任意放置在胸腔的各个部位,紧贴在炎性创面,建立新生血管与增加免疫功能,有不同于各种肌瓣移植的作用。

(2)手术指征:①修补支气管胸膜瘘,或作为修补支气管胸膜瘘后加强缝盖,巩固闭合残端瘘之用;②肌瓣填塞脓腔不足,用大网膜移植加强消灭残腔的补充材料之用;③无腹腔疾病史(包括结核性腹膜炎等),无上腹腔手术史者。

(3)术前准备:①选择对感染细菌敏感的抗生素;②对慢性脓胸或伴支气管胸膜瘘发生继发急性感染,予以控制;③全身支持疗法;④胸、腹部皮肤消毒准备。

(4)手术操作:①剖胸切口,或扩大开放引流切口;②进胸,脓胸腔内扩创,清除坏死肉芽组织,纤维板剥离;③胸腔内用生理盐水或0.5%氯己定(洗必泰)反复冲洗(支气管胸膜瘘者不冲洗),用大纱布垫保护创面。更换或另备手术器械及敷料;④网膜瓣操作:根据脓胸部位选择不同的切口与手术途径:左侧脓胸扩创后,切开膈肌进入腹腔,网膜瓣自横结肠游离或者保留胃网膜左动脉,离断胃网膜右动脉分支,顺时针方向通过膈肌切开处,直接上提至胸腔做移植或修补支气管胸膜瘘;右侧脓胸扩创后,做上腹部正中切口,网膜瓣可从横结肠分开备用或离断胃网膜左动脉,沿胃大弯在保留胃网膜动脉弓操作下,将网膜瓣游离;该带蒂的血管为胃网膜右动脉,从膈肌前方的心膈角外侧做4～5cm长的膈肌切口穿过,上提至右侧脓胸腔做修补或填塞,关闭腹腔;膈肌切口关闭时,将网膜瓣与膈肌切口边缘稀疏固定数针,防止张力过大,影响网膜瓣血运;移植胸腔内网膜瓣,应在无张力下固定胸顶或最高部位,在脓腔的网膜可随腔的大小、间隙予以分散填塞,也可填补瘘孔或肺部病灶;反复冲洗胸腔,置引流管关胸。

7.胸膜肺切除术

当肺组织和(或)支气管已有广泛破坏,如存在空洞、术前反复咯血、支气管高度狭窄、支气管扩张或广泛纤维化和(或)肺不张时,应根据病变范围,将胸膜纤维板、脓腔和病肺一并切除,同期施行肺叶切除术者称胸膜肺叶切除术;同期施行全肺切除术者称胸膜全肺切除术。

慢性脓胸的胸膜全肺切除术手术技术复杂、出血多、手术危险大,要求术者有较丰富的经验,应严格掌握手术适应证,充分做好术前准备,术中严密止血,防止损伤其他脏器,尤其是纵隔内心脏大血管、食管、气管等。严密与周围隔离,严格遵守外科无菌原则,防止术后胸膜感染。术后应密切观察患者的一般情况、注意失血的补偿及感染的防治。

第三节 胸部创伤

一、肋骨骨折

(一)概述

人体共有12对肋骨,对称分布在胸部两侧,前与胸骨相连,后与胸椎相连,构成完整的胸廓。胸部损伤时,肋骨骨折最为常见,占胸廓骨折的80%～90%。常见的致伤原因有直接暴力伤、间接挤压伤、病理性肋骨骨折等,其中以直接暴力伤为主。不同的外界暴力作用方式所造成的肋骨骨折病变具有不同的特点:作用于胸部局限部位的直接暴力所引起的肋骨骨折,断端向内移位,可刺破肋间血管、胸膜和肺,发生血胸和(或)气胸,间接暴力如胸部受到前后挤压时,骨折多在肋骨中段,断端向外移位,刺伤胸壁软组织,发生胸壁血肿。肋骨骨折的发生与其结构特点有着紧密关系,第1～第3肋骨粗短,且有锁骨、肩胛骨和肌肉保护,较少发生骨折;第4～第7肋骨较长而薄,最常发生骨折;第8～第10肋骨虽较长,但前端肋软骨与胸骨连成肋弓,弹性较大,不易折断;第11、第12肋骨前端游离不固定,因此也不易折断。根据肋骨骨折的特点,又可进一步细分:仅有1根肋骨骨折称为单根肋骨骨折;2根或2根以上肋骨骨折称为多发性肋骨骨折。每肋仅1处折断者称为单处骨折,有2处以上折断者称为双处或多处骨折。连续的多根多处肋骨骨折造成胸壁软化，称为胸壁浮动伤，又称为连枷胸。

肋骨骨折可引起一系列病理生理变化。患者常因骨折处疼痛而不敢咳嗽、咳痰，而致呼吸道分泌物无法排出，易引起肺不张和肺炎。肋骨断端发生移位，可刺破壁层胸膜和肺组织，发生气胸、血胸、皮下气肿等。如刺破肋间动脉，可并发胸腔内大量出血，伤情往往迅速恶化。单根或多根肋骨单处骨折时，由于受肋间肌及上、下位肋骨的支撑，一般不会发生移位，对呼吸功能影响较小。多根多处肋骨骨折后形成的连枷胸，由于胸壁完整性、顺应性受到严重破坏，在骨折部位形成软化区，造成反常呼吸。吸气时，胸腔内负压增加，胸廓向外扩展，而软化区的胸壁内陷；呼气时则相反。如果软化区范围较广，在呼吸时由于两侧胸腔内压力不平衡，使纵隔随呼吸左右摆动，称为"纵隔扑动"，影响心肺循环，严重时可发生呼吸衰竭和循环衰竭。因此对患者的生命造成严重的威胁，需要尽快诊断、处理。

针对多发肋骨骨折，如何有效地维持胸廓机械运动的稳定性，保持呼吸道通畅，有效地止痛，防治并发症，避免进一步恶化显得尤为重要。研究表明，大多数的肋骨骨折可以通过非手术方法治疗，如止痛、局部加压包扎、肋骨牵引或气管插管机械正压通气固定等非手术保守治疗。但保守治疗可引起剧烈疼痛、呼吸道并发症、胸廓畸形等，已引起广大学者关注。肋骨骨折中多发肋骨骨折所致的反常呼吸运动容易引起胸壁剧烈疼痛，心肺循环受损，甚至死亡。因此，多发肋骨骨折必须及时治疗。但对于无严重并发症的非连枷胸多发性肋骨骨折是否积极采取内固定手术仍有争议。鉴于保守治疗的潜在缺点，随着外科技术水平的提高及内固定材料的发展，针对多发肋骨骨折采用操作简单的内固定术越来越被更多的医生所接受。研究表明，积极的外科手术内固定使得患者的受益更高。但是，采取积极外科手术内固定及采用何种材料治疗由于缺乏大宗病例研究，手术适应证未达成共识。

对于无严重并发症的多发性肋骨骨折是否积极采取内固定手术仍存在争议。先前对于多发性肋骨骨折病例大多采用非手术治疗，由于疼痛、呼吸、活动受限，多数患者回馈信息表明对治疗满意度不高。相关文献表明，多于 4 根肋骨骨折的患者致残率明显升高，可导致肺炎和呼吸衰竭等并发症而处于高危状态；并与骨折肋骨数目呈明显的正相关。术后随访观察表明患者非手术病例住院时间、疼痛时间、脱离工作时间，较手术病例明显延长；且肺不张率、肺部感染率明显上升。因此，早期手术固定移位的肋骨骨折，减少骨折断端对肋间神经的刺激，有效缓解疼痛，减少并发症，保持了正常的胸廓形态和肺活量，改善肺通气，提高了患者生活质量。

目前临床报道肋骨骨折的手术固定使用的材料、器材以及固定方法不一，主要有钢(钛)板、环抱器、髓内钉以及可吸收材料等，各有其优缺点。①合金钛板(如 AO 接骨板)抗弯曲强度大，可以牢固地固定骨折断端，生物相容性较好，应用较广泛。但是可引起术后患者的胸痛，且需二次手术取出；较为新型的 U 形接骨板抗弯曲能力较标准接骨板强，且体积要小很多，创伤较小，应用前景巨大；②钛镍合金记忆环抱器：国内有较多临床应用报道，在低温时该环抱器可变形展开，在体温下自动恢复原状，使骨折固定简单方便。其优点在于减少手术时间，有良好的组织相容性，且多点共同环绕肋骨产生环抱力，术后骨折端不易旋转移位；但是材料价格较高，且不易取出，这些接骨板会引起患者的不适感或术后慢性肋间神经疼痛，需二次手术取出；③髓内固定器械常用的器械有克氏针、RUSH 髓内针等。其优点在于切口较小取出也较容易，且不需要剥离过多骨膜，手术创伤较小；缺点在于可能会有肋骨断端的旋转移位和针体自身的移位，易发生骨折畸形愈合或骨不连；④可降解材料接骨板或髓内钉国内外已有报道，少数病例使用多聚生物可降解材料（如聚乳酸）制成的接骨板和螺钉进行肋骨骨折外固定，起到了较好的效果。目前可降解材料应用尚在临床探索中，其固定效果及术后恢复效果尚需大规模临床观察；⑤近年来，国内外已有人组织工程材料来修复多发性肋骨骨折或连枷胸，但尚处于起始研究阶段。

完全性肋骨骨折，尤其是有错位的骨折，X线片多能明确诊断，但胸部结构重叠较多，无错位的骨折及不全骨折X线片不易发现。有学者认为X线片检查膈上肋骨骨折，漏诊率达20.5%，膈下肋骨骨折漏诊率达33.3%以上。不全肋骨骨折因骨折线未贯穿整个肋骨，断端无错位，不易显示。这种情况可能会延误患者病情的诊治，引起病情的进一步发展，容易引起医疗纠纷。诸多文献表明，多层螺旋CT扫描及重建技术能够客观、立体、清晰、多角度地显示全肋骨的解剖结构和细微损伤，弥补了X线片和常规CT的不足。因此在临床上，对胸部外伤患者有典型临床表现，而X线片未发现肋骨骨折的疑似患者，为明确诊断应选择多层螺旋CT扫描及重建。

（二）临床表现

肋骨骨折最常见的症状是骨折处局部疼痛，可因呼吸、咳嗽等加重，其余的症状可随肋骨骨折的部位及断端移动的不同而不同。疼痛可使呼吸急促、变浅；若刺破胸膜形成气胸可进一步加重呼吸困难；合并肋间动脉等血管损伤，可致血胸，迅速发生低血容量休克；合并肺挫伤，常有呼吸困难、咯血、肺炎等表现；合并连枷胸容易造成呼吸循环功能紊乱，引起生命危险。第9～第12肋骨骨折容易导致肝、脾、肾等腹部脏器的损伤。

体格检查：伤侧呼吸运动减弱，呼吸音低或消失，局部触痛和胸廓挤压征（＋），典型的临床特征是骨擦音和骨摩擦感。多发性肋骨骨折有时可有反常呼吸。

临床常用胸部X线片来显示是否存在肋骨骨折及类型，同时可发现合并伤。胸部X线片上大都能够显示肋骨骨折，通常可显示骨折线；气胸、液气胸、皮下气肿及纵隔气肿。但是，对于肋软骨骨折、“柳枝骨折”、骨折无错位，或肋骨中段骨折在胸片上因两侧的肋骨相互重叠，均不易发现；MSCT易于发现肋骨骨折，并可显示肋软骨骨折，能极大提高肋骨骨折的发现率。

（三）诊断

依据受伤史、临床表现及必要的辅助检查，肋骨骨折诊断并不困难。有胸部外伤史，胸壁有局部疼痛和压痛，胸廓挤压征（＋），压痛点可闻及摩擦音或有骨摩擦感，即可诊断。影像学检查[X线和（或）多层螺旋CT扫描及重建]不仅有助于确诊，而且能够发现并发症，也能为治疗提供有价值的参考。

（四）治疗

肋骨骨折总的治疗原则是止痛、清理呼吸道分泌物、固定胸廓及防治并发症。临床实际中，根据不同的骨折类型采取具体的治疗方法。

1.闭合性单根单处肋骨骨折

此种骨折较少错位、重叠，一般可自行愈合。治疗的重点是解除患者疼痛，防治肺部并发症。止痛方法有多种，可以口服或外用非甾体消炎药物，必要时也可肌内注射更强效的镇痛药；肋间神经阻滞也是一种止痛效果较好的止痛方法，用1%利多卡因在脊柱旁5cm骨折肋骨下缘的肋间神经处注射。固定胸廓可以起到减少骨折断端活动、减轻胸部疼痛的作用。常采用弹性胸带、多头布胸带、半环式胶布条等固定胸廓。协助患者拍背,鼓励咳嗽排痰,应用祛痰药物,保持呼吸道通畅,必要时使用抗生素,积极防治肺部并发症。保守治疗周期长,患者活动受限,可引起剧烈疼痛、呼吸道并发症、胸廓畸形等。

2.闭合性多根多处肋骨骨折

对于无严重并发症的非连枷胸多发性肋骨骨折是否积极采取内固定手术仍有争议。传统上,对于胸壁软化范围较小、反常呼吸运动不严重的伤员给予一般的弹性胸带或局部厚敷料加压包扎等固定即可。鉴于保守治疗的潜在缺点,随着外科技术水平的提高及内固定材料的发展,针对多发肋骨骨折采用操作简单的内固定术越来越被更多的医生所接受。研究表明,积极的外科手术内固定使得伤员的受益更高。对于连枷胸,除上述原则外,必须尽快消除反常呼吸运动。切开复位肋骨骨折内固定术是稳定胸壁、消除反常呼吸、改善呼吸功能、消除肺组织、肋间神经及血管在原始外伤后发生二次损伤的有效手段。内固定材料种类繁多,钛合金骨折固定装置目前应用广泛,具有良好的生物相容性及抗感染等特性,与肋骨整合良好,并且具有较为理想的强度重量比:重量轻,但能提供足够的强度;另外,该种材质不影响 CT,尤其是 MRI 等影像学检查。

近年来,胸腔镜肋骨骨折内固定术以其微小创伤、术后并发症小引起广大医务人员的注意。一般适应证:①生命体征平稳,不需要抗休克、抢救生命的多发性肋骨骨折患者(骨折数>3 根),错位明显或多段骨折;②胸廓塌陷畸形明显,胸壁软化,严重影响胸壁外观和呼吸功能;③胸壁顽固性疼痛,合并中量及中量以上血胸或血气胸的多发性肋骨骨折患者。

3.开放性肋骨骨折

开放性骨折,无论单根或多根,均应进行彻底清创,切除挫伤严重的胸壁软组织,清除异物,修齐骨折端,分层缝合后固定包扎。如有肋间血管出血,应在出血点前后分别缝扎。多根肋骨骨折者清创后需做内固定。在清创的同时,必须观察有无胸膜及胸内脏器的损伤。如胸膜已穿破,尚须做胸腔闭式引流术;若肺组织有损伤,须同时修补或切除。第 9～第 12 肋骨骨折容易导致腹部脏器,如肝、脾、肾的损伤,尤其是脾脏的损伤,早期监测并排除内脏损伤格外重要。注射破伤风抗毒素,手术后应用抗生素预防感染。

(五)总结

肋骨骨折是最常见的胸部外伤,可由多种因素引起,包括直接、间接以及病理性因素,以直接暴力引起多见。临床上,肋骨骨折可以综合外伤史、疼痛、压痛、骨摩擦音等进行诊断。肋骨骨折通常发生在第 4～第 7 肋骨,典型的骨折多发生在胸壁的侧面,胸部 X 线可能看不清楚,MSCT 有助于发现隐匿性肋骨骨折,对有相应外伤史和临床症状的、但 X 线结果为阴性的患者,可以考虑 MSCT 及重建进一步检查。肋骨骨折的最常见症状是明显的疼痛,这种疼痛可以导致一系列并发症的发生。肋骨骨折的治疗首先是止痛,有关文献表明,麻醉药联合非甾体消炎药更能使患者获益。非手术疗法包括镇痛、胸壁外固定、机械通气,其所引起的胸廓畸形、剧烈疼痛、长期卧床和呼吸道并发症等弊端已日益引起广大学者的关注。尽管对于无严重并发症的非连枷胸多发性肋骨骨折是否积极采取内固定手术仍存在争议,但越来越多的学者认为早期行肋骨手术固定具有很大的必要性,早期恢复活动,对减少并发症具有重要意义。内固定方式及材料的选择多样，须综合患者肋骨骨折、材料特点、费用等多方面进行选择。另外，对于肋骨骨折的患者，需要注意的是有无合并内脏损伤。不同部位的内脏损伤有其各自的特点。通常并发的血气胸较易发现；第9～第12肋骨骨折容易导致腹部脏器，如肝、脾、肾的损伤，尤其是脾脏的损伤，早期监测并排除内脏损伤格外重要。

二、胸骨骨折

(一)概述

胸骨为坚韧扁骨，创伤性胸骨骨折仅占胸部创伤的1%～5.5%。多由直接暴力或作用于胸前的挤压力量所造成，如汽车撞压、房屋倒塌压伤、钝器打击伤、身体运动中前胸被硬物撞击等，脊柱过度屈曲也可造成胸骨骨折。刀刺伤致胸骨不全骨折较少见。胸骨损伤的部位多位于胸骨体。

(二)检查

骨折的辅助检查主要是依靠X线检查，胸骨骨折的诊断较容易，一般有明显的外伤病史，一些病史不清，而临床表现也不明显的患者，则需要依靠胸骨的侧位或斜位X线片来进行诊断，一般都可以确诊。

(三)诊断

(1)有前胸壁直接或间接暴力冲击的外伤史。

(2)有胸痛、胸闷、呼吸困难等症状。查体局部肿胀、压痛，可扪到骨摩擦感，局部可有伴随呼吸的异常活动或隆起、凹陷畸形。

(3)注意有无合并同一平面的脊髓损伤。

(4)胸部X线侧位或斜位片，可显示胸骨骨折和移位。

(四)并发症

胸骨骨折在胸部创伤中较少见，可合并心脏大血管、胸壁血管及气管胸膜损伤而引起胸腔积血、气胸和胸廓反常呼吸等严重并发症，伤情复杂，易导致严重后果。对于胸骨骨折合并有胸腹脏器损伤者，由于所遭受外力较强大，通常有多处肋骨骨折，形成连枷胸的比例较高，胸廓的稳定性差，易出现反常呼吸，短时间内引起呼吸、循环衰竭；同时合并有胸腹脏器损伤，更造成病情的复杂、凶险，甚至造成患者死亡。因此，对于此类患者应该积极进行手术治疗。

(五)治疗

胸骨骨折的治疗原则：应分清轻重缓急，首先处理危害生命的损伤，如失血性休克、心脏压塞、张力性气胸、活动性血胸及颅脑损伤等。对受伤时间短(＜20h)、生命体征不稳定者，应考虑胸、腹腔内有出血或心脏压塞，结合心包穿刺、胸腔或腹腔穿刺可迅速明确诊断。反之，可结合心电图、床旁超声心动图或心肌酶谱等检查了解有无心肌钝挫伤等。

1.无移位的胸骨骨折

无移位的胸骨骨折时，很少合并脏器损伤，一般无须手术，但应密切观察病情变化，并监测心肌酶谱和心电图。如出现心肌酶异常升高及延迟出现的心电图异常，如ST段改变、各种心律失常，应考虑存在心脏损伤，并及时给予心肌营养药和吸氧等治疗。疼痛剧烈时，可口服镇静、镇痛药物。

2.有移位的胸骨骨折

对有明显移位的胸骨骨折患者，应积极采取手术治疗，采用手术固定较非手术方法更可靠，且有利于患者恢复。胸骨骨折有移位者，胸内器官损伤的发生率高，如心脏钝挫伤、裂伤、心包破裂、支气管损伤等，若延误治疗将带来严重的后果，而积极手术能尽快发现并处理合并伤。手术以横切口为宜，有利于探查和处理胸内合并伤，同时探查大血管、气管、肺部等损伤，有心包积血时应打开心包处理心脏损伤。胸骨骨折上下断端分别钻孔后以钢丝固定，一般用2～3根钢丝，如有连枷胸则同期固定肋骨断端以消除反常呼吸，术后注意观察呼吸和心律，加强呼吸道管理，防止肺炎、肺不张、呼吸功能不全等并发症的发生。

三、开放性气胸

开放性气胸是病情较为严重的胸部损伤，是胸部损伤患者早期死亡的常见原因之一。开放性气胸多由火器伤或锐器伤造成胸壁创口，导致胸膜腔与外界相通，空气随呼吸自由出入胸膜腔，胸腔正常负压消失，导致严重的病理生理改变，并可迅速造成呼吸和循环功能的严重紊乱而引起死亡。胸壁开放性创口越大，所引起的呼吸与循环功能紊乱越严重。当创口大于气管直径时，如不及时处理可导致迅速死亡。

(一)病理生理

(1)伤侧胸腔压力等于大气压，伤侧肺受压萎陷，健侧胸膜腔仍为负压，低于伤侧，导致纵隔向健侧移位，压迫对侧健肺，严重影响通气功能，导致缺氧和二氧化碳蓄积。

(2)纵隔摆动，健侧胸腔压力仍可随呼吸运动周期性增减，而伤侧胸腔压力等于大气压。从而引起纵隔随呼吸来回摆动。吸气时，健侧胸腔负压增大，与伤侧胸腔压力差进一步增大，导致纵隔向健侧移位；而呼气时，健侧胸腔负压减小，与伤侧胸腔压力差减小，纵隔向伤侧移位。纵隔摆动引起心脏大血管移位，特别是腔静脉扭曲移位致静脉血回流受阻，引起循环功能紊乱。纵隔摆动又可刺激纵隔及肺门神经丛，引起或加重休克。

(3)吸气时健侧肺扩张，伤侧肺内含氧量低的无效腔气体部分随吸入空气吸入健侧肺；而呼气时健侧肺呼出的气体也有部分进入伤侧肺，从而加重低氧。

(4)外界空气不断进出胸膜腔，使大量体温及体液散失，并可带入细菌或异物，增加感染机会导致脓胸。如同时伴有肺挫伤及胸腔内出血则伤情更为加重。

(二)临床表现及诊断

伤者表现为气促、呼吸困难、血压下降、皮下气肿，甚至发绀或休克。体征：呼吸急促，胸壁有开放性伤口，并可听到空气随呼吸自由出入胸膜腔的吹风声。气管、心浊音界移向健侧。伤侧胸部叩诊呈鼓音，呼吸音减低或消失，气管移向健侧。胸部X线片检查显示伤侧肺明显萎缩，纵隔向健侧移位，X线检查还可排除血胸和胸内异物，为治疗做参考。根据以上表现，开放性气胸易于诊断，但须注意有无胸内脏器损伤。

(三)治疗

开放性气胸病情较重，一经确诊，必须立即实施救助将开放性气胸变为闭合性气胸。应立即用急救包或灭菌纱布，在患者呼气末封闭胸壁伤口，再用绷带或胶布加压包扎固定。呼吸困难者，可做胸腔穿刺抽气，暂时缓解症状。

症状缓解后及时将患者送往就近医疗机构进一步处理。到达医院后，立即吸氧、输血补液，纠正休克，同时在病情允许下进一步检查，明确病情。当患者呼吸循环基本稳定后，尽早做清创缝合，安放胸腔闭式引流。如胸腔闭式引流有大量气泡溢出或有大量出血，应考虑可能有支气管断裂或肺挫伤；或怀疑心脏或胸腔内血管损伤、活动性出血或有异物，应积极剖胸探查，若胸壁缺损过大，可用转移肌瓣或涤纶片来修补。

四、张力性气胸

（一）概述及病理生理

张力性气胸是创伤性气胸的特殊类型，闭合性或开放性损伤均可引起。张力性气胸又称高压性气胸，是由于胸壁、肺或支气管的伤口呈单向活瓣样，吸气时活瓣开放，空气进入胸膜腔，呼气时活瓣关闭，空气不能从胸膜腔排出，因此随着呼吸，致使伤侧胸膜腔内气体不断增加，胸膜腔压力不断提高，严重压迫肺和纵隔，可迅速导致呼吸循环功能紊乱甚至衰竭，若不及时处理会导致患者迅速死亡。

病理生理表现：①伤侧肺完全压缩，纵隔推向健侧，使健侧肺也受压，通气量大大减少，导致严重的呼吸功能障碍和低氧；②由于纵隔移位，胸膜腔压力增高，使腔静脉扭曲，造成回心血量和心搏出量减少，引起循环功能衰竭，因上、下腔静脉和右心房与右侧胸腔毗邻，故右侧张力性气胸比左侧更为危险；③胸膜腔内的高压空气进入颈、胸部软组织和纵隔，形成颈部、面部、胸部等皮下气肿。

（二）临床表现

张力性气胸发展迅速，患者很快进入危重状态，表现为极度呼吸困难，端坐呼吸，进行性加重，发绀、烦躁不安、昏迷甚至窒息。查体可因静脉回流障碍出现颈静脉、四肢静脉怒张，气管向健侧明显移位，伤侧胸部饱满，肋间隙增宽，呼吸幅度减低，可触及皮下气肿。伤侧胸部叩诊呈高度鼓音，听诊呼吸音消失。胸部X线片显示胸腔大量积气，肺萎缩成小团，气管和心影偏移至健侧以及纵隔及皮下气肿。胸腔穿刺有高压气体向外排出。

（三）治疗

张力性气胸应紧急处理，立即排气减压。可用粗针头从伤侧第2肋间锁骨中线处刺入胸腔，胸内高压积气由此自行排出，用消毒橡皮管连接水封瓶使其持续排气。也可用一粗注射针，在其尾部扎上橡皮指套，指套末端剪一小裂缝，形成一个活瓣，插入胸腔做临时简易排气，高压气体从小裂缝排出，待胸腔内压减至负压时，套囊即行塌陷，小裂缝关闭，外界空气不能进入胸膜腔。

转运至医院后立即给予吸氧、补液、监护生命体征，并立即在伤侧第2肋间锁骨中线处插管做胸腔闭式引流术，必要时接负压吸引装置，促进肺复张。如引流管漏气严重或症状不缓解，提示气管或支气管断裂之可能，或诊断出食管破裂（口服亚甲蓝观察胸腔引流或口服碘油造影），应进行开胸探查手术。

纵隔气肿和皮下气肿一般无须处理，在胸腔排气解压后多可停止发展，以后自行吸收。极少数严重的纵隔气肿，可在胸骨上窝做2～3cm长的横切口，逐层切开皮肤、颈浅筋膜和颈阔肌，钝性分离颈部肌肉，直至气管前筋膜，切口内以纱布条做引流，气体即可从切口排出。

五、血胸

(一)概述

血胸是指胸膜腔内积血,创伤性血胸常由胸部锐器伤、枪弹伤等穿通性损伤或挤压伤、肋骨骨折等闭合性损伤,引起胸腔内脏器或血管破裂出血而引起。血胸的发生在胸部创伤中十分常见,穿通伤中发生率为60%～80%,钝性外伤中发生率为25%～75%,合并气胸称为创伤性血气胸,并且常与肋骨骨折、肺挫裂伤等合并存在。

血胸可以有以下来源:①肺组织裂伤出血,因肺动脉压力较低(为主动脉的1/6～1/4),出血量小,多可自行停止;②胸壁血管破裂出血(肋间血管或胸廓内血管),出血来自体循环,压力较高,出血量多,且不易自止,常需手术止血;③心脏或大血管出血(主动脉,肺动、静脉,腔静脉等),多为急性大出血,出现失血性休克,若不及时抢救常可致死。

创伤性血胸的病理生理变化取决于出血量和速度以及伴发损伤的严重程度。急性失血可引起循环血容量减少,心排出量降低,导致失血性休克。多量积血可压迫伤侧肺和纵隔,引起呼吸和循环功能障碍。由于肺、心脏和膈肌的活动而起着去纤维蛋白作用,胸膜腔内的积血一般不凝固。但如果出血较快且量多,去纤维蛋白作用不完全,积血就可发生凝固而成为凝固性血胸。5～6周以后,逐渐有成纤维细胞和成血管细胞长入,发生机化,成为机化血胸,限制肺的胀缩以及胸廓和膈肌的呼吸运动,严重影响呼吸功能。积血是良好的细菌培养基,特别是战时穿通性伤,常有弹片等异物存留,如不及时排除,易发生感染而成为感染性血胸即脓胸。少数伤员因肋骨断端活动刺破肋间血管或血管破裂处凝血块脱落,发生延迟出现的胸腔内积血,称为迟发性血胸。

(二)临床表现

临床表现因胸腔内出血的速度、胸腔的积血量和个人体质不同而差异显著。根据胸腔积血量的多少可分为:少量血胸(＜500mL)、中等量血胸(500～1500mL)和大量血胸(＞1500mL)。

少量血胸可无明显临床症状或伴有胸痛,胸片示肋膈角消失,液面不超过膈肌顶;中等量血胸可有内出血的症状,如面色苍白、呼吸困难、脉细而弱、血压下降等。查体发现伤侧呼吸运动减弱,下胸部叩诊呈浊音,呼吸音明显减弱,胸片检查可见积血上缘达肩胛角平面或膈顶上5cm甚至达肺门平面;大量血胸,尤其是急性失血,患者表现有较严重的呼吸与循环功能障碍和休克症状,躁动不安、面色苍白、口渴、出冷汗、呼吸困难、脉搏细数和血压下降等。查体可见伤侧呼吸运动明显减弱,肋间隙变平,胸壁饱满,气管移向对侧,叩诊为浊实音,呼吸音明显减弱以至消失。胸片可见胸腔积液超过肺门平面甚至全血胸。当并发感染时,则出现高热、寒战、疲乏、出汗等症状。

(三)诊断

有胸部创伤史(包括医源性所致),有咳嗽、腹压增加、负重、疲劳、运动、突然变换体位等诱因,根据内出血的症状,胸腔积液的体征结合胸部X线片的表现一般可做出诊断。诊断性胸腔穿刺抽出不凝固的血液具有确诊价值。诊断时应注意与肺不张、膈肌破裂以及伤前就已存在的胸腔积液如陈旧性胸腔积液、创伤性乳糜胸等进行鉴别诊断。

在做出血胸诊断时,还必须判定胸腔内出血是否停止。下列情况提示存在胸腔内进行性出血：①脉搏逐渐增快，血压持续下降；②经输血、补液等治疗措施休克不见好转，或暂时好转后不久又复恶化，或与输血速度快慢呈明显相关；③血红蛋白、红细胞计数和血细胞比容重复测定，呈持续下降；④胸腔穿刺因血液凝固抽不出血液，但X线显示胸腔阴影继续增大；⑤胸腔闭式引流后，引流量持续3小时超过200mL/h，引流出的血液颜色鲜红。

血胸继发感染后可有高热、寒战、乏力、出汗等症状，化验白细胞计数明显升高，抽出胸腔积血1mL，加入5mL蒸馏水，无感染呈淡红透明状，出现混浊或絮状物提示感染。胸腔穿刺抽得积液涂片红白细胞正常比例为500∶1，如白细胞增多，红细胞与白细胞的比例达到100∶1，即可定为已有感染。将胸腔积液做涂片检查和细菌培养，有助于诊断，并可依此选择有效的抗生素。当闭式胸腔引流量减少，而体格检查和放射学检查发现血胸持续存在的证据，应考虑凝固性血胸。

(四)治疗

1.手术指征

治疗非进行性血胸可根据积血量多少，采用胸腔穿刺或闭式胸腔引流术治疗，及时排出积血，促使肺膨胀，改善呼吸功能，并使用抗生素预防感染。有些积血可以溶解，并且能够被胸膜重新吸收，但是如果不排空所有积血就有产生凝固性血胸的危险，血胸不完全排净是发生创伤后脓胸的主要危险因素，凝固性血胸将转变为脓胸或纤维胸，造成肺膨胀不全，发生凝固性或感染性血胸。

(1)胸腔闭式引流术指征：闭式胸腔引流术的指征应放宽，血胸持续存在会增加发生凝固性或感染性血胸的可能性。一旦经胸部X线片确诊之后，即应安置。或血胸每天穿刺抽液，经3d以上仍未能抽吸干净者；血液较浓稠或已有小凝血块，不易抽出者；血胸疑有继发感染者。

胸腔引流管最好是放在腋中线第5或第6肋间，并且尽量往后放。引流管口径应当选择较大者必须排净所有血液，如果一条引流管不能完全排净胸腔内的积血，应当放置第2根，必要时甚至放置第3根引流管。

(2)开胸探查止血手术指征：凡已明确或疑有胸腔内持续大量活动出血者；凝固性血胸应待病情稳定后，争取在2周内手术。凝固性血胸应待伤员情况稳定后尽早手术，清除血块，并剥除胸膜表面凝血块机化而形成的包膜。开胸术可提早到伤后2～3d，更为积极地开胸引流则无益，但明显推迟手术时间可能使清除肺表面纤维蛋白膜变得困难，从而使简单手术复杂化。

电视胸腔镜对处理残余血胸是一种新的选择：将胸腔镜放入胸内，早期可以止血，后期可以采取吸引、灌洗、滴入溶解剂等综合方法去除血块。胸腔镜处理残余血胸的时机很重要。与开胸探查术比较，胸腔镜较难以取出包壳和机化血块，因此在血胸成为过度机化之前进行胸腔镜手术最为重要。应用胸腔镜可以适当放宽手术指征。

2.术前准备和术后处理

术前应根据患者病情，积极补充血容量，纠正休克。严密观察胸腔闭式引流液的色、量和速度，监测生命体征及血红蛋白、血细胞比容变化，在血源紧张或缺乏情况下，可采用胸腔内血液自体回输的办法或采用自体血液回收装置，但如胸内积血有明显污染时则不宜采用。

术后加强胸部护理，鼓励咳嗽排痰，观察胸腔闭式引流情况，结合病情和胸部X线片了解肺复张情况。患者创伤后免疫力下降，血胸常合并胸腔感染，适当应用抗生素预防感染。

3.手术治疗，包括手术中操作要点

(1)胸腔闭式引流术。

1)术前先做普鲁卡因皮肤过敏试验(如用利多卡因，可免做皮试)。

2)患者取半卧位(生命体征未稳定者，取平卧位)。引流选腋中线第5～第6肋间进针。术野皮肤以碘酊或酒精常规消毒，铺无菌手术巾，术者戴灭菌手套。

3)局部浸润麻醉切口区胸壁备皮，直至胸膜并可见积液或积气抽出；沿肋间走行切开皮肤，沿肋骨上缘伸入血管钳，分开肋间肌肉各层直至胸腔；见有液体或气体涌出时立即置入引流管。引流管伸入胸腔深度不宜超过15cm，以丝线缝合胸壁皮肤切口，并结扎固定引流管，敷盖无菌纱布。引流管末端连接至水封瓶，引流瓶置于病床下不易被碰到的地方。

4)胸膜腔大量积气、积液者，开放引流时应缓慢。引流液体首次勿超过1000mL，防止发生纵隔的快速摆动移位或复张性肺水肿的发生。待病情稳定后，再逐步开放止血钳。

(2)开胸探查止血术。

1)麻醉：气管插管静脉复合全身麻醉。但在未安置胸腔闭式引流者，必须在麻醉插管前行胸腔闭式引流，保障麻醉安全进行。

2)体位及切口：一般采用侧卧位，取后外侧标准切口，以经第6肋间或肋床进胸为宜。

(3)手术操作。

进入胸腔后将胸腔内积血吸出备用或采用血液回收装置回收清洗分离后备用，清除所有血块，并对整个胸腔内结构进行探查，寻找出血点，如为胸廓内血管或肋间血出血用血管钳钳夹、直接结扎或贯穿缝合结扎止血，也可采用血管夹2次止血；如为相对表浅的肺组织裂伤出血。可直接行重叠褥式缝合止血；若肺组织为大而深的撕裂伤，或肺组织不能缝合修复者，多需采取肺叶切除术；如为心脏、大血管损伤出血，则应根据具体情况进行相应处理。妥善止血并检查无活动出血后，充分冲洗胸腔，并于第6或第7肋间安置胸腔闭式引流管。在肺缝合修补或肺叶切除者，必要时还需在胸前第2肋间放置较细的引流管，以利排气。分层缝合胸壁切口各层。

目前，也可采用胸腔镜外科手术(VATS)方法进行胸腔探查和止血。

(五)手术结果

血胸开胸止血后，再出血的可能性不大，但术后仍应严密观察，而且术后胸腔感染的可能性较大，因此，术后应保持胸腔闭式引流通畅，密切观察记录胸腔闭式引流液的量、色及速度。加强胸部物理治疗，积极鼓励和协助患者做有效咳嗽排痰，促进肺膨胀，消灭胸内积气、积血及残腔，并给予足量抗生素，以防感染。

(六)总结

开胸止血多为紧急手术，有时被迫在患者休克尚未完全纠正的情况下进行，此时有可能在胸腔积血块清除后找不到活动性出血点，应待血液补充或胸内血自体回输至血压上升时，再予以仔细检查，这时往往可发现出血处而给予处理。

六、创伤性湿肺

(一)概述

创伤性湿肺是严重创伤的肺部表现，是创伤后引起的肺内渗出性病变，严重者可引起患者呼吸衰竭至死亡。发生机制如下。

1.肺循环障碍

当胸部受伤后，悬于胸腔的肺和胸壁相撞，导致肺毛细血管广泛受损，同时创伤组织和血小板释放的活性物质，进入血液循环引起弥散性支气管和肺血管收缩，肺血流量减少，在血管内壁破损处形成血栓，致血管内压力增高和毛细血管通透性增加，使更多的液体进入肺间质及肺泡而形成湿肺。

2.支气管、肺泡阻塞

肺泡创伤后引起的支气管痉挛、气道分泌物增多、缺氧及肺泡毛细血管道透性增加，均可影响肺通气功能。

3.其他严重损伤

如颅脑损伤等，可引起系统炎症反应综合征，从而造成肺损伤，形成创伤性湿肺。临床上出现呼吸困难、严重低氧血症等。

(二)临床表现及诊断

患者的临床表现根据湿肺的范围大小而不同。轻者有胸痛、胸闷、气促、咳嗽和血痰等，听诊有散在湿啰音。胸部 X 线片上有斑片状阴影，血气分析可正常。严重者则有明显呼吸困难，痰多黏稠且不易咳出，发绀及喘息样呼吸。由于缺氧持续加重，患者出现呼吸急促、烦躁不安、频繁咳嗽，咳大量泡沫痰或黏液样痰。并发感染时，咳脓痰并混有血液。听诊有广泛啰音、呼吸音减弱至消失或管型呼吸音。胸部 X 线片是诊断创伤性湿肺的重要手段。约 70%病例在伤后 1h 内出现改变，30%病例可延迟到伤后 4～6h，范围可由小的局限区域到一侧或双侧，程度可由斑点状浸润、弥散性或局部斑点融合浸润以致弥散性单肺或双肺大片浸润或实变阴影。

胸部 CT 特别是高分辨率 CT 能提高创伤性湿肺诊断准确性。表现为肺血管影增粗、模糊；肺实质内散在斑点状、小片状稍高密度影；磨玻璃样改变的云雾状稍高密度灶或为大片状或呈叶、段分布的高密度灶。

(三)治疗

对胸外伤后怀疑有创伤性湿肺的患者早期应积极采取各种救治措施，包括鼓励患者咳嗽排痰，雾化吸入，积极抗休克，纠正水电解质和酸碱平衡紊乱，保持呼吸道通畅，中、低流量吸氧。呼吸衰竭和昏迷患者应尽早行气管插管或气管切开，呼吸机辅助呼吸；呼吸机治疗主要的使用模式为同步间歇指令通气(SIMV)＋呼气末正压通气(PEEP)。伴有肋骨骨折患者行胸壁固定，应用镇痛药以减轻疼痛，有利于呼吸和咳痰，但禁用吗啡、可待因类镇痛药，以免抑制咳嗽及呼吸，加重呼吸道梗阻。

七、肺挫裂伤

(一)概述

肺挫裂伤是胸外伤常见的类型之一，是严重的肺实质损伤，易发生 ARDS。其发生机制是爆炸伤、挤压伤、火器伤等外力作用于胸部，胸腔容积在瞬间缩小和肺内产生极高的压力，导致肺组织广泛的挫裂伤，是一种因气压变化造成的间接性损伤。轻度肺挫裂伤主要表现为肺组织毛细血管破裂，血液进入肺组织。重度肺挫裂伤表现为肺内广泛出血、积气，形成肺内血肿。往往同时合并小支气管破裂和肺表面组织裂伤，形成血气胸。肺挫伤与肺撕裂伤常同时存在，故称为肺挫裂伤。

(二)临床表现及诊断

轻度患者出现胸痛、咳嗽、痰中带血，重度患者常有严重胸痛、咯血、呼吸困难、发绀、休克等症状。胸部X线片或胸壁CT是诊断肺挫裂伤的重要手段，可见一叶、一侧或双侧肺叶广泛斑片状阴影，可伴有气胸或血气胸。

(三)治疗

吸氧、止痛、止血、抗感染、解痉祛痰，控制补液及保持呼吸道通畅等综合治疗。

小的肺内血肿或创伤性肺囊肿，常在伤后10d左右被吸收。病变较大者也在伤后3个月内自行吸收，肺功能不受影响。合并血气胸患者，经胸腔闭式引流也能很快恢复。但是，肺内血肿伴有异物存留时，可形成肺囊肿。肺囊肿可发生感染，形成支气管胸膜瘘及脓胸。

肺裂伤所致的肺出血和肺囊肿，特别是爆炸伤所致者，若出现长期持续咯血、感染及其他并发症或进行性胸内出血，应考虑开胸探查，清理病灶或行肺叶切除术。严重的肺挫裂伤常伴有呼吸窘迫、低氧血症等表现，当患者 PaO_2 ＜60mmHg、肺内分流≥25％时，呼吸频率＞40次/分或者＜8次/分，应该早期行气管插管行机械通气，以纠正通气不足。

肺挫裂伤合并连枷胸时，应及时给予固定胸廓；合并休克者给予补充血容量等抗休克治疗。

第四节　胸壁疾病

一、先天性胸壁畸形

(一)概述

先天性胸壁畸形是一种泛称，指胸壁先天性发育异常导致外形及解剖结构发生改变，形成各种胸壁畸形。一般可分为5类：漏斗胸(凹陷畸形)，鸡胸(凸出畸形)，波伦综合征(先天性胸大肌缺损合并同侧并指畸形综合征)，胸骨裂或缺损，混合性发育不良或因弥散性骨骼疾病所致胸廓畸形如马方综合征。此外，尚有较罕见但常为致命性的胸壁畸形，如胸廓易位心脏和热纳综合征(窒息性胸廓发育不良综合征)。先天性胸壁畸形可合并先天性心脏病，约占1.5％。中度以上胸壁畸形患者，除影响心肺功能外，可导致心理负担和性格改变，对这些畸形应手术治疗。漏斗胸和鸡胸是最常见的胸壁畸形。

1.漏斗胸

漏斗胸是指胸骨、肋软骨及部分肋骨向内凹陷畸形，又称胸骨凹陷。常是第3～第7肋软骨从肋骨与软骨连结的内侧或外侧向脊柱方向凹陷而构成漏斗的两侧壁，下陷的胸骨构成漏斗的最低点，在胸骨剑突上方凹陷最深。漏斗胸是最常见的胸壁畸形，占胸壁畸形的90%以上，发病率为1‰～4‰，也有高达80‰的报道，男性较女性多发，男女发病率约为4∶1。

2.鸡胸

鸡胸是一种胸骨向前方凸起的胸廓畸形，较漏斗胸少见，病因为胎儿或婴幼儿时期胸骨和肋骨发育不平衡，或患有某些营养不良性疾病，一般是与钙磷代谢障碍有关的疾病，也有少数先天性或继发于胸部手术者。多数鸡胸是胸骨体和与之相连的下位肋软骨呈对称的向前凸出（Ⅰ型）；少数呈单侧凸起的不对称畸形（Ⅱ型）；较少数病例呈混合畸形，一侧凸起而另一侧凹陷，或上段呈鸡胸而下段则呈漏斗胸改变（Ⅲ型）；胸骨柄和与之相连的肋软骨前凸而胸骨体下陷的较为少见（Ⅳ型）。

（二）临床表现

1.漏斗胸

临床表现随畸形的程度而有所不同，但基本的表现是前胸壁的漏斗状畸形。随着畸形程度的加重，呈现两肩前倾（“钩状肩”畸形）、后背弓状、前胸下陷和腹部膨隆的典型漏斗胸体征。严重者生长发育差、消瘦，出现呼吸循环系统的症状，表现为活动后心悸、气喘，心前区疼痛，肺活量减少、残气量增多，反复发生呼吸系统感染，如肺炎、支气管炎或哮喘性支气管炎。听诊胸骨左缘可闻及收缩期杂音或心律失常。

2.鸡胸

患者多在五六岁以后才逐渐被注意到，很少发生压迫心肺的症状。体征主要是胸廓前后径增大，胸骨体向前凸出畸形，肋软骨向前凸出或凹陷。常是剑突附着部凸出最明显，两侧的第4～第8肋软骨呈与胸骨平行的深凹陷沟状，使凸出的部分更加明显。

（三）诊断要点

1.漏斗胸

多发生在刚出生或1岁以内的婴幼儿，有典型的“凹胸凸腹”体征。

胸部正、侧位X线片表现为心脏向左侧胸腔移位，肋骨的后部平直，前部急骤向前下方倾斜；侧位片胸骨明显向后凹陷，重者可接近脊柱前缘。心血管造影显示右心室前壁有一胸骨压迹，而超声检查显示心肌与前胸壁的接触面积增大，有的患者可以因此而发生二尖瓣脱垂，心前区可听到功能性心脏杂音。CT对胸廓变形显示更为清楚。

2.鸡胸

患者多在五六岁以后发现胸骨向前隆起，很少发生压迫心肺的症状。

胸部侧位X线片胸中下部向前隆起。

（四）治疗方案及原则

胸廓畸形轻，无心肺受压或心理障碍者，不必手术治疗。

漏斗胸重者，心肺功能受到影响，或 $F_2I>0.21$，胸脊间距中度以上，经术前准备，应择期施行畸形矫正术。手术时间考虑患者的年龄，3岁前的患者，部分可自行消失，一般在5岁以后才考虑手术。手术方法多为胸骨抬举术（改良Ravitch手术或微创Nuss手术）或胸骨翻转术。

鸡胸畸形严重者，经术前准备后，择期施行鸡胸畸形矫正术。手术方法多为胸骨翻转或者胸骨沉降法。

二、胸廓出口综合征

(一)概述

胸廓出口综合征是指锁骨下动、静脉和臂丛神经在胸廓上口受压迫而产生的一系列症状。其压迫神经和(或)血管的原因有异常骨质,如颈肋、第7颈椎横突过长,第1肋骨或锁骨两侧畸形,外生骨疣、外伤所致的锁骨或第1肋骨骨折、肱骨头脱位等情况。此外,斜角肌痉挛、纤维化,肩带下垂均可引起胸廓出口变狭窄,产生锁骨下血管及臂丛神经受压迫症状。上臂过度外展、肩部向后下垂、颈部伸展、面部转向对侧以及深吸气等也可使肋锁间隙缩小,神经和血管受压迫的程度加重。胸廓出口综合征神经血管受压常发生在斜角肌三角、肋锁间隙、喙突下区域。以女性多见,多数为一侧。

(二)临床表现

1.症状

因受压神经或血管不同,症状也各异。神经受压症状较血管性症状常见。95%的患者有疼痛、感觉异常与麻木,常位于手指和手的尺神经分布区,也可在上肢、肩胛带和同侧肩背部疼痛并向上肢放射;晚期有感觉消失,运动无力,鱼际肌和骨间肌萎缩,第4～第5指指伸肌麻痹形成爪形手。

锁骨下动脉受压出现手臂或手的缺血性疼痛、麻木、疲劳、感觉异常、发凉和无力,部分患者出现雷诺现象,常为单侧;动脉闭塞常发生在锁骨下动脉,受压动脉远端扩张形成血栓使远端缺血,手指表现为持续发冷、发绀、发白。

锁骨下静脉受压出现疼痛、肿胀,手指僵硬、远端肿胀和发绀。

2.体征

(1)上肢外展试验:上肢外展180°时,上肢神经血管被胸小肌、肱骨头压迫,出现桡动脉搏动减弱。

(2)爱德生试验:也称斜角肌压迫试验,患者深吸气、伸颈,并将下颌转向受检侧,如桡动脉搏动减弱或消失则为阳性发现。

(3)伊登试验:也称肋锁挤压试验,双肩向后下拉,使第1肋骨与锁骨靠近,肋锁间隙缩小,压迫神经血管束产生症状。

(三)诊断要点

1.症状

患侧上肢疼痛和麻木感,部分疼痛发生在颈肩部,并可因过度用力,伴上肢外展和颈部过伸体位时出现或加重。

2.查体

上肢外展试验、爱德生试验、伊登试验可诱导桡动脉搏动消失或减弱,并诱发患者产生症状。

3.辅助检查

颈胸X线片可发现颈肋和第1肋骨畸形。肌电图检查测定尺神经传导速度,据此可判断臂丛神经受压的程度,正常尺神经传导速度均值为72m/s。

(四)治疗方案及原则

诊断明确后,经术前准备,针对病因择期手术治疗。手术方式包括第1肋骨切除(腋入路)、颈肋切除及前斜角肌离断术(锁骨上入路),术中注意预防神经粘连或复发。

三、胸壁结核

(一)概述

胸壁结核是指继发于肺或胸膜结核感染的肋骨、胸骨、胸壁软组织结核病变,是最常见的胸壁疾病,其病变可能侵犯胸壁各种组织。常见于30岁以下的青年人,男性较多。大多数患者症状不明显,或有轻度疼痛,脓肿可自行破溃,形成久不愈合的慢性窦道,病变多见于胸前壁,胸侧壁次之,脊柱旁更少。胸壁结核最常见的病因是肺结核、胸膜结核或纵隔淋巴结核由肺、胸膜的原发病灶侵入胸壁组织,通常可有3种途径:①结核菌由肺或胸膜的原发病灶经淋巴侵入胸壁组织,此为最常见的感染途径;②肺或纵隔的结核病灶穿破胸膜后,直接入胸壁各种组织,包括胸壁软组织以及骨和软骨都可受到损害;③结核菌经血循环侵入胸壁组织,病原菌破坏肋骨或胸骨,引起结核性骨髓炎,病变进展时可穿破骨质及骨膜,侵入胸壁软组织,这种情况比较少见。

(二)临床表现

1.症状

多无明显全身症状,若为原发结核病变活动期,患者可有结核感染反应,如低热、盗汗、乏力及消瘦等。局部胸壁结核有缓慢增大的肿块,可无红肿,也可能有轻微疼痛,但无急性炎症征象(寒性脓肿)。在按压时可能有波动感,穿刺可抽出乳白色脓液或少量干酪样物质,涂片或普通培养无化脓细菌。病变继续发展,肿块逐渐长大、变软、穿破皮肤,形成久不愈合的慢性窦道,长期流脓。

2.体征

病灶处呈半球形隆起,基底固定,肿块多有波动。有混合感染者触痛明显。如出现窦道,皮肤边缘多呈悬空现象。

(三)诊断要点

(1)患者肺部或其他器官如有结核病,出现没有急性炎症的胸壁肿块或已有慢性窦道形成者,应考虑胸壁结核的诊断。

(2)从穿刺脓液中找到结核杆菌,或取窦道处肉芽组织病理活检确定诊断。

(3)X线检查对胸壁结核的诊断很有帮助,有可能显示肺或胸膜的结核病变、肋骨或胸骨的破坏、胸壁软组织阴影。但肋软骨病变常不能在X线片上显示。

(四)治疗方案及原则

积极进行全身抗结核治疗,同时注意休息和加强营养。

如有活动性肺结核、纵隔或肺门淋巴结核,应在病情稳定后再行胸壁结核的手术。术中注意彻底清除结核病灶及窦道,术后继续抗结核药物治疗。

四、胸壁肿瘤

(一)概述

胸壁肿瘤是指胸廓骨骼组织和肌肉、血管、神经等软组织的肿瘤。胸壁肿瘤组织来源复杂，病理类型繁多，分为良性肿瘤和恶性肿瘤两大类，其中恶性占 50%～80%。发生在胸壁深层软组织的良性肿瘤常见的有神经纤维瘤、神经鞘瘤、纤维瘤、脂肪瘤等，恶性肿瘤常见的有恶性纤维组织细胞瘤、纤维肉瘤、神经纤维肉瘤、横纹肌肉瘤、脂肪肉瘤等。原发性骨骼肿瘤中，良性肿瘤常见的有软骨瘤、骨软骨瘤、骨纤维结构不良、骨纤维瘤、骨囊肿等，恶性肿瘤常见的有软骨肉瘤、骨肉瘤、恶性骨巨细胞瘤等。临床症状取决于肿瘤大小、部位、性质及与周围组织的关系，常见的症状和体征为疼痛和局部肿块。

(二)临床表现

1.症状

良性肿瘤病程长，缺少特异症状，仅少数有轻度的胸部疼痛。恶性肿瘤早期症状不明显，最常见的主诉是局部疼痛(压痛)和胸部包块。有局限性压痛，并逐渐加重者常提示为恶性病变。低龄和高龄者恶性可能性大，生长较快的肿瘤恶性可能性大。当有肋间神经痛、肢体麻木疼痛、霍纳综合征或上腹部放射痛，多提示肿瘤已压迫和侵犯周围组织。晚期的恶性肿瘤可有远处转移、胸腔积液或血性胸腔积液。瘤体向胸腔内生长时，可产生呼吸困难、刺激性咳嗽等症状，有的可发生病理性骨折。

2.体征

发生在前胸壁和侧胸壁的肿瘤多可触及肿块，在后胸壁的肿瘤早期常不易发现。肿物局部有不同程度的压痛。胸壁肿瘤晚期可出现胸腔积液。

(三)诊断要点

胸壁肿瘤的诊断较为容易，但在诊断中应尽可能明确肿瘤是起源于胸壁还是肺内肿瘤侵犯胸壁，是良性肿瘤还是恶性肿瘤，是原发性还是转移性肿瘤。

CT 扫描可清晰显示肿瘤部位、形态、大小、范围及有无转移，测定 CT 值可判断肿瘤密度，对诊断意义重大。如有明显的软组织肿块影，并有骨质破坏者，多提示恶性病变；若有广泛骨质破坏，又有放射状新骨形成时，多考虑骨肉瘤。软骨瘤或骨软骨瘤多表现为肿块密度普遍增高，并有点片状骨质形成，但无骨质破坏。肋骨巨细胞瘤 X 线表现为皂泡样透亮区、骨皮质薄如蛋壳。

必要时可行胸壁肿瘤穿刺活检明确病理诊断。

(四)治疗方案及原则

1.手术治疗

只要患者条件许可，胸壁的肿瘤无论良、恶性，排除恶性胸壁肿瘤远处转移时，均应手术切除。胸壁转移性肿瘤应根据原发病灶治疗情况酌情考虑手术治疗。术中对于胸壁恶性肿瘤须行扩大切除，胸壁缺损范围较大须行胸壁重建术。

2.放疗及化疗

某些对放、化疗敏感的胸壁恶性肿瘤可行术前或术后放、化疗。

第五节　胸膜疾病

一、胸膜间皮瘤

间皮瘤可发生于体内多个部位，按照美国有关资料的统计，胸膜间皮瘤占81.8%(其中男性87%，女性64%)，腹膜间皮瘤占14.4%，其余为心包、神经鞘膜、关节滑膜及睾丸鞘膜的间皮瘤。胸膜间皮瘤为胸膜原发性肿瘤，是来源于脏层、壁层、纵隔或横膈4个部分胸膜的肿瘤。国外发病率高于国内，分别为0.07%～0.11%和0.04%，病死率占全世界所有肿瘤的1%以下。我国大城市胸膜间皮瘤发病率为0.3/10万～0.5/10万，中、小城市发病率为0.1/10万～0.2/10万，其中男女发病比约为2∶1。病因多与石棉接触有关，也有学者认为与病毒、细菌的感染或其他理化因素有关。按其病理和临床转归特征分为恶性间皮细胞瘤和良性间皮细胞瘤，恶性间皮细胞瘤起于胸膜腔间皮细胞，预后不佳，而良性间皮细胞瘤预后良好。

(一)恶性间皮细胞瘤

1.概述

恶性间皮细胞瘤一般分为局限性恶性间皮细胞瘤和弥散性恶性间皮细胞瘤两种。恶性间皮细胞瘤的发病与接触石棉有关，从开始接触石棉到发生肿瘤通常需20～40年。恶性间皮细胞瘤也偶见于儿童，而患儿的双亲多从事石棉工作。发病年龄常为50～70岁，男性多于女性，其中位生存期为10～12个月。

2.临床表现

主要症状为剧烈胸痛及呼吸困难，其他症状包括消瘦、乏力、发热、声音嘶哑等。一半以上的患者有大量胸腔积液伴严重气短。无大量胸腔积液者胸痛常较为剧烈，体重减轻常见。

由于病变累及横膈，也可引起肩部和上腹部疼痛。当疾病进一步发展，出现体重减轻、干咳、进行性呼吸困难，部分患者可有低热，偶尔也可遇到低血糖、肥大性肺性骨关节病等，但这种变化也可见于良性间皮细胞瘤。

3.诊断要点

(1)症状：有石棉接触史的中老年人出现持续胸痛、气短且有渗出性胸腔积液，均应考虑恶性间皮细胞瘤的可能。

(2)X线胸片：胸部X线所见多有胸腔积液，且常可占据胸腔的50%，遮盖胸膜肿瘤阴影，大约1/3的患者在对侧胸腔能发现胸膜斑块。

4.治疗方案及原则

(1)治疗原则：局限型者应首选手术治疗，弥散型者可手术与化疗相结合。

(2)外科手术治疗：仅适于60岁以下和Ⅰ期上皮型肿瘤患者。

1)壁胸膜切除和纤维板剥除：适合于肺实质无深部病变者。

2)全胸膜全肺切除术：此手术常须切除心包和膈，并应用人工修补材料，切除相对彻底但创伤极大。Sugarbaker等于1991年报道的手术病死率已降至5.8%。

(3)化疗：培美曲塞被认为是目前治疗恶性胸膜间皮瘤最有效的药物。培美曲塞联合顺铂是目前一线治疗恶性胸膜间皮瘤的标准方案。健择(GEM)加顺铂(DDP)组成的GP方案也有一定疗效。

(4)放疗:对恶性间皮细胞瘤效果不明显。

(5)姑息疗法:呼吸困难是间皮瘤患者最为痛苦的症状,治疗性胸腔穿刺可以使呼吸困难症状缓解。恶性间皮细胞瘤的另一种常见症状为胸痛,可能是由于肿瘤侵犯胸壁所致,此种症状局部放疗可能有效,若疗效不满意须给予镇痛剂。

(二)良性间皮细胞瘤

1.概述

局限于胸膜的良性肿瘤,与恶性间皮细胞瘤相比预后良好,但较为少见,近25年来在Mayo医院只见到52例,多数为良性间皮细胞瘤,可无石棉接触史。

2.临床表现

较常见症状为咳嗽、胸痛、气短,约50%的良性间皮细胞瘤患者可无任何症状,多在胸部常规X线检查时被发现;25%的患者可有发热但无其他感染症状;20%的患者可见有肥大性肺性骨关节病(HPO),而肿瘤越大越常见。当手术切除间皮瘤后,几乎所有患者HPO症状相继消失。

良性间皮细胞瘤常合并有副瘤综合征如低血糖症。文献中报道,360例良性间皮细胞瘤患者有4%发生症状性低血糖。其发生机制尚不清楚,肿瘤切除后,低血糖症状可消失。

3.诊断要点

(1)X线检查:所见为孤立、境界明显的肿块,位于肺周边部或叶间处。肿块也可以呈分叶状,合并胸腔积液者约占10%,有无胸腔积液对预后无任何影响。肿块也可大到占据整个胸腔,使纵隔、心脏移位,在肿块阴影中有时可见到钙化。

(2)开胸探查:对于诊断是必要的,由于良性间皮细胞瘤同样也可以引起全身症状,所以对怀疑恶性间皮细胞瘤的患者,在采取放疗或化疗之前,必须取得组织学的证据。

4.治疗方案及原则

良性间皮细胞瘤的首选治疗措施是外科手术切除,如果肿瘤起源于脏层胸膜,部分肺组织也相应切除,手术可治愈90%的患者。其余患者的病情可能有反复,这种反复或复发可出现在手术切除10年以后,因此,有人主张手术后每年行胸部X线检查,以便及时判断有无复发。

二、自发性气胸

(一)概述

自发性气胸相对于获得性气胸,指在无外伤或人为因素情况下,脏胸膜破裂,气体进入胸膜腔导致胸腔积气而引起的病理生理状况,大多为肺泡破裂后产生,好发于青少年、吸烟者及瘦高体型者。继发于慢性阻塞性肺疾病、肺结核等胸膜及肺疾病者称继发性气胸。按病理生理变化又分为闭合性(单纯性)、开放性(交通性)和张力性(高压性)3类。

(二)临床表现

1.症状

主要症状为呼吸困难、患侧刀割样胸痛、刺激性干咳。张力性气胸者严重烦躁不安,可出现发绀、出冷汗甚至休克。

2.体征

少量或局限性气胸多无阳性体征。典型者气管向健侧移位，患侧胸廓饱满，呼吸动度减弱，叩诊呈过清音，呼吸音减弱或消失。左侧气胸并发纵隔气肿者，有时心前区可听到与心率一致的噼啪音(黑曼征)。

(三)诊断要点

1.X线胸部检查

为最可靠的诊断方法，可判断气胸程度、肺被压缩情况，有无纵隔气肿、胸腔积液等并发症。

2.其他检查

血气分析，对肺压缩＞20％者可出现低氧血症；胸腔穿刺测压，有助判断气胸的类型；胸腔镜检查，对慢性、反复发作的气胸有助于弄清肺表面及胸膜病变情况；血液学检查，无并发症时无阳性发现。

(四)治疗方案及原则

1.对症治疗

应卧床休息，给予吸氧、镇痛、止咳，有感染时给予抗生素治疗。

2.胸腔减压

(1)闭合性气胸，肺压缩＜20％者，单纯卧床休息气胸即可自行吸收；肺压缩＞20％症状明显者应胸腔穿刺抽气1～2次/天，每次600～800mL为宜。

(2)开放性气胸，应用胸腔闭式引流排气，肺仍不能复张者，可加用负压持续吸引。

(3)张力性气胸，病情较危急须尽快排气减压，同时准备立即行胸腔闭式引流或负压持续吸引。

3.手术治疗

经内科积极治疗肺仍不能复张，应考虑手术治疗。自发性气胸的外科手术包括切除破裂的肺大疱以及破裂口的基底部病灶，并可采用胸膜粘连方法以固定胸膜。适当的外科治疗可治愈气胸，利于肺尽早复张，了解引起气胸的基础病变，采取可靠的根治性治疗措施，防止复发。

手术适应证：①张力性气胸；②复发性气胸，首次自发性气胸发作，应建议行胸腔闭式引流术，但手术后破口长期不愈合，或同侧再次发作自发性气胸，应外科手术治疗；③慢性气胸，自发性气胸在急性发作时治疗不恰当，使萎陷的肺表面纤维素沉积，形成纤维板，肺表面破口不能闭合，肺难以复张，手术的目的是缝闭肺表面破口，切开或切除肺表面的纤维板，使肺尽可能复张；④血气胸。

三、脓胸

(一)概述

脓胸是指正常状态下无菌的胸膜腔被致病菌侵入，发生感染积脓。脓胸多由化脓性细菌所引起，多数脓胸继发于肺部感染。在小儿，金黄色葡萄球菌肺炎是常见原因。部分也可因开放性胸外伤、胸内手术、膈下脓肿或败血症所引起。

按照病变范围分类：脓液占满整个胸腔者，称全脓胸；脓液局限于部分胸腔内，称为局限性

(包裹性)脓胸。根据病程长短,分为急性和慢性两类,事实上二者无明确的界线。急性脓胸大部分继发于各种肺炎,慢性脓胸绝大部分由急性脓胸转变而来。脓胸如为肺脓肿破裂所致,或并发支气管胸膜瘘,则有气胸同时存在,称为脓气胸。脓胸未进行引流,脓液可穿向胸壁皮下组织(称自溃性脓胸),溃破后形成脓窦,或向肺部穿破形成支气管胸膜瘘,脓液经支气管胸膜瘘流入对侧肺内引起感染。脓胸还可并发纵隔脓肿、肋骨或胸骨骨髓炎、败血症等。

(二)临床表现

1.急性脓胸

(1)高热、胸痛、气促、咳嗽,伴支气管胸膜瘘者有体位性咳痰。

(2)患侧胸部呼吸受限,胸廓饱满,气管移向对侧,肋间隙增宽,叩诊呈浊音或实音(脓气胸叩诊呈上部鼓音,下部浊音),听诊呼吸音减弱或消失。

2.慢性脓胸

(1)反复发热(低热)、食欲缺乏、胸部隐痛、气促、咳嗽,伴支气管胸膜瘘者咳大量脓痰。

(2)慢性消耗性病容、消瘦、贫血、营养不良(血浆蛋白降低),患侧胸壁塌陷,气管向患侧移位,肋间隙变窄,呼吸运动受限,叩诊呈实音,呼吸音减弱或消失,脊柱侧弯,杵状指(趾)。

(三)诊断要点

1.急性脓胸

(1)有肺炎、胸外伤或胸部手术史,发热、胸痛、咳嗽、气促,血液白细胞及中性粒细胞计数增多。

(2)有胸膜腔积液体征,积脓多者可有纵隔移位。

(3)胸部X线检查胸腔内有积液现象,纵隔推向健侧,伴支气管胸膜瘘时见肺萎缩及液平面。

(4)胸腔穿刺抽出脓液可确诊,细菌培养可为阳性。胸穿后可注入亚甲蓝(美蓝)1mL,确定有无支气管胸膜瘘。

2.慢性脓胸

(1)有急性脓胸处置不当或引流不畅,或有引起脓胸的原发病未愈的病史,脓腔尚未闭合。

(2)呈慢性消耗体质、低热,患侧胸膜增厚,胸壁下陷或有积液体征,常有杵状指(趾)。

(3)胸部X线检查可见胸廓下陷、胸膜增厚、肋间隙变窄,有积液或液气平面。胸壁窦道碘油造影见有脓腔,有时可见胸膜钙化影。

(4)胸腔穿刺抽出脓液,培养有细菌生长。胸内注入亚甲蓝检查,可确定有无支气管胸膜瘘。

(四)治疗方案及原则

治疗方案针对脓胸的不同时期分为急性脓胸的治疗及慢性脓胸的治疗。

1.急性脓胸

(1)根据脓液细菌培养及药物敏感试验选用有效抗生素控制感染。

(2)全身支持治疗包括加强营养、补充能量和蛋白质,必要时可多次间断给予输血。排尽脓液促使肺早日复张。

(3)及早反复胸膜腔穿刺,抽除稀薄脓液。对经反复穿刺后效果不佳者应及早行胸腔闭式引流。对小儿金黄色葡萄球菌肺炎引起的脓胸多主张早期行胸腔闭式引流，可获较好效果。

(4)纤溶酶治疗：针对脓液稠厚、引流不畅的病例。

(5)手术治疗：脓胸早期清创术。

2.慢性脓胸

(1)慢性脓胸除了针对致病菌应用敏感抗生素外，更应注重全身的营养支持治疗。

(2)纤维板剥离术。针对病程不长，肺内无病变者。

(3)纤维板剥离术＋胸膜肺切除术。针对病程长，肺内有病变或支气管胸膜瘘者，可行胸膜肺切除，如一侧肺完全毁损，可行胸膜全肺切除。

(4)肌瓣填塞术。对病程长，有难以闭合的支气管胸膜瘘或较大脓腔的病例，可选用胸壁带蒂胸大肌瓣移植。

(5)大网膜移植术。肺组织已严重纤维化或肺内有病变不宜膨胀者(如空洞型肺结核)，以及胸膜离术失败者，如脓腔容量在 150mL 左右可用大网膜填塞，消灭脓腔。

四、乳糜胸

(一)概述

乳糜胸为不同原因导致胸导管破裂或阻塞，使乳糜液溢入胸腔所致。乳糜胸发生原因多样，以损伤、结核、丝虫病、肿瘤最为常见。

1.外伤性

胸部外伤或者胸内手术如食管、主动脉、纵隔或心脏手术可能引起胸导管或其分支的损伤，使乳糜液外溢入胸膜腔。有时脊柱过度伸展也可导致胸导管破损。近年来，广泛采用的肺癌系统性淋巴结清扫也会损伤胸导管，临床上并不少见。

2.梗阻性

胸腔内肿瘤如淋巴肉瘤、肺癌或食管癌压迫胸导管发生梗死，梗阻胸导管的近端因过度扩张，压力升高，使胸导管或其侧支系统破裂。丝虫病引起的胸导管阻塞目前甚为罕见。

其他原因引起的乳糜胸甚为少见，纵隔或肺淋巴管的先天性异常偶尔见于新生儿的乳糜胸病例，极少数肝硬化门静脉高压病例，因血栓或其他原因产生身体上部大静脉梗阻或者肺淋巴血管瘤引起胸膜下淋巴液的渗出，可能造成一侧或双侧乳糜胸。

(二)临床表现

(1)大量的乳糜液蓄积在胸腔可以造成呼吸困难、心排出量减少和循环血量不足，临床表现为胸闷、气促，尤以活动量大或进食较多脂肪性食物时明显。

(2)少量乳糜性胸腔积液时可无阳性体征；量多时患侧呼吸运动减弱，叩诊呈浊音，呼吸音减弱或消失。

(3)X 线胸片见单侧或双侧胸腔积液。

(4)胸腔穿刺可抽出大量乳白色液体，如合并出血，乳糜液也可呈血性。

(三)诊断要点

(1)依据症状和体征。

(2)影像学检查。胸部 X 线、CT、淋巴造影(经下肢淋巴管造影，于第 1、第 2 趾间皮下注射染色剂，然后切开皮肤显露染色的淋巴管，注入有机碘造影剂，于注完后即刻及 12h、24h 后分别摄片，使下肢、盆腔及胸导管显影，对于确诊乳糜胸帮助较大）。

(3)个别情况下，胆固醇性和结核性胸膜炎以及类风湿关节炎和恶性肿瘤引起的胸腔积液也可以呈牛奶样，因含有微量的脂肪和脂肪球，使苏丹Ⅲ染色呈阳性反应。分析胆固醇/三酰甘油的比例有助于鉴别诊断。真乳糜胸的胆固醇/三酰甘油比值<1，而假性乳糜胸则>1。另外，如果每100mL胸液中三酰甘油的含量>110mg，则99%是真乳糜胸；如果三酰甘油的含量<50mg，则仅有5%是真乳糜胸。最简单的方法是让患者吃奶油制品，乳糜液明显增加则支持乳糜胸的诊断。

(四)治疗方案及原则

乳糜胸一旦确诊，应立即采取禁食、输血、静脉补液、高营养支持治疗，胸腔穿刺或闭式引流可使肺完全膨胀。恶性肿瘤引起者应对肿瘤进行放疗。50%的患者可通过保守治疗，而另50%的患者需要手术。

1.保守治疗

(1)禁食、静脉补液、高营养支持，行胸腔闭式引流。

(2)应用生长抑素，抑制乳糜产生。

(3)胸腔内注射胸膜粘连剂，促进胸膜粘连，以封闭胸导管瘘口。

(4)治疗成功后，逐步恢复正常饮食。

2.手术治疗

(1)手术适应证：①发病急且由创伤引起；②胸液进行性增加，引起后未见减少；③一般情况尚好，非恶性肿瘤侵犯引起；④保守治疗无效，应给予积极手术。

(2)术前准备：术前充分纠正营养不良和电解质紊乱，输血，摄入高蛋白饮食，控制呼吸道感染，术前3～4h给予高脂肪饮食，有助于术中寻找胸导管和其破损部位。

(3)手术治疗：气管内插管，静脉复合麻醉。常取左卧位、右侧手术，也可做左侧手术。①经右胸结扎胸导管。右后外侧切口经第5或第6肋间进胸，吸净胸内积液，将肺推向前方，暴露后纵隔，在奇静脉与主动脉之间寻找白色半透明4～5mm粗的胸导管，破损两端用粗线双重结扎，然后用纱布吸干积液，仔细观察有无漏出；②经左胸结扎胸导管，在主动脉上方切开纵隔胸膜，在锁骨下动脉后方找出胸导管，双重结扎，如破损在主动脉弓下，则按右进胸方法，在奇静脉和主动脉之间寻找胸导管，并予结扎。

第六节　先天性心脏病

一、动脉导管未闭

动脉导管未闭(PDA)，是常见的先天性心脏病(CHD)，占先天性心脏病的12%～15%。动脉导管是胎儿期血流经肺动脉至主动脉的通道。动脉导管组织结构与动脉不同，主要由呈螺旋状排列的平滑肌细胞组成。足月产婴儿出生后，随着呼吸肺血管阻力降低，血液氧分压增高，前列腺素水平下降，缓激肽等物质的产生，导管平滑肌收缩，内膜增厚并向管腔内突入，阻断导管的血流，10～20h 内导管呈功能性关闭。85%的足月产婴儿于出生后 4 周左右导管内膜纤维组织弥散性增生，逐渐纤维化至永久性闭塞，成为动脉韧带。早产儿由于出生后继续发育，导管自然闭合可能性大，但因对前列腺素敏感，闭合稍晚。由于某些原因逾期不闭合者即为动脉导管未闭。动脉导管未闭可单独存在或与主动脉缩窄、室间隔缺损、法洛四联征等并存。

（一）病理解剖

动脉导管通常位于主动脉峡部和左肺动脉起始处，其粗细、长短不一，一般长 2～10mm，直径为 4～12mm，最粗可达 20mm。按其形态可分为：①管型，两端骨径均等；②漏斗型，主动脉端粗，肺动脉端细，形如漏斗；③窗型，主动脉、肺动脉紧连，导管粗而短；④动脉瘤型，导管中部呈瘤样膨大，管壁很薄；⑤哑铃型，两端粗、中间细。前两型多见，尤其是管型。

（二）病理生理

出生后主动脉压力升高，肺动脉阻力下降。无论收缩期或舒张期，主动脉压力均超过肺动脉，主动脉血经动脉导管持续流向肺动脉，形成左向右分流。分流量大小取决于主动脉和肺动脉之间的压力阶差和导管的粗细，可达左心排出量的 20%～70%。左心房回心血量增加。左心容量负荷加重，导致左心室肥厚、扩大，甚至左心衰竭。由于肺血量增加，肺循环压力升高，右心负担加重，甚至右心室肥大。肺小动脉长期承受大量主动脉血流而引起痉挛性收缩和继发性管壁增厚，肺循环阻力逐渐增高。当肺动脉压力等于主动脉舒张压时，仅收缩期存在分流，当其压力接近或超过主动脉压力，呈双向或逆向分流，临床上出现发绀和下半身重于上半身的分离性发绀，形成艾森门格综合征，终致右心衰竭。

（三）临床表现

与导管粗细、分流量大小和肺血管阻力有关，导管细、分流量小，常无症状；导管粗、分流量大，症状明显。易发生肺部感染、气促、乏力、发育不良或反复心力衰竭。

1.体格检查

在胸骨左缘第 2 肋间可闻及连续性机器样杂音，收缩期增强，舒张期减弱，局部触及震颤。收缩压正常，舒张压降低，脉压增大。四肢动脉可触及水冲脉，股动脉可闻及枪击音。分流量大者，心尖部可闻及舒张期杂音。肺动脉高压者，仅有收缩期杂音或杂音消失，而肺动脉瓣第二音亢进。

2.心电图检查

正常或左心室肥大。肺动脉压力增高，则左、右心室肥大。

3.X 线检查

分流量大者左心缘向左下延长，主动脉结突出，可呈漏斗状，肺血管影增多，透视下有舞蹈征象。

4.超声心动图检查

显示左心房、左心室增大，胸主动脉起始部与肺动脉间的动脉导管和经导管的血流信号，可测得导管的长度、内径和分流大小。

5.心导管检查

诊断不明确或病情重，须了解肺动脉压力和阻力时，行此检查。右心导管可通过动脉导管进入主动脉内，肺动脉内血氧增高。升主动脉逆行造影时主动脉峡部可显示动脉导管影和肺动脉影。

根据杂音的性质和位置、周围血管征，结合心电图、X线胸片和超声心动图检查，一般不难诊断。但应与主动脉—肺动脉间隔缺损，主动脉窦动脉瘤破裂，冠状动、静脉瘘和室间隔缺损伴主动脉瓣关闭不全等心脏病相鉴别。临床症状、体征不典型的病例，右心导管检查或逆行主动脉造影可确诊。

（四）手术治疗

1.手术适应证

早产儿、婴幼儿反复发生肺炎、呼吸窘迫和心力衰竭，药物难以控制，应及时手术；检查已提示左心容量负荷增加，肺血增多，或心导管检查 Qp/Qs≥1.5，应尽早手术；导管细、无症状，不影响发育者，多主张4～5岁时手术。随着麻醉、手术安全性的提高，也有主张更早手术者。严重肺动脉高压，呈双向分流或逆向分流，动脉导管已成为右心排血通道，不能阻断其血流。发绀型心脏病（如肺动脉闭锁、法洛四联征、大动脉错位等）所合并的动脉导管是低氧饱和度血进入肺内氧合的唯一或重要途径，除非同时行畸形矫治，否则不能单独阻断其血流。

Porstman 成功采用心导管封堵术治疗动脉导管未闭以来，其技术及填塞材料不断改进，以及20世纪90年代初开展起来的电视胸腔镜下导管结扎术，都因具有切口小、创伤轻、恢复快等优点，易为患者所接受。但因有各自的严格适应证、禁忌证，外科手术仍是动脉导管未闭的主要治疗方法。

2.手术方法

外科闭合动脉导管有结扎、切断缝合、体外循环下缝闭3种方法，手术径路有左侧胸切口和前胸正中切口2种，采用哪种方法视病情和医生习惯而定。

(1)左侧胸切口：全麻插管后右侧胸90°卧位，左后外侧第4肋间或第5肋床切口（也有采用腋中线皮肤纵行切口）进胸，或胸膜外显露动脉导管二角区。①结扎术：纵行切开导管三角区纵隔胸膜，沿内侧胸膜切缘缝置牵引线，牵开迷走神经，显露动脉导管，游离导管上缘、下缘和后壁，绕导管套10号双丝线、单丝线各1根，行导管钳闭试验1～3min，若无心率增快或血压下降，则加深麻醉和药物降压至动脉压为70～80mmHg，按先双后单的顺序结扎丝线，扎闭导管。此法最为常用；②钳闭术：显露、游离血管后，根据导管的粗细选择适宜规格的钽钉钉闭导管。操作简便，效果确实；③切断缝合术：导管充分游离降压后，用2把导管钳钳夹动脉导管，在两钳之间的主动脉侧用4－0 Prolene线或5－0 Prolene线连续缝合法边切边缝，然后缝合肺动脉侧切缘。常在主动脉侧钳夹2把导管钳，以防导管滑脱大出血。此法适用于导管粗大、术中损伤出血或感染后不宜结扎和钳闭的病例。对手术难度较大的病例，可应用 Putts—Smith 钳稳固阻断动脉导管的起始部和肺动脉侧，再行导管切断缝合。

(2)前胸正中切口：在全麻气管插管、体外循环支持下闭合动脉导管。

适用于：①左侧胸膜粘连重，显露动脉导管困难；②动脉导管结扎后再通；③导管太粗，或呈窗型；④合并心内畸形需一并矫治。

术式有两种：①心包外结扎术：体循环下，向下牵拉肺总动脉，切开肺动脉分叉处及左肺动脉心包返折，显露动脉导管，紧贴左肺动脉游离导管左右间隙和后壁，套10号丝线结扎动脉导管；②肺动脉切口内缝合法：体外循环血流降温，在降温过程中以手指按压导管表面以阻断导管血流，或切开肺动脉，堵住导管口，以减轻术后肺损伤和全身灌注不良。鼻咽温度降至20～25℃时，减低流量[10mL/(kg·min)]，经主肺动脉切口显露动脉导管内口，用带垫片的4－0 Proline头针褥式缝合，分别从导管开口的肺动脉壁下缘进针，由其上缘穿出肺动脉打结，直接缝闭动脉导管。导管口径＞15mm者，不宜直接缝闭，采用涤纶片沿肺动脉的导管开口边缘做连续缝合，以封闭导管。

二、主动脉缩窄

主动脉缩窄在西方国家是一种较常见的先天性心血管疾病，占先天性心血管疾病的7%～14%，亚洲国家发病率相对较低，占先天性心血管疾病的1.1%～3.4%，国内报道略低于此数。本病多见于男性，男女发病比为2∶1～4∶1。

(一)病理解剖

可发生于主动脉的任何部位，绝大多数位于左锁骨下动脉远端和动脉导管或动脉韧带连接处的上动脉，发病机制尚不清楚，有多种理论，主要有：①导管吊带理论，在动脉导管闭合过程中，肌性组织收缩和纤维化累及主动脉峡部是其局限性狭窄的主要原因，组织学证实缩窄的梗阻内嵴是由类似导管组织细胞所构成的；②流体理论，即在胎儿时期，一些左向右分流的心内畸形或瓣膜病变使主动脉峡部血流减少而导致主动脉缩窄。临床上主动脉缩窄合并室间隔缺损、卵圆孔未闭、房间隔缺损、二尖瓣狭窄和主动脉瓣二瓣化的心内先天性畸形较为常见，且一些右心排出量降低的疾病如法洛四联征、肺动脉瓣狭窄和三尖瓣闭锁几乎不会合并主动脉缩窄。然而两种理论都不能完全解释不同类型的主动脉缩窄。

1903年，Bonnet将主动脉缩窄分为婴儿型和成人型。后来根据缩窄与动脉导管或动脉韧带的关系，将婴儿型称为导管前型，成人型称为导管后型和近导管型。①导管前型：动脉导管多呈开放状态，常合并心内畸形；②导管后型和近导管型：动脉导管多已闭合，很少合并心内畸形，此型临床上最常见，约占90%。因上述分型不能准确地反映其临床现象和病理变化，则有主张分为单纯型和复合型。单纯型动脉导管已闭合，复合型动脉导管未闭合。国际小儿心脏外科命名和数据库建议按以下分型：①单纯主动脉缩窄；②主动脉缩窄合并室间隔缺损；③主动脉缩窄合并复杂心内畸形；④主动脉缩窄合并峡部和(或)弓部发育不良。

主动脉缩窄常为局限性，管壁中层增厚，内膜增生呈环状或隔膜样凸向腔内，使管腔不同程度地缩小，严重者可缩小至几毫米甚至呈针尖大小的偏心或中央小孔。缩窄的主动脉远端常有扩张，管壁变薄。另外，常同时伴有主动脉峡部或远端主动脉弓(左锁骨下动脉和左颈总动脉之间)的狭窄。当缩窄管腔面积小于50%时才出现明显压差，随着狭窄范围的延长压差更为明显。据统计，33%为中度狭窄，42%为针孔样重度狭窄，25%为管腔闭锁。在成人偶见假性主动脉缩窄，可能因主动脉弓部过长，动脉导管或动脉韧带对面的主动脉发生扭曲、成角畸形，外形似缩窄，其管腔内却无隔膜样结构，也无明显压力阶差。但扭曲、成角远端动脉内涡流会导致主动脉扩张和主动脉瘤形成。

(二)病理生理

主动脉缩窄的血流动力学改变主要是缩窄近心端血压增高，左心室后负荷加重，出现左心室肥大、劳损。缩窄远心端血管内血流减少、血压低，严重缩窄者可出现肾脏和下半身的血液供应不足，造成低氧血症、少尿、酸中毒。导管前型主动脉缩窄患者的下半身血流部分为经动脉导管流入的肺动脉血液，引起下半身，尤其是足趾发绀。出生后3～6个月可逐渐建立上、下肢侧支循环，以缓解下半身血液供应不足，主要通过锁骨下动脉的分支与胸部和下半身的动脉相交通。

(三)临床表现

与主动脉缩窄的程度、类型和是否合并心内畸形有关。若主动脉缩窄较轻，不合并心内畸形，多无症状，少数患者时有头痛、鼻出血，双腿容易疲劳。多在体检时发现下肢血压高，进一步检查才被诊断。严重主动脉缩窄或合并心内畸形者，症状出现较早。出生后即有充血性心力衰竭症状，主要表现为气促、多汗、喂养困难和代谢性酸中毒。严重主动脉缩窄的新生儿和婴幼儿侧支血流不足，一旦动脉导管闭合，可迅速导致急性充血性心力衰竭、代谢性酸中毒和肾衰竭。

1.体格检查

颈动脉搏动明显，胸骨柄上窝可触及搏动，胸骨左缘第2肋、第3肋间和左背肩胛骨旁均可听到收缩期杂音。桡动脉搏动强、上肢血压高，足背动脉或股动脉搏动弱，甚至难触及，下肢动脉压低或难测。

2.心电图检查

正常或左心室肥大劳损。

3.X线检查

心影可正常或有不同程度的左心室增大。伴有心力衰竭的患者，全心增大。主动脉峡部凹陷，其上、下扩大，而呈“3”字形影像。偶可见第4～第9肋骨下缘受侵蚀的X线征象。

4.超声心动图检查

锁骨上窝探查有助于诊断，可示降主动脉缩窄的部位，加速的血流声学信号和缩窄近、远端的压力阶差。

(四)诊断

根据病史，上、下肢血压差异，心脏杂音的性质、部位和传导方向，结合X线、超声心动图和心电图，可做出诊断，也不难与动脉导管未闭、高位室间隔缺损伴主动脉关闭不全等疾病相鉴别。临床表现不典型者，心导管和心血管造影检查可明确缩窄的部位、程度与周围血管的关系及侧支血管分布情况，以资诊断和鉴别诊断。MRI检查是主动脉缩窄最为安全、理想的检查方法，采用三维成像或数字减影技术可清晰地显示主动脉缩窄的病变全貌，有益于手术方法的选择。

(五)手术治疗

1.手术适应证

一般认为缩窄近、远两端的压力阶差≥30mmHg，即具备手术指征。关于手术时间，意见很不统一，原因是婴幼儿期手术病死率高，术后可能发生再缩窄。近年来随着外科技术的进展，术前准备和术后处理的改善，可吸收缝线的应用，手术的近、远期疗效均有明显提高。故在手术时间选择上已基本一致。婴儿期出现心力衰竭，经积极的内科治疗，心力衰竭能完全控制，手术可推迟到合适的年龄进行。若心力衰竭反复发作，或不能完全控制则主张尽早手术。

诊断为单纯性主动脉缩窄的婴幼儿，其上肢血压过高(>150mmHg)，也应及时手术。

关于合并心内畸形是否同期手术，有不同的意见。多主张分期手术，同一期纠正创伤太大，手术病死率高。先行主动脉缩窄解除术，3～4 周后再行心内畸形矫治较为安全、稳妥。近年很多心脏中心采取一期手术，也获得了满意疗效。

2.手术方法

对病情危重的新生儿，术前静脉滴注前列腺素 E，保持动脉导管开放。给予碳酸氢钠纠正酸中毒。采用浅低温麻醉，上、下肢动脉持续压力监测。右侧卧位，左侧第 4 肋间后外侧切口进胸，显露病变区域。根据年龄、缩窄程度、长度及局部条件选择合适的手术方法。常用术式有以下 6 种。

(1)缩窄楔形切除术(Walker 手术)：若缩窄段甚短，可偏向一侧，可将缩窄段楔形切除，对端吻合。

(2)缩窄段切除，对端吻合术(Crafoord 手术)：充分游离缩窄的近、远端，切除缩窄段，用可吸收线行端对端连续缝合。适宜于缩窄段较局限的患者。

(3)锁骨下动脉与缩窄远端吻合术：有切除缩窄段，锁骨下动脉与缩窄远端行端端吻合(Clagett 手术)和直接将锁骨下动脉与缩窄远端行端侧吻合(Blalock 手术)两种方法，适用于锁骨下动脉很粗的患者。

(4)左锁骨细动脉血管片主动脉成形术：左锁骨下动脉为自体材料，有潜在生长能力，应用较多。常有以下两种术式。①左锁骨下动脉翻转片主动脉成形术(Waldhausen 手术)：充分利用左锁骨下动脉的长度，结扎并切断远端分支，纵行剪开血管和缩窄段的主动脉，以加宽与纵行切开的缩窄段的主动脉切口的延续，将呈血管瓣片状的左锁骨下动脉翻下，以加宽缩窄的主动脉。适用于左锁骨下动脉粗、缩窄段较长的病例；②改良锁骨下动脉主动脉成形术(Mendonca 手术)：此术式的优点是避免左锁骨下动脉分支的结扎和切断，保持了左上肢搏动性血流。充分游离左锁骨下动脉及其分支和缩窄段主动脉，从锁骨下动脉起始部切断，分别纵行剪开锁骨下动脉后侧壁和缩窄段主动脉，切除缩窄环，将左锁骨下动脉片近端牵向主动脉切口远端，行连续缝合。

(5)补片成形术：纵行劈开缩窄段血管，剪除缩窄纤维环，以人工补片加宽缝合。适用于年长患者。

(6)主动脉旁路或替换术：适用于年龄较大的患者，置入的人造血管口径可满足成长需要。

经皮导管球囊扩张血管成形术和腔内支架置入术也是主动脉缩窄的治疗方法。但出于安全性和有效性的考虑，曾认为此技术仅适宜于一般情况差、手术风险高的婴幼儿，尤其适用于严重心力衰竭、不能耐受开胸手术的患儿。随着介入医学的发展，其适应证已放宽。

三、房间隔缺损

房间隔缺损(ASD)是胚胎发育期的原始心房分隔成左、右心房过程中，因某种因素影响，第一房间隔或第二房间隔发育障碍或吸收过多，间隔上遗留缺损，导致左、右心房间存在血液分流的先天性畸形。房间隔缺损为常见的先天性心脏病，可分为原发孔缺损和继发孔缺损两种类型，以后者居多，占先天性心脏病的 10%左右。女性发病率高，是男性的 2～3 倍。

继发孔房间隔缺损位于冠状动脉窦的后上方，绝大多数为单孔，少数为多孔，也有呈筛状的。根据相应解剖部位可分为4种类型。

中央型(卵圆孔型):最常见(占75%~80%),呈椭圆形,可伴有右肺静脉回流异常。

下腔型:约占10%,缺损较大,房间隔下缘完全缺损或仅残留极少的薄膜样组织。

上腔型(静脉窦型):缺损位于上腔静脉与右心房连接处,常伴有右肺静脉回流异常。

混合型:缺损巨大,常兼有上腔型和下腔型的特点,临床上较为少见。继发孔房间隔缺损时伴有其他心内畸形,如肺动脉瓣狭窄、异位肺静脉连接、三房心、二尖瓣狭窄(Lutembacher综合征)等。

原发孔房间隔缺损位于冠状静脉窦的前下方,由于左侧心内膜垫前、后结节分离,常伴有不同程度的二尖瓣大瓣裂。二尖瓣大瓣和三尖瓣隔瓣均直接附着在室间隔上,瓣下无室间隔缺损。

(一)病理生理

正常左心房压力为8~10mmHg,右心房压力为3~5mmHg,房间隔缺损时,左心房血液经缺损向右心房分流。分流量的多少取决于心房间压力阶差,缺损的大小和左、右心室充盈阻力的大小。原发孔房间隔缺损的分流,还与二尖瓣的反流程度有关。初生婴儿两侧心室的厚度和顺应性大致相同,缺损几无分流。随着肺动脉压力的下降,左向右分流逐渐增加,可达到循环血流量的2~4倍。大量血液经肺动脉瓣流入双肺,正常肺动脉瓣变得相对狭窄。长期高容量负荷导致右心房、右心室增大和肺动脉扩张。初期肺小动脉痉挛,肺动脉压力升高。随着年龄增长,肺小动脉管壁内膜增生和中层增厚,管腔狭小,肺血管阻力增加,终致梗阻性肺动脉高压。右心室、右心房心肌肥厚,压力升高,经缺损的分流量逐渐减少。当右心房压力高于左心房时,出现右向左分流,引起发绀,即所谓艾森门格综合征。原发孔房间隔缺损的患者,因存在二尖瓣反流,心房压差更大,其病理改变重于继发孔房间隔缺损。

(二)临床表现

继发孔房间隔缺损分流量较小者,儿童期多无明显症状,即使中度以上的分流,临床症状也不明显,常在体检时发现。一般到了青年期,才出现劳力性气促、乏力、心悸等症状,易发呼吸道感染和右心衰竭。病情发展为阻塞性肺动脉高压时,可出现发绀。原发孔房间隔缺损症状出现早、表现重。

1.体格检查

无临床症状者,体征也较轻。表现为左前胸略下降,右心搏动增强,胸骨左缘第2~第3肋间可闻及Ⅱ~Ⅲ级吹风样收缩期杂音,部分患者杂音不明显,但肺动脉瓣第二音(P2)分裂。肺动脉高压者,P2亢进。当发生右心衰竭时,肝大,甚至出现腹腔积液和下肢水肿。原发孔房间隔缺损除上述体征外,在心尖部可闻及Ⅱ~Ⅲ级收缩期杂音。

2.心电图检查

继发孔房间隔缺损,呈电轴右偏,不完全性或完全性右束支传导阻滞,P波高大,右心室肥大。原发孔房间隔缺损,常呈电轴左偏和P-R间期延长,可有左心室高电压和左心室肥大。

3.X线检查

主要表现为右心增大、肺动脉段突出、主动脉结小,呈典型梨形心。肺部充血改变,透视下可见肺门"舞蹈征"。原发孔缺损可见左心室扩大,肺门血管增大明显。

4.超声心动图检查

超声心动图是该病最主要的诊断方法。二维彩色多普勒超声可明确显示缺损的位置、大小，可确定心房水平的分流方向、肺静脉的位置和右心大小。并可明确原发孔房间隔缺损患者大瓣裂和二尖瓣反流的程度。

(三)诊断和鉴别诊断

根据体征和超声心动图的检查结果，结合心电图、X线特征，不难诊断。少数不典型病例或有肺动脉高压的患者可行右心导管检查，其右心房血氧含量比上、下腔静脉高出1.9%容积，或导管进入左心房，则房间隔缺损诊断可确立。测得的肺动脉压力和换算得出的肺血管阻力对病情的判断和手术适应证的掌握很有帮助。少数分流量很高的患者，肺动脉瓣区的收缩期杂音很响，应与高位室间隔缺损、肺动脉瓣狭窄相鉴别。根据各自的心电图、X线、超声心动图的特点，易于鉴别。

(四)手术治疗

1.手术适应证

①房间隔缺损已有右心负荷增加或心导管检查 Qp/Qs＞1.5，即使无症状，也应择期手术治疗，适宜的手术年龄为2～5岁；原发孔房间隔缺损，应尽早手术；②成年人和已有轻度至中度肺动脉高压的房间隔缺损者，应及时手术；③重度肺动脉高压和年龄在50岁以上的房间隔缺损仍为左向右分流者，经内科治疗情况改善后可手术治疗，但手术风险高。肺动脉高压已呈双向分流，出现发绀和右心衰竭，为手术禁忌证。

2.手术方法

近年对部分继发孔房间隔缺损已普遍采用经皮导管伞堵治疗，因不开胸，很受欢迎，严格掌握手术适应证，效果满意。对上腔型、下腔型、缺损太大的继发孔房间隔缺损和原发孔房间隔缺损仍须在直视下修补。

前胸正中或右侧第4肋间前外侧切口进胸，建立体外循环，心脏停搏或跳动下切开右心房，视缺损大小，行直接缝合或用自体心包片或涤纶补片修补缺损。原发孔房间隔缺损多采用心脏停搏下修补二尖瓣大瓣裂和房间隔缺损。缝合缺损下缘时，应缝于瓣叶基底处，以免损伤传导束，并发三度房室传导阻滞。

四、室间隔缺损

室间隔发育于胚胎的第4周末，由漏斗部室间隔、肌部室间隔和膜部室间隔3部分组成，将原始心室分隔成左、右心室。室间隔的各部分如果发育不全或相互融合不良，则导致不同部位的室间隔缺损(VSD)。室间隔缺损居先天性心脏病的首位，约占30%，可分为漏斗部缺损、膜部缺损及肌部缺损三大类型和若干亚型，其中膜部缺损最多，漏斗部缺损次之，肌部缺损最少见。

约半数(多为限制性)室间隔缺损3岁以前有可能完全或部分自然闭合。绝大多数发生在1岁以内，最多见于膜部缺损。三尖瓣隔瓣是其闭合的材料。瓣叶、腱索与缺损边缘粘连或融合，将缺损完全遮盖，则杂音和分流消失；若未完全遮盖，瓣叶边缘留下一个或多个间隙，会有杂音和分流。因左、右心室间存在压力阶差，遮盖的瓣膜向右心室面隆起甚至突向右心室流出道，属于假性愈合和假性不全愈合。部分肌部小缺损随着室间隔肌肉的发育或缺损缘的纤维化,内膜增生而闭合。

(一)病理生理

室间隔缺损产生左向右分流,分流量取决于缺损的大小,左、右心室压力阶差及肺血管阻力。直径小于主动脉根部直径1/4的小缺损,左向右分流量小,虽有左心室负荷增加,但通常不致引起肺动脉压力升高。直径为主动脉根部直径1/4～1/2的缺损分流量较大,肺循环血量可超过体循环血量的2倍,回流至左心血量也明显增加,左心负荷加重,左心房、左心室扩大。直径超过主动脉根部直径1/2的大缺损,不仅左心扩大,由于肺循环血流量过高,肺小动脉痉挛产生肺动脉高压,右心室收缩负荷增加,导致右心室肥大。随着病程进展,肺小动脉管壁内膜增厚、管腔变小、阻力增大,终致器质性肺动脉高压,最后导致右向左分流,出现艾森门格综合征。

(二)临床表现

室间隔缺损小、分流量小者,一般无明显症状。缺损大、分流量大者,症状出现较早,表现为活动后气促、乏力、反复呼吸道感染。严重者体弱、多汗、发育不良,甚至出现慢性充血性心力衰竭。室间隔缺损患者,易并发感染性心内膜炎。

1.体格检查

分流量小,除胸骨左缘第3～第4肋间闻及Ⅲ级以上粗糙的全收缩期杂音外,无其他明显体征。缺损大、分流量大者,左前胸明显隆起,杂音最响的部位可触及收缩期震颤。高位室间隔缺损的杂音和震颤位于第2肋间。肺动脉高压者,心前区杂音变得柔和、短促,而肺动脉瓣区第二音明显亢进。

2.心电图检查

缺损小,示正常或电轴左偏。缺损大,肺动脉压高,示左心室高电压、肥大或双心室肥大。严重肺动脉高压则示右心肥大或伴劳损。

3.X线检查

缺损小、分流量小,X线改变轻。中等以上的缺损和分流量者,心影轻度到中度扩大,左心缘向左下延长,肺动脉段凸出,肺血流量增多。肺动脉阻塞性病变时,肺门血管影明显扩张,甚至呈残根征,而肺外周纹理减少。

4.超声心动图检查

左心房、左心室扩大,或双心室扩大。二维超声可显示室间隔缺损的部位、大小。彩色多普勒超声显示分流方向和分流量,并可判断肺动脉压力。

(三)诊断

根据杂音的部位和性质,结合超声心动图、X线检查和心电图发现,不难确诊,严重肺动脉高压者,可行右心导管检查。通过各心腔压力、血气含量的测定可计算出心内分流量和肺血管阻力,对手术适应证的把握有指导意义。

(四)手术治疗

1.手术适应证

缺损很小,无症状,房室无扩大,可长期观察。缺损小,分流量小,肺血流量多,房室有扩大者,应在2岁左右或学龄前手术。缺损大,分流量大,肺动脉高压者,应尽早手术。出生后顽固性心力衰竭和肺功能不全，经积极进行药物治疗，于1～3个月内手术。肺动脉瓣下缺损，易并发主动脉瓣叶脱垂和主动脉瓣关闭不全，即使分流量不大也应尽早手术。肺动脉压力高，肺血管阻力＞10U/m²，心内出现右向左为主的分流，临床上出现发绀者禁忌手术。

2.手术方法

经皮导管伞堵术和胸前小切口外科伞堵术是近年开展起来的室间隔缺损治疗新技术，尚在探索中，疗效尚需观察。手术治疗仍是其主导方法。

(1)基本方法：全麻气管插管，前胸正中或右前侧第4肋间切口进胸建立体外循环，心脏停搏或跳动下完成室间隔缺损修补手术。

(2)心脏切口：多采用非心室切口径路修补室间隔缺损，以保护心室功能，即采用肺动脉切口修补肺动脉瓣下和部分嵴内型缺损；采用右心房切口修补膜周部、隔瓣后和部分肌部缺损；上述两种切口无法良好显露时则采用右心室流出道切口。经右心室腔内难以修补的肌部缺损，采用平行于室间沟的左心室切口可获得良好显露。

(3)修补方法：视缺损的大小、类型和缺损周边情况而选择修补方法。对边缘有纤维组织的小缺损，可直接缝合，缺损＞0.5cm，或位于肺动脉瓣下者，则用自体心包或涤纶片修补。三尖瓣隔瓣部分粘连覆盖的缺损，应切开隔瓣，显露缺损，以涤纶补片连续或间断缝合法修补之。心脏传导系统（希氏束）行至三尖瓣隔瓣和前瓣交界附近进入室间隔，左束支于室间隔缺损后下缘行走于其左心室面的心内膜下。在修补缝合时，应缝在距三尖瓣环0.2cm的隔瓣根部和窦部室间隔的右心室面上，以避免损伤左束支而出现三度房室传导阻滞。

五、法洛四联征

法洛四联征（TOF）是一种常见的发绀型先天性心脏病。在所有先天性心脏病中，本病占12％～14％。法洛四联征的胚胎学基础是圆锥动脉干发育异常。1888年Fallot详细阐述了法洛四联征的4种基本病变：①肺动脉狭窄；②室间隔缺损；③主动脉骑跨；④右心室肥大，故称此病为法洛四联征。

本病的主要畸形是室间隔缺损及肺动脉狭窄。主动脉骑跨与室间隔缺损的位置和大小有关，右心室肥大则由肺动脉狭窄所致。肺动脉狭窄又称右心室流出道梗阻（RVOTO），可位于漏斗部，右心室体、肺动脉瓣、瓣环，主、肺动脉和左、右肺动脉等部位，常有2个以上部位的狭窄存在。随着年龄增长，右心室体异常肌束，漏斗部隔束、壁束肥大，纤维环和心内膜增厚而加重右心室流出道梗阻，甚至导致继发性漏斗部闭锁。漏斗部呈环状狭窄时，在狭窄口与肺动脉之间形成膨胀的小室，称漏斗室或第三心室。漏斗部呈管状狭窄时，往往伴有肺动脉瓣环狭窄。

法洛四联征的室间隔缺损位于主动脉瓣或主动脉瓣和肺动脉瓣下，常为大缺损，直径为1.5～3.0cm。可分为嵴下型（又称围膜型）和肺动脉瓣下型（又称动脉瓣下型）两种。前者最为多见，其心脏的传导系统（由希氏束分出的左、右束支）穿行于缺损后下缘的左、右心室内膜下，手术损伤会产生心脏传导阻滞；肺动脉瓣下型较少见，但在亚洲发生率较高。其下缘若为残存的室上嵴，则离心脏传导束较远。

本病常见的合并畸形有房间隔缺损、右位主动脉弓、动脉导管未闭和左位上腔静脉。若分别伴有肺动脉闭锁、肺动脉阙如、完全性房室隔缺损等畸形，则为复杂四联症。

(一)病理生理

法洛四联征经室间隔缺损的分流和肺血流量取决于右心室流出道梗阻的程度。梗阻重，肺血流量少，大量右向左分流的血液进入体循环，血氧饱和度下降明显，发绀严重；中度梗阻，则右向左分流较少，发绀较轻；轻度梗阻，产生双向分流或左向右分流，发绀很轻或不明显。持久的低氧血症刺激骨髓造血系统，红细胞和血红蛋白增多。重症患者血红蛋白可在 18 g/L 以上。

(二)临床表现

发绀、喜蹲踞和缺氧发作是法洛四联征的主要临床症状。右心室流出道梗阻重，新生儿即有发绀，哭闹时随着年龄增长而加重。蹲踞姿态可增加躯干上部血流量和体循环阻力，提高肺循环血流量，以改善中枢神经系统缺氧状况。漏斗部重度狭窄患者易发生缺氧性昏厥、抽搐，甚至昏迷、死亡。

1.体格检查

生长发育迟缓，口唇、眼结膜和指(趾)发绀，呈杵状指(趾)；听诊在胸骨左缘第 2～第 4 肋间可闻Ⅱ～Ⅲ级喷射性收缩期杂音；严重肺动脉狭窄者，杂音很轻或无杂音；肺动脉瓣第二音减弱或消失。

2.心电图检查

电轴右偏，右心室肥大。

3.X 线检查

心影正常或稍大，肺动脉段凹陷，心尖圆钝，呈“靴状心”；肺血管纤细，升主动脉增宽。

4.超声心动图检查

升主动脉内径增宽，骑跨于室间隔上方，室间隔连续中断，右心室增大，室壁增厚，右心室流出道或肺动脉瓣狭窄。彩色多普勒超声显示心室水平右向左分流信号。

5.实验室检查

红细胞计数和血细胞比容均升高，且与发绀成正比，血红蛋白在 150～200mg/L，动脉血氧饱和度在 40%～90%。

(三)诊断

根据特征性症状和体征，结合心电图、X 线和超声心动图检查，不难做出诊断。为选择适宜的手术治疗方案，尚需右心导管和选择性心血管造影检查。右心导管检查所测得的右心室压力高、肺动脉压力低，左、右心室和主动脉内收缩压基本相同。选择性右心导管和主动脉造影可显示主动脉和肺动脉的位置关系、肺动脉发育状况、主动脉骑跨的程度、右心室流出道梗阻的部位和程度，以及肺侧支循环情况。

(四)自然病史

主要取决于右心室流出道狭窄的程度，未手术的患儿 1 岁以内死亡者约 30%，3 岁以内死亡者占 40%～50%，10 岁以内死亡者占 70%，20 岁以内死亡者占 90%，难存活至 40 岁者占 95%。婴幼儿多死于急性缺氧发作和急性心力衰竭，成人法洛四联征常死于慢性心力衰竭和低氧血症。

(五)手术治疗

1.手术适应证

法洛四联征手术无年龄限制。反复缺氧发作、昏迷、抽搐,须行急诊手术。肺动脉发育好,多主张1岁以内(包括新生儿)行一期矫治手术。实践证明该年龄段的肺侧支循环少,心肌继发改变轻,心室功能好,手术效果最佳。伴有肺动脉闭锁的患儿,6个月内死亡者占50%,1岁内死亡者占90%,更应尽早手术。无症状或症状轻者,主张1~2岁时择期手术。而左心室发育不全(左心室舒张末期容积指数<30 mL/m^2)和左、右肺动脉发育不良[Mc－Goon比值(左、右肺动脉直径之和与膈肌平面降主动脉直径之比)<1.2,或肺动脉指数<150mm^2/m^2]为一期矫治手术的禁忌证,先行姑息性手术即体－肺分流术,术后严密随访,左心室或左、右肺动脉发育好后即行二期手术。

2.手术方法

(1)姑息性手术:目的是增加肺循环血流量,改善发绀及缺氧症状,促进肺血管和左心室发育。曾用多种体－肺分流术,因分流口径大小不易掌握和二期矫治手术困难等原因,一些术式已弃用。目前临床常用以下3种。

1)锁骨下动脉－肺动脉分流术:为避免吻合血管扭曲和阻塞,一般采用降主动脉下行的对侧做切口。即左位主动脉弓时,取右胸第4肋间后外侧切口入胸,右位主动脉弓时,取左胸第4肋间后外侧切口入胸。显露并游离锁骨下动脉,结扎并切断其分支血管,将锁骨下动脉远端与同侧肺动脉行端侧吻合。也有采用改良的布莱洛克－陶西格分流术,即人造血管分别于锁骨下动脉和肺动脉之间行端侧吻合。该方法既保留了经典术式分流口径大小适宜的优点,也消除了因切断锁骨下动脉而造成的上肢发育不良等并发症。

2)中心分流术:又称改良的Waterston手术,为升主动脉－肺动脉干的分流术。仰卧位,胸骨正中切口,部分钳夹升主动脉和肺动脉主干,视年龄、体重用直径为3.5~6.0mm的膨体聚四氟乙烯管分别与主动脉和肺动脉行端侧吻合。

3)右心室流出道补片扩大术:往往是术中遭遇到无法行一期矫治的情况采用的一种中央型姑息性手术。在体外循环下,不关闭室间隔缺损,疏通右心室流出道,行右心室流出道跨越瓣环或仅限于右心室流出道的心包补片限制性扩大术。也有不采用体外循环行闭式右心室流出道扩大者。

无论采用何种姑息手术,术后均应严密观察,定期进行超声检查,争取1年左右行矫治手术。

(2)矫治手术基本方法:1岁以上的病例,采用常规体外循环下完成心内手术;1岁以内或体重<10kg者,有在深低温体循环下施行,也有仍采用常规体外循环完成者。心肌保护常采用冷晶体或含血心脏停搏液。

建立体外循环后,平行房室沟切开右心房行心内探查,证实为漏斗部狭窄或合并肺动脉瓣狭窄,而流出道较大,肺动脉发育良好,室间隔缺损为嵴下型,则可经右心房切口疏通右心室流出道和修补室间隔缺损,必要时加用肺动脉切口行肺动脉瓣交界切开。尽量避免右心室切口。若为多处肺动脉狭窄,右心室流出道小,室间隔缺损为肺动脉瓣下型;或经右心房切口心内操作太困难者，则选择右心室前壁纵切口或右心室前壁跨肺动脉瓣环切口。疏通右心室流出道，剪除肥厚的隔束和壁束，修补室间隔缺损，以自体心包片或人造血管片行右心室流出道或跨瓣环的右心室流出道扩大术。

法洛四联征根治术后最严重的并发症是低心排出量综合征，也是术后死亡的主要原因。缩短心肌缺血时间，良好的转流技术和心肌保护方法、满意的心脏畸形纠正是降低该综合征发生率的关键。把握好手术时机、恰当选择术式以及正确的术后处理可明显降低术后早期、晚期病死率。2000 年前国内大宗（3002 例）病例报道，手术病死率为 3.5%。近年来，其病死率进一步降低。

第七节　后天性心脏病

一、慢性缩窄性心包炎

慢性缩窄性心包炎（chronic constrictive pericarditis）是慢性炎症性病变引起心包粘连、增厚，甚至钙化，使心脏舒张和收缩受限导致血液循环障碍的疾病。发展中国家最常见的病因为结核性或化脓性感染，发达国家多为心脏手术、放射治疗、病毒感染所致。

（一）病理解剖和病理生理

慢性炎症使心包脏层和壁层发生粘连，心包腔闭塞，形成明显增厚的纤维外壳，束缚心脏及大血管根部。病变较早期心包腔部分闭塞，心包缩窄可与心包增厚、心包积液并存。晚期心包纤维板可在腔静脉、房室沟或肺动脉处形成缩窄环，钙质斑块甚至嵌入心肌。长期缩窄会造成心肌萎缩和纤维化。

心包缩窄使心脏舒张期充盈受限，与心脏压塞不同的是，心包缩窄在心脏舒张早期对心室充盈影响较小。舒张中晚期心室容量已接近缩窄心包的限量而难以充盈，导致收缩期每搏输出量减少，静脉回心血流受阻，出现腔静脉系统淤血和重要器官动脉供血不足等系列临床表现。

（二）临床表现和诊断

患者出现活动后气促、乏力、食欲减退、腹胀、尿少、咳嗽、双下肢水肿，甚至端坐呼吸。动脉收缩压降低，脉压减小。深吸气时左心室每搏量进一步减少，收缩压降低，出现奇脉。心前区触诊心尖冲动微弱或消失，心尖区可能闻及心率增快、心音低钝、舒张早期心包叩击音和心律失常。上肢静脉压＞20cm H_2O，颈静脉怒张、肝大、胸腔积液、腹腔积液和双下肢水肿是常见体征。与充血性心力衰竭不同的是，心包缩窄时出现肝大与腹腔积液较双下肢水肿早而明显。

1.实验室检查

可有贫血、红细胞沉降率加快、低蛋白血症和肝功能异常。

2.心电图检查

见 QRS 波群低电压，Ⅰ、Ⅱ导联 T 波平坦或倒置，部分患者有心房颤动。

3.X线检查

正位片心影大小接近正常,心缘平直而僵硬;斜位片或侧位片可能存在蛋壳样钙化影。肺门影增大,肺淤血,一侧或双侧胸腔积液。

4.超声心动图检查

可显示心包增厚、粘连、钙化和心包积液。

5.其他检查

诊断困难时,进一步做CT、MRI或右心导管检查。CT和MRI有助于确定心包缩窄后心肌萎缩程度和区别限制型心肌病。右心导管检查可发现右心室舒张压在充盈早期急剧上升后又出现异常的高原平台波,导管心肌活检可帮助与限制型心肌病相鉴别。

6.诊断要点

①颈静脉怒张、肝大、腹腔积液;②脉压小而静脉压高;③X线检查发现大小正常而心缘僵直的心脏;④UCG、CT或MRI发现心包增厚、缩窄或钙化。临床上应与肝硬化门静脉高压、充血性心力衰竭、结核性腹膜炎、限制型心肌病和心内膜心肌纤维化相鉴别。

(三)治疗

缩窄性心包炎应首选外科手术治疗。重度心肌萎缩、放射所致的缩窄性心包炎、右心室舒张末压≥20mmHg、术前肾衰竭和再次手术者,均属于手术高危病例。术前怀疑结核的病例应行抗结核治疗至少2周,给予高蛋白、低盐饮食并纠正贫血。给予利尿剂,补充钾盐。大量胸腔积液、腹腔积液严重影响呼吸循环时,应在术前1～2d行穿刺抽液。

心包剥离术(pericardial stripping)应剥离并切除上至主动脉、肺动脉根部,两侧达膈神经,下至膈肌与下腔静脉入口处的增厚心包,剥离心包首先从左心室开始。剥离切除范围不够可导致恢复延迟或复发,但心肌萎缩者须慎重决定心包切除范围,以免发生低心排出量综合征。手术中避免损伤心肌和冠状动脉。术后适当限制输血、补液量,并应用强心剂和利尿剂,注意补钾,防治充血性心力衰竭。结核病因者术后仍需抗结核治疗至少6个月。

二、二尖瓣狭窄

二尖瓣狭窄(mitral stenosis)可由先天性或后天性病因所致。由于二尖瓣环、瓣叶、瓣下结构和瓣上结构发育畸形或异常所致的先天性二尖瓣狭窄很少见。链球菌感染引起变态反应,侵犯心脏瓣膜,导致风湿性瓣膜病(rheumatic valve disease),为最常见的病因。本病在发展中国家较常见,女性多于男性,发病多在儿童期。风湿性瓣膜病以二尖瓣受累最常见,其次为主动脉瓣、三尖瓣,肺动脉瓣很少受累。

(一)病理解剖

风湿热炎性病变起始于瓣膜交界边缘,引起瓣膜水肿、渗出、交界粘连,形成瓣口狭窄。在炎症反复发作和瓣口狭窄所致的血液湍流冲击下,瓣膜口狭窄进行性加重,瓣膜纤维性增厚、钙化,腱索、乳头肌融合和缩短。一旦病变造成瓣叶明显增厚、钙化和腱索融合、挛缩,即使手术扩大狭窄瓣口也难使心脏血流动力学完全恢复正常。根据病变程度,二尖瓣狭窄分为3种类型:①膈膜型,纤维增厚和粘连主要位于瓣膜交界和边缘,瓣叶活动限制少;②隔膜漏斗型,瓣膜广泛受累,腱索粘连,瓣叶活动受到限制;③漏斗型,瓣膜明显纤维化、增厚、钙化,腱索、乳头肌融合和挛缩,瓣膜活动严重受限,呈漏斗状。

(二)病理生理

其改变取决于瓣口狭窄程度。正常成年人二尖瓣口的横截面积为4.0～6.0cm^2。当瓣口面积缩小至2.5cm^2左右，可能出现心脏体征，但无明显症状；瓣口面积<1.5cm^2时血流动力学明显改变而出现临床症状；<1.0cm^2临床症状明显而严重。在上述发展阶段里，左心房压持续升高，左心房扩大，肺静脉淤血，并影响肺内气体交换。当左心衰竭，肺毛细血管压力超过正常血浆渗透压时，产生肺水肿，支气管黏膜下静脉或肺毛细血管破裂引起咯血，左心房扩大压迫喉返神经可致声音嘶哑。肺静脉和毛细血管压力升高引起肺小动脉痉挛和阻力增高，肺动脉高压使右心室肥厚、心房扩大、三尖瓣关闭不全，最终出现右心功能不全或右心衰竭。心房扩大会引起心房颤动，使心排量进一步减少。左心房血流更加淤滞易产生左心房附壁血栓。血栓脱落可致体循环栓塞，栓塞部位多见于脑与下肢。

(三)临床表现及诊断

患者因肺淤血和肺水肿而出现劳力性呼吸困难、咳嗽、咯血、端坐呼吸和夜间阵发性呼吸困难。由于心排出量不足出现心悸、头昏、乏力等症状。

1.体格检查

常可见颧部潮红、口唇轻度发绀，即所谓二尖瓣面容。心脏触诊发现心尖以舒张期震颤和右心抬举性搏动。心尖区听诊，第一心音亢进，舒张中期滚筒样杂音，瓣膜活动尚好者在胸骨左缘第3、第4肋间可闻及开放拍击音。肺动脉高压和右心衰竭的患者出现肺动脉瓣第二音亢进、分裂，颈静脉怒张、肝大、腹腔积液和双下肢水肿。

2.超声心动图检查

M型超声检查发现二尖瓣前后叶活动异常，失去E、A双峰，心动曲线呈城墙样改变。二维超声可观察到瓣叶活动差、增厚甚至钙化，二尖瓣口缩小，左心房、右心室、右心房扩大，而左心室正常。食管超声检查有助于发现左心房血栓。

3.X线检查

病变轻者多无明显异常。病变较重者可有主动脉球缩小、肺动脉圆锥突出、左心房和右心室扩大，心脏影呈梨形，右心缘即可见双心房影。肺淤血表现为肺门增大而模糊，有时可见肺淋巴管扩张及肺小叶间隔积液所致双肺下部及肋膈处水平细线。

4.心电图检查

常能发现电轴右偏、P波增宽、右心室肥大伴劳损和心房颤动。

根据典型的心脏体征，如心尖区第一心音亢进、开放拍击音和舒张中期滚筒样杂音，结合超声心动图、心电图与胸部X线片，即能明确诊断，并可综合评估瓣膜病变的类型和严重程度。

(四)治疗

在内科治疗下，心功能Ⅰ级的二尖瓣狭窄患者10年期望存活率为85%，心功能Ⅱ级者为50%，Ⅲ级者仅为20%，心功能Ⅳ级者5年存活率为0。死亡原因多为充血性心力衰竭、体循环栓塞和细菌性心内膜炎等。手术治疗的目的是解除左房室口狭窄和左心室充盈障碍，改善血流动力学；减轻或消除症状，避免心房颤动与血栓栓塞，提高生活质量，保证长期生存。

1.手术适应证

心功能Ⅰ级且瓣膜病变轻者可暂缓手术；心功能Ⅱ级或Ⅲ级且瓣膜病变明显者，需择期手术；心功能Ⅳ级、急性肺水肿、大咯血、风湿热活动和感染性心内膜炎等情况，原则上应积极内科治疗，病情改善后尽早手术。如内科治疗无效，则应急诊手术，挽救生命。已出现心房颤动的患者，心功能进行性减退，易发生血栓栓塞，应早手术。

2.手术前准备

心脏外科患者的术前准备有别于一般的内科治疗。①一般支持疗法，卧床休息、低盐饮食、纠正水电解质紊乱，必要时吸氧和给予镇静剂；②心理准备，除了让患者熟悉环境、医务人员、围术期过程及需要患者配合的工作外，医护人员也须了解患者的性格、家庭、社会背景与经济状况；③了解可能存在的其他疾病，如糖尿病、支气管哮喘、恶性肿瘤以及可能经血传染的疾病等，可疑心绞痛或年龄55岁以上的患者，应做冠状动脉检查，明确诊断以便手术中一并处理；④应用强心、利尿和扩血管等药物改善心功能；⑤评估与改善肺功能，中量胸腔积液者应予以穿刺抽出液体；⑥择期人造心脏瓣膜置换者，应查找潜在的感染灶并予以治疗；⑦出血、凝血功能及风湿活动的实验室检查；⑧个体化地评估与预测患者对手术的耐受性、手术中可能出现的困难及其防治措施。

3.手术方式

包括保留自身瓣膜的闭式二尖瓣交界分离术、直视二尖瓣成形术和二尖瓣置换术。

(1)闭式二尖瓣交界分离术：全麻下经左前外侧开胸切口切开心包，左心耳与左心室尖部缝置荷包线，分别置入手指与金属扩张器，根据二尖瓣病变情况扩张二尖瓣口至适当的大小。适用于隔膜型或隔膜漏斗型二尖瓣狭窄。左心耳小、左心房血栓、心房颤动、合并二尖瓣关闭不全和严重瓣膜及瓣下结构病变者不宜或禁用此方法。该术式能确切改善病情，费用低廉，不需抗凝治疗，但症状缓解期仅为3～15年。近年来，经皮二尖瓣球囊成形术(PBMV)治疗二尖瓣狭窄取得良好疗效，具有创伤小、患者恢复快、不遗留心包粘连等优点，已逐渐取代闭式二尖瓣交界分离术。

(2)直视二尖瓣成形术：在体外循环直视下进行二尖瓣交界切开及瓣膜成形术。术式包括清除左心房内血栓，精确地切开二尖瓣交界，分离或切开粘连的腱索与乳头肌，剔除钙化灶。适用于隔膜漏斗型二尖瓣狭窄、心房颤动和左心房血栓者。瓣膜病变严重者远期疗效差，一般而言，术后症状缓解期为8～12年。在有经验的单位，手术病死率可<1%。术后不需长期抗凝治疗。

(3)二尖瓣置换术：在体外循环直视下清除左心房血栓，切除病变瓣膜及腱索或保留部分或全部腱索，置入人造心脏瓣膜。人造心脏瓣膜包括机械瓣和生物瓣。目前使用的机械瓣主要有侧倾碟瓣和双叶瓣两种。一般而言，后者有效开放面积较大，平均舒张期压差较小，静态泄漏量与关闭反流量较小，机械瓣耐久性好，但置入后需终生抗凝治疗，可能发生出血和栓塞并发症，且有轻度的机械噪声。生物瓣主要有异种生物瓣和同种生物瓣两种。异种生物瓣多用猪主动脉瓣或牛心包缝制而成；同种生物瓣则取自同种异体主动脉瓣或肺主动脉瓣，没有人造支架，只能置换主动脉瓣。生物瓣置换术后不需长期抗凝治疗，但在人体内会衰败与钙化，一般多用于65岁以上或有抗凝禁忌的患者。近年来，随着细胞生物学、高分子材料学和组织工程学的发展,正在研制具有更好耐久性且不需抗凝的组织工程心脏瓣膜。二尖瓣置换术适用于漏斗型或无法直视成形的隔膜漏斗型二尖瓣狭窄患者,手术病死率一般为2%～5%。高龄、心功能差、急诊手术、既往心脏手术史和同期施行其他心脏大血管手术等高危因素会增加手术病死率。术后晚期并发症包括瓣周漏、抗凝治疗有关的出血、血栓形成和血栓栓塞、人造瓣膜感染性心内膜炎、溶血性贫血、机械瓣故障和生物瓣衰败等。

三、二尖瓣关闭不全

(一)病因与病理解剖

先天性二尖瓣关闭不全很少见。后天性二尖瓣关闭不全的病因复杂,常见病因有:①风湿性疾病,约1/3的风湿性二尖瓣狭窄病例伴有关闭不全,急性风湿性心肌炎可能遗留左心室和二尖瓣瓣环扩大,导致二尖瓣关闭不全;②二尖瓣脱垂,二尖瓣环、瓣叶和腱索发生黏液样变性,部分胶原被黏多糖酸所代替,造成瓣叶冗长、腱索延长或断裂、瓣环扩大,进而发展为关闭不全;③缺血性心脏病,心肌缺血性梗死可引起乳头肌断裂或缺血后乳头肌延长,收缩功能丧失和二尖瓣环扩大,造成乳头肌瓣环功能障碍;④感染性心内膜炎,细菌感染可导致瓣环周围脓肿、瓣叶穿孔、腱索断裂,甚至瓣膜装置毁损。少见的原因有创伤、心肌病、结缔组织病、黏液瘤和心内膜弹力纤维增生。根据病程进展快慢,可分为慢性二尖瓣关闭不全和急性二尖瓣关闭不全。

(二)病理生理

慢性二尖瓣关闭不全时左心室代偿性扩大,增加的左心室舒张末期容量使收缩期前向心搏量得以维持。扩大的左心房可容纳收缩期反流血量,收缩期左心房峰值压虽明显升高但舒张期则骤然下降,避免了肺循环压力持续升高。因此,在相当长时期内不会出现持续肺淤血及其相应的临床症状。一旦左心室舒张末直径>6.0cm,左心室收缩功能下降,则出现持续肺淤血、左心功能不全,进而出现肺动脉压升高、右心功能不全的临床表现。急性二尖瓣关闭不全时,缺乏左心房和左心室扩大的代偿机制,左心室心搏量增加不足以代偿二尖瓣反流血量,前向心搏量锐减导致低血压,并使左心房压与肺循环压力持续升高,导致肺淤血、急性肺水肿,甚至出现心源性休克。

(三)临床表现和诊断

慢性二尖瓣关闭不全若病变轻、心脏功能代偿好者可无任何症状,并多年保持相对良好状态。病变较重者,最常见的症状为虚弱、乏力、劳力性呼吸困难、端坐呼吸,咯血较二尖瓣狭窄少见。严重的急性二尖瓣关闭不全者可出现急性肺水肿和心源性休克。

1.轻度二尖瓣关闭不全患者即可存在特征性体征

心尖区可闻及Ⅲ级或Ⅲ级以上的全收缩期杂音伴收缩晚期加强,并向腋部传导。杂音强度与关闭不全的严重程度无关,但持续时限则与关闭不全程度有关。心尖冲动增强并向左下移位,心尖区第一心音减弱或消失,肺动脉瓣第二音亢进。晚期患者出现颈静脉怒张、肝大和双下肢水肿。

2.超声心动图检查

可见左心房、左心室扩大,二尖瓣活动度大且关闭不全。食管超声检查能帮助确定二尖瓣关闭不全的部位及程度,有时可见断裂的腱索。由于二尖瓣反流所致左心室射血的低后负荷和左心室收缩力代偿性增加，左心室射血分数可长期维持，甚至高于正常。运动时射血分数降低和收缩末期容量指数中度至重度增加，提示左心室功能减退。

3.X线检查

可见左心房、左心室扩大和肺淤血。

4.心电图检查

可见P波增宽、电轴左偏、左心室肥大和劳损，晚期出现心房颤动。

（四）治疗

无症状或仅有轻微症状的二尖瓣关闭不全患者中，每年平均有10%可进展到心功能Ⅲ级或Ⅳ级。内科治疗下，心功能Ⅱ级或Ⅲ级的患者6年生存率为50%，10年生存率仅为27%。手术治疗的目的是消除二尖瓣反流，保护左心室功能，提高远期生存率。

1.手术适应证

急性二尖瓣关闭不全常导致心源性休克，须急诊手术。慢性二尖瓣关闭不全的手术指征：①无症状，但左心室收缩末径＞5.0cm，左心室舒张末径＞7.0cm，或射血分数＜0.55；②出现症状；③最近有心房颤动发作；④静息状态下出现肺动脉高压。

2.手术方式

根据病因、病变程度及患者个体情况选择二尖瓣成形术或二尖瓣置换术。施行二尖瓣成形术，应重视对已扩大的瓣环、冗长的后瓣叶及病变腱索的处理。基本技术包括：①使用瓣环成形环缩小瓣环；②矩形节段切除病变的后瓣叶；③缩短延长的腱索；④将后瓣的腱索转移到前瓣；⑤采用人造腱索（聚四氟乙烯）修复断裂的腱索。二尖瓣成形术病死率为2%～5%，常见死亡原因为低心排出量综合征和心律失常，10%的患者因残留二尖瓣关闭不全须再次手术。术中食管超声有助于评价手术效果，修复困难者应选择二尖瓣置换术。

四、主动脉瓣狭窄

（一）病因与病理解剖

先天性主动脉瓣狭窄主要由瓣叶交界融合、瓣叶二瓣化或单瓣化所致。后天性主动脉瓣狭窄的病因主要是主动脉瓣变性钙化和风湿热。老年人主动脉瓣胶原崩解逐渐增加，钙盐沉着后形成变性、钙化。风湿热导致瓣叶交界融合、瓣口狭窄，血液湍流的长期冲击，引起瓣叶增厚与钙化。风湿性主动脉瓣病变多合并二尖瓣病变。

（二）病理生理

正常主动脉瓣口横截面积为$3cm^2$，收缩期跨瓣压力阶差＜5mmHg。主动脉瓣狭窄会增加左心室后负荷，并阻碍收缩期左心室排空。左心室后负荷增加促使左心室收缩期压力升高，进而导致向心性左心室肥厚。在进行性左心室肥厚的代偿期，患者可以长时期无明显症状。由于左心室肥厚和顺应性降低，运动或快速性房性心律失常可使患者出现明显症状，甚至因收缩期左心室前向血流锐减而出现心脑供血不足的表现。静息或运动时肺静脉压升高，还可以引起充血性心力衰竭。

（三）临床表现及诊断

轻度主动脉瓣狭窄没有症状；中度和重度狭窄患者，表现为乏力、劳力性呼吸困难、运动时昏厥、心绞痛，甚至猝死。

1.体格检查

主动脉瓣听诊区可闻及收缩期喷射性杂音，并向颈部传导，常伴有收缩期震颤。主动脉瓣第一心音延迟或减弱。重度狭窄者可出现血压偏低、脉压小和脉搏细弱。

2.超声心动图检查

M 型超声检查可见主动脉瓣叶开放振幅变小，二维超声检查发现主动脉瓣叶增厚、钙化，瓣叶活动度变小、主动脉瓣口缩小。

3.X 线检查

可见升主动脉扩张和左心室扩大，晚期可有肺淤血。

4.心电图检查

电轴左偏、左心室肥大伴劳损，部分患者有束支传导阻滞、房室传导阻滞或心房颤动。

5.心导管检查

能准确测定主动脉瓣跨瓣压力阶差，峰值跨瓣压差 20～25mmHg 为轻度狭窄；25～50mmHg 为中度狭窄；＞50mmHg 为重度狭窄。

(四)治疗

在内科治疗下，主动脉瓣狭窄患者发生心绞痛后平均存活 3～5 年，昏厥发作后平均存活 3 年，充血性心力衰竭发生后平均存活 1.5～2 年。手术目的为消除主动脉瓣跨瓣压力阶差，减轻左心室后负荷，缓解左心室肥厚。

1.手术适应证

①无症状，但主动脉瓣口面积＜$0.7cm^2$，收缩期跨瓣峰值压力阶差＞50mmHg；②出现劳力性呼吸困难、心绞痛、昏厥或充血性心力衰竭等临床表现。

2.手术方式

包括主动脉瓣切开术与主动脉瓣置换术两大类。

(1)主动脉瓣切开术：在体外循环直视下沿交界融合线切开瓣膜。适用于瓣膜柔软、弹性好的患者，瓣叶钙化、关闭不全者禁忌使用。其优点为手术后不需抗凝治疗，缺点为远期疗效差。由于后天性主动脉瓣狭窄病变多不适宜行该术式，故临床极少应用。近年来，经皮主动脉瓣球囊扩张术治疗某些特定患者的作用受到重视。适用于病变主要为交界融合的婴幼儿与儿童；选择性地应用于老年患者瓣膜重度狭窄、情况差而难以耐受其他手术的病例，作为姑息性手术或过渡性手术。

(2)主动脉瓣置换术：在体外循环直视下切除主动脉瓣叶，置入人造心脏瓣膜。适用于严重瓣膜病变，或伴关闭不全的患者。儿童主动脉瓣环小，常难以置入满足成年期血流的人造心脏瓣膜，故正在生长发育的儿童一般不做此手术。单纯主动脉瓣置换术的住院病死率为2%～5%。影响术后长期生存的因素：高龄、左心室功能严重受损、冠状动脉疾病、肾功能不全等。死因分别为心力衰竭、猝死、血栓栓塞、感染、出血等。

五、主动脉瓣关闭不全

(一)病因与病理解剖

先天性主动脉瓣发育畸形、佛氏窦瘤和室间隔缺损所致的瓣膜脱垂是先天性主动脉瓣关闭不全的常见原因。后天性瓣膜变性、钙化和风湿性病变所致的瓣叶纤维化、钙化，使舒张期主动脉瓣叶不能完全关闭。主动脉壁囊性中层坏死所致的瓣环扩大，瓣叶黏液样退行性变所致的瓣叶脱垂，细菌性心内膜炎所致的瓣叶穿孔或毁损，升主动脉夹层剥离半月瓣附着处，都可引起后天性主动脉瓣关闭不全。

(二)病理生理

主要病理生理改变为舒张期主动脉血液经主动脉瓣反流至左心室，引起左心室容量负荷过重，左心室舒张期充盈压升高，进而导致左心室扩大与肥厚。在心脏功能代偿期，左心室舒张末期容量负荷增加使左心室排出量高于正常，维持升主动脉前向血流，功能失代偿后可出现左心衰竭。主动脉瓣关闭不全引起动脉舒张压显著下降，可影响冠状动脉与脑动脉血流，出现心肌与脑供血不足。

(三)临床表现及诊断

心脏功能代偿好的轻度关闭不全患者可无明显症状。发生症状多与左心室明显扩大和左心室收缩力降低有关，表现为乏力、心悸、眩晕、昏厥、颈部和头部动脉强烈搏动感，部分患者可发生心绞痛。晚期出现左心衰竭表现。

1.体格检查

发现心界向左下方扩大，心尖抬举性搏动。胸骨左缘第 3、第 4 肋间或主动脉瓣听诊区有舒张早、中期叹息样杂音，向心尖传导。关闭不全明显者出现周围血管征，包括动脉收缩压增高、舒张压降低、脉压增大，颈动脉搏动明显、脉搏洪大有力的水冲脉，口唇、甲床毛细血管搏动和股动脉枪击音。

2.超声心动图检查

发现左心室扩大，主动脉瓣叶在舒张期不能完全闭合，瓣叶结构改变和舒张期主动脉血液经主动脉瓣反流至左心室。

3.X 线检查

升主动脉与左心室扩大、搏动幅度增大、左心衰竭可见肺淤血征象。

4.心电图检查

电轴左偏、左心室肥大伴劳损。

(四)治疗

感染性心内膜炎等病因所致的急性主动脉瓣关闭不全，患者可由于充血性心力衰竭而迅速死亡，须尽早手术。内科治疗下，慢性主动脉瓣关闭不全者，发生心绞痛后平均存活期为 5 年，发生心力衰竭者平均存活期仅为 2 年。手术目的为消除主动脉瓣反流、降低左心室舒张期充盈压、改善左心室功能。

1.手术适应证

①出现症状；②患者无明显症状，但左心室收缩末径＞55mm、左心室舒张末径＞80mm、射血分数(EF)＜50％、缩短分数(FS)＜29％、左心室收缩末容量＞300mL，应考虑手术。

2.手术方式

目前主要为主动脉瓣置换术，主动脉瓣成形术仅适用于某些病因所致的主动脉瓣关闭不全。

六、冠状动脉粥样硬化性心脏病

(一)病因与病理解剖

冠状动脉粥样硬化性心脏病简称冠心病。我国属于冠心病低发区,但近20年发病率有明显升高趋势,国内北方的发病率与病死率明显高于南方,且发病年龄也早于南方。冠心病确切的发病机制尚不十分清楚,已公认的主要危险因素有高脂血症、高血压、吸烟与糖尿病。冠状动脉粥样硬化发生在冠状动脉内膜,好发于冠状动脉主干及其主要分支的近段。病变早期为内膜脂质沉着,进而形成黄色斑块,中心坏死且与脂质混合形成粥样斑,粥样斑多呈螺旋状分布,晚期才累及内膜全周。冠心病多在中年以后发病,男性多于女性。

(二)病理生理

当冠状动脉粥样硬化斑块使管腔横截面积减少75%,相当于直径减少50%以上时,即造成冠状动脉血流的临界障碍。此时,虽然静息时冠状动脉血流量尚可维持,但劳力、情绪激动、寒冷或其他诱因增加心肌需氧量时可诱发相对缺血。粥样硬化斑块破裂和急性冠状动脉血栓形成后可导致相应区域心肌血液供应锐减,并可降低心肌工作性能,15～20min后心内膜下心肌开始坏死,阻塞后1h内恢复再灌注仍有可能恢复部分心肌功能,2～6h后则梗死不可逆转。缺血造成大面积心肌坏死,心肌坏死后纤维化可产生室壁瘤;梗死累及乳头肌可产生二尖瓣关闭不全;累及室间隔造成穿孔,形成室间隔缺损。急性心肌梗死可引起严重心律失常、心源性休克、心力衰竭,甚至心室破裂。

(三)临床表现及诊断

主要症状为心绞痛,多在运动、情绪激动、寒冷、饱餐时诱发,表现为胸闷、胸骨后压榨感或发作性绞痛,可放射至左侧肩、臂、肘及肢端,休息或服用血管扩张剂后可缓解。心肌梗死时心绞痛剧烈、持续时间长,休息和含服硝酸甘油片多不能缓解;可伴有恶心、呕吐、大汗淋漓、心律失常、心源性休克、心力衰竭,甚至猝死。

心肌缺血发生心绞痛时,心电图以R波为主的导联中可见ST段压低、T波低平或倒置的心内膜下心肌缺血性改变以及室性心律失常或传导阻滞。心肌梗死时,心电图表现为坏死性Q波、损伤性ST段和缺血性T波改变。上述改变根据病程进展呈动态演变,通过某些导联的上述改变可判断冠状动脉的受累部位。肌酸激酶(CK)及其同工酶CK－MB的活性或质量(mass)、肌红蛋白(myoglobin)、肌钙蛋白(troponin)在急性心肌梗死早期诊断中均有较高的敏感性或特异性。选择性冠状动脉造影术可准确了解粥样硬化的病变部位、血管狭窄程度和狭窄远端冠状动脉血流通畅情况。左心室造影以射血分数(EF)来表示左心室功能,正常为60%～75%,轻度下降为40%～60%,中度下降为30%～40%,重度下降＜30%。心绞痛须与心脏神经症、急性心包炎、急性肺动脉栓塞、主动脉夹层分离、食管炎、胆囊炎和膈疝等相鉴别。

(四)治疗

决定本病预后的是受累血管的数目和左心室功能。存在3支血管病变而心功能正常者5年生存率高于90%,心功能明显下降者仅为40%。治疗冠心病的方法分为药物、介入和外科手术3类。应根据患者的具体情况选择或互相配合应用。

1.手术适应证

①药物治疗不能缓解或频繁发作的心绞痛,3支冠状动脉主要分支中至少有1支近端血

管腔狭窄＞70％，远端血管直径≥1.0mm；②3 支管腔狭窄＞50％，EF≥0.3；③左冠状动脉主干管腔狭窄＞50％，不论有无症状，均应尽早手术；④经皮冠状动脉腔内成形术后狭窄复发者。

2.手术方式

冠状动脉旁路移植术(CABG)是将自体动脉或游离动脉或静脉段移植到冠状动脉主要分支狭窄的远段，恢复病变冠状动脉远端的血流量，缓解和消除心绞痛症状，改善心肌功能，提高生活质量，延长寿命。常用的自体动脉有乳内动脉、桡动脉和胃网膜右动脉等。静脉可用大隐静脉、小隐静脉、头静脉或贵要静脉等。动脉血管内皮有较强的抗血栓形成作用，不易形成血管再阻塞，故提倡使用动脉移植物行冠状动脉旁路全动脉血管移植术。心肌梗死引起的室壁瘤、心室间隔穿孔、二尖瓣关闭不全等并发症，应在冠状动脉旁路移植术同时做室壁瘤切除术、室间隔穿孔修补术或二尖瓣置换术。

近年来，非体外循环冠状动脉旁路移植术与微创冠状动脉旁路移植术已日益广泛地应用于临床，能减轻手术损伤，有利于术后恢复，并降低医疗费用。激光技术也曾用于治疗冠心病，通过激光在左心室外膜向心室壁打孔刺激血管生成，使缺血区心肌组织得到血流灌注，称为激光心肌打孔血运重建术。

CABG 的手术要点为预防围术期心肌梗死的前提下使心肌完全再血管化，手术病死率＜5％。手术风险因素依次为高龄、射血分数降低、再血管化不完全、高血压和糖尿病等。手术主要的并发症为卒中、心肌梗死、肾衰竭和伤口感染。

由于患者手术风险因素可能存在差异，报道的远期效果也不同，手术后 5 年生存率为 83％～95％，10 年生存率为 64％～82％，15 年生存率为 57％～60％。无论如何，完全再血管化至少在 5 年内大大降低了患者心脏性死亡的危险。然而由于移植物的闭塞和冠状动脉本身粥样硬化的发展，心脏性死亡的可能性仍会逐渐增加。

七、心脏黏液瘤

心脏肿瘤可以分为原发性肿瘤和继发性肿瘤。原发性心脏肿瘤中 25％为恶性，且多为肉瘤；75％为良性，其中 50％为黏液瘤。

(一)病因与病理

心脏黏液瘤(cardiac myxoma)起源于心内膜下层、具有多向分化潜能的间质细胞和仿原始细胞间质。肿瘤呈息肉状，长 3～5cm，可重达 30～100g。黏液瘤大多数为单发，位于左心房，少数位于右心房或心室，极少数患者的黏液瘤为多发性，有家族倾向。黏液瘤外观晶莹透亮，色彩丰富，呈淡黄色、浅绿色或黯紫色，并可夹杂红色出血区域。质地松脆，呈凝胶果冻状，脱落的碎屑可导致体循环或肺循环的栓塞。外形呈圆形、椭圆形或葡萄状，直接或以瘤蒂附着于房间隔、室间隔或房室壁，绝大多数附着于富含间质细胞的心房间隔卵圆窝区。瘤蒂越长，肿瘤在心腔的活动度越大。显微镜下肿瘤由多角状细胞和一种黏多糖丰富、嗜碱性黏液样基质构成。少数黏液瘤切除后易复发，并具有转移的恶性潜能。病理组织的显微结构不能判定恶性潜能，当发现有 DNA 片段缺损时，提示其可能具有恶性肿瘤的生物学行为。

(二)临床表现及诊断

可发生于任何年龄，30～50 岁的人群发病率最高，女性略多于男性。临床表现复杂多样，主要取决于肿瘤的大小、生长速度、位置、瘤蒂的长短，以及是否有阻塞、嵌顿、出血、坏死和碎屑脱落等情况。

黏液瘤出血、变性坏死可引起全身免疫反应，常有发热、贫血、消瘦、食欲减退、乏力、关节痛、荨麻疹、红细胞沉降率增快、粒细胞减少、血小板降低、血浆免疫球蛋白增加等表现。由于瘤体占据心腔空间和瘤体活动对房室瓣口的阻塞，左心房黏液瘤可产生类似于二尖瓣狭窄或二尖瓣关闭不全的症状和体征，右心房黏液瘤可出现类似三尖瓣狭窄或三尖瓣关闭不全的临床表现。症状和体征可随体位变动而改变是其特征。黏液瘤严重阻塞或嵌顿于房室瓣口，可导致昏厥、抽搐，甚至猝死。肿瘤组织松脆，易脱落碎片，部分患者发生全身栓塞，栓塞的部位取决于黏液瘤在心脏的部位，左心黏液瘤的栓塞好发于脑、下肢与肾，右心黏液瘤则易发生肺动脉栓塞。

超声心动图检查可以看到心腔内存在云雾状光团回声波，常随心脏收缩、舒张而移动。根据黏液瘤所在位置及其对血流动力学的影响，出现相应房室的增大。X线与心电图检查也表现为相应房室的改变，黏液瘤患者较少出现心房颤动。

(三)外科治疗

一旦确诊，应尽早手术，因为有8%的黏液瘤患者在等待手术时死亡。死亡原因包括瘤体嵌顿瓣膜口所致猝死、急性心力衰竭、慢性心力衰竭和主要脏器的栓塞。手术目的是完整地切除肿瘤及其附着的周边组织，避免发生栓塞，防止黏液瘤复发。在体外循环直视下施行手术，彻底切除肿瘤并探查四个心腔，必要时需补片修补房间隔。黏液瘤切除后还应仔细探查瓣膜和瓣膜下结构，有时还需要进行瓣膜成形术，甚至瓣膜置换术。

本病远期预后良好，20年实际生存率可达91%。发病年龄小，黏液瘤发生在不典型的位置(房间隔以外)，同时伴有多发性色素性皮肤损害、乳腺黏液样纤维腺瘤和原发性色素纤维结节样肾上腺皮质疾病者，容易复发和转移。

第四章　腹部疾病

第一节　腹部疝概述

腹部疝又可分为腹外疝和腹内疝，腹内疝少见，腹外疝更为多见。临床上常见的腹股沟疝是腹外疝的一种，约占腹外疝总数的90%。据有关资料显示，全世界每年大约有2000万例的腹股沟疝气患者。

一、病因

(一)解剖异常

如解剖学上先天性发育缺陷和后天性病理损害。正常各部位组织结构能经受内在的和外来的压力，如先天性发育缺陷或畸形或后天性损伤，其内在组织、器官在内外压力增加时即会从其薄弱的组织结构中膨出或突出，而形成疝，如腹膜鞘突未按正常发育期闭锁，腹股沟区解剖结构缺陷或损害加上后来的损害而形成腹股沟疝，股管区解剖缺陷形成股疝。

(二)腹壁肌肉生理功能丧失和腹内压增高

某些肌肉如腹内斜肌与腹横肌发育薄弱，不能抵抗腹内压增加致肠管等外突，则从鞘突下坠而形成疝。某些增强腹内压因素致强烈的腹肌收缩，如突然一时的过度持重、用力排便、婴儿饥饿时啼哭，剧烈咳嗽、用力屏气等常突然形成疝；另外，妊娠、腹内巨大肿瘤也会使腹内压增高；后者腹内压增高是渐进性的。

总之，先天与后天、生理与病理两者相辅相成而发生疝这一病理现象。

二、病理

(一)疝囊

为壁腹膜的一部分，自薄弱的周围结构向附近延伸的部分腹膜，有囊颈、囊体及囊底。囊颈为起始部，小而组织增厚；囊体即囊壁，可大可小；囊底为疝囊末端部。

(二)疝环

为腹壁缺损部，可松可紧，过紧的疝环易发生嵌闭而使疝内容物受压。

(三)疝内容物

为腹腔内脏，最多见为游动的小肠、大网膜、乙状结肠，少数有膀胱、盲肠等。

(四)疝外

被盖组织皮肤、皮下组织、筋膜等。

腹外疝无论长在任何部位，都会给患者带来生活、生理、心理上的影响，并使其丧失部分体力劳动能力。腹部疝无论是腹外疝与腹内疝，其疝内容物随时可能发生嵌顿(嵌闭)或绞窄。在小肠、结肠嵌顿较久绞窄后，动脉血流和静脉回流阻断，肠壁缺血、水肿、渗液、肠坏死、毒素吸收致中毒性休克，有生命危险。

三、分类

(一)按发生部位分类

1.腹外疝(腹壁疝)

是普外科最常见的一种疾病。即腹腔内脏或组织,经腹壁某处的薄弱点或缺损而突出体表,在体表可见一个突出的包块。根据其突向的部位或组织缺损的部位不同,分为腹股沟疝,占 90%;股疝,占 3.5%;切口疝和脐疝,占 1%~2%;白线疝,占 0.5%,少见的如闭孔疝。

2.腹内疝

在腹部体腔内的疝。有空肠输入襻或输出襻疝、乙状结肠旁疝、小网膜囊疝、肠系膜裂孔疝等。腹内疝无疝囊,有一个先天或后天形成的“疝环”。

(二)按病因分类

1.先天性疝

如婴儿脐疝、肠系膜裂孔疝、小网膜囊疝等,均为先天性发育缺损或异常所致。

2.后天性疝

切口疝是典型的外科手术所致。

(三)按临床表现分类

1.可复性疝

疝突出后内容物可自由还纳者。

2.难复性疝

疝内容物多,囊壁内上皮组织与内容物如大网膜相互粘连,不易还纳的痛。

3.嵌顿(嵌闭)性疝或绞窄性疝

在剧烈活动或用力排便时,疝内容物大量突出不能还纳引起梗阻,血循环不佳,尚可恢复者,称嵌顿性疝;如未及时处理,嵌顿时间较长后有血液循环障碍肠坏死者,称为绞窄性疝。

4.Richter 疝

当一部分肠壁突入疝囊并有嵌顿者。

5.滑动性疝

当疝囊之一部分是由腹腔内脏器所形成者。

四、诊断分析

(一)可复性疝

平卧时无不适,但站立或行走时,肠内容物脱入阴囊的巨型疝。如腹股沟斜疝肠内容物脱入有坠胀感,故患者常以手放裤带内挤回。

(二)难复性疝

疝囊内不能回纳,肠内容物则有坠胀感,疝发病时间越久,疝内容物越多越大,常有腹部牵拉痛,上腹不适。

(三)嵌顿性疝

多为疝颈狭小,小肠、大网膜坠入疝囊后不能退回,致疝环压迫肠壁和肠系膜血管,患者有腹部、脐周牵拉性疼痛、呕吐、腹胀、肛门停止排气、排便,疝囊颈部有轻微疼痛但不如腹痛严重,故患者入院常主诉为腹痛。

(四)绞窄性疝

疝发生嵌顿时间较久后,肠管血运障碍,最后肠坏死,毒素吸收,中毒性休克,全身有发热,血压下降,脉率增快,疝囊部有疼痛、发热、发红。

(五)Richter 疝

为肠壁部分嵌闭,致肠管狭窄,部分性肠梗阻、肠坏死、肠穿孔、腹膜炎。穿入阴囊内有肠瘘。

五、治疗要领

(一)手术治疗

1.择期手术

原则上只要能耐受手术的患者,无论是可复性,难复性疝,确诊后均可手术治疗,以免嵌顿后手术。对恐惧手术或非手术治疗者,都应告诉其嵌顿危险性。

对腹股沟疝、股疝和腹壁切口疝的手术:

治疗方法 Ferguson、Bassini、Mc—vay、Hal—sted 和 Shouldice 手术,已广泛应用,这些方法有缝线张力和在不同解剖层次上缝合的缺点,更由于修补材料的新发展和对腹股沟解剖的新认识。至 20 世纪 90 年代中期以后,国外有张力的、传统的疝修补已逐渐被无张力修补技术(巴德补片)所替代。

(1)X 线片无张力疝修补手术(Lichtenstein 手术):使用一相当大小的补片材料置于腹股沟管后壁。

(2)疝环充填式无张力疝修补术:使用一个锥形网塞置入已返纳疝囊的疝环中并给予固定,再用一成形补片置于精索后以加强腹股沟后壁,以预防在原发疝区域下的腹股沟底部再形成疝。

(3)巨大补片加强内脏囊手术:GPRVS(Giant prosthetic reinforce of the visceralsac)手术,由于是 Stoppa 提出的,又称 Stoppa 手术。

此外,腹腔镜疝修补术:经腹膜前假体植入术。

2.急诊手术

嵌顿性疝和绞窄性疝,无论腹外或腹内疝。

(二)非手术治疗

年老体弱,或有其他疾病不能耐受手术者可非手术治疗,用疝带可减轻症状。

第二节　腹外疝

一、腹股沟疝

腹股沟区是位于下腹壁与大腿交界的三角区,腹股沟疝是指腹腔内脏器通过腹股沟区的缺损向体表突出所形成的疝,俗称“疝气”。根据疝环与腹壁下动脉的关系,腹股沟疝分为腹股沟斜疝和腹股沟直疝两种。腹股沟斜疝有先天性和后天性两种。腹股沟斜疝从位于腹壁下动脉外侧的腹股沟管深环(腹横筋膜卵圆孔)突出,向内下,向前斜行经腹股沟管,再穿出腹股沟浅环(皮下环),可进入阴囊中,占腹股沟疝的95%。右侧比左侧多见,男女发病率之比为15∶1。腹股沟直疝从腹壁下动脉内侧的腹股沟三角区直接由后向前突出,不经内环,不进入阴囊,仅占腹股沟疝的5%。老年患者中直疝发生率有所上升,但仍以斜疝为多见。若不及时治疗,容易引起严重并发症。

(一)分类

发生于腹股沟部的疝称腹股沟疝。

腹股沟疝分为腹股沟斜疝和腹股沟直疝。

腹内脏器经腹股沟管内口(腹环),沿腹股沟管下行到外口(皮下环)突出,甚至到阴囊者,为腹股沟斜疝。长期、巨大的斜疝,腹内脏器可降至阴囊内如拳头或婴儿头大小。腹股沟斜疝是所有疝中最多见的一种,可发生于婴幼儿到老年人的各种年龄,男性多于女性,双侧者约15%。

凡腹内器官于腹股沟三角(Hesselbach三角)处脱出者,称为腹股沟直疝。多见于40岁以上男性,较斜疝为少见,如在60岁以上老年者常为双侧。

(二)病因

腹壁肌肉强度降低,腹内压力增高是引起腹股沟疝的主要原因。老年人肌肉萎缩,腹壁薄弱,而腹股沟区更加薄弱,内有血管、精索或者子宫圆韧带穿过,给疝的形成提供了通道。此外,老年人因咳喘、便秘、前列腺增生导致的排尿困难等疾病,致使腹压升高,为疝的形成提供了动力。

(三)分型

中华外科学会疝和腹壁外科学组2001年根据疝环缺损大小、疝环周围组织完整性、腹股沟管后壁坚实程度,把腹股沟疝分成Ⅰ、Ⅱ、Ⅲ、Ⅳ型。Ⅰ型:疝环缺损最大直径不超过2.5cm,疝环周围组织完整性好,腹股沟管后壁坚实;Ⅱ型:疝环缺损最大直径超过2.5cm,疝环周围组织完整性尚好,腹股沟管后壁坚实;Ⅲ型:疝环缺损最大直径超过2.5cm疝环周围组织不完整,腹股沟管后壁缺损;Ⅳ型:复发疝、滑疝。

疝环周围组织是指腹横筋膜。腹横肌腱弓下缘和腹股沟韧带上缘的间隙即耻骨肌孔的上半侧内无腱膜及肌肉组织时,则视为腹股沟管后壁结构缺损。

(四)临床表现

1.可复性疝

临床特点是腹股沟区出现一个可复性肿块,开始肿块较小,仅在患者站立、劳动、行走、跑步、剧咳或患儿啼哭时出现,平卧或用手压时肿块可自行回纳、消失。一般无特殊不适,仅偶尔伴局部胀痛和牵涉痛。随着疾病的发展,肿块可逐渐增大,自腹股沟下降至阴囊内或大阴唇,行走不便和影响劳动。肿块呈带蒂柄的梨形,上端狭小,下端宽大。平卧时肿块可自行消失,或用手将包块向外上方轻轻挤推,向腹腔内回纳消失,疝内容物为小肠时可听到肠鸣声。肿块柔软、表面光滑、叩之呈鼓音。回纳时,常先有阻力;一旦开始回纳,肿块即较快消失。疝内容物如为大网膜时,则肿块坚韧无弹性,叩之呈浊音,回纳缓慢。疝块回纳后,检查者可用示指尖轻轻经阴囊皮肤沿精索向上伸入扩大的外环,嘱患者咳嗽,则指尖有冲击感。隐匿性腹股沟斜疝，可以通过此试验，确定其存在。压迫内环试验可用来鉴别斜疝和直疝，后者在疝块回纳后，用手指紧压住内环嘱患者咳嗽时，疝块仍可出现。

2.滑动性斜疝

临床特点为较大而不能完全回纳的难复性疝。滑出腹腔的盲肠常与疝囊前壁发生粘连。除了肿块不能完全回纳外，尚有消化不良和便秘等症状。滑动性疝多见于右侧，左右两侧发病率之比约为1∶6。在手术修补时，防止滑出的盲肠或乙状结肠可能被误认为疝囊的一部分而被切开。

3.嵌顿性疝

常发生在劳动或排便等腹内压骤增时，通常都是斜疝。临床特点为疝块突然增大，并伴有明显疼痛。平卧或用手推送肿块不能回纳。肿块紧张发硬，且有明显触痛。嵌顿的内容物为大网膜时，局部疼痛常轻微；如为肠襻，不但局部疼痛明显，还可伴有阵发性腹部绞痛、恶心、呕吐、便秘、腹胀等机械性肠梗阻的病征。疝一旦嵌顿，上述症状逐步加重，如不及时处理，终将成为绞窄性疝。肠管壁疝嵌顿时，由于局部肿块不明显，又不一定有肠梗阻表现，容易被忽略。

4.绞窄性疝的临床症状多较严重

患者呈持续性剧烈腹痛，呕吐频繁，呕吐物含咖啡样血液或出现血便；腹部体征呈不对称腹胀，有腹膜刺激征，肠鸣音减弱或消失；腹腔穿刺或灌洗为血性积液；X线检查见孤立胀大的肠襻或瘤状阴影；体温、脉率、白细胞计数逐渐上升，甚至出现休克体征。

腹股沟直疝为腹股沟区可复性肿块，位于耻骨结节外上方，呈半球形，多无疼痛及其他不适。当站立时，疝块出现，平卧时消失。肿块不进入阴囊，直疝颈部宽大，极少嵌顿。还纳后可在腹股沟三角区直接扪及腹壁缺损，咳嗽时指尖有膨胀性冲击感，可与斜疝鉴别。双侧性直疝的疝块常于中线两侧互相对称。

（五）治疗要领

1.手术

（1）腹股沟疝应争取手术治疗。

Ⅰ型：疝囊高位结扎和内环修补手术；也可用X线片无张力疝修补手术（Lichtenstein 手术）。

Ⅱ型：疝环充填式无张力疝修补手术；X线片无张力疝修补手术；如果缺乏人工修补材料时也可用Ferguson、Bassini、McVay、Hal—sted 和 Shouldice 手术，尽可能加用组织减张步骤。

Ⅲ型：疝环充填式无张力疝修补手术；X线片无张力疝修补手术；巨大补片加强内脏囊手术（Stoppa 手术）；无人工修补材料时可考虑使用自身材料并注意减张。

Ⅳ型：疝环充填式无张力疝修补手术；巨大补片加强内脏囊手术。

（2）嵌顿性或绞窄性疝急诊手术：嵌顿性疝入院后如自行松解，应严密观察1～3d，确诊无肠坏死后可择期手术，疑有绞窄性疝或肠坏死或肠穿孔者急诊手术。

2.非手术治疗

老年患者，不能耐受手术，可嘱患者定做疝带压迫环，可阻止疝突出，以提高生活质量。

二、股疝

疝囊通过股环、经股管向卵圆窝突出的疝，称为股疝。股疝的发病率占腹外疝的3%～5%，多见于40岁以上妇女。女性骨盆较宽广、联合肌腱和腔隙韧带较薄弱，以致股管上口宽大松弛故而易发病。

(一)病因

女性骨盆较宽阔,联合肌腱及陷窝韧带常发育不全或变薄,导致股环宽大松弛,加上腹内压增高的诱因,使下坠的腹腔内脏经股环进入股管,自卵圆窝突出,故女性多见。疝内容物多为小肠和大网膜,由于股管几乎是垂直向下的,疝内容物似直线状下坠,但一出卵圆窝后,却突转向前,形成一锐角;加以股环本身狭小,周围韧带坚韧,因此容易发生嵌顿和绞窄。妊娠是腹内压增高的主要原因。股疝因腹内压增高和股环松弛引起。

(二)临床表现

疝块往往不大。常在腹股沟韧带下方卵圆窝处表现为一半球形的突起。平卧回纳内容物后,疝块有时并不完全消失,这是因为疝囊外有很多脂肪堆积的缘故。由于囊颈较狭小,咳嗽冲击感也不明显。易复性股疝的症状较轻,常不为患者所注意,尤其在肥胖者更易疏忽。一部分患者可在久站或咳嗽时感到患处胀痛,并有可复性肿块。

股疝如发生嵌顿,除引起局部明显疼痛外,也常伴有较明显的急性机械性肠梗阻,严重者甚至可以掩盖股疝的局部症状。股疝的疝块通常不大,主要表现为卵圆窝处有一半球形隆起,大小通常像一枚核桃,质地柔软,为可复性。约半数病例,发生嵌顿,引起局部明显疼痛,出现急性肠梗阻症状时才来就诊。故对急性肠梗阻患者,尤其是中年妇女,应注意检查有无股疝,以免漏诊。

(三)诊断分析

1.临床表现

腹股沟韧带下方卵圆窝处鸽蛋大小肿块,软,平卧或以手法复位后肿块消失,一般无疼痛、发热。如发生嵌顿后则有腹痛、腹胀、呕吐、肛门无排气等症状,局部无疼痛或轻微疼痛,平卧不能还纳。

平诊时肿块肠鸣音存在,如内容物为大网膜或嵌顿急诊者则无肠鸣音。

2.辅助诊断

在股疝未发生嵌闭时,患者一般与正常人无异,而在嵌顿时则有白细胞增高,腹部X线片可见肠梗阻征。

(四)鉴别诊断

1.卵圆窝处淋巴结肿大

淋巴结肿大常为多个。不能还纳缩小,需与卵圆窝处不能还纳的股疝相鉴别。股疝内容物为大网膜者,表现为单个卵圆形块,一般较淋巴结大,光滑,深部似可有蒂。

2.髂窝脓肿

髂窝脓肿多见于小儿,有发热、患肢常有髋关节屈曲,白细胞多增高。

3.卵圆窝脂肪瘤

卵圆窝处脂肪瘤大多较大,基底亦大,无蒂,常与股疝,尤其是疝内容物为大网膜的股疝难以鉴别,因此手术时注意区别大网膜外的腹膜与脂肪瘤包膜。

4.髂腰部冷性脓肿

冷性脓肿为脊柱结核的并发症,X线正侧位片可发现原发脊柱结核病灶,其脓肿位于腹股沟韧带下方、髂腰部股动脉之外侧，较大，有波动感，B超有液平面，穿刺可抽出稀薄的结核性脓液。

(五)治疗要领

应予以手术治疗。完全切除疝囊；用不吸收缝线修补股管。

如使用无张力疝修补时宜用疝环充填式无张力疝修补手术，在疝囊回纳后用网塞置于股环处，在固定网塞时勿损伤内侧的股静脉。不再使用成型补片置于网塞的浅面。

三、切口疝

切口疝是手术切口深处的筋膜层裂开或未愈合所致，可视为迟发的切口裂开或表面愈合的深部切口裂开。由于切口表面的皮肤和皮下脂肪层已愈合筋膜层裂开，在腹腔内压力的作用下，内脏或组织向外疝出，其疝囊可能是已经愈合的腹膜也可能是腹膜裂开后逐渐形成。

(一)病因

临床常见的切口疝主要有3种类型：普通切口疝、腹腔镜术后戳孔疝和腹部暂时关闭术形成的切口疝。后者多发生于腹腔间隙综合征的病例，如肠外瘘后切口裂开的患者，由于不能及时二期缝合，皮肤爬行覆盖肠管切口自行愈合所致。根据疝环大小，腹壁切口疝一般可分3型：①巨型：直径＞10cm；②中型：直径5～10cm；③小型：直径＜5cm。

(二)发病机制

(1)手术后切口崩裂，缝合后或皮肤未裂开而腹膜、腹直肌前后鞘裂开者。

(2)腹部手术后切口感染，引流后伤口愈合，切口处瘢痕组织薄弱，远期逐渐形成疝。

(3)腹部创伤大块组织缺损，勉强缝合后裂开或植皮愈合后组织薄弱。

(4)手术后并发症，如肺炎、肺不张、腹胀、ARDS、气管切开后吸痰刺激剧烈咳嗽。

(三)临床表现

腹壁切口处有肿物突出是其主要症状。站立和用力时突出或明显，平卧时缩小或消失。疝块较大有较多的脏器和组织突出时，可有腹部隐痛、牵拉下坠感等不适，部分患者可伴食欲减退、恶心、焦虑等。疝内容物可与腹膜外腹壁组织粘连而成为难复性疝，有时可有不完全性肠梗阻的表现。少数疝环小的患者，可发生嵌顿。不完全性肠梗阻是切口疝的常见并发症。因切口疝内容物一般为肠管和(或)大网膜与疝囊及彼此的反复摩擦极易发生粘连而致不完全性肠梗阻。

(四)诊断分析

(1)有腹部手术病史，术后大多并发有切口感染，伤口延迟愈合。

(2)有上述临床表现。

(五)治疗要领

1.手术治疗

适于大多数年龄在70岁以下患者。

以疝环最大距离＜3cm为小切口疝，3～5cm为大切口，＞5cm为巨大切口疝。小切口疝，可用直接缝合技术。大切口疝在拉拢后组织有张力要使用自体组织移植或合成生物材料修补。巨大切口疝都要用修补材料。

2.非手术治疗

(1)年老体弱,不能耐受手术者。

(2)巨大的腹疝,患者过度肥胖又年大者以及估计术后会复发或引起腹内压过高者。

四、脐疝

脐疝是指腹腔内容物由脐部薄弱区突出的腹外疝。脐位于腹壁正中部,在胚胎发育过程中,是腹壁最晚闭合的部位。脐部缺少脂肪组织,使腹壁最外层的皮肤、筋膜与腹膜直接连在一起,成为全部腹壁最薄弱的部位,腹腔内容物容易从此部位突出形成脐疝。

(一)病因

1.婴儿脐疝

俗称"气肚脐",为先天性,是新生儿和婴儿时期常见的疾病之一。脐带脱落后,脐部瘢痕区由于胎儿阶段脐带从腹壁穿过,是腹壁一先天性薄弱处;在婴儿期,两侧腹肌未完全在中线合拢,留有缺损,在医学上称为脐环。当哭闹过多、咳嗽、腹泻等促使腹内压力增高时,便会导致腹腔内容物,特别是小肠,连同腹膜、腹壁皮肤一起由脐部逐渐向外顶出,形成脐疝。

2.成人脐疝

较少见,可能与脐环处瘢痕组织变弱有关。诱因包括妊娠、慢性咳嗽、腹腔积液等。疝内容物初期为大网膜,随后还有小肠,结肠等。常因与疝囊壁发生广泛粘连,形成多房性间隙。

(二)临床表现

1.婴儿脐疝

多属易复性疝,较常见,嵌顿少见。当啼哭、站立和用劲时,脐部膨胀出包块,直径1~2cm,无其他症状,常在洗澡、换衣时无意中发现。多呈半球形或圆柱状,肿物顶端有一小瘢痕,是为脐痕;肿物特点为可复性,即哭闹、咳嗽、直立时肿物饱满增大,而且肿物触之较坚实;小儿安静或者家长用手按压时,肿物缩小或回纳入腹腔,伴有肠鸣音。肿物缩小或还纳后,局部留有松弛皮肤皱褶,以上为典型脐疝。肿物较大时,特别是孩子哭闹腹压增高时,外表的皮肤发亮显得较薄,有一些家长担心脐疝会不会被撑破,实际上由于皮肤的弹性与韧性,并不存在撑破的可能性,除非为创伤所致。

2.成人脐疝

多见于中年肥胖经产妇女。主要症状是脐部有半球形疝块,可回纳,伴有消化不良、腹部不适和隐痛。疝环通常较小,周围瘢痕组织较坚韧,较易发生嵌顿和绞窄。巨大的脐疝呈垂悬状。

(三)治疗要领

(1)新生儿脐疝以非手术治疗为主,可在发育期痊愈。

(2)成人脐疝可手术切除修补。

五、白线疝

经腹白线突出的疝称为白线疝,也名腹上疝。腹白线由两侧腹直肌鞘于腹正中线相互交织而成。脐上白线较宽,脐下白线狭而坚固。因此白线疝好发于脐上,多为腹白线发育欠佳或有孔隙所致。

(一)临床表现

(1)肿块站立时上腹部正中线上有一指头大肿块,一般无疼痛,但如有大网膜或小肠嵌顿则有腹痛、呕吐。

(2)检查肥胖者比较困难,如上腹正中触及软的肿块,平卧触及缺损环则可确诊。

(二)治疗要领

小的白线疝不需手术,有症状者手术修补;还纳疝内容物,缝扎疝囊颈缝合白线。如白线多处缺损,则用 Berman 修补术,在两侧腹直肌前鞘各做一相等的垂直切口修补腹横筋膜,将两侧腹直肌前鞘的内侧叶翻转重叠缝合。

六、闭孔疝

经闭孔管所突出的疝称为闭孔疝,闭孔是盆腔通至大腿的孔道,由耻骨和髋骨的坐骨部分形成的圆孔,它位于闭孔膜上方,其大小可容纳指尖,内有少量脂肪填入。闭孔管是一纤维骨性组织,长 2～2.5cm,有内、外两个口。内口有腹膜,由闭孔沟的起端与闭孔内肌及其筋膜围成。外口位于耻骨肌的深面,由闭孔沟的末端与闭孔外肌及其筋膜围成,管内通过闭孔神经及血管,闭孔疝位于耻骨肌的深层,股三角区的下端,在闭孔肌的上方,耻骨肌和内收长肌之间。闭孔疝多发生于消瘦的老年妇女,这与妇女的骨盆宽阔,闭孔也相对较宽大有关。疝内容物多为小肠,也可为结肠、膀胱、卵巢等。

(一)病因

1.局部薄弱

闭孔管为闭孔疝的发生提供了潜在的通道,但并非一定发生疝,只有局部组织薄弱,如闭孔外肌破裂、向尾侧移位或闭孔膜异常薄弱等,在腹内压的作用下才有可能形成疝。其疝囊可直接通过破裂闭孔外肌突出,或在闭孔外肌上方同闭孔神经和闭孔血管一同穿出闭孔内口,亦可在闭孔外肌下方突出。

2.盆底组织退变

此疝好发于老年高龄患者,大多发生于 70～80 岁,Larrieu 等报道平均发病年龄为 67 岁。这可能与老年人组织退变导致生理性盆筋膜松弛、盆底肌肉萎缩等有关。

3.闭孔管宽大

闭孔疝女性患者多见,这与女性闭孔管较男性宽大、平直有关。生理上由于多次妊娠、腹内压增加,亦可造成女性会阴过于松弛且宽大。

4.消瘦

多病体弱、营养不良、消瘦,以及任何消耗性疾病均可导致闭孔内口失去腹膜外脂肪组织的衬垫保护,覆盖其上方的腹膜易凹陷而形成疝囊。

5.腹内压增高

导致腹内压增高的疾病有慢性支气管炎、长期咳嗽、习惯性便秘等。

(二)临床表现和诊断分析

以部分性肠梗阻多于完全性肠梗阻。

1.腹痛与呕吐

呈阵发性腹痛,隐痛至绞痛状,伴有腹胀、呕吐,如部分肠壁嵌顿肛门仍可排气,如完全性嵌顿，则肛门停止排气排便。少数合并大腿内侧疼痛与压痛。

2.体检

(1)有腹胀，下腹部压痛、反跳痛和肌紧张，患侧较对侧明显，并可闻及气过水声。

(2)闭孔神经痛及 Howship－Romberg 征阳性闭孔神经由闭孔外侧壁穿出，闭孔疝肠管压迫该神经，有从股内侧到膝部的放射性痛、酸胀、麻木等异常，伸髋关节及旋转运动则加重，有此症状即为 H－R 征阳性。

(3)卵圆窝下内方可触及包块，有压痛，勿误诊为股疝。

(4)阴道或直肠指检闭孔管内口部可触及索状肿块。

根据患者临床表现有部分或完全性肠梗阻症状，行腹部 X 线片有肠梗阻征，典型患者可见耻骨上缘有鸟嘴样固定充气肠曲。CT 检查耻骨下方、闭孔外肌上方和耻骨深部有蒂状块影。

(三)治疗要领

手术治疗术前能确诊者，应尽早行剖腹探查手术复位，有肠坏死者，做肠切除肠吻合术。

第三节　腹内疝

腹内脏器自其原来的位置，经过腹腔内一个正常或异常的孔道或裂隙脱位到一个异常的腔隙者称为腹内疝。疝内容物主要是胃和肠管。腹内疝在临床上较为少见，尚未出现症状的腹内疝临床上多难以确诊。腹内疝的严重后果是可造成胃肠道梗阻，如发生绞窄性梗阻，又不能及时诊断和处理，常可造成严重后果，甚至因肠坏死而危及生命。本病发病急骤、病程进展快、病情险恶，且早期临床表现又不典型，故早期诊断较难，常导致延误治疗，造成严重后果甚至死亡。凡临床有胃肠道梗阻症状者，特别是在某种手术或外伤后，在进行鉴别诊断时应考虑有腹内疝存在的可能。

一、胃切除术后腹内疝

胃大部切除后残胃与空肠吻合，在吻合口后方遗留的间隙称为吻合口后间隙。其边缘缺少弹性，类似一个疝环，若肠襻凸入吻合口后间隙，难以自然回复，就形成胃切除术后内疝(postgastrectomic internal hernia)。胃切除术后并发内疝临床较少发生，多见于 BillrothⅡ式胃大部切除、胃空肠吻合术后，可发生于手术后早期或后期。疝入部位以结肠后胃空肠吻合术后形成的下后间隙最多见。

(一)病因

胃切除术后行 Billrothn 式吻合术后输入襻过长。一般胃大部切除后行 Billrothn 式胃空肠结肠前吻合术，输入襻长为 12～15cm，但如留的过长，吻合口与结肠之间间隙增大，肠蠕动时小肠可钻入此间隙而形成内疝，如小肠及系膜血管受压血循环障碍而未及时手术复位，会发生肠坏死，中毒性休克甚至死亡；如延迟诊断，绞窄肠段过长，肠坏死，肠切除术后会发生小肠短肠综合征。

(二)临床表现

1.腹痛

上腹部突发性疼痛,呈持续性胀痛或绞痛,阵发性加重,向腰背部放射。

2.呕吐

呕吐物多为胃肠内容物,吐后腹痛多无减轻。

3.肛门

停止排气和排便。

4.既往史

既往有胃切除手术病史,可在术后尚未出院,也可在术后多年。

5.体检

(1)上腹部略膨隆或无膨隆:此取决于内疝压迫肠管部位,如压迫小肠下端则为低位小肠梗阻,有腹膨隆,如小肠高位受压,则无膨隆。

(2)触诊:上腹部有压痛、肌紧张、反跳痛。

(3)肠鸣音减弱或消失。

(三)辅助检查

1.影像学检查

X线片:可见有液平,但无膈下积气。

2.血常规检查

白细胞升高,重者达 $20\times10^9/L$。

(四)诊断分析

(1)有胃切除手术病史。

(2)此次发作腹痛,符合小肠梗阻诊断。

(3)早期多无发热,但如发生肠坏死者、有发热、脉快,甚至休克等全身表现。

(五)治疗要领

手术治疗:诊断明确后,尽早手术复位,如有肠坏死应行肠切除肠吻合术。

二、乙状结肠旁疝

乙状结肠旁疝为乙状结构造口术的一种并发症,并不罕见。

(一)病因

直肠创伤、直肠癌作乙状结肠造口术后的一种并发症。可发生于术后早期,也可见于术后若干年。原因为在结肠造口时,未将侧腹膜与乙状结肠系膜缝闭、缝闭不全或缝合过松,缝线断裂后,其旁出现一个异常孔隙。当小肠蠕动时,小肠经过这一孔隙进入盆腔,引起嵌闭、绞窄、小肠梗阻。

(二)临床表现

1.腹痛

小肠嵌顿后患者,突然腹部疼痛,绞痛状,持续性,阵发性加重,腹胀,伴呕吐,停止排气或排便等急性肠梗阻症状。

2.体检

急性病容,烦躁不安,出冷汗。

全腹均有压痛,而以左下腹部压痛最明显,有腹肌紧张,反跳痛,肠鸣音减弱或消失。

3.X 线检查

腹部 X 线片有小肠梗阻影像,立位片可见液平面。

(三)诊断分析

(1)有直肠伤病行结肠造口术病史。

(2)此次发作为肠梗阻应想到此并发症,宜尽早手术探查,如保守治疗过久,易致肠绞窄坏死。

(四)治疗要领

尽早手术探查,术中证实后做肠复位,如有肠坏死者行坏死肠段切除肠吻合,并修补异常的间隙。

三、小网膜囊疝

是游离的小肠肠襻(偶为横结肠),可通过胃结肠韧带,肝胃韧带或横结肠系膜由创伤或手术所造成的裂孔或小网膜孔进入小网膜囊内而成。

(一)病因

小网膜囊系位于肝胃韧带、胃结肠韧带后的囊腔,正常时只有一个小网膜孔与其相通,但如小网膜孔发育中异常、变大;肝胃韧带或胃结肠韧带在各种外伤或手术裂开后也可成为一异常孔隙,小肠在蠕动中经过这些病理孔隙入小网膜囊,不能回复时,均会引起小肠嵌顿、绞窄、肠梗阻甚至肠坏死,术前很难诊断出为腹内疝,多诊断为急、慢性肠梗阻。手术中才发现其梗阻原因为小网膜囊疝,小肠被环嵌压。

(二)临床表现

其表现多为急性发作性腹痛,以上腹部为重,可呈剧烈地持续性胀痛或绞痛,疼痛可向腰背部放射,伴有恶心、频繁呕吐,呕吐物为胆汁样胃内容物,无排气排便。检查可发现上腹饱满,左上腹常可触及囊性包块,局部可有压痛、反跳痛及腹肌紧张,严重者可发展到全腹痛,有移动性浊音,肠鸣音亢进,有高调气过水声,腹穿可抽出淡黄色渗液或血性渗液,可并发严重水电解质平衡失调、肠坏死、中毒性休克。

(三)诊断分析

(1)腹痛、腹胀、呕吐、肛门停止排便排气症状,术前很难确诊病因。

(2)上腹部可触及包块,大小与肠管进入长短有关。

(3)腹部 X 线片可见肠梗阻征,胃区有扩张肠曲和液平面。

(四)治疗要领

手术探查:确诊后小肠复位并缝闭小网膜孔。

四、肠系膜裂孔疝

肠系膜裂孔疝由肠襻穿过肠系膜裂孔而发病。本病临床少见,多以肠梗阻为其主要的表现。临床资料统计显示,肠系膜裂孔疝导致的急性肠梗阻占急性机械性肠梗阻的 1%~2%。因其无疝囊支托,疝入肠系膜裂孔的肠管非常容易发生扭转、绞窄、坏死和穿孔,重者可危及生命。本病术前诊断比较困难。

(一)病因

小肠系膜有时可有先天性的缺损或裂孔，横结肠系膜偶尔也可有缺损，小肠襻可以穿过此孔而发生梗阻或嵌顿。胎儿期的肠管缺血可能与先天性的肠系膜缺损有关，多见于肠管闭锁的婴儿。

(二)临床表现

临床症状与体征因经肠系膜裂孔(疝环)的大小以及疝入的肠管部位、多寡、是否发生完全性肠梗阻、是否发生绞窄而不同。

如疝入的肠襻未发生嵌顿、绞窄时，临床症状多较轻，但由于肠襻的反复疝入和退出，对肠系膜或肠管产生牵拉刺激，部分患者可表现为间断的发作性腹痛，或慢性腹痛，疼痛部位多在上腹部或脐周，少数伴有呕吐和便秘。多数腹胀不明显，并缺乏肠型、肠蠕动及肠鸣音亢进等机械性肠梗阻的体征。

疝入的肠襻一旦发生绞窄，临床上即有完全性肠梗阻的症状和体征，表现为突发性上腹部或脐周持续性绞痛，阵发性加剧，同时伴恶心、呕吐、停止排气排便、腹胀等绞窄性肠梗阻症状。随着病程的进展，由于大量体液丧失、感染和中毒，患者出现冷汗淋漓、面色苍白，并在短时间内出现急性弥散性腹膜炎和中毒性休克。部分患者如疝入的肠襻发生扭转，可出现不对称的腹胀，并可触及腹部包块；全腹压痛、反跳痛及肌紧张明显，腹部移动性浊音阳性，腹腔穿刺可抽出血性渗液。

发生在横结肠系膜裂孔的内疝，疝入网膜囊的小肠可经 Winslow 孔、肝胃韧带及胃结肠韧带的裂孔或薄弱区再返回大腹腔，因该肠段“行程”异常导致胃远端受压，患者可出现类似慢性溃疡病或幽门梗阻的症状。

(三)诊断分析

术前很难确诊，表现为肠梗阻症状，多在剖腹手术中确诊。

(四)治疗要领

手术治疗小肠复位、小肠坏死者做肠切除、小肠吻合术，并修补肠系膜裂孔，以防复发。

第四节　急性弥散性腹膜炎

急性弥散性腹膜炎是由细菌感染、化学刺激或损伤所引起的外科常见的一种严重疾病。多数是继发性腹膜炎，原于腹腔的脏器感染、坏死穿孔、外伤等。其主要临床表现为腹痛、腹部压痛腹肌紧张，以及恶心、呕吐、发烧、白细胞升高，严重时可致血压下降和全身中毒性反应，如未能及时治疗可死于中毒性休克。部分患者可并发盆腔脓肿、肠间脓肿和膈下脓肿、髂窝脓肿及粘连性肠梗阻等。为此积极的预防腹膜炎的发生，发生后早期确诊和清除病灶，是十分重要的。

一、腹膜的解剖生理概要

腹膜是一层很薄的光滑的浆膜，它由内皮细胞及弹性纤维构成，腹膜分为互相连续的壁层和脏层两部分，壁层贴衬于腹壁的里面，脏层覆盖在脏器的表面，并延伸成为韧带、系膜和网膜把内脏固定于膈肌，后腹壁盆腔壁。腹腔是壁层和脏层之间的潜在间隙。腹腔是人体最大的浆膜腔，如果全部展开，其总面积与全身皮肤面积相等，约为 $2m^2$，男性腹腔是封闭的，女性腹腔则经输卵管漏斗、子宫、阴道而与外界相通，从严格的解剖学意义来讲，腹腔内并无脏器。但习惯上把腹腔脏层所覆盖的脏器，如胃、空回肠等，都称为腹腔内脏器。正常腹膜腔内只有少量液体，75～100mL 的草黄色清亮液体，起着润滑作用，但在病理状态下却可容纳数千毫升以上（如腹腔积液、血液、脓液），腹腔分大腹腔、小腹腔两部分，经由网膜孔相通。小腹腔位于小网膜，胃后壁和胃结肠韧带的后方，剩余部分包括盆腔在内均称为大腹膜腔。

平卧时小腹腔的后上部及膈下位置低于大腹腔。因此，化脓性腹膜炎时或手术后的患者均取半卧位，可避免大腹腔之感染液流存于膈下区或流存于小腹腔形成脓肿；而在髂窝和盆腔形成脓肿后全身中毒症状较轻，治疗上也较为简便。大网膜是腹膜的一部分。从横结肠垂下遮盖下腹腔之脏器，有丰富之血液供应和大量的脂肪组织、活动度大，能够移动到所能及的病灶处将其包裹、填塞，使炎症局限，使损伤修复，有腹腔卫士之称。腹膜下层的脂肪组织中满布血管网、淋巴管网和神经末梢。腹膜的动脉来自肋间动脉和腹主动脉的分支、静脉血则回流到门静脉和下腔静脉。腹膜的淋巴液先引流入腹部淋巴结，再汇合到胸导管。壁腹膜系由第6～12 肋间神经及第一腰神经的分支所支配。此属于周围神经，对痛觉敏感，定位准确，尤其当壁腹膜受刺激时，可使腹肌反射性收缩，引起反射性腹肌紧张；腹膜炎时的腹膜刺激征即由此产生。膈肌中心部分受到刺激，通过膈神经的反射作用，可引起肩部放射性痛。脏腹膜系由交感神经及迷走神经分支支配，属于内脏神经，痛觉定位差，但对牵拉、压迫、膨胀等刺激敏感。通常表现为腹部钝痛，重刺激时可以引起心率变慢，血压下降和肠麻痹。

腹膜的生理功能有：①滑润作用：腹膜是双相的半渗透性薄膜，经常渗出少量液体以滑润腹腔。②防御作用：腹膜是人体浆膜中抗感染最强的一部分，当细菌和异物侵入腹腔时，腹腔渗出液中之大量吞噬细胞将其吞噬包围和吸收，大网膜的防御作用尤为显著，可将感染局限，防止感染扩散。③吸收作用：腹腔的强大吸收能力不但能将腹腔内积液、血液、空气、微小颗粒和细菌、电解质、尿素等很快吸收，也可以吸收毒素以减轻对腹膜之刺激，但大量毒素被吸收时可导致中毒性休克。腹腔上部腹膜的吸收能力比盆腔腹膜的吸收能力要强。④渗出与修复作用：在腹膜炎时，腹膜可渗出大量液体、蛋白质和电解质，起到稀释毒素和减少对腹膜刺激的作用，但渗出量太大时可引起水与电解质失调。炎性腹腔积液中蛋白质含量在2.5g%以上，可出现低蛋白血症。渗出液的性质因病因而异，如外伤引起的渗出液多混有血液；胃肠穿孔的渗出液中含有脏器的内容物；链球菌感染的渗出液为稀薄之浆液性液体，厌氧菌感染之渗出液中有一种特殊臭味；在炎性渗出液中还含有异物和破碎组织等。其中的纤维蛋白沉积可在病变周围产生粘连，防止感染扩散并可修复受损之组织，但也是导致粘连性肠梗阻之重要原因。

二、病因及分类

(一)根据腹膜炎的发病机制分类

1.原发性腹膜炎

原发性腹膜炎临床上较少见，是指腹腔内无原发病灶，病原菌是经由血循、淋巴途径或女性生殖系等而感染腹腔所引起的腹膜炎。多见于体质衰弱，严重肝病患者或在抗病能力低下的情况下，或肾病、猩红热、营养不良并发上呼吸道感染时均可致病，尤其是10岁以下的女孩多见。脓液的性质根据菌种而不同，常见的溶血性链球菌的脓液稀薄而无臭味，脓汁和血培养可找到溶血性链球菌和肺炎双球菌。临床上常有急性腹痛、呕吐、腹泻，并迅速出现脱水或全身中毒症状。

2.继发性腹膜炎

继发性腹膜炎是临床上最常见的急性腹膜炎，继发于腹腔内的脏器穿孔、脏器的损伤破裂、炎症和手术污染。主要常见病因有阑尾炎穿孔、胃及十二指肠溃疡急性穿孔、急性胆囊炎透壁性感染或穿孔、伤寒肠穿孔以及急性胰腺炎，女性生殖器官化脓性炎症或产后感染等含有细菌之渗出液进入腹腔引起腹膜炎。绞窄性肠梗阻和肠系膜血管血栓形成引起肠坏死，细菌通过坏死之肠壁进入腹腔导致腹膜炎。其他如腹部手术污染腹腔，胃肠道吻合口漏以及腹壁之严重感染，均可导致腹膜炎。

正常胃肠道内有各种细菌，进入腹腔后绝大多数均可成为继发性腹膜炎的病原菌；其中以大肠埃希菌最为多见，其次为厌氧杆菌、链球菌、变形杆菌等，还有肺炎双球菌，淋病双球菌，绿脓杆菌，但绝大多数情况下为混合感染。多种细菌的同时存在可发生协同的病理作用，极大地增加了感染的严重性，故毒性剧烈。

(二)根据病变范围分类

1.局限性腹膜炎

腹膜炎局限于病灶区域或腹腔的某一部分，如炎症由于火网膜和肠曲的包裹形成局部脓肿，如阑尾周围脓肿、膈下脓肿、盆腔脓肿等。

2.弥散性腹膜炎

炎症范围广泛而无明显界线，临床症状较重，若治疗不及时可造成严重后果。

(三)根据炎症性质分类

1.化学性腹膜炎

见于溃疡穿孔、急性出血坏死型胰腺炎等，胃酸、十二指肠液、胆盐胆酸、胰液的强烈刺激而致化学性腹膜炎，此时腹腔渗液中无细菌繁殖。

2.细菌性腹膜炎

腹膜炎是由细菌及其产生之毒素的刺激引起的。如空腔脏器穿孔8h后多菌种的细菌繁殖化脓，产生毒素。

将腹膜炎分为不同类型，主要是为了治疗上的需要。然而这些类型在一定条件下是可以互相转化的。如溃疡穿孔早期为化学性腹膜炎，经过6～12h后可转变成为细菌性化脓性腹膜炎；弥散性腹膜炎可局限为局限性腹膜炎，相反，局限性腹膜炎也可发展为弥散性腹膜炎。

三、病理生理变化

腹膜受到刺激后发生充血水肿，并失去固有光泽，随之产生大量浆液性渗出液。一方面可以稀释腹腔内毒素及消化液，以减轻对腹膜的刺激；另一方面也可以导致严重脱水，蛋白质丢失和电解质紊乱。渗出液中逐渐出现大量中性粒细胞、吞噬细胞、可吞噬细菌及微细颗粒。加以坏死组织，细菌和凝固的纤维蛋白，使渗出液变为混浊，继而成为脓液。常见之以大肠埃希菌为主的脓液呈黄绿色、稠厚,并有粪臭味,在诊断上有着重要意义。

腹膜炎形成后的转归,要根据患者的抗菌能力和感染的严重程度及治疗的效果而定。一般年轻体壮者,抗病能力强,加之致病毒力弱,病变损害轻,治疗适当,则腹膜炎可向好转方向发展,炎症消散,腹膜病变自行修复而痊愈。如果感染局限为膈下脓肿,盆腔脓肿,肠襻间脓肿则需切开引流治疗。年老体弱,病变严重,治疗不适当不及时则感染可迅速扩散而形成弥散性腹膜炎,此时腹膜严重充血、广泛水肿、炎性渗出不断增加,血容量急骤减少,腹腔内可积存数千毫升脓液,肠管浸泡在脓液中,胃肠壁也高度充血水肿,肠管内充满大量液体和气体,肠管高度膨胀、肠蠕动减弱或消失,形成麻痹性肠梗阻。由于腹膜吸收了大量毒素以致发生中毒性休克。膨胀的肠管可迫使膈肌升高,从而影响心脏功能。下腔静脉回流受阻,回心血量进一步减少,气体交换也受到一定障碍,加之高烧毒血症和败血症,脱水酸中毒、中毒性休克加深等。最后可导致多脏器衰竭(MSOF),这些都是急性化脓性腹膜炎的主要致死原因。

腹膜炎被控制后,根据病变损伤的范围和程度,常遗留有相应的纤维粘连,但大多数粘连并不产生任何后果,而部分患者可产生粘连性肠梗阻,所以及时地清除病灶和控制感染,手术时彻底清洗腹腔,对预防粘连性肠梗阻的发生有一定意义。

四、临床表现

由于致病原因的不同,腹膜炎可以突然发生,也可以逐渐发生。例如:胃十二指肠溃疡急性穿孔或空腔脏器损伤破裂所引起的腹膜炎,常为突然发生,而急性阑尾炎等引起的,则多先有原发病的症状,尔后再逐渐出现腹膜炎征象。

急性腹膜炎的主要临床表现,早期为腹膜刺激症状如(腹痛、压痛、腹肌紧张和反跳痛等)。后期由于感染和毒素吸收,主要表现为全身感染中毒症状。

(一)腹痛

这是腹膜炎最主要的症状。疼痛的程度随炎症的程度而异,但一般都很剧烈,不能忍受,且呈持续性,深呼吸、咳嗽、转动身体时都可加剧疼痛。故患者不顾变动体位,疼痛多自原发灶开始,炎症扩散后蔓延及全腹,但仍以原发病变部位较为显著。

(二)恶心、呕吐

此为早期出现的常见症状。开始时因腹膜受刺激引起反射性的恶心呕吐,呕吐物为胃内容物。后期出现麻痹性肠梗阻时,呕吐物转为黄绿色之含胆汁液,甚至为棕褐色粪样肠内容物。由于呕吐频繁可呈现严重脱水和电解质紊乱。

(三)发热

突然发病的腹膜炎,开始时体温可以正常,之后逐渐升高。老年衰弱的患者,体温不一定随病情加重而升高。脉搏通常随体温的升高而加快。如果脉搏增快而体温反而下降,多为病情恶化的征象,必须及早采取有效措施。

(四)感染中毒

当腹膜炎进入严重阶段时,常出现高烧、大汗口干、脉快、呼吸浅促等全身中毒表现。后期由于大量毒素吸收,患者则处于表情淡漠,面容憔悴,眼窝凹陷,口唇发绀,肢体冰冷,舌黄干裂,皮肤干燥,呼吸急促,脉搏细弱,体温剧升或下降,血压下降休克,酸中毒。若病情继续恶化,终因肝肾功能衰弱及呼吸循环衰竭而死亡。

(五)腹部体征

表现为腹式呼吸减弱或消失,并伴有明显腹胀。腹胀加重常是判断病情发展的一个重要标志。压痛反跳痛是腹膜炎的主要体征,始终存在,通常是遍及全腹而以原发病灶部位最为显著。腹肌紧张程度则随病因和患者全身情况的不同而有轻重不一。突发而剧烈的刺激,胃酸和胆汁这种化学性的刺激,可引起强烈的腹肌紧张,甚至呈“木板样”强直,临床上叫“板样腹”。而老年人,幼儿或极度虚弱的患者,腹肌紧张可以很轻微而被忽视。当全腹压痛剧烈而不易用扪诊的方法去辨别原发病灶部位时,轻轻叩诊全腹部常可发现原发病灶部位有较显著的叩击痛,对定位诊断很有帮助。腹部叩诊可因胃肠胀气而呈鼓音。胃肠道穿孔时,因腹腔内有大量游离气体平卧位叩诊时常发现肝浊音界缩小或消失。腹腔内积液多时,可以叩出移动性浊音,也可以用来为必要的腹腔穿刺定位。听诊常发现肠鸣音减弱或消失。直肠指诊时,如直肠前窝饱满及触痛,则表示有盆腔感染存在。

(六)化验及X线检查

白细胞计数增高,但病情严重或机体反应低下时,白细胞计数并不高,仅有中性粒细胞比例升高或毒性颗粒出现。腹部X线检查叫见肠腔普遍胀气并有多个小气液面等肠麻痹征象,胃肠穿孔时,多数可见膈下游离气体存在(应立位透视),这在诊断上具有重要意义。体质衰弱的患者,或因有休克而不能站立透视的患者,即可以行侧卧拍片也能显示有无游离气体存在。

五、诊断

根据腹痛病史,结合典型体征,白细胞计数及腹部X线检查等,诊断急性腹膜炎一般并不困难。明确发病原因是诊断急性腹膜炎的重要环节。原发性腹膜炎常发生于儿童呼吸道感染期间、患儿突然腹痛呕吐、腹泻并出现明显的腹部体征。病情发展迅速。而继发性腹膜炎的病因很多,只要仔细讯问病史结合各项检查和体征进行综合分析即可诊断,腹肌的程度并不一定反应腹内病变的严重性。例如儿童和老人的腹肌紧张度就不如青壮年显著;某些疾病如伤寒肠穿孔或应用了肾上腺皮质激素后,腹膜刺激征往往有所减轻。故不能单凭某一项重要体征的有无而下结论,要进行全面分析。若要明确诊断须要进一步的辅助检查,如肛指检查、盆腔检查、低半卧位下诊断性腹腔和女性后穹隆穿刺检查。根据穿刺所得液体颜色、气味、性质及涂片镜检,或淀粉酶值的定量测定等来判定病因,也可做细菌培养。腹腔抽出的液体大致有透明、混浊、脓性、血性和粪水样几种。结核性腹膜炎为草黄色透明之黏液,上消化道穿孔为黄绿色混浊液含有胃液、胆汁。急性阑尾炎穿孔为稀薄带有臭味之脓液。而绞窄性肠梗阻肠坏死,可抽出血性异臭之液体。急性出血坏死性胰腺炎可抽出血性液而且胰淀粉酶定量很高。若腹穿为完全的新鲜不凝血,则考虑为腹腔内实质性脏器损伤。一般空腔脏器穿孔引起的腹膜炎多是杆菌为主的感染,只有原发性腹膜炎是球菌为主的感染。如果腹腔液体在100mL以下,诊断性腹穿不易成功。为明确诊断,可行诊断性腹腔冲洗,在无菌下注入生理盐水后再抽出进行肉眼检查和镜检,会给明确诊断提出可靠资料。对病因实在难以确定而又有肯定手术指征的病例,则应尽早进行剖腹探查以便及时发现和处理原发病灶,不应为了等待确定病因而延误手术时机。

六、鉴别诊断

(一)内科疾病

有不少内科疾病具有与腹膜炎相似的临床表现,必须严加区别,以免错误治疗。肺炎、胸膜炎、心包炎、冠心病等都可引起反射性腹痛,疼痛也可因呼吸活动而加重。因此呼吸短促、脉搏变快,有时出现上腹部腹肌紧张而被误认为腹膜炎,但详细追问疼痛的情况,细致检查胸部,加以腹部缺乏明显和肯定的压痛及反跳痛,即可做出判断。急性胃肠炎、痢疾等也有急性腹痛、恶心、呕吐、高热、腹部压痛等,易误认为腹膜炎,但饮食不当的病史、腹部压痛不重、无腹肌紧张、听诊肠鸣音增强等,均有助于排除腹膜炎的存在。其他如急性肾盂肾炎、糖尿病酮中毒、尿毒症等也均可有不同程度的急性腹痛、恶心、呕吐等症状,而无腹膜炎的典型体征,只要加以分析,应能鉴别。

(二)急性肠梗阻

多数急性肠梗阻具有明显的阵发性腹部绞痛、肠鸣音亢进、腹胀而无肯定压痛及腹肌紧张,易与腹膜炎鉴别。但如梗阻不解除,肠壁水肿淤血,肠蠕动由亢进转为麻痹,临床可出现鸣音减弱或消失,易与腹膜炎引起肠麻痹混淆。除细致分析症状及体征,并通过腹部X线片和密切观察等予以区分外,必要时需做剖腹探查,才能明确。

(三)急性胰腺炎

水肿性或出血坏死性胰腺炎均有轻重不等的腹膜刺激症状与体征,但并非腹膜感染;在鉴别时,血清或尿淀粉酶升高有重要意义,从腹腔穿刺液中测定淀粉酶值有时能肯定诊断。

(四)腹腔内或腹膜后积血

各种病因引起腹内或腹膜后积血,可以出现腹痛、腹胀、肠鸣音减弱等临床现象,但缺乏压痛、反跳痛、腹肌紧张等体征。腹部X线片、腹腔穿刺和观察往往可以明确诊断。

(五)其他

泌尿系结石症、腹膜后炎症等均由于各有其特征,只要细加分析,诊断并不困难。

七、治疗

治疗原则上是积极消除引起腹膜炎之病因,并彻底清洗吸尽腹腔内存在之脓液和渗出液,或促使渗出液尽快吸收、局限。或通过引流而消失,为了达到上述目的,要根据不同的病因,不同的病变阶段,不同的患者体质,采取不同的治疗措施。总的来说,急性腹膜炎的治疗可分为非手术治疗和手术治疗两种。

(一)治疗方法上的选择

1.非手术治疗

应在严密观察及做好手术准备的情况下进行,其指征有以下方面。

(1)原发性腹膜炎或盆腔器官感染引起腹膜炎:前者的原发病灶不在腹腔内,后者对抗生素有效一般不需手术,但在非手术治疗的同时,应积极治疗其原发病灶。

(2)急性腹膜炎的初期尚未遍及全腹,或因机体抗病力强,炎症已有局限化的趋势,临床症状也有好转,可暂时不急于手术。

(3)急性腹膜炎病因不明病情也不重,全身情况也较好,腹腔积液不多,腹胀不明显,可以进行短期的非手术治疗进行观察(一般4～6h)。观察其症状,体征和化验以及特殊检查结果等，然后根据检查结果和发展情况以决定是否须要手术。

2.手术治疗

通常适用于病情严重，非手术疗法无效者，其指证是：

(1)腹腔内原发病灶严重者，如腹内脏器损伤破裂、绞窄性肠梗阻、炎症引起肠坏死、肠穿孔、胆囊坏疽穿孔、术后之胃肠吻合口瘘所致之腹膜炎。

(2)弥散性腹膜炎较重而无局限趋势者。

(3)患者一般情况差，腹腔积液多，肠麻痹重，或中毒症状明显，尤其是有休克者。

(4)经保守治疗(一般不超过 12h)，如腹膜炎症与体征均不见缓解，或反而加重者。

(5)原发病必须手术解决的，如阑尾炎穿孔，胃十二指肠穿孔等。

(二)非手术治疗方法

1.体位

在无休克时，患者应取半卧位，有利于腹内之渗出液积聚在盆腔，因为盆腔脓肿中毒症状较轻，也便于引流处理。半卧位时要经常活动两下肢，改换受压部位，以防发生静脉血栓形成和褥疮。

2.禁食

对胃肠道穿孔患者必须绝对禁食，以减少胃肠道内容物继续漏出。对其他病因引起的腹膜炎已经出现肠麻痹者，进食能加重肠内积液积气使腹胀加重，必须待肠蠕动恢复正常后，才可开始进饮食。

3.胃肠减压

可以减轻胃肠道膨胀，改善胃肠壁血运，减少胃肠内容物通过破口漏入腹腔，是腹膜炎患者不可少的治疗，但长期胃肠减压妨碍呼吸和咳嗽，增加体液丢失可造成低氯低钾性碱中毒，故一旦肠蠕动恢复正常应及早拔去胃管。

4.静脉输入晶胶体液

腹膜炎禁食患者必须通过输液以纠正水电解复和酸碱失调。对严重衰竭患者应多输点血和血浆，清蛋白以补充因腹腔渗出而丢失后蛋白防止低蛋白血症和贫血。对轻症患者可给予葡萄糖液或平衡盐，对有休克的患者在输入晶胶体液的同时要有必要的监护、包括血压、脉率、心电、血气、中心静脉压、尿比重和酸碱度、血细胞比容、电解质定量观察、肾功能等，用以即时修正液体的内容和速度，增加必要的辅助药物，也可给予一定量的激素治疗。在基本扩容后可酌情使用血管活性药，其中以多巴胺较为安全，确诊后可边抗休克边进行手术。

5.补充热量与营养

急性腹膜炎须要大量的热量与营养以补其需要，其代谢率为正常的 140%，每日须要热量达 3000～4000kcal。当不能补足所需热量时，机体内大量蛋白质被消耗，则患者承受严重损害，目前除输葡萄糖供给部分热量外，尚须输给复方氨基酸液以减轻体内蛋白的消耗，对长期不能进食的患者应考虑深静脉高营养治疗。

6.抗生素的应用

由于急性腹膜炎病情危重且多为大肠埃希菌和粪链菌所致的混合感染，早期即应选用大量广谱抗生素，之后再根据细菌培养结果加以调整，给药途径以静脉滴注较好，除大肠埃希菌、粪链球菌外，要注意有耐药的金黄色葡萄球菌和无芽孢之厌氧菌（如粪杆菌）的存在，特别是那些顽固的病例，适当的选择敏感的抗生素如：氯霉素、克林霉素、甲硝唑、庆大霉素、氨基青霉素等。对革兰阴性杆菌败血症者可选用第三代头孢菌素如头孢曲松等。

7.镇痛

为减轻患者痛苦适当地应用镇静止痛剂是必要的。对于诊断已经明确，治疗方法已经决定的患者，用哌替啶或吗啡来制止剧痛也是允许的，且在增强肠壁肌肉之张力和防止肠麻痹有一定作用。但如果诊断尚未诊定，患者还须要观察时，不宜用止痛剂以免掩盖病情。

（三）手术治疗

1.病灶处理

清除腹膜炎的病因是手术治疗的主要目的。感染源消除的越早，则预后愈好，原则上手术切口应该愈靠近病灶的部位愈好，以直切口为宜便于上下延长、并适合于改变手术方式。探查要轻柔细致，尽量避免不必要的解剖和分离，防止因操作不当而引起感染扩散，对原发病灶要根据情况做出判断后再行处理、坏疽性阑尾炎和胆囊炎应予切除、若局部炎症严重，解剖层次不清或病情危重而不能耐受较大手术时可简化操作，只做病灶周之引流或造瘘术。待全身情况好转、炎症愈合后 3～6 个月来院做择期胆囊切除或阑尾切除术。对于坏死之肠段必须切除。条件实在不允许时可做坏死肠段外置术。一面抗休克一面尽快切除坏死肠段以挽救患者，此为最佳手术方案。对于胃十二指肠溃疡穿孔在患者情况允许下，如穿孔时间短处在化学性腹膜炎阶段，空腹情况下穿孔、腹腔污染轻，病变确须切除时应考虑行胃大部切除术，若病情严重，患者处于中毒性休克状态，且腹腔污染重处在化脓性腹膜炎阶段，则只能行胃穿孔修补术，待体质恢复、3～6 个月后住院择期手术。

2.清理腹腔

在消除病因后，应尽可能地吸尽腹腔内脓汁、清除腹腔内之食物和残渣、粪便、异物等，清除最好的办法是负压吸引，必要时可以辅以湿纱布揩拭，应避免动作粗糙而伤及浆膜表面之内皮细胞。若有大量胆汁，胃肠内容物严重污染全腹腔时，可用大量生理盐水进行腹腔冲洗，一面洗、一面吸引，为防止冲洗时污染到膈下，可适当将手术床摇为头高之斜坡位，冲洗到水清亮为止，若患者体温高时，亦可用 4～10℃之生理盐水冲洗腹腔，兼能收到降温效果。当腹腔内大量脓液已被形成的假膜和纤维蛋白分隔时，为达到引流通畅的目的必须将假膜和纤维蛋白等分开，去除虽有一定的损伤但效果较好。

3.引流

引流的目的是使腹腔内继续产生的渗液通过引流物排出体外，以便残存的炎症得到控制、局限和消失，防止腹腔脓肿的发生。弥散性腹膜炎手术后，只要清洗干净，一般不须引流，但在下列情况下必须放置腹腔引流。

(1)坏疽病灶未能切除，或有大量坏死组织未能清除时。

(2)坏疽病灶虽已切除，但因缝合处组织水肿影响愈合有漏的可能时。

(3)腹腔内继续有较多渗出液或渗血时。

(4)局限性脓肿。

通常采用的引流物有烟卷引流、橡皮管引流、双套管引流、潘氏引流管、橡皮片引流，引流物一般放置在病灶附近和盆腔底部。

第五节　腹腔脓肿

急性腹膜炎局限后，脓液未被吸收，为腹壁、脏器、肠系膜或大网膜及其间的粘连所包围，形成腹腔脓肿。以膈下和盆腔为多见，有时也存在于肠襻间或腹腔其他部位。

一、膈下脓肿

凡是脓液积聚在横膈下的任何一处均称为膈下脓肿。膈下脓肿是腹腔内脓肿最为重要的一种，是腹膜炎的严重并发症。当感染一经在膈下形成脓肿都必须通过外科引流才能治疗。

(一)有关膈下区之解剖

膈下区之解剖，都是以肝脏为标准，因为横膈下大部分被肝占据。

1.膈下间隙

在横结肠及其系膜之上，横膈之下及左右腹壁之间整个间隙，均称膈下间隙。膈下间隙分为肝上间隙和肝下间隙。

2.肝上间隙

被冠状韧带分为右肝上间隙和左肝上间隙。

3.右肝上间隙

被右侧韧带分为右肝前上间隙和右肝后上间隙。

4.左肝上间隙

因左侧韧带是自横膈伸展到肝脏左叶的后面，故左肝上间隙只是一个间隙。因此肝上间隙共分为右前上、右后上及左上 3 个间隙。

5.肝下间隙

被镰状韧带分为左右两部分，即右肝下间隙及左肝下间隙(左肝前下及左肝后下间隙)。

(二)病因与病理

膈下腹膜淋巴网丰富，故感染易于引向膈下，膈下脓肿可以因体内任何部位的感染而继发。大部分为腹腔脓性感染的并发症。常见于急性阑尾炎穿孔、胃十二指肠溃疡穿孔以及肝胆等的急性炎症，这些常并发右膈下感染。腹膜外的膈下脓肿，多来自肝脓肿的破入，据统计 25%～30%之膈下感染会发展成为脓肿，余者多可自行消散，这是由于腹腔上部之腹膜具有强大的抵抗力。

引起脓肿的病原菌多数来自胃肠道，其中大肠埃希菌、厌氧菌的感染约占 40%，链球菌的感染占 40%，葡萄球菌感染约占 20%，但多数是混合性感染。

(三)临床表现

膈下脓肿的诊断一般比较困难，因为本病是继发感染，常被原发病灶的症状所掩盖。原发灶经过治疗病情好转，数日后又出现持续发烧、乏力、上腹部疼痛，应该想到有无膈下感染。

(1)毒血症:早期为细菌性毒血症的表现,即在康复过程中突然发生间歇或弛张型高烧,有时是寒战高烧、食欲减退、脉率快或弱而无力乃至血压下降。

(2)疼痛:上腹痛、在深呼吸和转动体位时加重,有持续性钝痛向肩背部放射,脓肿大时可有胀痛气急、咳嗽或呃逆。

(3)膈下和季肋区有叩击痛、压痛,若脓肿表浅时该处皮肤有可凹性水肿。

(4)患侧之呼吸动度变小,肋间隙不如健侧明显。

(5)肝浊音界升高。

(6)约 25%的病例脓腔中含有气体,可叩击出 4 层不同之音响区,最下层为肝浊音或脓腔的浊音,上层为气体之鼓音,再上层为反应性胸腔积液或萎缩肺的浊音,最上层为肺之清音。

(7)患侧肺底部呼吸音减弱或消失。

(8)白细胞计数升高及中性粒细胞比例增加。

(四)辅助检查

1.X 线检查

患者取立位,从前后和侧位拍片,可发现病侧之横膈运动消失或减弱,示有膈下感染,但不一定积脓。还可发现病侧横膈抬高和肋膈角消失,肺野模糊,表示有反应性胸腔积液或肺实质变化,可以看到膈下有气液面,约 10%的膈下脓肿有产气菌的感染,及胃十二指肠穿孔之气体,左膈下脓肿可见胃受压移位。

2.B 超检查

B 超可明确显示脓腔之大小,部位、深浅度,又可在 B 超引导下做穿刺抽脓或将穿刺点标于体表做诊断性穿刺。

3.电子计算机 X 线断层扫描(CT)

可行定性定位诊断。

4.诊断性穿刺

穿刺的确可以使炎症沿针道播散,如穿刺若经肋膈角可以致胸腔感染,所以有些外科医生宁愿行探查性切开,我们认为在病情重而诊断又不肯定时,可在 X 线或 B 超定位引导下穿刺,若抽出脓汁,则立即切开引流。实际上膈下脓肿存在时,其肋膈角大部已有粘连,故穿刺引起脓胸之机会不大。

(五)治疗

膈下脓肿起始于感染,如能积极治疗使炎症逐渐消散,则能预防脓肿形成。因此,半卧位、胃肠减压、选用适当之抗生素以及加强支持疗法等都是预防形成脓肿的治疗。一旦形成脓肿必须及早手术引流,以防膈下脓肿穿破膈肌形成脓胸,或破入腹腔再次形成弥散性腹膜炎,穿破附近血管引起大出血等。手术前一定确定脓肿的位置以便选择引流的切口和进路。手术避免污染胸腔和腹腔,并给予输血等支持治疗,保证患者顺利度过手术关并及早痊愈。

膈下脓肿常用之手术引流途径有:经前肋缘下部、后腰部及侧胸部 3 种。

1.经前肋缘下部引流

是最常用之途径。优点是此途径较安全,缺点是膈下脓肿多数偏高偏后,从前壁引流不易通畅,目前加用负压吸引可弥补其不足。对位置较前的脓肿,此手术进路最为理想。方法是局麻下做前肋缘下切口、切开皮肤和肌层显露腹膜后，用长 9 号针穿刺以确定脓腔位置，若靠上可在腹膜外向上分离至接近脓腔部位，再穿刺抽出脓液后沿穿刺针进止血钳以扩大引流口，吸尽脓汁，置管引流。若脓肿在切口附近，可直接引流，不要进入腹膜腔去分离脓肿周围之粘连，以防脓汁进入腹腔造成腹膜炎。右肝前上间隙脓肿的切开引流术皮肤切口的位置是在右侧肋缘平行。切开腹壁肌层和横筋膜后，用手指将壁腹膜向膈肌分离，直至脓肿的部位，即可脓肿获得腹膜外之引流。

2.经后腰部引流途径

此途径适用于左右膈下靠后部的脓肿，即使是右肝上间隙靠后的脓肿，也可采用此引流途径，方法是在局麻下沿第 12 肋做切口，在骨膜下切除第 12 肋，第一腰椎棘突平面横行切开肋骨床，然后进入腹膜后间隙，用粗针穿刺找到脓腔，再用手指插入脓腔排脓。手术尽可能在直视下进行，避免误入胸腔。

3.经侧胸部引流

适用于右肝上间隙的高位膈下脓肿，此途径须经过胸腔肋膈角部分，除非原有胸膜疾病此处已粘连闭合，否则均应分二期进行。第一期在侧胸部第 8 或第 9 肋处做切口并切除一小段肋骨直至胸膜。然后用碘仿纱布和酒精纱布填塞伤口，使引起周围粘连一周后再行第二期手术时即可在穿刺定位后，切开已粘连的胸腔肋膈角，直达脓肿置管引流。

二、盆腔脓肿

盆腔位于腹膜最低部位，腹腔内炎性渗出物易积于此间，为腹腔内感染最常见的并发症。由于盆腔腹膜面小，吸收的毒素也较小，因此盆腔脓肿的全身中毒症状较轻。而局部症状相对显著，一般表现体温弛张不退或下降后又回升，白细胞增多，中性粒细胞比值增高，由于脓液刺激直肠和膀胱，患者感觉有里急后重感即下腹坠胀不适，大便次数增多，粪便常带有黏液，尿频和排尿困难等症象。直肠指诊可发现肛管括约肌松弛，直肠前壁可扪及包块有触痛，有时有波动感。

盆腔感染尚未形成脓肿时，可选用适当的抗生素治疗，热水坐浴、理疗或用温水灌肠（41～43℃），在保守治疗过程中反复肛指检查，一旦脓肿形成肛指检触到包块软有波动感。应立即行盆腔脓肿切开引流术。手术方法是使患者在手术床上取截石位，用肛镜显露直肠前壁在包块波动处用长粗针头穿刺。抽得脓液后，穿刺针暂不拔出，用尖刀沿穿刺针方向切一小口，再用直止血钳插入脓腔扩大引流口，放尽脓液后，放置软橡皮引流条引流。术后第 3～4 天拔去引流物。对已婚妇女，脓肿向阴道突破者，可经阴道后穹隆切开引流。

截石位，臀部尽可能靠近手术台边缘。用手指徐徐扩张肛门后。将肛门扩张器轻轻插入肛门，到达直肠内撑开扩张器，看清直肠前面隆起部位后，用 2％红汞消毒该处，随即在隆起处用穿刺针向前上方刺入。抽得脓液后穿刺暂不拔出，用刀尖沿穿刺方向切开再用止血钳插入脓腔撑开止血钳扩大引流口。排尽脓液后，取一根软橡皮管放入脓腔内，从肛门引出。橡皮管顶端剪 2～3 个侧孔，以利脓液引流。取出肛门扩张器，用胶布固定引流管。

三、肠间脓肿

脓液被包围在肠管，肠系膜与网膜之间，可形成单个或多个大小不等之脓肿，由于脓肿周围有较广泛之粘连，常伴发不同程度的粘连性肠梗阻、如脓肿穿入肠管或膀胱，则形成内瘘，脓液即随大小便排出。临床上可表现有弛张热、腹胀或不完全性肠梗阻,有时可扪及压痛之包块。B超可以测出脓腔之部位和大小、数目。确诊而又保守治疗无效时,应考虑剖腹探查引流术。

第六节　急腹症

急腹症(acute abdomen)是指腹腔内、盆腔内和腹膜后组织或脏器发生了急剧病理变化而产生的以腹部症状、体征为主,同时伴有全身反应的临床表现。急性腹痛是急腹症患者最常见最突出的临床表现。引起急腹症的病因复杂,腹腔内脏器病变大致可归纳为以下几类:炎症性、脏器破裂或穿孔性、梗阻或绞窄性、出血性、脏器扭转性、脏器损伤性及血管性病变等。腹腔外脏器病变和全身性疾病亦可引起急性腹痛。外科急腹症是泛指需手术治疗的腹腔内非创伤性急性病变,是多种急性病变的集中表现。各类急腹症的共同特点是发病急、进展快、病情重、需紧急处置。在一般综合医院中,占普通外科患者的25%以上,外科医生对急腹症必须给予足够的重视。

一、急腹症的机制

急腹症的突出症状是急性腹痛,而腹痛的症状是多种多样而且多变的,同一疾病可以表现不同的腹痛,不同的疾病也可以表现类似的腹痛,腹痛的轻重程度、相应的体征在不同患者上又不完全一致,所以急腹症的诊断常有一定困难。腹部疼痛的感觉有其特殊的感觉途径并相互掺杂,因而了解急性腹痛发生的机制,掌握其发生和变化的规律,对诊断是很有帮助的。

来自腹腔各脏器的生理性和病理性刺激,通过自主神经传入中枢神经系统。自主神经系统又称内脏神经系统,其神经末梢的感受体广泛存在于空腔脏器的腔壁和实质脏器的被膜之中。腹壁及壁腹膜的感觉通过躯体神经传入,和体表的感觉无异。腹部的疼痛感觉有3种。

(一)内脏痛

真性内脏痛,病理性刺激完全由内脏传入纤维传导,躯体神经未参与。内脏痛有以下一些特点。

1.定位不明确

常表现在中线附近,性质为深在的弥散性隐痛,患者很难指出确切的疼痛部位。定位模糊的原因除内脏传入纤维本身的解剖和神经生理特性外,不同部位的冲动均通过腹腔神经节或腹下神经节再传入脊髓,容易产生交错和重叠,内脏痛的定位虽然模糊,但大致有节段性的区分,这是由于消化道各部分均起源于位于中线的胚胎原肠。前肠发育成胃、十二指肠、肝、胆囊和胰腺,中肠发育成空肠、回肠、升结肠和横结肠,后肠发育成脾曲以下的结肠,直至直肠下端,但不包括肛管。所以来自前肠器官的疼痛表现在上腹部,中肠器官的疼痛在脐周围,后肠器官的疼痛在下腹部。

由于内脏传入交感神经以及盆腔的副交感神经通路进入不同的脊髓段,一定强度的冲动传入后,使疼痛的感觉限于相应脊髓段的范围。

2.内脏痛的特殊性

内脏传入纤维及其在内脏感受体的数目也远较躯体神经稀少，感觉到的疼痛为慢痛，远不如躯体神经的快痛敏锐。内脏对外界的强烈刺激，如刀割、针刺、烧灼等感觉很迟钝，但对张力变化，如过度牵拉、突然膨胀、剧烈收缩，特别是缺血，疼痛感觉十分灵敏。

3.常伴有恶心、呕吐等消化道症状

在急腹症时反射性呕吐有别于胃肠道梗阻性呕吐，后者主要是胃肠道内容物的逆反，呕吐频繁且呕吐量大，但由于梗阻时胃肠道的痉挛和膨胀，也可有反射性呕吐。

(二)牵涉痛

牵涉痛又称放射痛或感应痛，指内脏痛达到一定强度后，出现相应的浅表部位疼痛和感觉过敏，这种疼痛的发生有躯体神经的参与。内脏传入纤维在进入脊髓的解剖通路中，同时也有体表的躯体神经纤维加入，一同进入脊髓后角。不同的脊髓段有不同的躯体神经纤维参加。有些内脏传入纤维和躯体传入纤维需要共用同一神经元，使两个不相关的部位发生疼痛关联的现象，此即会聚－辐散机制(convergence－projection)。根据病变内脏和相关的浅表部位距离的远近，可分为：①近位牵涉痛：例如，胃十二指肠急性病变和胸 7～9 的脊神经支配区相关联，牵涉痛表现在上腹部。阑尾急性病变和胸 11～12 的脊神经支配区相关联，牵涉痛表现在右下腹部，腹腔内病变和牵涉区位置接近或基本重叠。②远位牵涉痛：例如，膈中央部分受刺激可牵涉颈 3～5 脊神经支配区，即同侧肩胛部位疼痛；胆囊急性病变也可经该通路发生牵涉痛；同样胸腔内病变刺激膈周围，也可牵涉下六肋间神经的支配区疼痛，表现为上腹部痛；输尿管的痉挛可牵涉腰 1 脊神经支配区，表现阴囊部位疼痛。病变部位和牵涉区距离较远，从表面上看两者似乎无联系。

(三)躯体痛

躯体痛即壁腹膜痛，也就是通常的体表疼痛，为壁腹膜受刺激后产生的痛觉，由于壁腹膜可能包括一部分肠系膜，由相应段的脊髓神经司感觉，无内脏传入神经参与，其痛觉与体表疼痛无异，定位准确、痛感敏锐，传入冲动强烈时，在脊髓后角形成兴奋区，使同侧脊髓前角的运动细胞受到刺激，产生反射性肌紧张或僵直。

在某一急腹症的发展过程中，产生腹痛的机制有其相应的变化，虽然痛的表现受到很多因素的影响，但仍可大致了解其变化的一般规律。以急性阑尾炎为例，在发病的早期，阑尾的炎症和水肿较轻，或有阑尾梗阻，阑尾腔扩张，冲动沿内脏神经传入，产生真性内脏痛，腹痛表现在腹中线，通常是脐周围，患者很难明确指出腹痛的部位，疼痛性质为隐痛。随着炎症的发展，阑尾肿胀加重，疼痛阈降低，传入的冲动变为强烈，兴奋脊髓后角的共同神经元，出现牵涉痛，患者感到疼痛转移到右下腹部，由于有躯体神经参与，疼痛部位较明确，程度也加重。最后阑尾浆膜开始有渗出刺激系膜及附近的腹膜，右下腹痛局限而剧烈，并有局部肌紧张。再以急性胆囊炎为例，发病时如果仅有胆囊张力的轻度增加，单纯内脏痛表现为上腹正中隐痛不适，如果发生在夜间，患者甚至没有这一段隐痛的感觉经历。一旦有结石嵌顿，胆囊剧烈收缩，或发生血运障碍，则强烈的内脏传入冲动诱发右肋缘下的牵涉痛，并可经膈神经放射至右肩胛区，疼痛剧烈，并随着胆囊的收缩而阵发性加重。等到胆囊炎性渗出侵及局部腹膜后，右上腹疼痛更重，局部肌紧张也很明显。

二、急腹症的临床诊断与分析

急腹症主要病因器官有:空腔脏器、实质性脏器和血管。

空腔脏器的急腹症多源于:①穿孔:如胃十二指肠溃疡穿孔、阑尾穿孔、胃癌或结直肠癌穿孔、小肠憩室穿孔等;②梗阻:如幽门梗阻、小肠梗阻、肠扭转、肠套叠、胃肠道肿瘤引起的梗阻、炎性肠病的梗阻;③炎症感染:如急性阑尾炎、急性胆囊炎等;④出血:胃癌或结直肠癌伴出血、胃肠道血管畸形引起的出血。

实质性脏器的急腹症多见于:①破裂出血:如肝癌破裂出血、肝脾创伤性破裂出血;②炎症感染:如急性胰腺炎、肝脓肿。

血管原因引起的急腹症随着人口老龄化有增多趋势。常见病因有:①腹主动脉瘤破裂;②肠系膜血管血栓形成或栓塞;③由于其他原因所致的器官血供障碍,如绞窄疝、肠扭转。

随着科学技术的发展,医疗器械的明显进步,对于急腹症的定位和定性有了很大帮助。尽管如此,详细地询问病史,认真细致地体格检查、合理地逻辑推断和分析仍旧是不可替代的。

(一)病史

1.现病史

(1)腹痛:腹痛依据接受痛觉的神经分为内脏神经痛(visceral)、躯体神经痛(somatic)和牵涉痛(referred)。内脏神经主要感受胃肠道膨胀等机械和化学刺激,通常腹痛定位模糊,范围大,不准确。依据胚胎来源,前肠来源器官引起的疼痛位置通常在上腹部,中肠来源的器官在脐周,后肠来源的器官在下腹部。躯体神经属于体神经,主要感受壁层和脏腹膜的刺激,定位清楚、腹痛点聚焦准确。牵涉痛也称放射痛,是腹痛时牵涉到远隔部位的疼痛,如肩部,这是因为两者的痛觉传入同一神经根。

1)诱因:急腹症发病常有诱因,如急性胆囊炎、胆石症发病常在进油腻食物后。急性胰腺炎多有过量饮酒或暴食史。胃或十二指肠溃疡穿孔常在饱餐后。肠扭转常有剧烈运动史。

2)部位:腹痛起始和最严重的部位通常即是病变部位。如急性胃或十二指肠溃疡穿孔,腹痛起始于溃疡穿孔部位,很快腹痛可蔓延到全腹,但是穿孔处仍是腹痛最显著部位。

转移性腹痛:是急性阑尾炎的典型腹痛类型。阑尾在炎症未波及浆膜层(内脏神经)时,先表现为脐周或上腹痛。随着病情发展,炎症波及浆膜层(躯体神经)后,疼痛定位于右下腹。有时急性十二指肠溃疡穿孔,肠内容物沿着右结肠旁沟下行也可引起类似腹痛,需要鉴别。

牵涉痛或放射痛:急性胆囊炎、胆石症患者诉右上腹或剑突下痛时,可有右肩或右腰背部的放射痛。急性胰腺炎或十二指肠后壁穿孔多伴有右侧腰背部疼痛。肾或输尿管上段结石腹痛可放射到同侧下腹或腹股沟。输尿管下段结石可伴有会阴部放射痛。

腹腔以外的某些病变,如右侧肺炎、胸膜炎等可刺激肋间神经和腰神经分支(胸6～腰1)引起右上或右下腹痛,易被误诊为急性胆囊炎或者急性阑尾炎。

3)腹痛发生的缓急:空腔脏器穿孔性疾病起病急,如胃或十二指肠溃疡一旦穿孔,立即引起剧烈腹痛。炎症性疾病起病缓,腹痛也随着炎症逐渐加重。如急性胆囊炎、急性阑尾炎。

4)性质:持续性钝痛或隐痛多为炎症或出血引起,如胰腺炎、肝破裂等。空腔脏器梗阻引起的疼痛初起呈阵发性,疼痛由于肠管痉挛所致,表现为绞痛,间隙期无腹痛,如小肠梗阻、输尿管结石等。持续性疼痛伴阵发性加剧则为炎症与梗阻并存。肠系膜血管栓塞患者多见于高龄患者,通常腹痛和体征不显著,临床症状与严重的全身状况(如休克症状)不匹配,需要警惕。

5)程度:炎症初期的腹痛多不剧烈,可表现为隐痛,定位通常不确切。随着炎症发展,疼痛加重,定位也逐渐清晰。空腔脏器穿孔引起的腹痛起病急,一开始即表现为剧烈绞痛。实质性脏器破裂出血对腹膜的刺激不如空腔脏器穿孔的化学刺激强,故腹痛和腹部体征也较弱。

(2)消化道症状。

1)厌食:小儿急性阑尾炎患者常先有厌食,其后才有腹痛发作。

2)恶心、呕吐:腹痛发生后常伴有恶心和呕吐。病变位置高一般发生呕吐早且频繁,如急性胃肠炎、幽门或高位小肠梗阻等。病变位置低则恶心、呕吐出现时间迟或无呕吐。呕吐物的色泽、量和气味可以帮助判断病变部位。呕吐宿食且不含胆汁见于幽门梗阻;呕吐物含胆汁表明病变位于胆总管开口以远;呕吐物呈咖啡色提示伴有消化道出血;呕吐物如粪水状,味臭通常为低位小肠梗阻所致。

3)排便:胃肠道炎症患者多伴有便频。消化道梗阻患者可表现为便秘。消化道肿瘤患者可伴有血便。上消化道出血粪便色泽深,呈柏油状黑色。下消化道出血色泽鲜,依据其距肛缘的距离和滞留肠道的时间可呈紫色、暗红或鲜红。

(3)其他伴随症状:腹腔器官炎症性病变通常伴有不同程度的发热。急性胆管炎患者可伴有高热、寒战和黄疸,消化道出血患者可见贫血貌,肝门部肿瘤、胰头癌等引起梗阻性黄疸的患者可伴皮肤瘙痒,有尿频、尿急、尿痛者应考虑泌尿系疾患。

2.月经史

月经史有助于鉴别妇产科急腹症。育龄期妇女的末次月经时间有助于判断异位妊娠。卵巢滤泡或黄体破裂多发生在两次月经之间。

3.既往史

既往有消化性溃疡病史者,突发上腹部疼痛,要考虑溃疡穿孔。有胆囊结石病史,出现腹痛、黄疸应怀疑胆石落入胆总管。既往有手术史者出现阵发性腹痛有助于粘连性肠梗阻的鉴别。

(二)体格检查

1.全身情况

患者的面容、精神状态、体位可有助于判断病情。腹腔出血患者通常面色苍白,呈贫血貌;腹膜炎患者面容痛苦,体位屈曲,不敢伸展;脱水患者眼眶凹陷,皮肤皱缩、弹性下降;胆道梗阻患者伴有巩膜和皮肤黄染,皮肤有抓痕。

2.腹部检查

应该充分展露从乳头至腹股沟的整个区域。检查包括望、触、叩、听 4 个方面,按步骤进行。心、肺、血压等相关检查也不能忽略。

(1)望诊:望诊时应充分显露整个腹部,包括腹股沟区。应注意腹部形态、皮肤色泽与弹性、腹壁浅表静脉和其他异常表现,如肠梗阻时腹部膨隆,腹壁浅表静脉显现。消化性溃疡穿孔时,腹部凹陷,呈舟状腹。幽门梗阻伴严重脱水时腹壁皮肤皱缩,弹性差。肝硬化患者可见腹壁浅静脉显露,皮肤可见蜘蛛痣,这有助于鉴别上消化道出血病因。不对称性腹胀或局限性隆起,多见于肠扭转。腹股沟区或阴囊可见囊性肿块应考虑嵌顿疝。

(2)触诊:腹部触诊应取仰卧屈膝体位,以放松腹壁肌肉。必要时也可变更体位,如腰大肌试验。触诊时应从无腹痛或腹痛较轻的部位开始检查。腹腔有炎症时,触诊时有腹膜炎体征,包括压痛、肌紧张和反跳痛。腹膜炎体征的程度通常能反映病变的轻重。压痛最明显的部位通常就是病变部位,如急性阑尾炎起始阶段,患者主诉为脐周腹痛,但右下腹已有压痛。肌紧张反映腹腔炎症的程度。轻度肌紧张见于腹腔轻度炎症或出血。明显肌紧张显示腹腔内有较严重感染或化脓性炎症,如化脓性阑尾炎、化脓性胆囊炎等。高度肌紧张表现为“板状腹”,见于空腔脏器穿孔性疾病,如胃十二指肠溃疡穿孔。腹腔出血时,腹部反跳痛明显,但肌紧张程度可能较轻。

值得注意的是老年患者、儿童、肥胖者、经产妇、体弱或休克患者腹部体征可比实际病情表现轻。

腹部触诊还应注意肝脾是否肿大及质地,腹腔是否有肿块以及肿块的形态、大小、质地,有无搏动等,如肝癌破裂出血常可扪及肝脏肿块。男性患者需要注意睾丸是否正常,有无睾丸扭转。

(3)叩诊:叩诊也应从无痛区或轻痛区开始,叩痛明显区域常是病变所在处。腹部叩诊应注意音质和界线,实质性器官或肿瘤叩诊为实音,鼓音显示该区域下为气体或肠襻,移动性浊音表明伴有腹腔积液或积血,消化道穿孔时肝浊音界可消失。

(4)听诊:腹部听诊多选脐部周围或右下腹开始,肠鸣音活跃表明肠蠕动增加,机械性肠梗阻初起时肠鸣音增加,音质高亢,常伴有气过水声。麻痹性肠梗阻、急性腹膜炎、低钾血症时肠鸣音减弱或消失。幽门梗阻或胃扩张时上腹部可闻振水声。

3.直肠指检

急腹症患者均应行直肠指检,检查时需明确直肠内有无占位,直肠腔外有无压迫性肿块。注意区分肿物和粪块:肿物与肠壁相连,粪块可以活动。不要把女性宫颈误认为肿物,还应注意直肠壁、子宫直肠凹有无触痛。观察指套上粪便性质和色泽,有无染血和黏液。

(三)辅助检查

1.实验室检查

白细胞计数和分类提示有无炎症。红细胞、血红蛋白和血细胞比容连续测定有助于判断出血速度。尿液白细胞计数升高提示泌尿系炎症,出现红细胞显示泌尿系出血,可能源于肿瘤或结石损伤。尿胆红素阳性表明黄疸为梗阻性。血、尿和腹腔穿刺液淀粉酶明显升高有助于胰腺炎的诊断。腹腔穿刺液的涂片镜检见到革兰阴性杆菌常提示继发性腹膜炎,溶血性链球菌提示原发性腹膜炎,革兰阴性双球菌提示淋球菌感染。人绒毛膜促性腺激素(HCG)测定有助于判断异位妊娠。

2.影像学检查

(1)超声:超声检查对于腹腔实质性器官损伤、破裂和占位的诊断以及结石类强回声病变诊断敏感,如胆囊、胆总管结石,患者必须空腹。输尿管、膀胱超声检查需要饮水充盈膀胱。由于气体影响,胃肠道一般不选择超声检查。超声检查可用于妇科盆腔器官检查,如子宫、卵巢,可协助对病变进行定位,判断形态和大小。超声可用于腹腔积液和积血的定位和定量,并可协助进行腹腔定位穿刺引流。

(2)X 线片或透视:胸腹部 X 线片或透视是最常用的诊断方法。它可协助了解横膈的高低,有无膈下游离气体,肠梗阻时腹部立位 X 线片可以了解肠道气液平和肠襻分布。卧位片可以了解肠腔扩张程度,借以判断梗阻部位和程度。腹部 X 线片也可发现阳性结石,胆囊结石多为阴性结石,泌尿系结石多为阳性结石。

(3)选择性动脉造影:对于不能明确出血部位的病变,可采用选择性动脉造影,可以协助明确出血部位,并可用于栓塞出血血管。

(4)CT 或磁共振:CT 和磁共振已成为急腹症常用的诊断方法,可以帮助了解病变的部位、性质、范围以及与周边脏器的关系,如急性胰腺炎时,可以显示胰腺的肿胀程度、胰腺导管有无扩张,胰管有无结石、胰腺周围有无渗出等。

3.内镜

是消化道病变常用的诊断和治疗方法。在消化道出血时,它可判断出血的部位、性质,也可以进行注射硬化药、喷洒止血粉、上血管夹等止血处理。在急性胆管炎时它可以经十二指肠乳头放置经鼻胆管引流管或支架,进行胆管减压,避免急诊手术的风险,是急性胆管炎首选的治疗方法。

4.诊断性腹腔穿刺

对于诊断不明者,可进行腹腔诊断性穿刺。穿刺点通常选在左侧或右侧的髂前上棘和脐连线中外 1/3 处,女性患者也可以选择经阴道后穹隆穿刺。如穿刺抽得不凝血可以断定有腹腔内脏器出血,如穿得脓性渗液可以明确腹膜炎诊断。腹腔穿刺液的涂片镜检有助于鉴别原发性或继发性腹膜炎。对于已经明确诊断者或肠梗阻患者不宜采用腹腔穿刺。

(四)诊断要点

1.急腹症

是以急性腹痛为突出表现,腹部体征明显异常的一类疾病。

2.排除腹部以外疾病或全身性疾病所致的腹痛

临床上常见疾病包括肺炎、肋间神经痛、胸膜炎、肺梗死、心绞痛、急性心肌梗死、心包炎、胸腹壁带状疱疹、糖尿病酮症酸中毒、腹型癫痫、腹型过敏性紫癜、慢性铅中毒、尿毒症、白血病、恶性淋巴瘤、系统性红斑狼疮等。

3.病因诊断

根据急腹症病理特点大致分为五类:急性炎症性疾病(急性胆囊炎、胆管炎、急性胰腺炎、急性阑尾炎等),脏器破裂或穿孔性疾病(胃十二指肠溃疡穿孔、急性肠穿孔、消化道肿瘤穿孔等),梗阻或绞窄性疾病(胆道结石、急性肠梗阻、腹腔脏器急性扭转等),腹腔脏器破裂出血性疾病(外伤性肝、脾、肾破裂、肿瘤破裂、出血等),腹腔血管性疾病(腹主动脉瘤、肠系膜上动脉栓塞等)。

三、急腹症的鉴别诊断

急腹症的诊断在通过鉴别诊断后才能确立,一般按以下的程序进行鉴别。

(一)是否为腹腔以外疾病引起的腹痛

腹腔以外的疾病包括一些全身性疾病和胸部以及神经系统疾病均可有急性腹痛的表现。这些患者多有其他系统性疾病或其他器官的疾病,如果出现腹痛也应视为其他病的伴随症状。

1.大叶性肺炎或胸膜炎

可刺激横膈的周围部分,通过下六肋间神经而牵涉上腹部疼痛,甚至在出现胸部症状之前即先有腹痛。如果注意到大叶肺炎或胸膜炎在发病初期即有体温升高,不伴随消化道症状,上腹部压痛虽较广泛,但深压时并不增重,无反跳痛,肠鸣音正常,呼吸加快,则不难鉴别。肺部体征及X线检查异常表现常在发病24h后才显示出来,所以无肺部阳性发现时,不宜匆忙排除此类疾病。

2.急性心肌梗死或急性心肌炎

可牵涉上腹部痛,急性心肌梗死多见于老年患者。这类患者的特点是病情危重,而腹部体征与病情不相符合,有可疑时应做心电图检查或拍胸部X线片。

3.全身性疾病

不少可表现有急性腹痛,但较罕见。如内分泌和代谢性疾病中的尿毒症、糖尿病危象、艾迪生病危象、血紫质病、急性高脂蛋白血症等;血液病中的急性白血病、镰状细胞贫血危象等;炎性疾病中的急性风湿热、系统性红斑狼疮、多发性结节性动脉炎等。有些金属中毒可致肠痉挛性绞痛,如铅中毒。

4.神经系统疾病

脊髓结核危象、癔症性腹痛等。

(二)是否为胸腹壁疾病引起的腹痛

1.肋间神经痛

可在该神经分布的区域内出现剧烈疼痛,并伴有肌紧张和压痛,所以下六肋间神经的神经痛易与上腹部内脏病变引起的急腹症相混淆。患者一般无发热或仅有低热,无消化道症状,上腹部压痛广泛,并有皮肤过敏现象,沿神经走行可出现带状疱疹,白细胞计数不高。

2.流行性胸痛(Bornholm病)

为一种病毒感染,夏季多见,儿童和青少年发病率略高。多见有发热,数小时后出现胸腹痛,常同时有颈部、四肢和腰部的肌肉痛,但以胸腹壁肌肉痛最明显,活动时加重。白细胞计数不高。

3.自发性腹直肌断裂或自发性腹壁深动脉破裂

多有过度用力、剧烈咳嗽或打喷嚏等诱因。突然出现腹部剧痛,持续性,腹式呼吸及活动时加重。腹部压痛表浅、局限,肌肉僵直甚至有包块,肠鸣音正常,无消化道症状及全身症状。

4.腹部皮神经牵拉综合征

腹部皮神经的前支由腹直肌外缘向浅层穿出至皮下,如筋膜裂孔因薄弱而扩大,腹膜外脂肪可嵌入,牵拉皮神经面发生疼痛。多见于肥胖的女性患者,常发生在咳嗽或用力等腹压突然增加之后。在腹直肌外缘有局限性压痛点,无腹部其他体征和全身症状。

(三)是否是内科急腹症

不少内科腹部急性病变可表现为急腹症,通常无须手术治疗。属于内科处理的疾病,务必和外科急腹症区分开,常见的有以下几种。

1.急性胃肠炎

表现为剧烈的腹部绞痛,伴有呕吐和腹泻。一般在进食后2～3h发病,可追问出近期不洁饮食史。腹部压痛较广泛，无局限性压痛点，腹软，肠鸣音活跃。大便镜检有白细胞或脓球。因腹部X线检查偶可见小肠液平面而被误诊为肠梗阻。沙门菌属所引起的肠炎，一般在进食不洁食物后8～24h发病，开始即有严重腹泻，伴有高热。

2.急性肠系膜淋巴结炎

小儿和青年多见。由于肠系膜淋巴结在回肠末段最丰富，临床表现酷似急性阑尾炎。患者常有上呼吸道感染史，消化道症状不明显，开始即有体温升高，右下腹压痛较广泛，压痛区有向左上斜行伸展的倾向。白细胞计数升高不明显。

3.腹型紫癜(Henoch紫癜)

因肠管浆膜下和肠系膜以及腹膜的广泛出血而引起的腹痛，为阵发性腹部绞痛，可以很剧烈，位置常不固定，多在两侧下腹部及脐周围，也可以是全腹疼痛，伴有恶心、呕吐，常有腹泻，偶有血便。儿童和青少年多见，多有过敏史。

4.急性非特异性盲肠炎

少见，极易误诊为急性阑尾炎。多伴有腹泻或黏液稀便，压痛点比阑尾炎高且较广泛，发病24h后或可摸到肿大的盲肠。

5.肠蛔虫症

多见于儿童。表现为腹部绞痛，腹部无炎症体征，常可摸到蛔虫集聚于肠管内的包块，如导致肠梗阻或极少见的穿孔，则属于外科急腹症。

6.原发性腹膜炎

主要见于极度衰弱或重病之后抵抗力明显低下的患者，如晚期肾病、肝硬化合并腹腔积液以及重症肺炎之后。为血行感染，致病菌以溶血性链球菌为多见，其次为肺炎球菌和大肠埃希菌。

(四)是否为妇科急腹症

1.卵巢滤泡破裂或黄体破裂

滤泡破裂多见于青年未婚妇女，发生于月经后12～14d。黄体破裂多见于已婚妇女，发生于月经后18～20d，尤多见于妊娠早期。腹痛主要由出血刺激引起，但因出血量不大，很少有急性失血症状。腹痛开始于右侧或左侧下腹部，比较剧烈，但有逐渐减轻的趋势，患者常有腹部下坠感，体温及白细胞计数轻度升高，腹部压痛较广泛，位置较低，腹肌紧张及反跳痛存在，但不严重。肠鸣音较活跃。

2.宫外孕

输卵管妊娠破裂后，大量血液溢入腹腔而产生急性腹痛。患者多有急性失血征，多数患者有近期阴道不规则出血史。腹腔穿刺或后穹隆穿刺抽出不凝固的血液即可确诊。

3.急性盆腔炎

已婚妇女多见，有明显的感染症状，近期白带常有增多，下腹压痛广泛，有肌紧张。肛门指诊两侧髂窝均有触痛，宫颈有举痛。

4.卵巢囊肿

成人任何年龄均可发生扭转，不一定有腹部肿块。发病急，一侧下腹突然发生剧烈持续疼痛，可伴有恶心、呕吐，早期全身症状不明显。有时下腹部可摸到压痛包块，但阴道指诊多可摸到压痛性肿物。卵巢囊肿还可发生囊内出血、继发感染及囊肿破裂等并发症,也需予以注意。

(五)外科急腹症的鉴别诊断

经过以上的鉴别诊断程序,排除其他原因,才能对外科急腹症做出确认。常见的外科急腹症有 30 多种,其中最常见的依次为急性阑尾炎、急性肠梗阻、急性胆囊炎或胆管炎、消化性溃疡急性穿孔、急性胰腺炎。这几种病几乎占全部外科急腹症的 80%以上。大致可归为以下 5 大类。

1.炎症性疾病

(1)急性胆囊炎:表现为突发的右上腹剧烈疼痛,常间歇性加剧,并向右肩部放射,伴寒战、发热、恶心、呕吐、腹胀等。实验室检查可见白细胞增多、核左移。体格检查通常 Murphy 征阳性:检查者以左手拇指触压于胆囊处,嘱患者深吸气,此时患者感到疼痛加剧及出现呼吸屏息。右上腹可有明显压痛及肌紧张,1/3 的患者可触及肿大的胆囊,40%～50%的患者可出现黄疸。

(2)急性胰腺炎:水肿型症状轻,最多见,积极内科治疗有效。出血坏死型病情危重,病死率甚高。现多主张包括手术在内的个体化治疗。发病常以饱食、酗酒、胆道梗阻、精神激动为诱因,胆源性胰腺炎占病因大部。多表现为急性中上腹痛,常阵发性加剧,并向左腰背部放射,常伴发热、恶心、呕吐,查体可见腹胀、腹肌紧张。血、尿淀粉酶测定对确诊有重要意义,但需排除其他可能引起血、尿淀粉酶升高的疾病,如胃十二指肠溃疡穿孔、肠梗阻、胆囊炎、胆石症等。

(3)急性梗阻性化脓性胆管炎:亦为外科危重急症,表现为右上腹痛、寒战、发热、黄疸等,出现休克或精神症状时,病死率高,需急诊手术解除胆道梗阻以减压,并通畅引流。

(4)急性阑尾炎:以转移性右下腹痛为特点,但非绝对,常伴恶心、呕吐、发热。白细胞计数增多,且中性粒细胞分数增加。查体:压痛集中于麦氏点,而结肠充气试验(Rovsing 征)亦常阳性。后位阑尾时,腰大肌征亦常阳性。需注意老人、小儿、孕妇及全身衰弱患者可无明显腹肌紧张。

2.脏器破裂或穿孔性疾病

(1)胃十二指肠溃疡急性穿孔:病程经过可分为 3 个阶段。第一阶段为化学刺激期,系酸性胃内容物流入腹腔形成化学性炎症刺激腹膜,腹膜刺激征明显。第二阶段为反应性期,因穿孔后大量腹腔炎性渗出中和了胃酸,腹痛反而减轻,极易忽视而延误手术时机。第三阶段为化脓性感染期,通常病情危重,病死率高。腹部立位 X 线片常可见膈下游离气体,有助于诊断。

(2)胃癌急性穿孔:年龄超过 40 岁、全身情况差、明显消瘦、曾呕吐咖啡样胃内容物、穿孔前疼痛不规律、顽固性腹痛、口服碱性药物无效者,应考虑胃癌可能。

(3)急性肠穿孔:可因肠坏死、溃疡或外伤等原因所致,多见于肠伤寒、肠结核、慢性结肠炎、急性出血坏死性肠炎、结肠阿米巴病等,应注意与急性胃十二指肠溃疡穿孔、急性阑尾炎穿孔、异位妊娠破裂等相鉴别。

3.梗阻或绞窄性疾病

(1)胆道系统结石:胆总管结石、胆囊结石、肝胆管结石均可引起急性右上腹或右季肋部疼痛,伴发热或黄疸等表现,为结石梗阻了胆道引流,继发感染等所致。急诊手术的目的在于解除梗阻、通畅引流、消除病灶。

(2)急性肠梗阻:临床常见,依病因可分为机械性、麻痹性、血运性3种。肠管局部病理改变又可区分为单纯性和绞窄性,后者肠管出现血运障碍。急性机械性肠梗阻最常见。需鉴别机械性与麻痹性肠梗阻,方法为以0.25%普鲁卡因溶液做双侧肾周封闭,0.5～1.5h后症状缓解即为麻痹性肠梗阻,而机械性肠梗阻则无效。确诊机械性肠梗阻后需进一步判断是单纯性抑或绞窄性,并明确病因(粘连、嵌顿性病、肠扭转、肿瘤、肠道蛔虫、肠套叠等)。

(3)腹腔脏器急性扭转:胃、大网膜、脾、卵巢等均可发生急性扭转,但均少见。胃扭转多因胃周韧带先天性过长而松弛,或因胃或膈肌的相关病变(如溃疡、肿瘤、炎症)导致胃周韧带受牵拉所致。患者常突发上腹部间歇性或持续性疼痛,伴频繁干呕,常出现全身衰竭,胃管难以进入胃腔。腹部X线片示左上腹2个或1个液平,常用术式为胃复位、减压后行胃造口术、胃固定术等。合并食管裂孔疝或创伤性膈疝者应行膈疝修补术。

4.腹腔脏器破裂出血性疾病

可因外伤、肿瘤、炎症等原因所致,均有类似的急性失血乃至休克表现,常表现为突发腹痛、肤色苍白、冷汗、手足厥冷、脉搏细速、进行性红细胞与血红蛋白减少、休克等。有外伤史者应注意肝、脾等实质性脏器破裂出血。有肝区痛、消瘦等表现者,应考虑肝癌破裂出血。生育年龄妇女应注意有无异位妊娠破裂可能。

5.腹腔血管性病变

(1)肠系膜上动脉栓塞:栓子多来自心血管系统,如心瓣膜病、心房颤动、感染性心内膜炎、心肌梗死后等形成的血栓,少数因动脉硬化所致。腹痛突然,常持续性并阵发性加剧,查体可见腹胀压痛明显,肠管缺血坏死后可有明显腹膜刺激征,应积极手术探查。

(2)腹主动脉瘤:其破裂出血病死率极高。破裂时约70%出血破入腹膜后,约25%出血向前破入游离腹腔。其典型症状是急性腹痛和腰背痛,迅速发生休克。唯一有效的治疗方式是迅速手术,以有效地控制腹主动脉瘤的近端,并做相应的外科处置。

四、急腹症的处理原则

外科急腹症多数发病很急、发展快、病情危重。处理的方针是及时、正确、有效。在做出诊断的同时,首先要对患者的全身情况做估计,再对腹部情况进行判断,系统地考虑各项处理问题。

(一)一般处理和监护

1.一般治疗

禁食,胃肠减压,吸氧,留置导尿管,建立有效的静脉通道,对循环不稳定、病情较重者可行心电监护、血氧饱和度测定及中心静脉压监测;同时完成必要的实验室、影像学及其他辅助检查,包括血、尿常规,电解质,肝肾功能,血、尿淀粉酶,凝血功能(PT、APTT)测定,血气分析,并进行血型检测,交叉配血等,上述措施亦为术前准备的重要组成部分。

2.液体疗法

根据具体病因,患者临床表现及实验室检查结果判断有无水、电解质紊乱、酸碱平衡失调等异常,予以及时补充、纠正。常用液体包括生理盐水、林格液、平衡盐溶液、葡萄糖溶液(5%、10%)等,若有明显失血等情况可予输血(全血、成分输血),血浆、清蛋白输注,治疗期间应观察患者对液体治疗的反应,及时调整。

3.抗生素

发病初期通常选用广谱抗生素,以后根据细菌学检查与药敏试验结果及治疗反应进行调整,目前常用抗生素为头孢菌素类、喹诺酮类、氨基糖苷类等。另外,急腹症治疗中强调抗厌氧菌感染,主要药物包括甲硝唑、替硝唑等。

4.其他

药物镇静、镇痛、止血药、制酸剂等。

(二)诊断明确的急腹症需根据具体情况,采取不同的治疗方针

(1)需要进行急诊手术的疾病常见的有急性阑尾炎、化脓性梗阻性胆管炎、化脓性或坏疽性胆囊炎、溃疡病急性穿孔伴有弥散性腹膜炎、绞窄性肠梗阻、肝癌破裂出血等。凡诊断明确,估计非手术治疗不能遏制病情发展者,均应急诊手术。

(2)暂时采用非手术治疗,密切观察其发展,或中转急诊手术,或以后择期手术,或无须手术治疗。包括单纯性急性胆囊炎、空腹的溃疡急性穿孔而腹膜炎局限者、单纯性肠梗阻等。轻症急性胰腺炎不需手术治疗,重症急性胰腺炎可暂时保守治疗,但如经过严格的非手术治疗而病情继续恶化,并有明确感染证据时应及时手术。单纯性阑尾炎如病情很轻,可行非手术治疗。胆道蛔虫症可经内镜取出蛔虫。暂时采用非手术治疗的患者,除给予各种积极的治疗外,密切观察病情是非常重要的,需注意全身情况和腹部体征的变化。

(三)诊断不明确的急腹症,同样可根据情况采用手术或非手术治疗

(1)患者无明显腹膜炎,一般情况较好,可进行密切观察,同时给予必要的治疗,包括输液、应用抗生素,必要时行胃肠减压,做各种必要的辅助检查。注意避免给予镇痛剂、泻剂,或灌肠,以免掩盖或促进病情发展。在观察期间定时反复检查患者,复查血常规及生化指标的变化,有可能逐步明确诊断。诊断不明而病情较重者切不可轻易让患者离开医院,以免延误治疗。一般观察 24h,如病情不见好转,病情恶化,腹痛加重,腹膜炎发展,也应考虑剖腹探查。

(2)患者感染中毒表现严重,伴有弥散性腹膜炎或麻痹性肠梗阻,血压不稳定,或者有腹腔内活动性出血的表现,在妥善准备,患者条件允许的情况下,进行剖腹探查。

(四)手术切口的选择

诊断明确时应选择常规切口,如阑尾切除用麦氏切口,胆囊切除和(或)胆总管探查用右上腹直肌切口或右肋缘下切口,溃疡穿孔修补或胃大部切除用上腹正中切口等。诊断不明的探查手术,除非肯定病变位于左侧,一般均采用右侧腹直肌切口,便于探查,根据探查的情况将切口延长。诊断急性阑尾炎而又不完全肯定时,最好不要用常规的麦氏切口,因暴露范围有限,又不便延长,处理阑尾以外的病变十分困难,采用右下腹直肌切口为宜。

(五)手术的选择

开腹明确诊断后,原则上是选择较为彻底的手术方式,一期解决问题,如消化性溃疡急性穿孔行胃大部切除术、急性胆囊炎行胆囊切除术、肠坏死行肠切除术、胆总管结石行胆总管切开取石+T 管引流术等。结肠梗阻如患者情况较好,在尽可能彻底地清除结肠内容物后,切除行一期吻合。如患者一般情况较差、生命体征不稳定,或者腹腔内感染严重,则不宜做复杂的手术,如消化性溃疡急性穿孔只做单纯修补、肠坏死行肠外置手术、化脓性胆管炎行胆总管切开引流等。如果病变的局部感染严重、解剖不清,或恶性肿瘤切除困难时,只能进行姑息手术或分期手术，如胆囊造瘘、结肠造瘘、阑尾周围脓肿引流等，病情好转后再根据情况择期行二次手术。

(六)腹腔的处理

急症手术关腹前，应注意预防一些手术后并发症，如腹腔内残余感染、切口感染、裂开等。腹腔内脓液或渗出液一定要尽量吸净，可用温生理盐水反复冲洗再吸净。如为局限性腹膜炎，将局部洗净，不宜广泛冲洗以免感染扩散。一般无须放置引流，但如手术区有渗出或渗血，或胃肠道以及胆道切开或吻合处有发生漏的可能时，应放置引流。腹腔内一般不置入抗生素，但腹腔感染严重时可用稀释 10～20 倍的碘附液体冲洗。年老体弱、营养不良、高度肥胖的患者应采用减张缝合加固切口，防止术后切口裂开。

(七)术后处理

术后应继续进行观察，危重患者术后应送重症监护室，对血压、脉搏、呼吸、体温、尿量、胃肠减压的童和性状，患者的神志、胸部和腹部的体征以及血气和各项生化检测结果，均应有记录。如放置腹部引流管应特别注意引流液的量和性状及其逐日的变化。术后监护的目的是使患者安全度过手术期，预防和及早发现各种手术后并发症的发生，及时给予相应的处理。

第七节　腹部损伤概述

腹部损伤(abdominal injury)在平时和战时都较多见，其发病率在平时占各种损伤的0.4%～1.8%。

一、分类

腹部损伤按是否穿透腹壁、腹腔是否与外界相通可分为开放性和闭合性两大类；开放性损伤有腹膜破损者为穿透伤(多伴内脏损伤)，无腹膜破损者为非穿透伤(偶伴内脏损伤)；其中投射物有入口、出口者为贯通伤，有入口无出口者为非贯通伤。闭合性损伤可能仅局限于腹壁，也可同时兼有内脏损伤。此外，穿刺、内镜、灌肠、刮宫、腹部手术等各种诊疗措施导致的腹部损伤称医源性损伤。开放性损伤即使涉及内脏，其诊断常较明确；但闭合性损伤体表无伤口，要确定有无内脏损伤，有时很困难，故其临床意义更为重要。

二、病因

开放性损伤常由刀刃、枪弹、弹片等利器所引起，闭合性损伤常系坠落、碰撞、冲击、挤压、拳打脚踢、棍棒等钝性暴力所致。无论开放或闭合，都可导致腹部内脏损伤。常见受损内脏在开放性损伤中依次是肝、小肠、胃、结肠、大血管等；在闭合性损伤中依次是脾、肾、小肠、肝、肠系膜等。胰、十二指肠、膈、直肠等由于解剖位置较深，损伤发生率较低。

腹部损伤的严重程度、是否涉及内脏、涉及什么内脏等情况在很大程度上取决于暴力的强度、速度、着力部位和作用方向等因素，还受解剖特点、内脏原有病理情况和功能状态等内在因素的影响。例如：肝、脾组织结构脆弱、血供丰富、位置比较固定，受到暴力打击容易导致破裂，尤其是原来已有病理情况者；上腹受挤压时，胃窦、十二指肠第三部或胰腺可被压在脊柱上而断裂；肠道的固定部分（上段空肠、末段回肠、粘连的肠管等）比活动部分更易受损；充盈的空腔脏器（饱餐后的胃、未排空的膀胱等）比排空者更易破裂。

三、临床表现

由于致伤原因及伤情的不同，腹部损伤后的临床表现可差异极大，从无明显症状体征到出现重度休克甚至濒死状态。一般单纯腹壁损伤的症状和体征较轻，可表现为受伤部位疼痛，局限性腹壁肿胀、压痛，或有时可见皮下瘀斑。如为内脏挫伤，可有腹痛或无明显症状。严重者主要的病理变化是腹腔内出血和腹膜炎。

实质性脏器如肝、脾、胰、肾等或大血管损伤主要临床表现为腹腔内（或腹膜后）出血，包括面色苍白、脉率加快，严重时脉搏微弱，血压不稳，甚至休克。腹痛呈持续性，一般并不很剧烈，腹膜刺激征也并不严重。但肝破裂伴有较大肝内胆管断裂时，因有胆汁沾染腹膜；胰腺损伤若伴有胰管断裂，胰液溢入腹腔，可出现明显的腹痛和腹膜刺激征。体征最明显处一般即是损伤所在。肩部放射痛提示肝或脾的损伤；肝、脾包膜下破裂或肠系膜、网膜内出血可表现为腹部肿块；移动性浊音虽然是内出血的有力证据，但已是晚期体征，对早期诊断帮助不大；肾脏损伤时可出现血尿。

空腔脏器如胃肠道、胆道、膀胱等破裂的主要临床表现是弥散性腹膜炎。除胃肠道症状（恶心、呕吐、便血、呕血等）及稍后出现的全身性感染的表现外，最为突出的是腹部腹膜刺激征，其程度因空腔器官内容物不同而异。通常是胃液、胆汁、胰液刺激最强，肠液次之，血液最轻。伤者有时可有气腹征，而后可因肠麻痹而出现腹胀，严重时可发生感染性休克。腹膜后十二指肠破裂的患者有时可出现睾丸疼痛、阴囊血肿和阴茎异常勃起等症状和体征。空腔脏器破裂处也可有某种程度的出血，但出血量一般不大，除非有合并邻近大血管损伤。如果两类脏器同时破裂，则出血和腹膜炎表现可以同时存在。

四、诊断

详细询问外伤史和仔细体格检查是诊断腹部损伤的主要依据，但有时因伤情紧急，了解病史和体检常需和一些必要的急救措施（如止血、输液、抗休克、维护呼吸道通畅等）同时进行。腹部损伤不论是开放伤或闭合伤，应在已经排除身体其他部位的合并伤（如颅脑损伤、胸部损伤、肋骨骨折、脊柱骨折、四肢骨折等）后，首先确定有无内脏损伤，再分析脏器损伤的性质、部位和严重程度，最根本的是要明确有无剖腹探查指征。

开放性损伤的诊断要慎重考虑是否为穿透伤。有腹膜刺激征或腹内组织、内脏自腹壁伤口突出者显然腹膜已穿透，且绝大多数都有内脏损伤。穿透伤诊断还应注意：①穿透伤的入口或出口可能不在腹部而在胸、肩、腰、臀或会阴等处；②有些腹壁切线伤虽未穿透腹膜，但并不排除内脏损伤的可能；③穿透伤的入、出口与伤道不一定呈直线：因受伤时的姿势与检查时可能不同，低速或已减速投射物可能遇到阻力大的组织而转向；④伤口大小与伤情严重程度不一定成正比。

闭合性损伤诊断中需要认真判断是否有内脏损伤，如不能及时确诊，可能贻误手术时机而导致严重后果。因此，腹部闭合性损伤的诊断思路如下。

（一）有无内脏损伤

多数伤者根据临床表现即可确定内脏是否受损，但仍有不少伤者因早期就诊而腹内脏器损伤体征尚不明显或者单纯腹壁损伤伴明显软组织挫伤，常难以判断。因此，需进行短时间的严密观察。值得注意的是，有些伤者在腹部以外另有较严重的合并损伤掩盖了腹部内脏损伤的表现。例如：合并颅脑损伤时，伤者可因意识障碍而不能提供腹部损伤的自觉症状；合并胸部损伤时，因明显的呼吸困难使注意力转移至胸部；合并长骨骨折时，骨折部的剧痛和运动障碍而导致忽略了腹部情况。为防止漏诊，必须做到。

1.详细了解受伤史

包括受伤时间、受伤地点、致伤条件、伤情、伤情变化和就诊前的急救处理。伤者有意识障碍或因其他情况不能回答问话时，应向现场目击者和护送人询问。

2.重视观察基本生命体征

包括血压、脉率、呼吸和体温的测定，注意有无休克征象。

3.全面而有重点地体格检查

包括腹部压痛、肌紧张和反跳痛的程度和范围，是否有肝浊音界改变或移动性浊音，肠蠕动是否受抑制，直肠指检是否有阳性发现等。还应注意腹部以外部位有无损伤，尤其是有些火器伤或利器伤的入口虽不在腹部，但伤道却通向腹腔而导致腹部内脏损伤。

4.进行必要的实验室检查

红细胞、血红蛋白与血细胞比容下降，表示有大量失血。白细胞总数及中性粒细胞升高不但见于腹内脏器损伤时，同时也是机体对创伤的一种应激反应，诊断意义不大。血、尿淀粉酶升高提示胰腺损伤或胃肠道穿孔，或是腹膜后十二指肠破裂穿孔，但胰腺或胃肠道损伤未必均伴有淀粉酶升高。血尿是泌尿系损伤的重要标志，但其程度与伤情可能不成正比。

通过检查如发现下列情况之一者，应考虑有腹内脏器损伤：①早期出现休克征象者，尤其是出血性休克；②有持续性甚至进行性加重的腹部剧痛伴恶心、呕吐等消化道症状者；③有明显腹膜刺激征者；④有气腹表现者；⑤腹部出现移动性浊音者；⑥有便血、呕血或血尿者；⑦直肠指诊发现前壁有压痛或波动感，或指套染血者。腹部损伤患者如发生顽固性休克，尽管同时有其他部位的多发性损伤，但其原因一般都是腹部脏器损伤所致。

(二)什么脏器受到损伤

首先确定是哪一类脏器受损，然后考虑具体脏器和损伤程度。单纯实质性器官损伤时，腹痛一般不重，压痛和肌紧张也不明显，出血量多时可有腹胀和移动性浊音。但肝、脾破裂后，因局部积血凝固，可出现固定性浊音。单纯空腔脏器破裂以腹膜炎为临床表现，尤其是上消化道破裂穿孔对腹膜的刺激尤为严重，但空腔器官破裂所致腹膜炎，不一定在伤后很快出现，尤其是下消化道破裂，腹膜炎体征通常出现得较迟，有时肠壁的破口很小，可因黏膜外翻或肠内容残渣堵塞暂时闭合而不发展为弥散性腹膜炎。结肠破裂造成的腹膜炎虽出现晚，但由于细菌浓厚，感染性休克往往较重。

以下各项对于确定哪一类脏器损伤有一定价值：①有恶心、呕吐、便血、气腹者多为胃肠道损伤，再结合暴力打击部位、腹膜刺激征最明显的部位和程度，可确定损伤在胃、上段小肠、下段小肠或结肠；②有排尿困难、血尿、外阴或会阴部牵涉痛者，提示泌尿系脏器损伤；③有膈面腹膜刺激表现同侧肩部牵涉痛者，提示上腹脏器损伤，其中以肝和脾的破裂为多见；④有下位肋骨骨折者，注意肝或脾破裂的可能；⑤有骨盆骨折者，提示有直肠、膀胱、尿道损伤的可能。

(三)是否有多发性损伤

由于现代工农业生产方式和交通运输工具的发展,多发性损伤的发病率日益增高。各种多发损伤可能有以下几种情况:①腹内某一脏器有多处损伤;②腹内有一个以上脏器受到损伤;③除腹部损伤外,尚有腹部以外的合并损伤;④腹部以外损伤累及腹内脏器。不论是哪种情况,在诊断和治疗中,都应提高警惕注意避免漏诊,否则必将导致严重后果。追问病史、详细体检、严密观察和诊治中的全局观点是避免误诊漏诊的关键。例如:对血压偏低或不稳定的颅脑损伤者,经一般处理后未能及时纠正休克,即应考虑到腹腔内出血的可能,而且在没有脑干受压或呼吸抑制的情况下,应该优先处理腹腔内出血。

(四)诊断有困难怎么办

以上检查和分析未能明确诊断时,可采取以下措施。

1.其他辅助检查

(1)诊断性腹腔穿刺术和腹腔灌洗术:阳性率可达 90%以上,对于判断腹腔内脏有无损伤和哪类脏器损伤有很大帮助。腹腔穿刺术的穿刺点最多选于脐和髂前上棘连线的中、外 1/3 交界处或经脐水平线与腋前线相交处。把有多个侧孔的细塑料管经针管送入腹腔深处,进行抽吸。抽到液体后,应观察其性状(血液、胃肠内容物、混浊腹腔积液、胆汁或尿液),借以推断哪类脏器受损。必要时可做液体的涂片检查。疑有胰腺损伤时,可测定其淀粉酶含量。如果抽到不凝血,提示系实质性器官破裂所致内出血,因腹膜的去纤维作用而使血液不凝。抽不到液体并不完全排除内脏损伤的可能性,应继续严密观察,必要时可诊断性腹腔灌洗术则是经上述诊断性腹腔穿刺置入的塑料管向腹内缓慢灌入 500～1000mL 无菌生理盐水,然后借虹吸作用使腹内灌洗液流回输液瓶中。取瓶中液体进行肉眼或显微镜下检查,必要时涂片、培养或测定淀粉酶含量。此法对腹内少量出血者比一般诊断性穿刺术更为可靠,有利于早期诊断并提高确诊率。检查结果符合以下任何一项,即属阳性:①灌洗液含有肉眼可见的血液、胆汁、胃肠内容物或证明是尿液;②显微镜下红细胞计数超过 $100\times10^9/L$ 或白细胞计数超过 $0.5\times10^9/L$;③淀粉酶超过 100Somogyi 单位;④灌洗液中发现细菌。

对于有严重腹内胀气,中、晚期妊娠,既往有腹部手术或炎症史及躁动不能合作者,不宜做腹腔穿刺。诊断性腹腔灌洗虽很敏感,但仍有少数假阳性及假阴性结果,因此如决定是否剖腹探查,仍应根据全面检查的结果,慎重考虑。

(2)X 线检查:凡腹内脏器损伤诊断已确定,尤其是伴有休克者,应抓紧时间处理,不必再行 X 线检查以免加重病情,延误治疗。但如伤情允许,有选择的 X 线检查还是有帮助的。最常用的是胸部 X 线片及腹部平卧位 X 线片,必要时可拍骨盆片。骨折的存在可能提示有关脏器的损伤。腹腔游离气体为胃肠道(主要是胃、十二指肠和结肠,少见于小肠)破裂的证据,腹部立位 X 线片可表现为膈下新月形阴影。腹膜后积气提示腹膜后十二指肠或结直肠穿孔。腹腔内有大量积血时,小肠多浮动到腹部中央(仰卧位),肠间隙增大,充气的左、右结肠可与腹膜脂肪线分离。腹膜后血肿时,腰大肌影消失。胃右移、横结肠下移,胃大弯有锯齿形压迹(脾胃韧带内血肿)是脾破裂的征象。右膈升高,肝正常外形消失及右下胸肋骨骨折,提示有肝破裂的可能。左侧膈疝时多能见到胃泡或肠管突入胸腔。右侧膈疝诊断较难,必要时可行人工气腹以资鉴别。静脉或逆行肾盂造影可诊断泌尿系损伤。

(3)超声检查:有安全、简便、无创、可重复等优点。主要用于诊断肝、脾、胰、肾等实质脏器的损伤,能根据脏器的形状和大小提示损伤的有无、部位和程度以及周围积血、积液情况。超声可以动态观察,但是对空腔脏器损伤的判断因肠腔内气体干扰受限,而且还受到检查者经验的影响。

(4)CT 检查:需搬动患者,因此仅适用于病情稳定而又需明确诊断者。对实质脏器损伤及其范围程度有重要的诊断价值。CT 影像比超声更为精确,具有高度的敏感性、特异性和准确性,能够清晰地显示病变的部位及范围,为选择治疗方案提供重要依据。对肠管损伤,CT 检查的价值不大,但若同时注入造影剂,CT 对十二指肠破裂的早期诊断很有帮助。血管造影剂增强的 CT 能鉴别有无活动性出血及其部位。

(5)诊断性腹腔镜检查:可应用于一般状况良好而不能明确有无或何种腹内脏器伤的患者。腹腔镜可直接窥视而确诊腹腔脏器损伤且可明确受伤部位和程度,特别是可以确认损伤的器官有无活动性出血,使部分出血已停止者避免不必要的剖腹术。有些损伤,可在腹腔镜下进行治疗;如无损伤,也避免了较大腹部切口的探查。但需注意由于二氧化碳气腹可引起高碳酸血症和因抬高膈肌而影响呼吸,大静脉损伤时更有发生气体栓塞的危险。现有应用无气腹腔镜检查的方法。

(6)其他检查:可疑肝、脾、胰、肾、十二指肠等脏器损伤,经上述检查方法未能证实者,选择性血管造影可有一定诊断价值。实质性器官破裂时,可见动脉像的造影剂外漏、实质像的血管阙如及静脉像的早期充盈。MRI 检查对血管损伤和某些特殊部位的血肿如十二指肠壁间血肿有较高的诊断价值,而 MRCP 适用于胆道损伤的诊断。

2.进行严密观察

对于暂时不能明确有无腹部内脏损伤而生命体征尚平稳的患者,严密观察也是诊断的一个重要步骤。观察期间要反复检查伤情,并根据变化,不断综合分析,尽早做出结论而不致贻误治疗。观察的内容一般应包括:①每 15～30min 测定 1 次血压、脉率和呼吸;②每 30min 检查 1 次腹部体征,注意腹膜刺激征程度和范围的改变;③每 30～60min 测定 1 次红细胞数、血红蛋白和血细胞比容,了解是否有所下降,并复查白细胞数是否上升;④必要时可重复进行诊断性腹腔穿刺或灌洗术、超声等。除了随时掌握伤情变化外,观察期间应做到:①不随便搬动伤者,以免加重伤情;②禁用或慎用止痛剂,以免掩盖伤情;③暂禁食水,以免万一有胃肠道穿孔而加重腹腔污染。为了给可能需要进行的手术治疗创造条件,观察期间还应进行以下处理:①积极补充血容量,并防治休克;②注射广谱抗生素以预防或治疗可能存在的腹内感染;③疑有空腔脏器破裂或有明显腹胀时,应进行胃肠减压。

3.剖腹探查

以上方法未能排除腹内脏器损伤或在观察期间出现以下情况时,应考虑有内脏损伤,及时手术探查。①全身情况有恶化趋势,出现口渴、烦躁、脉率增快或体温及白细胞计数上升或红细胞计数进行性下降者;②腹痛和腹膜刺激征有进行性加重或范围扩大者;③肠鸣音逐渐减弱、消失或腹部逐渐膨隆;④膈下有游离气体,肝浊音界缩小或消失,或者出现移动性浊音;⑤积极救治休克而情况不见好转或继续恶化者;⑥消化道出血者;⑦腹腔穿刺抽出气体、不凝血、胆汁、胃肠内容物等;⑧直肠指诊有明显触痛。尽管可能会有探查结果为阴性,但腹内脏器损伤被漏诊，有导致死亡的可能。所以，只要严格掌握指征，剖腹探查术所付出的代价是值得的。

五、处理

腹壁闭合性损伤和非贯通伤的处理原则与其他软组织的相应损伤是一致的，不再赘述。穿透性开放损伤和闭合性腹内损伤多需手术。穿透性损伤如伴腹内脏器或组织自腹壁伤口突出，可用消毒碗覆盖保护，勿予强行回纳，以免加重腹腔污染。回纳应在手术室经麻醉后进行。

对于已确诊或高度怀疑腹内脏器损伤者的处理原则是做好紧急术前准备，力争早期手术。如腹部以外另有伴发损伤，应全面权衡轻重缓急，首先处理对生命威胁最大的损伤，对最危急的病例，心肺复苏是压倒一切的任务，其中解除气道梗阻是首要一环。其次要迅速控制明显的外出血、开放性气胸或张力性气胸，同时尽快恢复循环血容量、控制休克和进展迅速的颅脑外伤，如无上述情况，腹部创伤的救治就应当放在优先的地位。对于腹内脏器损伤本身，实质性脏器损伤常可发生威胁生命的大出血，故比空腔脏器损伤更为紧急，而腹膜炎尚不致在短时间内发生生命危险。

内脏损伤的伤者很容易发生休克，故防治休克是治疗中的重要环节。诊断已明确者，可给予镇静剂或止痛药。已发生休克的内出血伤者要积极抢救，力争在收缩压回升至90mmHg以上后进行手术。但若在积极的抗休克治疗下，仍未能纠正，提示腹内有进行性大出血，则应当机立断，在抗休克的同时，迅速剖腹止血。空腔脏器穿破者，休克发生较晚，多数属失液引起的低血容量性休克，一般应在纠正休克的前提下进行手术。少数因同时伴有感染性休克因素而不易纠正者，也可在抗休克的同时进行手术治疗，同时对于空腔脏器破裂者应当使用足量抗生素。

麻醉选择以气管内插管麻醉比较理想，既能保证麻醉和肌松效果，又能根据需要供氧，并防止手术中发生误吸。胸部有穿透伤者，无论是否有血胸或气胸，麻醉前都应先做患侧胸腔闭式引流，以免在正压呼吸时发生危险的张力性气胸。

切口选择常用正中切口，进腹迅速，创伤和出血较少，能满足彻底探查腹腔内所有部位的需要，还可根据需要向上下延长或向侧方添加切口甚至联合开胸。腹部有开放伤时，不可通过扩大伤口去探查腹腔，以免伤口感染和愈合不良。

有腹腔内出血时，开腹后应立即吸出积血，清除凝血块，迅速查明来源，进行处理。肝、脾、肠系膜和腹膜后的胰、肾是常见的出血来源。决定探查顺序时可以参考两点：①根据术前的诊断或判断，首先探查受伤的脏器；②凝血块集中处一般即是出血部位。若出血猛烈，危及生命，又一时无法判明其来源时，可用手指压迫主动脉穿过膈肌处，暂时控制出血，争得时间补充血容量，查明原因再做处理。

如果没有腹腔内大出血，则应对腹腔脏器进行系统、有序的探查。做到既不遗漏伤情，也不做不必要的重复探查。探查次序原则上应先探查肝、脾等实质性器官，同时探查膈肌、胆囊等有无损伤。接着从胃开始，逐段探查十二指肠第一段、空肠、回肠、大肠以及其系膜；然后探查盆腔脏器，再后则切开胃结肠韧带显露网膜囊，检查胃后壁和胰腺。如有必要，最后还应切开后腹膜探查十二指肠二、三、四段。在探查过程中发现的出血性损伤或脏器破裂，应随时进行止血或夹住破口。也可根据切开腹膜时所见决定探查顺序，如有气体逸出，提示胃肠道破裂，如见到食物残渣应先探查上消化道，见到粪便先探查下消化道，见到胆汁先探查肝外胆道及十二指肠等。纤维蛋白沉积最多或网膜包裹处往往是穿孔所在部位。待探查结束，对探查所得伤情做一全面估计，然后按轻重缓急逐一予以处理。原则上是先处理出血性损伤，后处理穿破性损伤；对于穿破性损伤，应先处理污染重的损伤，后处理污染轻的损伤。

关腹前应彻底清除腹内残留的液体和异物，恢复腹内脏器的正常解剖关系。用生理盐水冲洗腹腔，污染严重的部位应反复冲洗。根据需要选用放置烟卷引流、乳胶管引流，或双套管进行负压吸引。腹壁切口污染不重者，可以分层缝合，污染较重者，皮下可放置乳胶片引流，或暂不缝合皮肤和皮下组织，留做延期处理。

第八节　常见内脏损伤

一、脾脏损伤

脾是腹腔脏器最容易受损的器官之一，脾脏损伤的发生率在腹部创伤中可高达 40%～50%，在腹部闭合性损伤中，脾脏破裂占 20%～40%，在腹部开放性损伤中，脾破裂约占 10%。有慢性病理改变（如血吸虫病、疟疾、淋巴瘤等）的脾更易破裂。按病理解剖脾破裂可分为中央型破裂（破裂在脾实质深部）、被膜下破裂（破裂在脾实质周边部分）和真性破裂（破损累及被膜）3 种。前两种因被膜完整，出血量受到限制，故临床上并无明显内出血征象而不易被发现，可形成血肿而最终被吸收。但血肿（特别是被膜下血肿）在某些微弱外力的影响下，可以突然转为真性破裂，导致诊治中措手不及的局面。

临床所见脾破裂，约 85%是真性破裂。破裂部位较多见于脾上极及膈面，有时在裂口对应部位有下位肋骨骨折存在。破裂如发生在脏面，尤其是邻近脾门者，有撕裂脾蒂的可能。若出现此种情况，出血量往往很大，患者可迅速发生休克，甚至未及抢救已致死亡。

脾损伤分型和分级迄今尚未达成统一标准。我国制订的Ⅳ级分级法为：Ⅰ级：脾被膜下破裂或被膜及实质轻度损伤，手术所见脾裂伤长度≤5.0cm，深度≤1.0cm；Ⅱ级：脾裂伤总长度>5.0cm，深度>1.0cm，但脾门未累及，或脾段血管受累；Ⅲ级：脾破裂伤及脾门部或脾部分离断，或脾叶血管受损；Ⅳ级：脾广泛破裂，或脾蒂、脾动静脉主干受损。

随着对脾功能认识的深化以及现代脾脏外科观念的建立和选择性非手术治疗的出现，在坚持“抢救生命第一，保留脾脏第二”的原则下，在条件允许的情况下尽量保留脾脏或脾组织的基本原则已被多数外科医生接受。同时需注意到脾切除术后的患者，主要是婴幼儿，对感染的抵抗力减弱，甚至可发生以肺炎球菌为主要病原菌的脾切除后凶险性感染（OPSI）而致死。

处理如以下。：①无休克或容易纠正的一过性休克，影像学检查（超声、CT）证实脾裂伤比较局限、表浅，无其他腹腔脏器合并伤者，可在严密观察血压、脉搏、腹部体征、血细胞比容及影像学变化的条件下行非手术治疗。若病例选择得当，小儿的成功率高于成人。主要措施为绝对卧床休息至少 1 周，禁食、水，胃肠减压、输血补液，用止血药和抗生素等。②观察中如发现继续出血或发现有其他脏器损伤，应立即中转手术。不符合非手术治疗条件的伤员，应尽快剖腹探查，以防延误。③彻底查明伤情后明确可能保留脾者(主要是Ⅰ、Ⅱ级损伤)，可根据伤情，采用生物胶粘合止血、物理凝固止血、单纯缝合修补、脾破裂捆扎、脾动脉结扎及部分脾切除等。④脾中心部碎裂，脾门撕裂或有大量失活组织，缝合修补不能有效止血，高龄及多发伤情况严重者需迅速施行全脾切除术。可将1/3脾组织切成薄片或小块埋入大网膜囊内进行自体移植，亦可防止日后发生OPSI。⑤在野战条件下或原先已呈病理性肿大的脾发生破裂，应行脾切除术。⑥脾被膜下破裂形成的血肿和少数脾真性破裂后被网膜等周围组织包裹形成的局限性血肿，可因轻微外力影响或胀破被膜或凝血块而发展为延迟性脾破裂。一般发生在伤后2周，也有迟至数月以后的。此种情况下应切除脾。

二、肝脏损伤

肝脏损伤在腹部损伤中占20%～30%，右肝破裂较左肝为多。肝外伤的致伤因素、病理类型和临床表现与脾外伤相似，主要危险是失血性休克、胆汁性腹膜炎和继发感染。因肝外伤后可能有胆汁溢出，故腹痛和腹膜刺激征常较脾破裂伤者更为明显。肝破裂后，血液有时可通过胆管进入十二指肠而出现黑便或呕血，诊断中应予注意。肝被膜下破裂也有转为真性破裂的可能，而中央型肝破裂则更易发展为继发性肝脓肿。

对于肝外伤的分级方法，目前尚无统一标准。1994年美国创伤外科协会提出如下肝外伤分级法：Ⅰ级——血肿：位于被膜下，<10%肝表面积。裂伤：包膜撕裂，实质裂伤深度<1cm。Ⅱ级——血肿：位于被膜下，10%～50%肝表面积；实质内血肿直径<10cm。裂伤：实质裂伤深度1～3cm，长度<10cm。Ⅲ级——血肿：位于被膜下，>50%肝表面积或仍在继续扩大；被膜下或实质内血肿破裂；实质内血肿>10cm或仍在继续扩大。裂伤：深度>3cm。Ⅳ级——裂伤：实质破裂累及25%～75%的肝叶或在单一肝叶内有1～3个Couinaud肝段受累。Ⅴ级——裂伤；实质破裂超过75%肝叶或在单一肝叶超过3个Couinaud肝段受累。血管损伤：近肝静脉损伤，即肝后下腔静脉/主要肝静脉。Ⅵ级——血管损伤：肝撕脱。Ⅲ级或以下者如为多处损伤，其损伤程度则增加1级。国内吴孟超等参照国内外学者意见提出以下肝外伤分级：Ⅰ级，肝实质裂伤深<1cm，范围小，含小的包膜下血肿；Ⅱ级，裂伤深1～3cm，范围局限性，含周围性穿透伤；Ⅲ级，裂伤深>3cm，范围广，含中央型穿透伤；Ⅳ级，肝叶离断、损毁，含巨大中央型血肿；Ⅴ级，肝门或肝内大血管或下腔静脉损伤。

处理如以下：肝外伤手术治疗的基本要求是确切止血、彻底清创、消除胆汁溢漏、处理其他脏器损伤和建立通畅的引流。肝火器伤和累及空腔脏器的非火器伤都应手术治疗，其他的刺伤和钝性伤则主要根据患者全身情况决定治疗方案。轻度肝实质裂伤，或血流动力学指标稳定或经补充血容量后保持稳定的患者，可在严密观察下进行非手术治疗。生命体征经补充血容量后仍不稳定或需大量输血才能维持血压者，说明仍有活动性出血，应尽早剖腹手术。

手术治疗如以下。

(一)暂时控制出血，尽快查明伤情

开腹后发现肝破裂并有凶猛出血时，可用纱布压迫创面暂时止血，同时用手指或橡皮管阻断肝十二指肠韧带控制出血，以利探查和处理。常温下每次阻断的时间不宜超过20min，有肝硬化等病理情况时，每次不宜超过15min。若需控制更长时间，应分次进行。在迅速吸除腹腔积血后，剪开肝圆韧带和镰状韧带，直视下探查左右半肝的膈面和脏面，但应避免过分牵拉肝，

避免加深、撕裂肝的伤口。如阻断入肝血流后，肝裂口仍有大量出血，说明肝静脉和腔静脉损伤，即应用纱布填塞止血，并迅速剪开伤侧肝的三角韧带和冠状韧带，以判明伤情，决定选择术式。

(二)清创缝合术

探明肝破裂伤情后，应对损伤的肝进行清创，具体方法是清除裂口内的血块、异物以及离断、粉碎或失去活力的肝组织。清创后应对出血点和断裂的胆管逐一结扎。对于裂口不深、出血不多、创缘比较整齐的病例，在清创后可将裂口直接予以缝合。缝合时应注意避免裂口内留有无效腔，否则有发展为脓肿或有继发出血的可能。有时将大网膜、吸收性明胶海绵等填塞后缝合裂口，以消除无效腔，可提高止血效果、减少继发脓肿并加强缝合线的稳固性。

肝损伤如属被膜下破裂，小的血肿可不予处理，张力高的大血肿应切开被膜，进行清创，彻底止血和结扎断裂的胆管。

(三)肝动脉结扎术

如果裂口内有不易控制的动脉性出血，可考虑行肝动脉结扎。最好是解剖出肝固有动脉及左、右肝动脉，根据外伤来自哪个肝叶而进行左或右肝动脉结扎，尽量不结扎肝固有动脉和肝总动脉。

(四)肝切除术

对于有大块肝组织破损，特别是粉碎性肝破裂，或肝组织挫伤严重的患者应施行肝切除术。但不宜采用创伤大的规则性肝切除术，而是在充分考虑肝解剖特点的基础上做清创式肝切除术，即将损伤和失活的肝组织整块切除，并应尽量多保留健康肝组织，切面的血管和胆管均应予结扎。

(五)纱布填塞法

对于裂口较深或肝组织已有大块缺损而止血不满意，又无条件进行较大手术的患者，仍有一定应用价值，有时可在用大网膜、吸收性明胶海绵、止血粉等填入裂口之后，用长而宽的纱条按顺序填入裂口以达到压迫止血的目的，以挽救患者生命。纱条尾端自腹壁切口或另做腹壁戳孔引出作为引流。手术后第 3～5d 起，每日抽出纱条一段，7～10d 取完。此法有并发感染或在抽出纱条的最后部分时引起再次出血的可能，故非至不得已，应避免采用。

(六)肝损伤累及主肝静脉或下腔静脉的处理

出血多较汹涌，且有并发空气栓塞的可能，病死率高达 80%，处理十分困难。通常需扩大或者胸腹联合切口以改善显露，采用带蒂大网膜填塞后，用粗针线将肝破裂伤缝合、靠拢。如此法无效，则需实行全肝血流阻断(包括腹主动脉、肝门和肝上下端的下腔静脉)后，缝补静脉破裂口。

同时，一些Ⅲ级以下肝外伤亦有成功应用腹腔镜治疗的报道。不论采用何种手术方式，肝外伤手术后，在创面或肝周应留置多孔硅胶双套管行负压吸引以引流出渗出的血液和胆汁。

三、胰腺损伤

胰腺损伤占腹部损伤的 1%～2%，胰腺损伤常系上腹部强力挤压暴力直接作用于脊柱所致，损伤常在胰的颈、体部，常属于严重多发伤的一部分。由于胰腺位置深而隐蔽，早期不易发现，甚至在手术探查时也有漏诊可能。胰腺损伤后常并发胰液漏或胰瘘。因胰液腐蚀性强，又影响消化功能，故胰腺损伤总病死率高达20%左右。

（一）临床表现及诊断

胰腺破损或断裂后，胰液可积聚于网膜囊内而表现为上腹明显压痛和肌紧张，还可因膈肌受刺激而出现肩部疼痛。外渗的胰液经网膜孔或破裂的小网膜进入腹腔后，可很快出现弥散性腹膜炎伴剧烈腹痛，结合受伤机制，容易考虑胰腺损伤的可能。但单纯胰腺钝性伤，临床表现不明显，往往容易延误诊断。部分病例渗液局限于网膜囊内，直至形成胰腺假性囊肿才被发现。

胰腺损伤所引起的内出血量一般不多，所致腹膜炎在体征方面也无特异性，血淀粉酶和腹腔穿刺液的淀粉酶升高，有一定诊断参考价值。但血淀粉酶和腹腔液淀粉酶升高并非胰腺创伤所特有，上消化道穿孔时也可有类似表现，且胰腺损伤也可无淀粉酶升高。重要的是，凡上腹部创伤，都应考虑到胰腺损伤的可能。超声可发现胰腺回声不均和周围积血、积液。诊断不明而病情稳定者可做CT检查，能显示胰腺轮廓是否整齐及周围有无积血、积液。

（二）处理

高度怀疑或诊断为胰腺损伤，凡有明显腹膜刺激征者，应立即手术治疗。因腹部损伤行剖腹手术，怀疑有胰腺损伤可能者，应探查胰腺。胰腺严重挫裂伤或断裂者，手术时较易确诊；但损伤范围不大者可能漏诊。凡在手术探查时发现胰腺附近后腹膜有血肿、积气、积液、胆汁者，应将此处切开，包括切断胃结肠韧带或按Kocher方法掀起十二指肠等探查胰的腹侧和背侧，以查清胰腺损伤。手术的目的是止血、合理切除胰腺、控制胰腺外分泌、处理合并伤及充分引流。被膜完整的胰腺挫伤，仅作局部引流便可。胰体部分破裂而主胰管未断者，可用丝线做褥式缝合修补。胰颈、体、尾部的严重挫裂伤或横断伤，宜作胰腺近端缝合、远端切除术。胰腺有足够的功能储备，不会发生内、外分泌功能不足。胰腺头部严重挫裂或断裂，为了保全胰腺功能，可结扎头端主胰管、缝闭头端腺体断端处，并行远端与空肠Roux－en－Y吻合术。胰头损伤合并十二指肠破裂者，必要时可将十二指肠旷置。只有在胰头严重毁损确实无法修复时才施行胰头十二指肠切除。

各类胰腺手术之后，充分而有效的腹腔及胰周引流是保证手术效果和预防术后并发症（腹腔积液、继发出血、感染和胰瘘）的重要措施。术后务必保持引流管通畅，亦不能过早取出。可同时使用烟卷引流和双套管负压吸引，烟卷引流可在数日后拔除，胶管引流则应维持10天以上，因为有些胰瘘在1周后才逐渐出现。

如发现胰瘘，应保证引流通畅，一般多可在4～6周内自愈，有时可能需维持数月之久，但较少需再次手术。生长抑素八肽及生长抑素十四肽可用于防治外伤性胰瘘。另外，宜禁食并给予全胃肠外营养治疗。

四、胃和十二指肠损伤

腹部闭合性损伤时胃很少受累，约占腹部创伤的3.16%，只在饱腹时偶可发生。上腹或下胸部的穿透伤则常导致胃损伤，且多伴有肝、脾、横膈及胰腺等损伤。胃镜检查及吞入锐利异物也可引起穿孔，但很少见。若损伤未波及胃壁全层（如浆膜或浆肌层裂伤、黏膜裂伤），可无明显症状。若全层破裂，立即出现剧烈腹痛及腹膜刺激征。肝浊音界消失，膈下有游离气体，胃管引流出血性物。但单纯胃后壁破裂时症状体征不典型，有时不易诊断。

外科治疗如下。

手术探查必须包括切开胃结肠韧带探查后壁。部分病例特别是穿透伤，胃前后壁都有穿孔，还应特别注意检查大小网膜附着处以防遗漏小的破损。边缘整齐的裂口，止血后可直接缝合；边缘有挫伤或失活组织者，需修整后缝合。广泛损伤者，可行部分切除术，必要时全胃切除、Roux－en－Y 吻合。

十二指肠的大部分位于腹膜后，损伤的发病率比胃低，约占整个腹部创伤的 1.16%；损伤较多见于十二指肠二、三部(50%以上)。十二指肠损伤的诊断和处理存在不少困难，病死率和并发症发生率都相当高。据统计，十二指肠战伤的病死率在 40%左右，平时伤的病死率为 12%～30%，若同时伴有胰腺、大血管等相邻器官损伤，病死率则更高。伤后早期死亡原因主要是严重合并伤，尤其是腹部大血管伤；后期死亡则多因诊断不及时和处理不当引起十二指肠瘘致感染、出血和衰竭。

十二指肠损伤如发生在腹腔内部分，破裂后可有胰液和胆汁流入腹腔而早期引起腹膜炎。术前临床诊断虽不易明确损伤部位，但因症状明显，一般不致耽误手术时机。闭合伤所致的腹膜后十二指肠破裂早期症状体征多不明显，及时识别较困难，如有下述情况应提高警惕：右上腹或腰部持续性疼痛且进行性加重，可向右肩及右睾丸放散；右上腹及右腰部有明显的固定压痛；腹部体征相对轻微而全身情况不断恶化；有时可有血性呕吐物；血清淀粉酶升高；腹部 X 线片可见腰大肌轮廓模糊，有时可见腹膜后呈花斑状改变(积气)并逐渐扩展；胃管内注入水溶性碘剂可见外溢；CT 显示腹膜后及右肾前间隙有气泡；直肠指检有时可在骶前扪及捻发音，提示气体已达到盆腔腹膜后间隙。

关键是全身抗休克和及时得当的手术处理。手术探查时如发现十二指肠附近腹膜后有血肿，组织被胆汁染黄或在横结肠系膜根部有捻发音，应高度怀疑十二指肠腹膜后破裂的可能。此时应切开十二指肠外侧后腹膜或横结肠系膜根部后腹膜，以便探查十二指肠降部与横部。

根据损伤部位，手术方法较多，主要有下列几种。

(一)单纯修补术

适用于裂口不大，边缘整齐，血运良好且无张力者。

(二)带蒂肠片修补术

裂口较大，不能直接缝合者，可游离一小段带蒂空肠管，将其剖开修剪后镶嵌缝合于缺损处。

(三)十二指肠空肠 Roux－en－Y 吻合术

十二指肠第三、四段严重损伤不宜缝合修补时，可将该肠段切除，近端与空肠行端侧吻合(或缝闭两个断端，做十二指肠空肠侧侧吻合)。

(四)十二指肠憩室化手术

指十二指肠损伤的修补、十二指肠造口减压、胃部分切除毕Ⅱ式胃空肠吻合。一般用于十二指肠、胰腺严重损伤者，但较为复杂。另可采用上述修补、补片或切除吻合方法修复损伤后，通过胃窦部切口以可吸收缝线将幽门做荷包式缝闭，3 周后幽门可再通。此法能达到与十二指肠憩室化相同的效果，但更简便、创伤小，亦称暂时性十二指肠憩室化手术。

(五)浆膜切开血肿清除术

十二指肠壁内血肿,除上腹不适、隐痛外,主要表现为高位肠梗阻,若非手术治疗 2 周梗阻仍不解除,可手术切开血肿清除凝血块,修补肠壁,或行胃空肠吻合术。

(六)胰十二指肠切除

手术创伤大、病死率高。

(七)95%十二指肠切除

对十二指肠毁损严重但是乳头周围尚完整者,可行空肠胃端端吻合、乳头移植至该段空肠。

治疗十二指肠破裂的任何手术方式,都应附加减压手术,如置胃管、胃造口、空肠造口等行病灶近、远侧十二指肠减压以及胆总管造瘘等,同时常规放置腹腔引流,积极营养支持,以保证十二指肠创伤愈合,减少术后并发症。

五、小肠损伤

小肠占据着中、下腹的大部分空间,故受伤的机会比较多。小肠损伤后可在早期即产生明显的腹膜炎,故诊断一般并不困难。小肠穿孔患者早期表现可以不明显,随着时间推移,可出现腹痛、腹胀等,而且仅少数患者有气腹,所以如无气腹表现不能否定小肠穿孔的诊断。一部分患者的小肠裂口不大,或穿破后被食物残渣、纤维蛋白素甚至突出的黏膜所堵塞,可能无弥散性腹膜炎的表现。

小肠损伤一旦诊断,除非外界条件不允许,均需手术治疗。手术时要对整个小肠和系膜进行系统细致的探查,系膜血肿即使不大也应切开检查以免遗漏小的穿孔。手术方式以简单修补为主。一般采用间断横向缝合以防修补后肠腔发生狭窄。有以下情况时,则应采用部分小肠切除吻合术:①裂口较大或裂口边缘部肠壁组织挫伤严重者;②小段肠管有多处破裂者;③肠管大部分或完全断裂者;④肠管严重挫伤、血运障碍者;⑤肠壁内或系膜缘有大血肿者;⑥肠系膜损伤影响肠壁血液循环者。

六、结肠损伤

结肠损伤发病率仅次于小肠,但因结肠内容物液体成分少而细菌含量多,故腹膜炎出现得较晚,但较严重。一部分结肠位于腹膜后,受伤后容易漏诊,常常导致严重的腹膜后感染。

由于结肠壁薄、血液供应差、含菌量大,故结肠损伤的治疗不同于小肠损伤。除少数裂口小、腹腔污染轻、全身情况良好的患者可以考虑一期修补或一期切除吻合(尤其是右半结肠)外,大部分患者先采用肠造口术或肠外置术处理,待 3～4 周后患者情况好转时,再行关闭瘘口。近年来随着急救措施、感染控制等条件的进步,施行一期修补或切除吻合的病例有增多趋势。对比较严重的损伤一期修复后,可加做近端结肠造口术,确保肠内容物不再进入远端。一期修复手术的主要禁忌证为:①腹腔严重污染;②全身严重多发伤或腹腔内其他脏器合并伤,须尽快结束手术;③全身情况差或伴有肝硬化、糖尿病等。失血性休克需大量输血(>2000mL)者、高龄患者、高速火器伤者、手术时间已延误者。

七、直肠损伤

直肠上段在盆底腹膜返折之上,下段则在返折之下,它们损伤后的表现是不同的。如损伤在腹膜返折之上,其临床表现与结肠破裂是基本相同的。如发生在返折之下,则将引起严重的直肠周围间隙感染，但并不表现为腹膜炎，诊断容易延误。腹膜外直肠损伤可临床表现为：①血液从肛门排出；②会阴部、骶尾部、臀部、大腿部的开放伤口有粪便溢出；③尿液中有粪便残渣；④尿液从肛门排出。直肠损伤后，直肠指诊可发现直肠内有出血，有时还可摸到直肠破裂口。怀疑直肠损伤而指诊阴性者，必要时行结肠镜检查。

直肠会阴部损伤后应按损伤的部位和程度选择不同的术式。直肠损伤的处理原则是早期彻底清创，修补直肠破损，行转流性结肠造瘘和直肠周围间隙彻底引流。直肠上段破裂，应剖腹进行修补，如属毁损性严重损伤，可切除后端端吻合，同时行乙状结肠双腔造瘘术，2～3个月后闭合造口。直肠下段破裂时，应充分引流直肠周围间隙以防感染扩散，并应施行乙状结肠造口术，使粪便改道直至直肠伤口愈合。

八、腹膜后血肿

外伤性腹膜后血肿多系高处坠落、挤压、车祸等所致腹膜后脏器（胰、肾、十二指肠）损伤、骨盆或下段脊柱骨折和腹膜后血管损伤引起的。出血后，血液可在腹膜后间隙广泛扩散形成巨大血肿，还可渗入肠系膜间。

腹膜后血肿因出血程度与范围各异，临床表现并不恒定，并常因有合并损伤而被掩盖。一般说来，除部分伤者可有髂腰部瘀斑（Grey Turner 征）外，突出的表现是内出血征象、腰背痛和肠麻痹；伴尿路损伤者则常有血尿。血肿进入盆腔者可有里急后重感，并可借直肠指诊触及骶前区伴有波动感的隆起。有时因后腹膜破损而使血液流至腹腔内，故腹腔穿刺或灌洗具有一定诊断价值。超声或 CT 检查可帮助诊断。

治疗方面，除积极防治休克和感染外，多数需行剖腹探查，因腹膜后血肿常伴大血管或内脏损伤。手术中如见后腹膜并未破损，可先估计血肿范围和大小，在全面探查腹内脏器并对其损伤做相应处理后，再对血肿的范围和大小进行一次估计。如血肿有所扩展，则应切开后腹膜，寻找破损血管，予以结扎或修补；如无扩展，可不予切开，因完整的后腹膜对血肿可起压迫作用，使出血得以自控，特别是盆腔内腹膜后血肿，出血多来自压力较低的盆腔静脉丛，出血自控的可能性较大。如血肿位置主要在两侧腰大肌外缘、膈脚和骶岬之间，血肿可来自腹主动脉、腹腔动脉、下腔静脉、肝静脉以及肝的裸区部分、胰腺或腹膜后十二指肠的损伤，此范围内的腹膜后血肿，不论是否扩展，原则上均应切开后腹膜，予以探查，以便对受损血管或脏器做必要的处理。剖腹探查时如见后腹膜已破损，则应探查血肿。探查时，应尽力找到并控制出血点；无法控制时，可用纱条填塞，静脉出血常可因此停止。填塞的纱条应在术后 4～7d 内逐渐取出，以免引起感染。感染是腹膜后血肿最重要的并发症。

第五章　泌尿外科疾病

第一节　肾小球肾炎

一、急性肾小球肾炎

急性肾小球肾炎简称急性肾炎(AGN)，指急性起病，以血尿、蛋白尿、高血压、水肿及一过性氮质血症为主要表现的肾小球疾病。多见于链球菌感染，也可因其他细菌、病毒、支原体、真菌及寄生虫感染所致。链球菌感染后急性肾炎为本节介绍的重点。

(一)病因和发病机制

多为β溶血性链球菌“致肾炎菌株”(多为A组12型等)感染后所致。感染的严重程度与急性肾炎的发生和病变轻重并不完全一致。常因上呼吸道感染(多为扁桃体炎)、皮肤感染(多为脓疱疮)、猩红热等链球菌感染后发生。本病主要由感染所诱发的免疫反应，通过循环免疫复合物沉积于肾小球或植于肾小球的抗原与循环中的抗体发生特异性结合而引起。

(二)病理

肾脏体积较正常增大，病理改变为弥散性毛细血管内增生性肾小球肾炎。光镜下通常为弥散性肾小球病变，以内皮细胞及系膜细胞增生为主要表现，急性期可伴有中性粒细胞和单核细胞浸润。病变严重时，增生和浸润的细胞可压迫毛细血管襻使管腔狭窄或闭塞。肾小管病变多不明显，但肾间质可有水肿及灶状炎性细胞浸润。电镜下可见上皮下有“驼峰状”电子致密物沉积。

(三)临床表现

主要发生于儿童和青年，男性多于女性。于前驱感染后1～3周起病。呼吸道感染者潜伏期较皮肤感染短。起病较急，病情轻重不一。本病典型者具有以下表现。

1.尿异常

几乎全部患者均有肾小球源性血尿，约30％患者可有肉眼血尿，常为起病首发症状和患者就诊原因。可伴有轻、中度蛋白尿，少数患者可有大量蛋白尿。尿沉渣除红细胞外，早期尚可见白细胞和上皮细胞稍增多，并可有颗粒管型和红细胞管型等。

2.水肿

80％以上患者均有肾源性水肿，常为起病的初发表现，典型表现为晨起眼睑水肿或伴有下肢轻度可凹性水肿，少数严重者可波及全身甚至出现胸腔积液或腹腔积液。

3.高血压

约80％患者出现一过性轻、中度高血压，常与其水钠潴留有关，利尿后血压可逐渐恢复正常。少数患者可出现严重高血压，甚至高血压脑病。

4.肾功能异常

患者起病早期可因肾小球滤过率下降、水钠潴留而出现为尿量减少或少尿。肾功能可一过性受损，表现为轻度氮质血症。多于1～2周后尿量渐增，肾功能于利尿后数日可逐渐恢复正常。仅有极少数患者可表现为急性肾衰竭，易与急进性肾炎相混淆。

5.充血性心力衰竭

因水钠严重潴留和高血压为诱发因素，充血性心力衰竭常发生在急性肾炎综合征期。表现有颈静脉怒张、奔马律和肺水肿症状，常需紧急处理。多见于老年的急性肾炎患者。

6.免疫学检查异常

起病初期血清 C_3 及总补体下降，于8周内逐渐恢复正常，对诊断本病意义很大。患者血清抗链球菌溶血素"O"滴度可升高，提示近期内曾有过链球菌感染。部分患者血循环免疫复合物(CIC)测定阳性。

(四)诊断和鉴别诊断

于链球菌感染后1～3周发生血尿、蛋白尿、水肿和高血压甚至少尿及氮质血症等表现，伴血清 C_3 下降，病情于发病8周内逐渐减轻至完全恢复正常者，即可临床诊断为急性肾炎。若肾小球滤过率进行性下降或病情于2个月尚未见全面好转者应及时做肾活检，以明确诊断。本病需与下列疾病鉴别。

1.以急性肾炎综合征起病的肾小球疾病

(1)其他病原体感染后急性肾炎：许多细菌、病毒及寄生虫感染均可引起急性肾炎。于病毒感染极期或感染后3～5d发病，病毒感染后急性肾炎多数临床表现较轻，常不伴血清补体降低，少有水肿和高血压，肾功能一般正常，临床过程自限。

(2)系膜毛细血管性肾小球肾炎：临床上除表现急性肾炎综合征外，常伴肾病综合征，病变持续无自愈倾向。50%～70%患者的持续性低补体血症，8周内不恢复。

(3)系膜增生性肾小球肾炎(IgA肾病及非IgA系膜增生性肾小球肾炎)：部分患者有前驱感染，可呈现急性肾炎综合征，患者血清 C_3 一般正常，病情无自愈倾向。IGA肾病患者疾病潜伏期短，可在感染后数小时至数日内出现肉眼血尿，血尿可反复发作，部分患者血清IgA升高。

2.急进性肾小球肾炎

起病过程与急性肾炎相似，但除急性肾炎综合征外，多早期出现少尿、无尿、肾功能急剧恶化为特征。重症急性肾炎呈现急性肾衰竭者与该病相鉴别困难时，应及时做肾活检以明确诊断。

3.全身性疾病肾脏受累

常见于系统性红斑狼疮及过敏性紫癜，前者多有发热、皮疹、多系统损害的表现，结合自身抗体检测可做出诊断，后者多有皮疹、关节痛、腹痛等，鉴别多无困难。当临床诊断困难时，急性肾炎综合征患者需考虑进行肾活检以明确诊断、指导治疗。

(五)治疗

以休息和对症治疗为主。有上呼吸道感染或皮肤感染者，可选用无肾毒性抗生素治疗。发生急性肾衰竭有透析指征应及时行透析治疗。不宜应用糖皮质激素及细胞毒药物。

1.一般治疗

急性期必须卧床休息至肉眼血尿消失，水肿消退，血压恢复正常。低盐饮食(小于 3g/d)，肾功能正常者不需限制蛋白质入量，出现氮质血症时应限制蛋白，并以优质动物蛋白为主。明显少尿的急性肾衰竭需控制液体入量。

2.治疗感染病灶

以往主张病初注射青霉素 10～14d(过敏者可用大环内酯类抗生素)，但其必要性现有争议。反复发作的慢性扁桃体炎，待病情稳定后(尿蛋白阴性，尿沉渣红细胞少于 10/HP)可考虑做扁桃体摘除，术前、术后 2 周需注射青霉素。

3.对症治疗

(1)利尿：控制水钠摄入后水肿仍明显者应给予利尿药，常用噻嗪类利尿药、襻利尿药。不宜用渗透性利尿药及保钾利尿药。应用利尿药者需注意电解质的变化。

(2)降压：经利尿药应用后血压仍无下降可加用降压药如钙通道阻滞药、血管扩张药等。也可选用血管紧张素转化酶抑制药(ACEI)及血管紧张素Ⅱ受体拮抗剂(ARB)，但需注意血钾及血肌酐有无升高，血肌酐大于 350μmol/L 的非透析治疗患者不宜使用。

4.透析治疗

少数发生急性肾衰竭而有透析指征时，应及时给予透析治疗以帮助患者渡过急性期。由于本病具有自愈倾向，肾功能多可逐渐恢复，一般不需要长期维持透析。

(六)转诊

急性肾小球肾炎若出现急性肾衰竭、高血压急症、高钾血症、心力衰竭者应立即转上级医院再做进一步的治疗。

(七)健康指导

1.休息与活动

患病期间应加强休息，痊愈后可适当加强体育锻炼，以增强体质，但应注意避免过度劳累。

2.防治感染

介绍本病的发生与呼吸道或者皮肤感染有关。应注意避免受凉、过度疲劳，加强个人卫生等预防上呼吸道或者皮肤感染的措施。一旦发生上呼吸道和(或)皮肤感染后，应及时就医治疗。

3.随访

急性肾炎的完全康复可能需时 1～2 年。当临床症状消失后，蛋白尿、血尿等可能仍然存在，故应定期随访、监测病情。

(八)预后

急性链球菌感染后肾炎预后多数良好，病死率低于 1%，少数可转为慢性肾炎。绝大多数患者治疗后 1～4 周临床症状消失，血清 C_3 于 8 周内恢复正常，少部分患者轻度镜下血尿和微量蛋白尿可迁延半年至 1 年才消失。

二、急进性肾小球肾炎

急进性肾小球肾炎(RPGN)是一组以急性肾炎综合征为临床表现，肾功能急剧恶化，常伴少尿或无尿的临床综合征。病理类型为新月体性肾小球肾炎。

(一)病因

引起急进性肾小球肾炎的疾病主要分为以下 3 类。本节主要讨论原发性急进性肾小球肾炎。

(1)原发性急进性肾小球肾炎。

(2)继发于全身性疾病(如系统性红斑狼疮等)的急进性肾小球肾炎。

(3)在原发性肾小球疾病(如膜增生性肾小球肾炎)的基础上形成的新月体性肾小球肾炎。

(二)病理分型

急进性肾炎根据免疫病理可分为 3 型。

1.Ⅰ型

抗肾小球基膜型肾小球肾炎,抗肾小球基膜抗体沿肾小球基底呈线样沉积。

2.Ⅱ型

免疫复合物型,可见免疫复合物沿基膜或系膜区呈“颗粒状”沉积。

3.Ⅲ型

非免疫复合物型,此型通常是系统性血管炎的肾脏表现,大部分患者血循环中抗中性粒细胞胞浆抗体(ANCA)阳性。

也有学者根据患者血清 ANCA 的检测结果将本病分为 5 型:在原Ⅰ型中约有 30%患者发现 ANCA 呈阳性,被归为Ⅳ型;在原Ⅲ型中有 20%～50%患者的 ANCA 呈阴性,被归为Ⅴ型。

(三)病理

肾脏体积通常增大。病理类型为新月体肾小球肾炎。光镜下,以广泛(50%以上)的肾小球囊腔内有大量新月体形成(占据肾小球囊腔的 50%以上)为主要特征,病变早期为细胞新月体,后期为纤维新月体。另外,Ⅱ型常伴有肾小球内皮细胞和系膜细胞增生,Ⅲ型常可见肾小球节段性纤维素样坏死。免疫病理学检查是分型的主要依据,Ⅰ型 IgG 及血补体 C_3 沿肾小球基膜呈线样沉积,Ⅱ型 IgG 和补体 C_3 在系膜区或沿毛细血管壁呈颗粒状沉积,Ⅲ型肾小球内无或仅有微量免疫复合物沉积。电镜检查可见Ⅱ型在系膜区和内皮下有电子致密物沉积,Ⅱ型和Ⅲ型无电子致密沉积。

(四)临床表现

患者可有前驱呼吸道感染,起病较急,病情急剧进展。临床主要表现为急性肾炎综合征的症状,如血尿、蛋白尿和高血压等,多早期出现少尿或无尿,肾功能在短时间内进行性恶化并发展至尿毒症。

Ⅱ型患者常伴肾病综合征,Ⅲ型患者常有不明原因的发热、乏力、关节痛或咯血等系统性血管炎的表现。

Ⅰ型好发于青、中年,Ⅱ型及Ⅲ型常见于中、老年患者,男性居多。我国以Ⅱ型多见。

(五)实验室检查

(1)尿液检查:尿蛋白阳性,红细胞及白细胞增多,可见红细胞管型。

(2)肾功能:血肌酐及尿素氮进行性上升,内生肌酐清除率进行性下降。

(3)免疫学检查:Ⅰ型抗 GBM 抗体阳性;Ⅱ型血循环免疫复合物及冷球蛋白可呈阳性,并

可伴血清补体 C_3 降低；Ⅲ型 ANCA 阳性。

(4)B 超检查及其他影像学检查可见双肾增大。

(六)诊断

凡急性肾炎综合征伴肾功能急剧恶化，应高度注意本病的可能，并尽快做肾活检明确诊断。若病理证实为新月体肾小球肾炎，根据临床和实验室检查能除外继发性肾脏疾病，诊断可成立。

(七)鉴别诊断

1.急性肾小管坏死

常有引起本病的明确病因，如肾缺血或使用肾毒性药物的病史，临床上以肾小管功能损害为主(如尿钠增加、低比重尿及低渗透压尿)，一般无急性肾炎综合征的表现。

2.急性过敏性间质性肾炎

常有明确的用药史及全身变态反应，如发热、皮疹、关节痛等，血和尿嗜酸粒细胞增加。必要时需肾活检明确诊断。

3.引起急进性肾炎综合征的其他原发性肾小球肾炎

如重症毛细血管内增生性肾小球肾炎或重症系膜毛细血管性肾小球肾炎等，病理上并无新月体形成，但病变较重和(或)持续。临床上鉴别常较困难，需做肾活检协助诊断。

4.继发性急进性肾炎

如系统性红斑狼疮、过敏性紫癜等引起的急进性肾炎综合征，依据典型的临床表现及特殊的实验室检查可资鉴别。

5.血栓性微血管病

如溶血尿毒综合征、血栓性血小板减少性紫癜等，有微血管病性溶血及血小板减少。

6.梗阻性肾病

突然发生的少尿或无尿，无急性肾炎综合征表现，影像学(如 B 超、CT)或逆行尿路造影检查可明确诊断。

(八)治疗

治疗包括针对急性免疫介导性炎症性病变的强化治疗以及针对肾脏病变后果(如水钠潴留、高血压、尿毒症及感染等)的对症治疗。

1.强化血浆置换疗法

主要用于：①Ⅰ型。②对肺出血—肾炎综合征(Goodpasture 病)和原发性小血管炎所致急进性肾炎(Ⅲ型)伴有威胁生命的肺出血作用较为肯定、迅速，应首选。方法是应用血浆置换机分离患者的血浆和血细胞，弃去血浆，以等量的正常人血浆(或血浆清蛋白)和患者血细胞重新输入体内。通常每日或隔日 1 次，每次置换血浆 2～4L，直到血清抗体(如抗 GBM 抗体、ANCA)或免疫复合物转阴，一般置换 10 次左右。同时应联合糖皮质激素[口服泼尼松 1mg/(kg·d)，2～3 个月后渐减]及细胞毒药物[环磷酰胺 2～3mg/(kg·d)口服，累积量不超过6～8g]。该疗法需早期施行(血肌酐值低于 530μmol/L)，方有较好的疗效。

2.甲泼尼龙冲击伴环磷酰胺治疗

为强化治疗之一。甲泼尼龙 0.5～1.0g 溶于 5%葡萄糖溶液中静脉滴注，每日或隔日 1

次，3次为一疗程。必要时间隔3～5d可进行下一疗程，一般不超过3个疗程。甲泼尼龙冲击疗法也需辅以泼尼松及环磷酰胺口服治疗，方法同前。该疗法主要适用于Ⅱ、Ⅲ型。用甲泼尼龙冲击治疗时，应注意继发感染和钠、水潴留等不良反应。

3.对症治疗

包括降压，控制感染和纠正水、电解质酸碱平衡紊乱等。

4.替代治疗

凡急性肾衰竭已达透析指征者，应及时透析。对强化治疗无效的晚期病例，则需维持性透析治疗。病情稳定6～12个月，血清抗GBM抗体阴性者，可考虑肾移植。

（九）预后

影响患者预后的因素主要有以下几种。

（1）治疗是否及时是成功的关键，如在血肌酐值小于530μmol/L，病理尚未显示发生不可逆病变（纤维性新月体、肾小球硬化或间质纤维化）时开始治疗效果较好，否则预后差。

（2）免疫病理类型：Ⅲ型较好，Ⅱ型其次，Ⅰ型较差。

（3）老年患者预后相对较差。

三、慢性肾小球肾炎

慢性肾小球肾炎简称慢性肾炎，以蛋白尿、血尿、高血压、水肿为基本临床表现，起病方式各有不同，病情迁延，缓慢进展，可有不同程度的肾功能减退，最终将发展为慢性肾衰竭。

（一）病因和发病机制

绝大多数慢性肾炎患者的病因尚不明确，仅有少数慢性肾炎是由急性肾炎发展所致。虽然慢性肾炎的病因、发病机制和病理类型不尽相同，但起始因素多为免疫介导炎症，导致病程慢性化的机制除免疫因素外，非免疫因素如高血压、蛋白尿、高血脂等亦占有重要作用。

（二）病理

慢性肾炎可由多种病理类型引起，常见类型有系膜增生性肾小球肾炎（包括IgA和非IgA系膜增生性肾小球肾炎）、系膜毛细血管性肾小球肾炎、膜性肾病及局灶性节段性肾小球硬化等。

病变进展至后期，所有上述不同类型病理变化均可转化为程度不等的肾小球硬化、肾小管萎缩、肾间质纤维化。疾病晚期肾体积缩小，转化为硬化性肾小球肾炎。

（三）临床表现

多数起病缓慢、隐袭。临床表现呈多样性，蛋白尿、血尿、高血压、水肿为其基本临床表现，可有不同程度肾功能减退，病情时轻时重、迁延，渐进性发展为慢性肾衰竭。

早期患者可有乏力、疲倦、腰部疼痛、食欲缺乏，水肿可有可无，一般不严重。有的患者可无明显临床症状。血压可正常或轻度升高。肾功能正常或轻度受损（肾小球滤过率下降），这种情况持续一段时间后，肾功能逐渐恶化，最终发展成尿毒症。部分患者除上述慢性肾炎的一般表现外，血压可以有程度不等的升高，甚至出现高血压脑病，这时患者可有眼底出血、渗出，甚至视盘水肿，如血压控制不好，肾功能恶化较快，预后较差。慢性肾炎往往有急性发作现象，常因感染、劳累呈急性发作，或用肾毒性药物后病情急骤恶化，经及时去除诱因和适当治疗后病情可一定程度缓解，但也可能由此而进入不可逆慢性肾衰竭。

(四)实验室检查

1.尿液检查

血尿,多以镜下血尿为主,可有红细胞管型。蛋白尿程度不等,部分患者出现大量蛋白尿(尿蛋白定量超过 3.5g/24h)。

2.血液检查

早期血常规检查正常或轻度贫血,白细胞和血小板多正常。

3.肾功能检查

早期肾功能无异常,随着病情的进展,可出现血肌酐升高和肾小球滤过率下降。

4.病理检查

肾脏活体组织检查可明确慢性肾炎的病理类型,对于指导治疗和估计预后具有重要意义。

(五)诊断与鉴别诊断

1.诊断

凡尿化验异常(蛋白尿、血尿、管型尿)、水肿及高血压病史达 1 年以上,在除外继发性肾小球肾炎及遗传性肾小球肾炎后,临床上可诊断为慢性肾炎。

2.鉴别诊断

(1)继发性肾小球疾病:如狼疮性肾炎、过敏性紫癜肾炎、糖尿病肾病等,依据相应的病史及实验室检查,一般不难鉴别。

(2)其他原发性肾小球疾病:①隐匿型肾小球肾炎:临床上轻型慢性肾炎应与隐匿型肾小球肾炎相鉴别,后者主要表现为无症状性血尿和(或)蛋白尿,无水肿、高血压和肾功能损害。②感染后急性肾炎:有前驱感染史并以急性发作起病的慢性肾炎需与此病相鉴别。慢性肾炎急性发作多在短期(数日)内病情急骤恶化,血清补体 C_3 一般无动态变化有助于与感染后急性肾炎相鉴别。此外,疾病的转归不同,慢性肾炎无自愈倾向,呈慢性进展,可资区别。

(3)原发性高血压肾损害:伴有高血压的慢性肾炎需与原发性高血压肾损害(良性小动脉性肾硬化症)鉴别,后者先有较长期高血压,其后再出现肾损害,临床上远曲小管功能损伤(如尿浓缩功能减退、夜尿增多)多较肾小球功能损伤早,尿改变轻微(微量至轻度蛋白尿,可有镜下血尿及管型),常有高血压的其他靶器官(心、脑)并发症。

(4)ALPORT 综合征:常起病于青少年(多在 10 岁之前),患者同时出现眼部疾患、耳部疾病及肾脏损害,有阳性家族史(多为性连锁显性遗传)。

(六)治疗

慢性肾炎的治疗主要是防止或延缓肾功能进行性恶化,改善或缓解临床症状及防治严重并发症,根据肾脏病理检查结果进行综合性治疗。

1.低蛋白饮食和必需氨基酸治疗

肾功能正常者注意低盐低脂饮食,不宜严格限制蛋白质入量,出现肾功能损害的患者应限制蛋白及磷的入量并配合使用必需氨基酸或 α—酮酸。

2.控制高血压

高血压是加速肾小球硬化、促进肾功能恶化的重要因素,积极控制高血压是十分重要的环节。治疗原则:①力争把血压控制在理想水平:蛋白尿不低于 1g/d,血压应控制在 16.67/

10kPa(125/75mmHg)以下；尿蛋白低于1g/d，血压控制可放宽到17.33/10.67kPa(130/80mmHg)以下。②选择能延缓肾功能恶化、具有肾保护作用的降血压药物。

高血压患者应限盐(<3g/d)；有水钠潴留容量依赖性高血压患者可选用噻嗪类利尿药。对肾素依赖性高血压则首选血管紧张素转换酶抑制剂(ACEI)或血管紧张素Ⅱ受体拮抗剂。此外钙通道阻滞剂、β受体阻滞剂、α受体阻滞剂也可选用。高血压难以控制时可选用不同类型降压药联合应用。

近年研究证实，ACEI除具有降低血压作用外，还有减少尿蛋白和延缓肾功能恶化的肾保护作用，故ACEI可作为慢性肾炎患者控制高血压的首选药物。肾功能不全患者应用ACEI要防止高血钾，血肌酐大于350μmol/L的非透析治疗患者不宜再使用，注意少数患者应用ACEI干咳的不良反应。血管紧张素Ⅱ受体拮抗剂具有与ACEI相似的肾保护作用和减少尿蛋白作用，但不引起持续性干咳。

3.糖皮质激素和细胞毒药物

鉴于慢性肾炎为一临床综合征，其病因、病理类型及其程度、临床表现和肾功能等变异较大，故此类药物是否应用应区别对待。在肾活检明确病理类型后谨慎应用。还可选择中药雷公藤总苷片，但应注意该药可以引起血白细胞减少及肝功能损害，女性患者长期服用可导致月经周期紊乱甚至闭经。

4.避免加重肾损害的因素

感染、劳累、妊娠及应用肾毒性药物(如氨基糖苷类抗生素、含马兜铃酸的中草药等)，均可能加重肾脏损害，导致肾功能恶化，应予以避免。

(七)预后

慢性肾炎病情迁延，病变呈进行性发展，最终出现慢性肾衰竭。病变进展速度个体差异很大，病理类型为重要因素，但防止各种危险因素、正确制订延缓肾功能损害进展的措施同样具有重要意义。

四、隐匿型肾小球肾炎

隐匿型肾小球肾炎也称为无症状性血尿或(和)蛋白尿，即患者无水肿、高血压及肾功能损害，而仅表现为蛋白尿或(和)肾小球性血尿的一组肾小球病。

本组疾病由多种病理类型的原发性肾小球病所致，但病理改变多较轻，如可见于轻微病变性肾小球肾炎(肾小球中仅有节段性系膜细胞及基质增生)、轻度系膜增生性肾小球肾炎和局灶性节段性肾小球肾炎(局灶性肾小球病，病变肾小球内节段性内皮及系膜细胞增生)等病理类型。根据免疫病理表现，又可将系膜增生性肾小球肾炎分为IgA肾病和非IgA系膜增生性肾小球肾炎。

对单纯性血尿患者(仅有血尿而无蛋白尿)，需做相差显微镜尿红细胞形态检查和(或)尿红细胞容积分布曲线测定，以鉴别血尿来源。此外，应除外由于尿路疾病(如尿路结石、肿瘤或炎症)所致血尿。确属肾小球源性血尿，又无水肿、高血压及肾功能减退时，即应考虑此病。以反复发作的单纯性血尿为表现者多为IgA肾病。诊断本病前还必须小心除外其他肾小球病的可能，如系统性疾病(狼疮肾炎、过敏性紫癜肾炎)、Alport综合征早期和薄基膜肾病及非典型的急性肾炎恢复期等。应依据临床表现、家族史和实验室检查予以鉴别，必要时需依赖肾活检方能确诊。

对无症状蛋白尿患者，需做尿蛋白定量和尿蛋白电泳以区分蛋白尿性质，并详细做离心后尿沉渣镜检，必要时应做尿本周蛋白检查或尿蛋白免疫电泳。只有确诊肾小球性蛋白尿且患者无水肿、高血压及肾功能减退时，才能考虑本病诊断。在做出诊断前还必须排除功能性蛋白尿（仅发生于剧烈运动、发热或寒冷时）、体位性蛋白尿（见于青少年，直立时脊柱前凸所致，卧床后蛋白尿消失）等生理性蛋白尿，也需小心排除其他原发性或继发性肾小球病的早期或恢复期。必要时需肾活检确诊。

尿蛋白定量低于1.0g/d，以清蛋白为主，而无血尿者，称为单纯性蛋白尿。一般预后良好，很少发生肾功能损害。但尿蛋白量在1.0～3.0g/d者，虽尚无水肿、高血压及肾功能损害的临床表现，但肾活检常显示病理改变并不轻，临床呈慢性肾炎转归的可能性很大。

隐匿型肾小球肾炎无特殊疗法。应采取以下措施：①对患者应定期（每3～6个月1次）检查，监测尿沉渣、肾功能和血压的变化，女患者在妊娠前及其过程中更需加强监测。②保护肾功能，避免肾损伤的因素。③对反复发作的慢性扁桃体炎与血尿、蛋白尿发作密切相关者，可待急性期过后行扁桃体摘除术。④可用中医药辨证施治。隐匿型肾小球肾炎可长期迁延，也可呈间歇性或时轻时重。大多数患者的肾功能可长期维持正常，仅少数患者疾病转归可表现为自动痊愈或尿蛋白渐多、出现水肿和肾功能减退而转成慢性肾炎。

五、系膜增生性肾小球肾炎

系膜增生性肾小球肾炎（MSPGN）是一组以光镜下肾小球呈弥散性系膜细胞增生和（或）系膜基质增多为主要病理特征的肾小球肾炎。依据免疫病理系膜区免疫球蛋白沉积，可分为IgA肾病（以IgA沉积为主）和非IgA肾病[IgM肾病、非IgA，寡免疫复合物肾病（即免疫复合物阴性的MSPGN）]，本节重点介绍非IgA肾病中的IgM肾病。

（一）病因

按病因MSPGN可分为原发性和继发性两大类，原发性MSPGN原因未明，继发性MSPGN可见于狼疮肾炎、紫癜性肾炎、遗传性肾炎、类风湿关节炎、青霉胺肾损害、中毒性肾病、多种感染性疾病（如传染性单核细胞增多症、病毒性肝炎、结核及疟疾）以及风湿热等。由于IGA肾病相对较多，约占PGN39.55%，通常把IgA肾病单独分出来，而把后三者统称为non－IRAMSPGV，即在肾小球系膜区看不到IgA沉积的MSPGN。系膜增生性肾小球肾炎在欧美比较少见，占原发性肾小球疾病（PGN）的2%～10%，我国本病是常见病理类型，占成人PGN活检病例的20.3%～24.7%。

（二）发病机制

（1）系膜增生性肾小球肾炎发病存在明显地区差异，提示本病的发病可能与遗传因素有关，发病率在某些国家（我国与澳大利亚）较高，欧美少见，可能与环境因素，尤其是与感染有关。我国40%～50%的本病患者起病前有感染史，以上呼吸道感染居多，病原菌不明确，支持其发病与感染有关。

（2）免疫发病机制：大部分系膜增生性肾小球肾炎是免疫复合物性肾炎，肾小球系膜区可见免疫球蛋白IgG、IgM及补体C_3沉积，提示免疫复合物有致病的可能。一般认为多价抗原与其高亲和力的抗体在接近等量情况下结合成较大难溶的免疫复合物沉积于系膜区，致系膜细胞增生。若系膜功能低下或受抑制，免疫复合物难以被清除则更易致病。动物实验表明，由抗胸腺细胞抗体诱发大鼠系膜损伤可造成系膜增生性肾炎模型，肾小球中有免疫复合物沉积，提示原位免疫复合物引起致病的可能。此外，慢性血清病肾炎家兔模型所致的 MSPGN 改变，为循环免疫复合物沉积于系膜区，引起系膜细胞增生，支持该型肾炎由免疫复合物致病。而免疫病理检查阴性的系膜增生性肾小球肾炎的发病机制尚不明确。

(3)非免疫发病机制：本病属免疫炎症反应，虽然免疫反应是系膜增生性肾小球肾炎的始动因素，但肾小球系膜细胞在免疫介导性炎症致病过程中不仅是被动受害者，还是主动参与者，炎症介质刺激系膜细胞增生后产生并释放炎症介质，如白介素－1、白介素－6 等，这些因子又作用于系膜细胞分泌更多的细胞因子，形成恶性循环。此外，肾小球的高滤过、高压、高灌注及纤溶系统异常等，也对本病的发生发展起促进作用。

(三)临床表现

本病可发生于任何年龄，以青少年最多见，男性多于女性，起病隐匿。40％～50％的患者有前驱感染史，以上呼吸道感染多见，可呈急性发病。部分患者隐袭起病，无诱发因素和感染证据。本病临床表现多样，以无症状蛋白尿和(或)血尿最为常见，25％～27％以肾病综合征表现起病，急性肾炎综合征起病者占 20％～25％，血尿的发生率较高，为 70％～90％，其中约 30％患者表现为反复发作的肉眼血尿。20％～40％的患者就诊时已有高血压，10％～25％出现肾功能减退。

(四)实验室检查

血清 IgA 一般正常，表现为肾病综合征者血清 IgG 降低，血清补体成分正常，IgM 肾病患者血清 IgM 可升高，有不同程度的肾小球性血尿、蛋白尿，重症患者可伴有血肌酐升高、浓缩功能减退和正细胞正色素性贫血。

(五)病理

1.免疫荧光

IgM 肾病患者，IgM 在系膜区弥散沉积，有时伴血管壁沉积。

2.光镜

系膜细胞和系膜基质轻度、中度及中度增生。肾小球病变重者，可出现不同程度肾小管萎缩，间质纤维化和间质淋巴、单核细胞浸润。可有小动脉内膜增厚和内膜下嗜复红蛋白沉积。

3.电镜表现

电镜下，可见系膜细胞、系膜基质单独或系膜细胞伴有系膜基质不同程度增生，部分病例系膜区伴有低密度的电子致密物，免疫电镜证实主要是 IgM。部分病例则无电子致密物沉积，毛细血管基膜基本正常，若出现大量蛋白尿，则上皮细胞足突可广泛融合。

(六)诊断和鉴别诊断

1.诊断

青少年患者，隐匿起病或前驱上呼吸道感染后急性发病，有蛋白尿、血尿、NS、不同程度高血压或肾功能减退，血清 IgA、C_3 补体正常，IgM 可升高，肾活检示系膜增生性肾小球炎，免疫病理除外 IgA 肾病。同时还需除外以弥散性系膜增生为主的继发性肾小球肾炎，如狼疮肾炎、紫癜性肾炎等，才可确诊为系膜增生性肾小球肾炎。

2.鉴别诊断

(1)IgA 肾病:常于上呼吸道感染后数小时至 3d 内出现咽炎同步血尿,肾病综合征发生率较低,肉眼血尿发生率较高,部分患者血清 IgA 升高,血清 IgA 免疫复合物含有异常糖基化的 IgA,肾活检免疫病理以系膜区 IgA 沉积为主。

(2)急性肾炎消散期:患者有典型急性肾炎病史(感染后 1～3 周起病,呈典型急性肾炎综合征表现,病初 8 周血清 C_3降低),肾活检肾免疫病理常见 IgG 及 C_3沉积为主。症状不典型者,应予追踪随访。

(3)局灶性节段性肾小球硬化:FSGS 与重度系膜增生性肾小球肾比较,两者均可表现为重度蛋白尿,镜下或肉眼血尿,高血压或肾功能减退,对治疗反应差,光镜下本病表现为弥散系膜细胞、系膜基质增生;FSGS 主要表现为局灶、节段性病变,经典 FSGS 免疫病理于病变受累节段可见 IGM 及 C_3呈团块状沉积。

(4)狼疮肾炎(LN):Ⅱ型 LN 为系膜增生性,与本病肾组织病变相似,但 LN 在临床上伴有多系统损害,如发热、关节炎、皮疹、口腔溃疡、面部红斑、浆膜炎及神经系统症状等,实验室检查有 ANA(＋),AdsDNA(＋)等多种自身抗体阳性,活动期血清 IgG 升高,补体 C_3降低等特征可资鉴别;病理方面 LN 病理有多样性特点,可见新月体、白细胞浸润、多部位嗜复红蛋白沉积、白金耳样改变及苏木精小体等,免疫病理呈现多种免疫复合物多部位沉积的特征。

(5)紫癜性肾炎:病理表现常为弥散系膜增生,但临床上有过敏性紫癜病史,如四肢远端、臀部和下腹部对称性出血点,有时伴非游走性、多关节肿痛或腹痛、黑便等胃肠道症状,血清 IgA 升高,免疫病理以 IgA 沉积为主,不难鉴别。

(6)糖尿病肾病:糖尿病史一般在 10 年以上,血尿少见,肉眼血尿更是罕见,眼底检查可见特征性糖尿病眼底改变微血管瘤,神经源性膀胱,末梢神经炎等。光镜病理显示系膜基质增多,晚期呈结节状或弥散毛细血管壁增厚,几乎不伴系膜细胞增生。免疫病理阴性或非特异性 IgG 沿肾小球毛细血管壁、肾小管基膜及肾小囊线状沉积。

(七)治疗

(1)去除诱因、积极寻找感染灶。对有上呼吸道感染等前驱症状者,可用青霉素治疗 10～14d;对反复发作伴慢性扁桃体炎者,宜行扁桃体摘除术。

(2)对无症状性蛋白尿、孤立性血尿及非肾病范围蛋白尿和(或)合并血尿患者,应去除诱因,如上呼吸道感染,控制高血压,应用血管紧张素转化酶抑制药(ACEI)和(或)血管紧张素转化酶受体拮抗药、抗凝剂(如双嘧达莫)等。以减少蛋白尿,控制高血压,保护肾功能。

(3)对肾病综合征或尿蛋白高于 3.5g/d 的患者,如肾病理示轻度系膜增生性肾小球肾炎、肾功能正常,可按微小病变型肾病治疗方案进行治疗。对激素无效、依赖或反复发作的患者,宜加用细胞毒药物,如环磷酰胺口服 2mg/(kg·d),静脉推注(200mg/d,隔日 1 次)或 CTX 静脉冲击(0.6～1.2g,每个月 1 次),总量低于 150mg/kg,以期增加缓解和减少复发。亦可加用骁悉(吗替麦考酚酯)初始剂量为 1.0～1.5g/d,分 2 次口服,治疗 3～6 个月后减量,疗程至少 1 年。如肾病理提示中一重度系膜增生性肾小球肾炎、肾功能基本正常的肾病综合征患者,可考虑用激素合并细胞毒药物,但激素应采用中等剂量,这类患者试用激素 8 周后,无效应逐渐减量。肾脏病理类型重且伴肾功能不全者,可用 ACEI、血管紧张受体拮抗药、抗凝剂等药物治疗。

雷公藤能通过抑制T细胞的增生、白介素－2产生、诱导T细胞凋亡而产生免疫抑制作用，既往认为雷公藤总甙只适于辅助治疗或用激素有禁忌的患者，近年有学者认为雷公藤总甙可以作为首选药物，86例轻－中度原发性系膜增生性肾炎患者，发现8周内临床总有效率达87.22%，13例激素治疗无效或在激素减量过程中复发的病例，用雷公藤总甙治疗仍有52.33%的患者完全缓解。

(八)预后

系膜增生性肾小球肾炎患者预后与病理轻重、药物敏感性及肾功能状态等密切相关。

(1)患者肾病理提示病变轻微、系膜细胞及系膜基质轻度增生，对糖皮质激素敏感者，预后良好，但伴有肾小球节段性硬化病变者，10年存活率明显下降。肾病理提示中度至重度弥散性系膜增生或伴球囊粘连、肾小球硬化、肾小管萎缩和间质纤维化者，常对糖皮质激素反应差，易出现持续性蛋白尿并逐渐出现肾功能减退，最终进展为终末期肾衰竭。近年认为间质病变比肾小球病变更能决定其转归，并发现肾间质细胞浸润和纤维化可较为准确地预测5年或更长时间以后肾功能恶化的情况。

(2)以孤立性血尿或轻度蛋白尿(＜1g/d)伴血尿为主要临床表现者，能长期维持正常肾功能状态，预后良好，以肾病综合征或肾病范围蛋白尿(＞3.5g/d)为主要临床表现者，如对激素及细胞毒药物敏感者预后较好，即使病程中多次复发，但再治疗仍有效者，预后也好，如对激素及细胞毒药抵抗者，预后差。

(3)持续大量蛋白尿、高血压、肾小球滤过率降低，系膜细胞及系膜基质明显增多并伴球囊粘连、肾小球硬化、肾小管萎缩和间质纤维化者预后更差。

六、膜增生性肾小球肾炎

膜增生性肾小球肾炎(MPGN)，亦称系膜毛细血管性肾炎，是一病理形态学诊断名称，为小儿肾病综合征常见的病理类型之一，也是发生在年长儿童及青年人最常见的原发性慢性进行性肾炎，男女发病相等。MPGN不是一个独立的疾病，而是一组临床病理症候群。其病变的共同特点为肾小球基膜增厚，系膜细胞增生及系膜基质扩张，临床常伴有持续性低补体血症，最终多发展为慢性肾衰竭而死亡。

(一)病因及发病机制

MPGN可见于原发性肾小球疾病，亦可见于继发性肾小球损害。

MPGN的发病机制尚不完全清楚，原发性及继发性的MPGN均认为是由免疫复合物介导致病，其主要依据有以下几方面。

(1)肾小球内有免疫反应物的沉积(各种补体成分及较少程度的免疫球蛋白)。

(2)原发性与继发性MPGN的多数患者循环免疫复合物水平增高。

(3)MPGN患者长期存在与感染相关的抗原血症。

(4)补体系统的激活(旁路途径及经典途径)导致血中补体水平的降低，是原发性MPGN Ⅰ型、Ⅱ型病变的特征。

此外，补体水平的降低也发生在继发性MPGN病例中，如系统性红斑狼疮(SLE)、混合型冷球蛋白血症、遗传性补体成分缺陷。

(二)病理

原发性 MPGN 具有一些明显的病理形态学和免疫病理学特征。本病基本病变部位在肾小球基膜及系膜。根据电子致密物的沉积部位及基膜病变的特点可分为 3 种亚型。

1.Ⅰ型

(1)光镜下肾小球呈弥散性肿大,由于系膜细胞和基质的增多,系膜区增宽而常使整个毛细血管球呈明确的分叶状结构。因增生的系膜组织沿内皮下间隙插入外周部毛细血管襻而使管壁增厚、管腔狭窄,PASM 染色可见基膜呈双轨结构。有时可伴有毛细血管襻坏死、粘连或新月体形成。晚期常有小管萎缩、间质炎症和纤维化。

(2)电镜下可见内皮下电子致密物的沉积,外周毛细血管系膜插入,不同程度的系膜增生和(或)硬化,以及内皮细胞下新形成的基膜。内皮细胞常肿大,上皮细胞肥大,足突消失。基膜内、系膜区、上皮细胞下也可见沉积物。

(3)免疫荧光检查可见 IgG、IgM、C_3 呈颗粒状弥散性分布于肾外周毛细血管。系膜区亦有沉积。

2.Ⅱ型

Ⅱ型 MPGN 又称致密物沉积病(DDD),以基膜内大量、大块电子致密物呈条带状沉着为特点。

(1)光镜下系膜细胞及基质增多较Ⅰ型轻。由于致密物在基膜中沉积,使基膜增厚,呈折光性,PAS 阳性,嗜银染。毛细血管和肾小囊粘连,偶见肾小球硬化,部分病例有新月体形成。小管间质病变无特异性。

(2)电镜下可见基膜致密层中均质、浓密的电子致密物,形如缎带状。系膜区、肾小管及肾小球囊基膜也有类似的沉积,并有上皮细胞肿胀,足突融合等变化。

(3)免疫荧光检查以 C_3 沉积为主,呈不连续线性或稀疏的结节状弥散分布于毛细血管襻和系膜中。系膜内沉积在致密物周边呈环状改变,称系膜环。免疫球蛋白沉积较少见。

3.Ⅲ型

本型是在Ⅰ型病变的基础上,伴有与膜性肾病一样的上皮下免疫复合物沉积,基膜钉状突起,称为膜性肾病与增生性肾炎的混合型。

(1)光镜下兼有Ⅰ型 MPGN 和膜性肾病的特征。但本型系膜增生的程度较其他两型轻,并常见呈节段性增生。小管间质改变类似Ⅰ型,但程度较轻。

(2)电镜下可见系膜细胞数增多,内皮下系膜基质插入,上皮下可见较多电子致密物沉积。基膜破裂及不规则增厚。沉积物可插入基膜内,有的基膜出现分层和网状结构。

(3)免疫荧光检查可见已呈颗粒状弥散分布于毛细血管壁和系膜中,伴或不伴 IgG 及 IgM 的沉积。

(三)诊断

凡临床呈持续性非选择性蛋白尿(或肾病综合征)伴肾性血尿,并有持续性低补体血症者应怀疑本病。确诊依靠肾活检病理检查。

1.临床表现

本病呈急性或隐匿起病,部分病例起病前有上呼吸道感染史。各型病理类型的临床表现无明显差别,均以蛋白尿及持续性镜下血尿或肉眼血尿同时存在为特点。蛋白尿为非选择性。Ⅰ型MPGN多以肾病综合征起病,少数以无症状蛋白尿伴有肉眼血尿的急性肾炎起病。Ⅱ型MPGN多表现为急性肾炎综合征或发作性肉眼血尿。Ⅲ型MPGN的临床过程类似Ⅰ型。多数患儿有水肿、高血压,或起病时伴一过性高血压和(或)肾功能减退。个别患儿可无任何临床症状,只在尿检时发现异常。

继发性MPGN尚有原发病的临床表现。晚期患者高血压和肾功能不全平行出现,迅速发展为终末期肾衰竭。

2.实验室检查

(1)血常规:患儿可有明显的正细胞、正色素性贫血。贫血的程度与肾功能减退程度不成比例,可能与红细胞表面补体激活有关。

(2)尿常规:蛋白尿呈非选择性,尿盘状电泳呈混合性蛋白尿。相差显微镜检查可见形态多样、严重变形的红细胞。

(3)血液生化检查:血尿素氮和肌酐可增加,C_3肾炎因子(C_3NEF)常呈阳性。循环免疫复合物及冷球蛋白可为阳性。补体水平的变化在Ⅰ型与Ⅱ型之间有所不同。

(四)鉴别诊断

1.急性链球菌感染后肾炎

起病前1～3周有前驱感染史,临床表现有水肿、血尿、高血压。血清补体C_3、CH50明显降低,但于6～8周后恢复正常。肾活检病理检查有助鉴别。

2.乙型肝炎病毒相关性肾炎

乙型肝炎病毒相关性肾炎病理类型多见膜性肾炎,其次为膜增生性肾炎。但乙型肝炎病毒相关性肾炎患者血清HBV抗原阳性,肾组织切片中找到HBV抗原有助于与MPGN鉴别。

(五)治疗

目前对原发性MPGN的治疗尚无成熟的方案。综合文献对MPGN的治疗步骤及治疗效果的评价,推荐方案有几种。

1.激素和环磷酰胺

对于儿童原发性MPGN,激素治疗确有一定疗效。建议对肾病综合征和(或)肾功能损害者采用激素大剂量隔日疗法(40mg/m^2),维持6～12个月,无效则停用。

Taka报道41例患儿,采用3种激素治疗方案:小剂量、大剂量隔日服后改小剂量、仅大剂量隔日服,疗程8年。结果以大剂量隔日服者效果好。

Emre报道15例患儿,甲泼尼龙30mg/kg,隔日静脉冲击9～15d;然后改泼尼松1mg/kg口服1个月,逐渐减量1个月,疗程6～84个月(平均27个月)。结果9/15例患儿尿蛋白明显减少。

Arslap报道96例患儿,泼尼松或环磷酰胺联合甲泼尼龙静脉冲击,随访10年。结果,泼尼松治疗无效时,用环磷酰胺联合甲泼尼龙静脉冲击,使50%病例缓解,10年存活率达61%～81%。

Tarshish随机对照研究了80例患儿,采用泼尼松40mg/m^2隔日疗法,平均治疗130个月,结果61%的患儿(Ⅰ型)保持肾功能稳定。

2.抗凝治疗及血小板抑制剂

双嘧达莫可能对保护肾功能、延长肾存活时间有一定效果。

3.对症治疗

对于激素治疗无效,或表现为无症状蛋白尿的患儿,均应密切随访,监测肾功能、蛋白尿、高血压及代谢紊乱的变化,并予相应的处理。

(六)预后

本病为原发性肾小球疾病中引起少年和青年肾衰竭的主要原因。据统计,MPGN肾脏10年存活率为50%～65%。影响预后的因素有:①以肾病综合征或重度蛋白尿起病者预后差。②Ⅱ型者预后不如Ⅰ型和Ⅲ型,儿童自发病至终末期肾衰竭平均时间分别为8.7年(Ⅱ型)、15.3年(Ⅰ型)、15.9年(Ⅲ型)。③伴有肾小管及间质损害是预后不良的重要病理指征。④高血压及肾功能损害均为预后不良的指标。⑤C_3NEF无预后价值。

第二节 泌尿系结石

一、输尿管结石

输尿管结石90%以上是在肾内形成而降入输尿管的,原发性输尿管结石很罕见。输尿管结石病因及成分与肾结石基本一致,其形状一般为枣核状。输尿管结石好发位置与其解剖结构有关。正常输尿管有5个狭窄部位:①肾盂输尿管移行处。②输尿管跨髂血管处。③输尿管与输精管或女性阔韧带交叉处。④输尿管膀胱壁段起始处。⑤输尿管膀胱壁段。由于输尿管的蠕动和管内尿液流动速度较快,直径小于0.4cm的结石容易自动降入膀胱随尿排出,输尿管结石男性多于女性,好发年龄为20～40岁,由于病史与肾结石相同,输尿管结石特点与肾结石基本相似。

(一)临床表现

1.疼痛

输尿管结石引起上中段堵塞可出现典型的患侧腰痛,多为绞痛性质,可放射至患侧下腹部、腹内侧、睾丸及阴唇,疼痛发作时常伴有恶心、呕吐、腹胀等胃肠道症状。

2.血尿

与肾结石一样,输尿管结石引起的血尿多为镜下血尿,疼痛发作后可加重。但有时绞痛发作后第一次排出尿液未见红细胞,而在第二次排尿后可找到,这是由于输尿管痉挛使上尿路尿液未进入膀胱所致。无血尿病例约占20%。

3.尿路刺激症状

输尿管结石位于膀胱壁段常出现尿频、尿急,这可能与输尿管下端肌肉与膀胱三角区相连并直接附着于后尿道有关。膀胱结石也有尿路刺激症状,但膀胱结石常伴有排尿困难及尿线中断。

4.肾功能不全

输尿管管腔较小,较肾结石更易造成尿路梗阻,尤其是圆形结石。一侧输尿管结石引起的梗阻可造成患侧肾积水和感染,而双侧输尿管结石梗阻可造成肾功能不全,并最终可能造成尿毒症。

体格检查,肾绞痛发作时患侧可有肌痉挛和肌紧张,肾区有叩痛,引起肾积水时,右肾区可能触及包块,其大小与积水程度有关;并发感染时有肾区叩痛。有时沿输尿管径路有压痛。腹部体检一般触及不到输尿管结石,但结石位于输尿管下端近膀胱时,男性经直肠指检,女性经阴道可能触及结石。由于与肾结石的同源性,输尿管结石的实验室检查与肾结石相同。

(二)诊断分析

患者有典型肾绞痛,伴或不伴有肉眼或镜下血尿者,应考虑有无肾或输尿管结石,进一步需进行影像学等检查。

1.腹部平片

与肾结石一样,90%以上的输尿管结石可在腹部平片上显影。当然,输尿管结石钙化影有时需与腹腔淋巴结钙化、盆腔静脉石、髂血管钙化、骨岛相鉴别,腹腔淋巴结钙化鉴别要点已在肾结石节叙述。

(1)盆腔静脉石:易与下段结石相混淆,静脉石常位于坐骨棘联线下方之盆腔侧位,多个排列成行,直径 2～3cm,呈圆形,边缘光滑。

(2)髂血管钙化:可位于骶髂关节下方,一般呈新月形。不易鉴别时可插入输尿管导管,观察导管与钙化影位置可予区别。

(3)骨岛:位于输尿管走行区的髂骨骨岛与输尿管结石不易区别,但 X 线上骨岛可见骨纹理而结石没有。不易鉴别时可插入输尿管导管,观察导管与钙化影位置以区别。

2.静脉尿路造影

静脉尿路造影不仅能显示结石的正确位置,尤其是腹部平片不能显示的阴性结石,在静脉肾盂造影片上可表现出充盈缺损,还能了解结石对尿路造成的危害,推断结石形成的可能原因,了解双侧肾功能情况。目前认为静脉尿路造影是输尿管结石诊断必不可少的方法。对肾功能不良的病例,应用常规剂量造影剂显影不良时,可采用大剂量造影剂或延缓造影,往往能取得较好的效果。

3.逆行肾盂造影及膀胱镜检查

通过腹部平片、静脉肾盂造影及 B 超检查等无创检查,一般都能诊断出输尿管结石。逆行肾盂造影及膀胱镜检查有一定的痛苦,一般不做常规检查,仅在下列情况下可采用。

(1)梗阻严重引起肾功能不良,静脉尿路造影显影不良时,需行膀胱镜检查及逆行插管,明确结石诊断并了解上尿路梗阻情况。

(2)怀疑输尿管结石已降入膀胱。

(3)若观察到输尿管口狭窄或有囊肿,结石不易排出,可切开输尿管口或切除输尿管口囊肿以利于结石排出。逆行肾盂造影一般采用 12.5%泛影葡胺作为造影剂。对输尿管可疑阴性结石可采用气体对比或稀释造影剂造影。另外,通过膀胱镜插入输尿管镜可直接观察到结石,同时可排除肿瘤、息肉等其他输尿管病变。

4.B超检查

随着检查技术的进步,B超诊断输尿管结石已越来越重要。B超检查简单方便,对输尿管结石检出率在90%以上,尤其对X线阴性结石,其诊断意义更大。B超检查可了解输尿管结石的位置、大小、数目,结石引起的肾积水及输尿管扩张程度等。对碘过敏者可替代静脉尿路造影及逆行肾盂造影。B超检查前给予清洁灌肠,检查时膀胱充盈良好,可使输尿管结石检出率在95%以上。

5.其他

同位素肾图可了解双肾功能情况及输尿管结石引起的尿路梗阻程度;利尿肾图可区别真假性梗阻;CT可检查出小于3mm的微小结石。磁共振及动脉造影对输尿管结石诊断意义不大。

输尿管结石引起不典型的腹部绞痛又无肉眼血尿时,诊断较困难,需与胆囊炎、胆石症、急性阑尾炎、活动性消化道溃疡、胰腺炎相鉴别。通过实验室、B超、X线等检查应不难区别,其鉴别诊断要点与肾结石相同。

(三)治疗要领

1.一般治疗

对结石较小(<5mm),无感染及不伴梗阻的输尿管结石,可予多饮水,适当活动,并服中药排石治疗。保守治疗期间一旦出现结石嵌顿,引起梗阻、感染时,必须采取积极治疗如体外冲击波碎石、腔内治疗等方法,以避免肾功能受到较大损害。

2.体外冲击波碎石与腔内泌尿外科治疗

近年来,由于体外冲击波碎石与腔内泌尿外科技术的发展,输尿管结石开放性手术已降至2%,有些单位甚至是0。目前认为,对于输尿管上段结石首选ESWL。若ESWL不成功则可逆行插导管将结石推至肾盂,再按肾盂结石行ESWL,亦可通过输尿管镜、经皮肾镜行超声碎石、气压弹道碎石或将结石直接取出;对于输尿管中下段结石首选输尿管镜直接取石。随着腔内泌尿外科技术熟练和器械的改进,必将进一步提高疗效,发挥更大的作用。

3.手术治疗

以上述方法治疗无效时,可采用外放性手术治疗,其适应证有以下方面。

(1)结石直径超过1cm或表面粗糙呈多角形。

(2)结石嵌顿过久,引起上尿路梗阻及感染。

(3)输尿管憩室内结石。

(4)输尿管镜取石并发症,穿透输尿管。

(5)结石伴有严重尿路畸形需行手术纠正,可根据结石不同位置采取经腰、背、耻骨上切开取石。术前最好摄X线片以肯定结石位置有否变动。

当然,与肾结石一样,输尿管结石无论采用何种方法治疗均有复发可能,同样必须行病因检查,并针对病因采取相应措施以预防结石复发。输尿管结石的病因诊断、治疗与肾结石相同。

二、膀胱结石

近十几年来,随着生活水平的提高,膀胱结石发病率已呈逐年下降趋势,以往常见的小儿膀胱结石目前仅在少数边远不发达山区较常见，而在经济发达地区，随着人口老龄化，由于前列腺增生引起的老年膀胱结石有所增加。

（一）病因

膀胱结石形成机制与肾结石基本相同，肾、输尿管结石排入膀胱结石时，部分可从尿排出，另有部分则可留在膀胱并逐渐长大，形成膀胱结石。当然，大部分膀胱结石是在膀胱中原发的，它的形成有自己的特点，其主要病因有以下方面。

1.下尿路梗阻

梗阻的原因主要是前列腺增生、尿道狭窄、膀胱颈部梗阻、神经源性膀胱等。梗阻引起长期尿潴留，使尿液中成石晶体析出沉淀而形成结石，这是膀胱结石形成最常见的原因。由于女性尿道短，一般不易形成梗阻，因此女性膀胱结石罕见发生。

2.感染

任何原因引起的尿路感染，尤其是尿素分解细菌引起的感染可促进磷酸镁铵、钙盐结石的形成。

3.膀胱异物

膀胱内异物可作为结石“核心”，使尿盐在其周围沉淀形成结石。常见的异物主要有导管、缝线以及患者放入尿道的电线、温度计、铁丝、发夹、别针、塑料绳等。

另外，与上尿路结石一样，某些代谢性疾病与营养不良亦能形成膀胱结石。

（二）临床表现

膀胱结石好发于男性老年人及小儿，女性少见。其主要症状是疼痛、排尿困难、尿线中断、血尿及感染等。

1.疼痛

可以是耻骨上或会阴部钝痛或剧烈疼痛，常在站立或活动时加剧，这是由于结石在膀胱内活动刺激膀胱底部所致，患者平卧时疼痛常可缓解。

2.排尿困难

排尿困难为常见症状之一，多数是由于膀胱结石的原发病如前列腺增生、尿道狭窄引起。膀胱结石引起的排尿困难的典型症状是排尿时尿线突然中断，患者必须改变体位或摇晃身体方能继续排尿，此时患者十分痛苦，小儿患者使劲牵拉阴茎以缓解痛苦，并哭闹不止，大汗淋漓，这是由于结石突然嵌顿于尿道内，引起膀胱或尿道括约肌痉挛所致。

3.血尿

疼痛发作时可出现血尿，一般是镜下血尿，在排尿终末最为明显，站立中或活动可加重。血尿是由于结石在膀胱内刺激黏膜，使黏膜损伤甚至出现溃疡所致。若结石在膀胱内长期刺激可诱发膀胱肿瘤，主要是鳞状上皮细胞癌。因此患者有血尿时，不应仅满足于结石的诊断，而应注意有无合并肿瘤。

4.感染

膀胱结石几乎都引起感染，严重者出现脓尿。并发感染时患者有尿频、尿急、尿痛，以排尿终末痛明显。

体格检查一般很难在耻骨上触及小结石，较大的膀胱结石，男性可通过经直肠和下腹部，已婚女性可通过经阴道和下腹双合诊触及。

(三)诊断分析

膀胱结石的诊断主要依靠病史、体格检查、B超及X线检查。临床上有排尿困难、尿痛、尿线中断等典型症状时,应联想到膀胱结石的可能,但同时我们应认识到上述症状绝非膀胱结石所特有,膀胱异物、肿瘤、前列腺增生合并感染等病变均可能产生上述症状。因此,怀疑膀胱结石时应进一步行X线、B超检查,必要时行膀胱镜检查,可明确诊断。

1.X线检查

X线检查是膀胱结石的重要诊断方法。X线检查应包括整个泌尿系统,它不仅能了解膀胱区有无结石,结石的大小、数目、形状,同时还能了解上尿路结石情况,但X线膀胱区钙化影有时需进一步检查与输尿管下段结石、输尿管囊肿内结石、盆腔静脉结石、膀胱憩室内结石、女性子宫肿瘤等相鉴别。同样,膀胱尿酸结石在X线平片上不能显影,行气体造影剂膀胱造影有助于诊断。

2.B超检查

B超检查是诊断膀胱结石的重要方法。B超检查时膀胱应充盈良好,尿液与结石的声阻抗大,超声探测到结石有强回声团并伴有明显的声影,当体位变动时可见结石在膀胱内滚动,而膀胱憩室内结石即使在改变体位时亦不能移动。B超还能鉴别输尿管囊肿内结石及输尿管下段结石。

3.膀胱镜检查

膀胱镜检查是诊断膀胱结石最准确、最可靠的方法,不仅能直接观察到膀胱内有无结石及结石的大小、数目、形状,同时还能与其他病变如膀胱肿瘤、前列腺增生、膀胱憩室内结石、膀胱炎症相鉴别。

4.金属尿道探子探查

成年人可用金属尿道探子经尿道插入膀胱,有膀胱结石时,可探出金属撞击结石的特殊感觉和声音。此方法对小儿不适用,阴性亦不能完全排除结石的诊断。

(四)治疗要领

治疗原则是取出结石,并去除形成结石的可能原因。膀胱结石的治疗原则仍以手术为主。目前随着医疗技术的发展,治疗成人膀胱结石越来越多采用经尿道膀胱结石机械碎石术、液电碎石、超声及激光碎石,开放性手术采用耻骨上经膀胱切开取石术。手术主要适用于:小儿患者或结石较大(>4cm)者;或合并肿瘤、异物,需行手术同时去除肿瘤或异物片;前列腺增生、输尿管反流症需行手术进行矫正以及膀胱憩室内结石碎石亦难以排出者。

三、尿道结石

尿道结石较为少见,大多数为男性,女性罕见。多数尿道结石是肾、输尿管、膀胱结石排出时嵌顿于尿道所致,另有少数原发于尿道。尿道结石好发于尿道前列腺部、球部、舟状窝及尿道外口处,尿道憩室及尿道狭窄近端亦好发结石。

(一)临床表现

尿道结石的主要症状是疼痛、排尿困难和感染。疼痛多为钝痛,也有可能是剧烈疼痛,前尿道结石疼痛常局限于结石嵌顿处,而后尿道结石疼痛常放射至会阴或肛门。由于尿道管腔较小,结石常引起梗阻,出现排尿困难,尿线细,甚至不能自行排尿,患者常能指出梗阻部位。结石嵌顿于尿道时间较长或结石本身即为感染性结石,常可引起尿路感染,并出现尿潴留、尿外渗、会阴部脓肿及尿道瘘。有时嵌顿于后尿道的结石可引起急性附睾炎,患者有发热、附睾肿痛症状。

体格检查时,位于尿道口及舟状窝的结石常肉眼可以见到,前尿道结石常在相应的阴茎体表部位触及,后尿道结石可经直肠指检触及。用金属尿道探子探查常可感到金属触及结石的撞击声。

(二)诊断分析

根据典型临床表现及体格检查可做出尿道结石的初步诊断。X线摄片及尿道镜检查可明确诊断,B超对尿道结石诊断有帮助,B超检查可发现尿道内有强光团,有时可伴声影,X线摄片应包括全泌尿系统以了解有无其他尿路结石。可行尿道造影了解有无尿道狭窄、尿道憩室等,以指导治疗。

(三)治疗要领

尿道结石治疗应根据结石大小、位置,有无尿道狭窄等原发病变而采取不同的治疗方法。原则上尿道外口及舟状窝结石可用细钳直接取出,前尿道结石较小者可经尿道取出,结石较大不能经尿道取出或尿道憩室内结石,均采用尿道切开取石术,术后需留置导管;而后尿道结石可用金属尿道探子将结石推入膀胱后,按膀胱结石处理。另外,继发于尿道病变的结石应同时去除原发病。

第三节 良性前列腺增生

良性前列腺增生(BPH)是引起中老年男性排尿障碍原因中最常见的一种良性疾病,主要临床表现为下尿路症状(LUTS)。BPH 的发病率随着老年男性年龄的增长而增加。组织学前列腺增生通常发生在 40 岁以后,以后发病率逐渐增高,80 岁以上接近 90%。临床前列腺增生,40～49 岁发病率为 14%,50～59 岁发病率为 24%,60～69 岁发病率为 43%,70～79 岁发病率为 40%。

一、病因与发病机制

国内外学者对 BPH 病因的研究已有 50 多年历史,各种学说层出不穷,但迄今确切病因仍未阐明。多年来研究成果集中在如下 4 个方面。

(一)性激素与睾丸内非雄性激素物质的作用

前列腺是雄性生殖器官之一,其结构和功能是受下丘脑—垂体—睾丸轴和肾上腺的调节。

1.雄激素

前列腺内雄激素 90%～95%来源于睾丸,5%～10%来源于肾上腺。雄激素中起主要作用的是占睾酮 2%的游离睾酮。游离睾酮与前列腺间质细胞核膜上的 5α 还原酶Ⅱ作用转化为双氢睾酮(DHT)后才能发挥生物效应。

2.雌激素

当男性进入50岁后,体内雌激素明显增高,游离雌二醇与游离睾酮比值上升。中青年人血浆雌/雄激素浓度比值为1∶150,老年人为(1∶80)～(1∶120),老年人前列腺内雌/雄激素浓度比值为1∶8。尽管雌激素在BPH发生的作用机制的研究还不如雄激素那样清楚,但老年期雌/雄激素比例失调可能是BPH的病因之一。有学者提出了"雌/雄激素协同效应"学说。

3.睾丸内非雄激素类物质

李钟等发现,从人精液囊肿中提取的液体可以促使体外培养的前列腺上皮细胞及间质细胞增生。这种非雄激素睾丸因子(NATP)有别于前列腺分泌的肽类生长因子,对热稳定,活性炭可以除掉。因而,人类睾丸可以产生一种NATP并参与BPH发生。

(二)生长因子的作用

BPH组织中肽类生长因子有两类:①刺激前列腺细胞增生的生长因子,如碱性成纤维细胞生长因子bBFGF)、表皮生长因子(EGF)、α转化生长因子(TGF－α)、胰岛素样生长因子(IGF)、血小板源生长因子(PDGF)、神经生长因子(NGF)等。②抑制前列腺细胞生长的生长因子β－转化生长因子(TGF－β)。bFGF、KGF、TGF－β等生长因子过表达时,通过自分泌、细胞内分泌、旁分泌三种形式,引起BPH。因此,阐明各种生长因子的作用以及各种生长因子相互关系,将对BPH病因的揭示具有重要意义。

(三)间质－上皮相互作用

前列腺间质和上皮细胞之间是相互影响的,其相互作用是通过生长因子、细胞外基质(Ecm)进行调节。前列腺内生长因子、Ecm、细胞相互作用构成统一的整体,正常情况下保持一定的动态平衡。BPH的发生是基质上皮相互作用紊乱的结果。BPH时前列腺内基质/上皮的比例由正常的2∶1增加到5∶1。

(四)细胞增生与凋亡

正常前列腺的大小保持恒定有赖于腺体内的细胞增生与死亡的动态平衡。BPH并非细胞增生的结果,而是与细胞凋亡减少有关。前列腺细胞增生与凋亡,在正常情况是处于动态平衡,这种动态平衡是前列腺刺激生长因子和抑制生长因子相互作用保持平衡的结果。TGF－β是被确认引起细胞凋亡主要的生长因子。目前还发现与前列腺细胞凋亡有关的基因有p53、c－myc、bcl－2、睾酮抑制前列腺信号－2(Trpm－2)、热休克蛋白(hsp27,70)以及组织蛋白酶D,B,c－fos等。

综上所述,BPH是一组多病因的疾病,老龄及有功能的睾丸存在是BPH发生必备条件,老龄及睾丸产生的性激素以及其他从饮食、环境中摄入并经体内转化的相关物质统称为导致BPH的外在因素。而前列腺本身产生的各种肽类生长因子、间质－上皮细胞相互作用、细胞增生与凋亡属于BPH发病的内在因素,外在因素通过内在因素才导致BPH的发生。

二、良性前列腺增生病理

BPH病理学改变应包括两个方面的内容,一方面是BPH的病理改变,另一方面是前列腺增生引起膀胱出口梗阻(BOO)的病理改变。

(一)病理

前列腺近端尿道黏膜下腺体区域及移行区是BPH的起源地,形成多中心性的基质结节,基质结节由增生的纤维和平滑肌组成。尿道周围腺体增生进展很慢,且只能向膀胱方向发展,成为形成所谓的中叶增生。移行区的基质结节可以分泌各种生长因子,通过基质一上皮细胞相互作用机制,使移行区弥散性增大。增生组织将真正的前列腺组织向外压迫,被挤压的组织发生退行性改变,逐渐转变为纤维组织,形成灰白色坚硬的假包膜,即外科包膜。

前列腺增生组织由间质和腺上皮以不同的比例构成,可以将其分为5个病理类型:①基质型。②纤维肌肉型。③肌型。④纤维腺瘤型。⑤纤维肌肉腺瘤型。其中以纤维肌肉腺瘤型最为常见。

(二)膀胱出口梗阻的病理生理改变

前列腺增生造成膀胱出口梗阻(BOO)有两种因素,即机械因素(静力因素)和动力因素。①机械因素:BPH时,精阜随增大的腺体向下移至接近尿道外括约肌处,前列腺段尿道随之延长,管腔变窄,增生腺体扩张增加尿道阻力;若增生腺体伸向膀胱,造成膀胱颈口狭窄,这些都是造成BOO的机械因素。②动力因素:在机械、炎症或其他因素刺激下,肾上腺素能受体(α_1-AR)兴奋,使BPH组织中平滑肌收缩,引起BOO。BPH合并的BOO往往是机械因素和动力因素同时存在。

BOO患者在排尿时,为克服膀胱流出道梗阻,逼尿肌开始代偿性肥厚,收缩力增强;如梗阻继续存在或加重,逼尿肌收缩力减弱,逼尿肌功能处于失代偿状态。这将引起膀胱逼尿肌一系列细胞内外结构、功能的病理改变。

1.逼尿肌不稳定(DI)

逼尿肌不稳定又称不稳定膀胱(USB),是指在膀胱充盈过程中自发或诱发的、不能被主动抑制的逼尿肌不自主的收缩。DI发生的机制较复杂,目前认为逼尿肌超微结构的变化、膀胱肾上腺能受体功能异常、传入神经功能紊乱与抑制性机制失衡和逼尿肌超敏反应是DI的发病机制。

2.逼尿肌收缩功能受损

逼尿肌收缩取决于逼尿肌细胞、间质和神经结构的完整性,神经冲动传递至胆碱能轴末梢,释放乙酰胆碱触发肌细胞收缩。BPH时,电镜观察发现肌细胞传入神经的超微结构有广泛的退行性改变,肌细胞结构破坏,最终使神经与肌肉连接的效应器丧失,导致逼尿肌收缩无力。平滑肌细胞间充满增生的大量胶原纤维和许多弹力纤维,严重影响肌细胞收缩力的传递,整个逼尿肌难以产生有力协同一致的快速而持续的收缩,还导致膀胱尿液残留。

3.膀胱顺应性改变

膀胱对容积增加的耐受力称为顺应性。BPH时,逼尿肌细胞间充满交织的胶原纤维,使膀胱壁僵硬,缺乏弹性,舒张能力下降。不稳定膀胱常伴有膀胱感觉过敏。当膀胱充盈时,即使少量尿液增加,也可引起膀胱内压升高,称为低顺应性膀胱。低顺应性膀胱并未能因膀胱内压升高而排尿得到改善。膀胱残余尿仍在不断增加,导致慢性尿潴留,而膀胱内压持续处于高水平,称为高压性慢性尿潴留。高压性慢性尿潴留将阻碍上尿路尿液输送,易发生上尿路扩张,肾功能受损。高压性慢性尿潴留即使手术解除梗阻,术后上尿路功能恢复也较差。

BPH引起逼尿肌不稳定和膀胱低顺应性改变，可能是BOO引起逼尿肌的早期代偿表现，而逼尿肌收缩功能损害和高顺应性膀胱可能是膀胱逼尿肌受损晚期失代偿的标志。

三、良性前列腺增生临床表现

BPH的临床表现是随着下尿路梗阻引起的病理生理改变的进展而逐渐出现的，BPH临床上主要有三组症状，即膀胱刺激症状、梗阻症状及梗阻并发症。

(一)膀胱刺激症状

尿频是BPH最常见的症状，开始多为夜尿次数增多，随后白天也出现尿频。当夜尿次数3次以上时，表示膀胱出口梗阻已达到一定程度。BPH出现逼尿肌不稳定，低顺应性膀胱时，患者除尿频外，还伴有尿急、尿痛，甚至出现急迫性尿失禁，有50%～80%BPH患者出现不稳定膀胱。当膀胱逼尿肌代偿功能失调，出现高顺应性膀胱时，每次排尿都不能将膀胱内尿液排空，膀胱内残余尿日益增多，膀胱有效容量不断减少，尿频症状更加频繁。膀胱过度充盈时，膀胱内压超过尿道阻力，尿液将不自主地从尿道口溢出，犹如尿失禁，称为充盈性尿失禁。夜间熟睡时，盆底肌松弛以及夜间迷走神经兴奋，更易使尿液自行溢出，类似“遗尿症”的临床表现。

(二)梗阻症状

1.排尿困难

排尿困难的程度是由BOO梗阻程度和膀胱功能状况共同决定的。初期表现为有尿意时需要等候片刻后才能排出尿液，称为排尿踌躇，排尿费力。随着病程的进展，继而出现尿线变细、无力、射程短，甚至尿不成线，尿液呈滴沥状排出。BOO梗阻的程度，并不完全取决于增生腺体的大小，而决定于增生的部位以及前列腺包膜、平滑肌的张力。前列腺的体积即使不大，但中叶增生或纤维增生型BPH也可以出现明显的排尿困难症状。当膀胱功能受损，逼尿肌收缩无力时排尿困难更为严重。

2.残余尿、尿潴留

BPH患者排尿时不能将膀胱内尿液排空，膀胱内出现残余尿。残余尿量逐渐增加，导致高压性慢性尿潴留，膀胱内压持续处于高水平。膀胱逼尿肌进一步损害，功能失代偿，出现高顺应性膀胱，膀胱感觉迟钝，最后导致低压性慢性尿潴留，膀胱内压处于低水平状态。

BPH患者如遇气候突变、过度疲劳、饮酒、房事或上呼吸道感染时，可能诱发导致急性尿潴留。目前认为，急性尿潴留是膀胱功能失代偿的主要表现，为BPH进展的一个重要事件。

残余尿量的多少对预测上尿路功能和BPH的临床进展有着重要意义。残余尿量小于55mL时，无肾积水发生；当残余尿量在55～100mL时，患者肾积水发生率明显增加；而残余尿量在150mL以上时，患者肾积水发生率为55%。

(三)梗阻并发症

1.血尿

前列腺腺体表面黏膜上的毛细血管、小血管，由于受到增生腺体的牵拉，尤其在膀胱强力收缩排尿时，可出现血管破裂，或增生腺体压迫前列腺静脉丛，小静脉淤血，均可出现镜下血尿或肉眼血尿，严重者可出现血块，引起急性尿潴留。BPH并发血尿者约为20%。

2.尿路、生殖道感染

BPH引起下尿路梗阻时，可导致尿路感染，尤其在有残余尿时，诱发感染的机会更多。膀胱炎症时，尿频、尿急、尿痛等症状将加重。如继发上行性尿路感染，往往出现腰痛和畏寒、发热等全身症状。伴发急性附睾炎时，患侧附睾肿大、疼痛，严重者伴发热。

3.上尿路扩张、肾功能损害

膀胱大量残余尿和膀胱内压≥40cmH_2O是导致上尿路扩张的主要原因。低顺应性膀胱，高压性慢性尿潴留患者易发生上尿路扩张，严重者可出现肾衰竭和尿毒症。

4.膀胱结石

下尿路梗阻导致膀胱残余尿的长期存在，尿液中的晶体将沉淀形成结石。若合并膀胱内感染，则促进结石形成。BPH伴膀胱结石的发生率约为10%。

5.腹压增高所引起的症状

BPH引起BOO情况下，出现排尿困难，长期增加腹压排尿，将促使腹股沟疝、脱肛、内痔等的发生。

四、良性前列腺增生诊断

以LUTS为主诉的50岁以上男性患者，首先应该考虑BPH的可能，为明确诊断，需做以下评估。

(一)初始评估

1.病史询问

(1)下尿路症状的特点、持续时间及其伴随症状：BPH的临床表现以LUTS为主。在询问病史的过程中，需要强调的是LUTS并非BPH特有的症状。例如，膀胱刺激症状也常见于前列腺炎、膀胱炎、膀胱结石、泌尿系结核等其他疾病以及非BPH所致(如神经系统疾病)的逼尿肌功能障碍等。同样，梗阻症状也见于如尿道狭窄、膀胱颈挛缩、前列腺癌等。

BPH除LUTS的临床表现外，部分患者还伴有相关的并发症状，如反复血尿、尿路感染或附睾炎、膀胱结石伴排尿中断或尿痛，长期腹压增高所伴随的症状如脱肛、内痔、腹股沟疝等。少数患者以食欲缺乏、贫血、嗜睡等肾功能不全的症状为主就诊。

(2)与BPH相关的病史询问：回顾既往有无骨盆骨折、尿道狭窄、尿道炎症、脊柱外伤、糖尿病以及神经系统疾病，如帕金森病、脑出血、脑梗死后遗症等病史。注意近期是否服用了影响膀胱出口功能的药物，如抗胆碱能药物阿托品，增加膀胱出口阻力的肾上腺素受体激动剂，如舒喘平、异丙肾上腺素类药物。近期有无劳累、饮酒、上呼吸道感染等，这些可以加重LUTS。

(3)国际前列腺症状评分(IPSS)和生活质量评估(QOL)：1994年第2届国际BPH咨询委员会建议将IPSS和QOL问卷表列为正式的全世界应用于BPH症状量化评分表，用以对BPH病情的评估和治疗前后疗效的对比。

IPSS评分有7个问题，总的评分范围从无症状至严重症状0～35分。症状严重程度分轻、中、重3个级别，1～7分为轻度，8～19分为中度，20～35分为重度。IPSS评分是BPH患者下尿路症状严重程度的主观反映，它与最大尿流率、残余尿量以及前列腺体积无明显相关性。

QOL评分答案从非常好到很痛苦分为0～6分，是了解患者对其目前下尿路症状水平伴随其一生的主观感受，主要关心的是BPH患者受下尿路症状困扰的程度及是否能够耐受，因此又称为困扰评分。

症状评分对预测 BPH 临床进展也有一定价值，IPSS 评分＞7 分的患者发生急性尿潴留的风险是 IPSS 评分＜7 分者的 4 倍。对于无急性尿潴留病史的 BPH 患者，储尿期症状评分及总的症状评分有助于预测 BPH 患者接受手术风险治疗。

2.体格检查

(1)泌尿系统及外生殖器检查：首先要排除是否为充盈的膀胱，耻骨上叩诊呈固定浊音，常表示尿潴留。必要时导尿后，直肠腹部双合诊再次检查并与腹腔、盆腔内其他包块相鉴别。注意触摸腹股沟包块能否回纳，阴囊内睾丸、附睾大小及质地，阴茎有无硬结。

(2)直肠指检(DRE)：DRE 是 BPH 诊断必须检查的项目，肛检前应先做血清前列腺特异性抗原(PSA)测定，在膀胱排空后进行。典型 BPH，腺体增大，边缘清楚，表面光滑，中央沟变浅或消失，质地柔韧而有弹性。

估计前列腺的大小多是凭检查者的个人经验，曾以禽蛋、果实描述前列腺大小。1980 年有人提出前列腺大小分 4 度：Ⅰ度增生腺体大小达正常腺体的 2 倍，估重为 20～25g；Ⅱ度为 2～3倍，中央沟消失不明显，估重为 25～50g；Ⅲ度为 3～4 倍，中央沟消失，指诊可勉强触及前列腺底部，估重为 50～75g；Ⅳ度腺体增大超过 4 倍，指诊已不能触及腺体上缘，估重在 75g 以上。

DRE 的缺点是不能精确量化前列腺大小，不能判断前列腺突向膀胱的部分，即使 DRE 前列腺不大也不能排除前列腺增生。但 DRE 的优点在于能快速简单地向医生提供前列腺大小的大致概念，怀疑异常的患者最后确诊为前列腺癌的有 26%～34%。

(3)局部神经系统检查(包括运动和感觉)：该检查目的是排除神经源性膀胱功能障碍。如体检中发现膝反射、踝反射、跖伸反应病理性亢进者，提示脊髓损害(肿瘤、创伤、多发性硬化等)；如膝反射、踝反射消失，腓肠肌、足内附肌无力，会阴感觉丧失及肛门括约肌松弛者，则为马尾节段损害；有膝反射、踝反射消失伴足感觉障碍者，可能为全身性外周神经病；而行动迟缓、帕金森貌、直立性低血压、喉喘鸣及小脑共济失调者，应考虑有神经变性的疾病如多系统硬化症。

3.实验室检查

(1)尿常规：可以确定下尿路症状患者是否有血尿、蛋白尿、脓尿等。

(2)血肌酐：BPH 伴血清肌酐升高是上尿路影像学检查的适应证，评估有无肾积水、输尿管扩张反流等情况。

(3)血清 PSA：血清 PSA 作为一项危险因素可以预测 BPH 的临床进展，从而指导治疗方法的选择。血清 PSA≥1.6ng/mL 的 BPH 患者发生临床进展的可能性更大。

4.超声检查

超声检查可以经腹壁、经直肠探测途径，经腹壁最为常用。前列腺体积计算公式为：前列腺体积＝0.52×(前列腺 3 个径的乘积)；前列腺重量计算公式为：前列腺重量＝0.546×(前列腺 3 个径的乘积)。一般认为，直肠超声估计前列腺体积大于 20mL，才能诊断前列腺增大。

经腹壁探测可同时显示膀胱、前列腺、精囊，还能得到 BPH 的间接诊断依据，如膀胱壁小梁小室形成、膀胱憩室、膀胱结石、残余尿量等资料，也可以观察有无上尿路扩张、积水。虽然经腹壁 B 超应用最为普及，但显示前列腺内部结构和测量前列腺大小不如经直肠途径精确。

经直肠B超用彩色多普勒血流显像(CDFI)能看到前列腺内部血流分布、走向和血流的频谱分析,可以测定整个前列腺和移行区的体积,测定移行区体积有更为实际意义。

现在认为,前列腺体积是BPH临床进展的另一风险预测因素。前列腺体积≥31mL的BPH患者发生临床进展的可能性更大。

5.尿流率检查

尿流率指单位时间内排出的尿量,通常用mL/s作计量单位。50岁以上男性,Q_{max}≥15mL/s属正常,15～10mL/s者可能有梗阻,<10mL/s者则肯定有梗阻。但是最大尿流率减低不能区分梗阻和逼尿肌收缩力减低,也不能说明是BPH梗阻或非BPH梗阻,还必须进一步做其他有关尿流动力学检查才能明确。Q_{max}<10.6mL/s的BPH患者发生临床进展的可能更大。

(二)根据初始评估结果,部分患者需要进一步检查

1.排尿日记

让患者自己记录排尿次数、排尿时间、每次尿量、伴随排尿症状、饮水量等,一般连续记录5～7d。对以夜尿为主的下尿路症状患者,排尿日记很有价值,有助于鉴别夜间多尿和饮水过量,排尿次数是白天多还是晚上多。

2.尿流动力学检查

尿流动力学检查是对下尿路功能评估的一种有价值的检测方法。BPH诊断时常用的尿流动力学检查包括尿流率测定、压力一流率同步检查、充盈性膀胱测压等,其中尿流率测定如前所述。

(1)充盈性膀胱测压:患者取截石位,经尿道将8F导尿管置入膀胱,记录残余尿量后与尿动力学仪相应通道连接,经肛门将一气囊导管置于直肠下端,气囊适量充气后与尿动力学仪相应通道连接。采用液体介质进行中速膀胱灌注,连续记录储尿期和排尿期膀胱压力和容量的相互关系及膀胱感觉功能,将其描绘成膀胱压力容积曲线图,可以反映储尿期膀胱感觉功能、逼尿肌顺应性和稳定性以及排尿期逼尿肌的收缩能力。

储尿期正常膀胱压<1.47kPa(15cmH_2O),无自发或诱发的逼尿肌收缩,膀胱容量和感觉功能正常。若出现自发或诱发的逼尿肌无抑制收缩,膀胱内压>1.47kPa(15cmH_2O),则为不稳定膀胱。若膀胱空虚静止状态膀胱内压>1.47kPa(15cmH_2O),或较小的膀胱容量增加即迅速地压力升高,则为低顺应性膀胱。若膀胱容量>750mL,且膀胱内压始终处于低水平则为高顺应性膀胱。

排尿期正常膀胱呈持续有力的收缩,最大逼尿肌收缩压力2.94～5.88kPa(30～60cmH_2O)。若逼尿肌收缩压始终<1.96kPa(20cmH_2O),应考虑为逼尿肌收缩功能受损;若逼尿肌收缩压始终>9.8kPa(100cmH_2O),提示逼尿肌收缩亢进。

(2)压力一流率同步检查:常用检查方法蹲位、立位或坐位,操作同充盈性膀胱测压。记录排尿全过程,分别以逼尿肌收缩压和尿流率为坐标,即可获得压力流率函数曲线图。检测结果如为高压低流曲线,表示逼尿肌收缩压高,尿流率低,这是典型的尿道梗阻曲线,也是尿道梗阻诊断的金标准;若低压低流曲线,逼尿肌收缩压和尿流率均低,这是典型的逼尿肌无力曲线。

(3)影像学检查:①静脉尿路造影:如果有下尿路症状患者同时伴有反复泌尿系感染、镜下或肉眼血尿,怀疑肾积水或者输尿管扩张反流、泌尿系结石,应行静脉尿路造影检查。但是,血清肌酐值升高超过正常1倍者不宜进行此项检查。②尿道造影检查:不能排除尿道狭窄的患者建议选用此项检查。③CT和MRI:CT可测量前列腺体积,显示前列腺大小、形状以及凸入膀胱情况。正常前列腺的CT值约40HU,BPH时CT值略低。MRI三维成像可清楚显示前列腺形态以及凸入膀胱程度,MRI可以区分前列腺各区域的结构,但用于区分前列腺内结节良恶性的价值不大。

(4)尿道膀胱镜检查:怀疑BPH合并尿道狭窄、膀胱内占位性病变时建议此项检查。通过尿道膀胱镜检查可以了解以下情况如有无尿道狭窄,观察前列腺增大或凸入膀胱的情况,有无合并膀胱结石、膀胱憩室、膀胱肿瘤,如膀胱内小梁小房形成,常是膀胱出口梗阻的依据。但尿道膀胱镜是有创检查,一般常规不做此检查。

(三)鉴别诊断

1.膀胱颈挛缩

一般发病年龄较轻,40～50岁常见,排尿梗阻症状明显,DRE和B超前列腺不大,确诊依赖尿道膀胱镜检查,以膀胱颈后唇抬高、颈口环状隆起缩窄变小、输尿管间嵴明显肥厚为特征。

2.前列腺癌

发病年龄偏大,前列腺癌常发生于前列腺外周带,DRE可扪及结节,前列腺不规则质地硬,血清PSA明显升高,前列腺癌以LUTS就诊时,多数是晚期(常见肺、骨转移),必要时可行前列腺穿刺活检确诊。

3.尿道狭窄

仔细询问病史,有无骨盆骨折、尿道骑跨伤、尿道炎症、尿道内灌注、尿道内器械操作治疗等病史,必要时尿道造影、尿道膀胱镜检查确诊。

4.膀胱癌

最常见的临床表现是间歇性无痛性肉眼血尿,肿瘤较大且位于膀胱颈口时可引起排尿困难等症状。肿瘤位于膀胱三角区且有浸润时,可以表现明显的LUTS症状。主要依靠尿道膀胱镜检查确诊。

5.神经源性膀胱

单从临床症状上和BPH很难鉴别。有的膀胱刺激症状明显,表现尿频、尿急、夜尿次数增多,甚至急迫性尿失禁;有的排尿梗阻症状明显,表现尿潴留、上尿路积水。不过,神经源性膀胱患者多有明显的神经损害病史、体征,往往伴有下肢感觉和(或)运动障碍、肛门括约肌松弛和反射消失。确诊依赖于神经系统检查和尿流动力学评估。

6.膀胱结石

多数患者有典型的排尿中断现象,常并存尿痛、血尿等,可以通过X线、B超、膀胱镜等检查明确诊断。

五、良性前列腺增生内科治疗

(一)观察等待

1.内容

观察等待包括对患者的健康教育、生活方式指导、随访措施等几个方面。

2.适应证

包括:①接受观察等待的患者,应进行BPH诊断的初始评估,以除外各种BPH相关并发症和鉴别诊断。②轻度下尿路症状(I－PSS评分＜7分)的患者。③中度以上评分(I－PSS评分≥8分),但生活质量评分未受到明显影响的患者。

3.方法

(1)患者教育:向接受观察等待的患者提供与BPH疾病相关的知识,包括下尿路症状和BPH的临床进展,让患者了解观察等待的效果和预后。同时有必要提供前列腺癌的相关知识,告知目前还没有证据显示有下尿路症状人群中前列腺癌的检出率高于无症状的同龄人群。

(2)生活方式指导:告知患者观察等待不是不需要任何处理。适当限制饮水可以缓解尿频症状,例如夜间和出席公共社交场合时限水,但要保证每日饮水量不要少于1500mL。酒精和咖啡有利尿和刺激前列腺充血作用,可以使尿量增多,加重尿频、尿急等排尿刺激症状,因此应限制酒精类和含咖啡因类饮料的摄入。精神放松训练,把注意力从排尿的欲望中解脱出来。指导排空膀胱的技巧,如重复排尿。膀胱训练,鼓励患者适当憋尿,以增加膀胱的容量和延长排尿的间歇时间。

(3)BPH患者多为老年人,常因合并其他内科疾病,同时服用多种药物,医生应了解和评价这些合并用药的情况,如阿托品,654－2等会抑制膀胱逼尿肌收缩,增加排尿困难。某些降压药含利尿成分,会加重尿频症状。必要时和相关的内科医生讨论调整用药,以减少合并用药对泌尿系统的影响。保持大便通畅,防止便秘加重患者的排尿困难症状。

4.随访

观察等待不是被动的单纯等待,应明确告知患者需要定期的随访。患者症状没有加剧,没有外科手术指征,观察等待开始后第6个月进行第1次随访,以后每年进行1次随访。随访的内容包括I－PSS评分、尿流率检查、B超测定残余尿。直肠指诊和血清PSA测定可选择每年检查一次。随访过程中,如果患者下尿路症状明显加重,或出现手术指征,要及时调整治疗方案,在重新制订治疗方案时,充分考虑患者的意愿,转为药物治疗或外科治疗。

(二)药物治疗

BPH药物治疗的短期目的是缓解患者的下尿路症状,长期的目标是延缓疾病的临床进展,预防并发症的发生,在减少药物治疗不良反应的同时保持患者较高的生活质量是BPH药物治疗的总体目标。

BPH药物治疗包括:①接受药物治疗的患者,应进行BPH诊断的初始评估,以除外各种与BPH相关并发症和鉴别诊断。②中度以上评分(I－PSS评分≥8分),有膀胱出口梗阻(BOO),但尚无BPH的并发症,无外科治疗的绝对指征者。③部分BPH患者有手术治疗的绝对指征,但身体条件不能耐受手术者,也可采用药物治疗。

BPH的药物治疗目前有三大类药物:①α_1－肾上腺素能受体(α_1－AR)阻滞剂。②5α还原酶抑制剂。③植物药。

1.α_1－AR阻滞剂

α_1－AR阻滞剂是通过阻滞分布在前列腺和膀胱颈部平滑肌表面的肾上腺素能受体,松弛平滑肌,达到缓解膀胱出口动力性梗阻的作用。治疗BPH的α－AR阻滞剂是根据其选择性的不同及其在体内半衰期的长短而分类。

(1)非选择性 α－AR 受体阻滞剂：酚苄明可阻滞 α_1 及 α_2－AR，对心血管和中枢神经系统有明显的不良反应，表现头晕、乏力、心动过速、心律不齐、直立性低血压。短效，剂量 5～10mg，每日需口服 3 次，目前临床已基本不用。

(2)短效选择性 α_1－AR 阻滞剂：主要有哌唑嗪(prazosin)和阿夫唑嗪(alfuzosin)，商品名称为桑塔(xatral)。哌唑嗪是最早用于治疗 BPH 的选择性 α_1－AR 阻滞剂，推荐剂量为 2mg，每日 2～3 次，阿夫唑嗪对 α_{1A}、α_{1B}、α_{1D}受体的亲和力分别为0.3∶1∶0.6。半衰期为 5h，推荐剂量为 7.5～10mg，每日需口服 3 次。

(3)长效选择性 α_1－AR 阻滞剂：有特拉唑嗪(terazosin)及多沙唑嗪(doxazosin)，又称可多华(carduraXL)。特拉唑嗪是应用最多的 α_1－AR 阻滞剂。特拉唑嗪对 α_{1A}、α_{1B}、α_{1D}受体的亲和力分别为 0.4∶1∶1.1，其半衰期为 12h，用药要从小剂量开始，先用 1mg，根据疗效及耐受性，逐渐调整剂量至 5mg 或 10mg，每日 1 次。其疗效作用有剂量依赖性，剂量越大减轻症状就越明显。剂量在 2mg 以上者，有的会发生直立性低血压。特拉唑嗪对 BPH 伴高血压患者有一定的降压作用，对血清三酰甘油有明显的下降作用，尤其适用于 BPH 伴高血压、高血脂患者。

多沙唑嗪对 α_{1A}、α_{1B}、α_{1D}受体的亲和力分别为 0.4∶1∶1.2。其半衰期为 22h，治疗效果及安全性与特拉唑嗪相似，但多沙唑嗪降低血压作用比特拉唑嗪明显，头晕、头痛、直立性低血压等不良反应稍高于特拉唑嗪。用药也要逐渐调整剂量，从每日 2mg 开始，增加至每日 4mg 或 8mg，其症状改善及尿流率的增加有剂量依赖性。

(4)长效选择性 α_1－AR 亚型阻滞剂：有坦索罗辛(tamsulosin)，商品名称为哈乐(harnal))，坦索罗辛对 α_{1A}、α_{1B}、α_{1D}受体的亲和力分别为 38∶1∶7。其半衰期为 10h，其优点是剂量小而减轻症状效果好，对血压影响小，一般不会产生首剂效应，不必逐渐调整剂量，坦索罗辛每日服用 0.2～0.4mg，其疗效与特拉唑嗪每日 5～10mg 及多沙唑嗪每日 4～8mg 相同，且药物耐受性比特拉唑嗪、多沙唑嗪好。坦索罗辛的不良反应有眩晕、头痛和逆行射精。

(5)α_{1A}和 α_{1D}受体双重阻滞剂：萘哌地尔(naftopidil)，商品名称为那妥，对 α_{1A}、α_{1B}、α_{1D}受体的亲和力分别为 6∶1∶17，萘哌地尔的体内半衰期为 10.3～20.1h，具有对 α_{1A}和 α_{1D}受体阻滞作用。萘哌地尔不仅能阻滞前列腺内的 α_{1A}受体，缓解 BOO 的动力学因素，还能阻滞膀胱逼尿肌的 α_{1D}受体，减轻膀胱逼尿肌不稳定，改善膀胱功能，缓解尿频、尿急及急迫性尿失禁等储尿期症状。推荐剂量 25mg，每日睡前口服 1 次。不良反应偶见头晕、头痛，直立性低血压少见。

各种选择性 α_1－AR 阻滞剂对减轻 BPH 症状的效果基本相同，但对心血管系统的反应有不同，如多沙唑嗪、特拉唑嗪和坦索罗辛对减轻 LUTS 的疗效是相似的，但坦索罗辛对 α_{1A}－AR 的亲和力比对 α_{1B}－AR 的亲和力大 7～38 倍，所以坦索罗辛对血压的影响更小，一般不会产生首剂效应。如果患者对某一种 α_1－AR 阻滞剂的不良反应不能耐受，可考虑更换另一种 α_1－AR 阻滞剂。但如果 BPH 患者对减轻症状的效果不明显，更换另一种 α_1－AR 阻滞剂可能也不会取得更好的疗效。

α_1－AR 阻滞剂治疗 BPH 的优点是：①α_1－AR 阻滞剂治疗后 48h 即可使症状改善，对于需要迅速改善 LUTS 症状的 BPH 患者，是首选药物。②α_1－AR 阻滞剂长期应用可以维持稳定的疗效。③无论有无 BOO 和无论前列腺体积大小的 BPH 患者都可以使用 α_1－AR 阻滞剂，以减轻症状。④应用 α_1－AR 阻滞剂治疗不会对血清 PSA 值有影响，不会影响前列腺癌的筛查。

应用 α_1－AR 阻滞剂治疗虽然能迅速改善下尿路症状，但评估其疗效应在用药 4～6 周后进行，连续使用 α_1－AR 阻滞剂 1 个月无明显症状改善则不应继续使用。虽然新型的高选择性 α_1－AR 阻滞剂不断问世，但 BPH 发生于老年患者，多伴有高血压等心血管疾病，仍要注意直立性低血压、心血管系统不良反应的发生。

2.5α 还原酶抑制剂

5α 还原酶抑制剂通过抑制体内睾酮向双氢睾酮的转变，进而降低前列腺内双氢睾酮的含量，达到缩小前列腺体积、改善排尿困难的治疗目的。目前国内应用的 5α 还原酶抑制剂包括非那雄胺(finasteride)、爱普列特(epristeride)和度他雄胺(dutasteride)3 种。

(1)非那雄胺(finasteride)：商品名保列治(proscar)，非那雄胺是Ⅱ型 5α 还原酶竞争性抑制剂，可抑制睾酮向双氢睾酮转化，其半衰期为 17.2h。非那雄胺常用剂量为 5mg，每日口服 1 次。服用非那雄胺 12 个月，前列腺内 DHT 下降 80％～90％，但不影响体内睾酮水平，所以一般不会降低性欲和影响性功能，非那雄胺是可耐受且有效的雄激素抑制治疗的药物。

一项长达 4 年的非那雄胺治疗 BPH 多中心研究报告显示，治疗 8 个月后，症状明显减轻，非那雄胺组 I－PSS 评分减少 3.3 分，而安慰剂组仅减少 1.3 分；治疗 1 年后，非那雄胺组体积缩小 20％，而安慰剂组增大 14％；非那雄胺治疗后急性尿潴留发生率减少了 57％，BPH 需要手术率减少 55％。非那雄胺长程治疗的有效性及耐受性可达 4 年，最长者 7 年，所以非那雄胺的治疗优势是长程疗效，可减少远期并发症的发生，减少需要的手术率，并有抑制 BPH 疾病发展进程的作用。

非那雄胺最适用于前列腺体积较大，而症状不严重，不一定在短期内就需要使症状有明显减轻的患者。前列腺体积＞40mL、血清 PSA＞1.4ng/mL 而又排除前列腺癌的 BPH 患者，非那雄胺治疗效果好。

非那雄胺的长时间应用后，会出现如下一些不足之处：①非那雄胺起效慢，属于长程疗效，减轻 LUTS 是患者寻求治疗的主要因素对需要短期内缓解症状的患者，单一应用非那雄胺，疗效差，需要加用 α_1－AR 阻滞剂。②BPH 所引起的 LUTS 是多因素决定的，单一运用非那雄胺通过缩小前列腺体积，可能并不能有效缓解 LUTS。③应用非那雄胺能降低血清 PSA 水平，服用非那雄胺每日 5mg，持续 1 年可使 PSA 水平减低 50％。对于长期应用非那雄胺的患者，只有将血清 PSA 水平加倍后，才不影响其对前列腺癌的检测效能。④非那雄胺有轻微的性功能障碍的不良反应。根据 Pless 资料，非那雄胺组与安慰剂组中性欲减退的发生率分别为 6.4％和 3.4％。射精量分别减少 3.7％和 0.8％，勃起功能障碍分别为 8.1％和 3.7％，乳房肿大分别为 0.5％和 0.1％。

(2)爱普列特(epristeride)：商品名川流，是全球唯一非竞争性 5α 还原酶抑制剂，可与 5α 还原酶 NADP＋形成稳定的三元复合物，迅速地排出体外，从而非竞争性抑制 5α 还原酶活性，阻断睾酮向双向睾酮转化，使前列腺及血清中 DHT 水平降低，而不影响血清中睾酮水平，并使前列腺缩小。非竞争性抑制 5α 还原酶活性不受体内睾酮浓度的影响,起效迅速。目前临床试验表明其他 5α 还原酶抑制剂减小前列腺的时间为 4～6 个月,但是爱普列特一般在 2～3 个的时间即可使增大的前列腺减小。有部分的临床试验表明部分患者在 1 个月的时候就有前列腺体积的减小。其非竞争性有效地改善了其他 5α 还原酶抑制剂起效慢的缺点。其半衰期为 7.5H。用法:5mg,每日两次口服。口服吸收迅速,剂量 5～20mg。

不同的 5α 还原酶抑制剂对还原酶的作用强度不同。已知人体内的 5α—还原酶可分Ⅰ型和Ⅱ型。Ⅰ型酶分布于皮肤、肝脏及肌肉组织中,Ⅱ型酶主要分布于前列腺内。在前列腺组织中,Ⅱ型酶活性要远高于Ⅰ型酶。爱普列特对Ⅱ型酶的亲和力远远高于Ⅰ型酶,因此爱普列特选择抑制活性更强的Ⅱ型酶,并且较其他 5α 还原酶抑制剂对Ⅱ型酶的抑制作用更强。爱普列特高选择性带来的优势为选择性抑制前列腺中的 DHT,对血清中 DHT 影响则较其他 5α 还原酶抑制剂更小。血清 DHT 较 T 更有效增加 NOS 活性,而其他 5α 还原酶抑制剂血清中 DHT 浓度降低较多,会导致 NOS 活性下降较多,进而使 L—精氨酸生成 NO 减少,使得勃起障碍加重。爱普列特由于是高选择性药物对血清中 DHT 影响则较其他 5α 还原酶抑制剂更小,所以改善了 5α 还原酶抑制剂对于性功能的影响。

采用多中心开放临床试验观察爱普列特治疗 BPH 的疗效,疗程 4 个月。结果显示,IPSS 评分较治疗前平均降低 6.12 分(28.8%),P＜0.000 1;最大尿流率较治疗前平均增加 3.48mL/s(33.4%),P＜0.000 1,前列腺体积平均缩小 4.91mL(11.6%),P＜0.000 1;剩余尿量平均减少 19.1mL(38.4%),P＜0.000 1,差别均有极显著性意义。治疗总有效率 83.4%。临床不良反应发生率 6.63%,多为轻中度。

因此,爱普列特用于临床治疗 BPH 10 余年,无重大不良反应,是一种安全有效的治疗 BPH 的新药。

(3)度他雄胺(安福达):为Ⅰ型和Ⅱ型 5α—α 还原酶双重抑制制剂,是全球唯一的 5α 还原酶双重抑制剂。2010 年国际多中心对 19 个国家 4325 例患者进行为期四年的研究,度他雄胺与其他抑制剂相比,具有更强的血清和前列腺内 DHT 水平下降。第 1 个月即显著缩小前列腺体积 5.2%,48 个月持续缩小 27.3%。AUA 症状评分,24 个月降低 4.5 分,并持续降低至 6.5 分,最大尿流率 1 个月开始改善,48 个月持续增加 2.7mL/s。不良事件发生率与安慰剂接近,且长期用药,不良事件发生率趋于降低。同时,能显著降低前列腺癌的发生率。

3.α_1—AR 阻滞剂和 5α 还原酶抑制剂联合治疗

5α 还原酶抑制剂是针对 BOO 的机械因素的治疗药物,能缩小前列腺体积,减少尿潴留的发生率和需要手术率,但它是长程治疗才发挥治疗作用的。而 α_1—AR 阻滞剂是针对 BOO 的动力因素,改善 BPH 症状作用比较明显,起效快,在很短的时间内可减轻症状,对需要迅速减轻症状的患者,α_1—AR 阻滞剂是首选的药物。联合应用非那雄胺与 α_1—AR 阻滞剂,可在短期内改善症状,又可抑制 BPH 的进程,同时解除 BOO 机械因素和动力因素。联合用药比单一用药疗效较好,尤其适合前列腺体积大于 40mL,LUTS 症状严重,BPH 临床危险较大的患者。1999 年,美国 AUA 会议对 BPH 药物治疗的总结中提出,α_1—AR 阻滞剂与非那雄胺联合用药可增加前列腺细胞的凋亡,主张联合用药。

多沙唑嗪和非那雄胺均显著降低 BPH 临床进展的危险,而多沙唑嗪和非那雄胺的联合治疗进一步降低了 BPH 临床进展的危险。进一步发现当前列腺体积≥25mL 时，联合治疗降低 BPH 临床进展危险性的效果显著优于多沙唑嗪或非那雄胺单药治疗。

4.植物制剂

虽然目前植物药剂的作用机制还未得到充分科学证实，但治疗效果确切，且安全、无毒、无害及无不良反应，可长期服用，容易被患者接受。目前临床普遍应用的植物药有伯泌松、通尿灵、舍尼通等。

(1)伯泌松(permixon)：伯泌松是从美洲棕榈的果中提取的 N－乙烷类固醇，由多种化合物组成，伯泌松的口服剂量是 160mg，每日 2 次，一个疗程为 3 个月。伯泌松治疗 BPH 3 个月后，膀胱残余尿减少 43.5%，前列腺体积缩小 9.1%。伯泌松的耐受性好，无明显不良反应。

(2)太得恩(tadenan)：又称通尿灵，是非洲臀果木的提取物，对前列腺细胞产生的碱性成纤维细胞生成因子(BFGF)有抑制作用。通尿灵具有同时作用于前列腺及膀胱逼尿肌的双重功效。剂量为 100mg，每日 1 次。

(3)舍尼通(cernilton)：舍尼通是由几种花粉提炼出的一种植物药，由瑞典 Pharmacia Allergon AB 公司开发研制的。舍尼通有两种活性成分：水溶性 T60(P5)和脂溶性 GBX(EAIO)，实验研究能松弛大鼠和猪尿道平滑肌，并能增强膀胱肌肉的收缩，可能与抑制由去甲肾上腺素产生的肌肉收缩有关。这两种活性成分对去甲肾上腺素有竞争拮抗作用，从而能缓解 BOO 动力因素产生的症状。用法：每次 1 片，每日 2 次，疗程不低于 3 个月。

5.随访

由于对 BPH 的病因、发病机制以及 BOO 梗阻所致的病理生理变化的了解尚不够全面，高选择性的 α_{1A}－AR 及 α_{1D}－AR 阻滞剂、特异性 α_{1L}－AR 阻滞剂目前正在进行临床验证，将来能研制开发特异性阻断前列腺、膀胱颈、尿道分布的 α－AR 阻滞剂的药物，可望最大限度避免不良反应的发生。有一种或多种 Caspase 蛋白酶被认为与导致凋亡的最后通路有关，对此研究的认识，可望将来会研制出“制造凋亡”的新药。以往对脊髓中的 α_{1A}－AR 及 α_{1D}－AR 的功能知之甚少，如能进一步研究脊髓中 α_1－AR 及其他神经的变化，将对 LUTS 提出更为有效的治疗措施。

在 BPH 患者 I－PSS 和 QOL 评分无加重，无外科治疗的绝对指征的情况下，药物治疗开始后第 6 个月进行第一次随访，以后每年进行 1 次随访。随访的内容包括 I－PSS 评分、尿流率检查、B 超测定残余尿。直肠指诊和血清 PSA 测定可选择每年检查 1 次。随访过程中，如果患者下尿路症状明显加重，或出现手术指征，则充分考虑患者的意愿，必要时转为外科治疗。对使用 α 受体阻滞剂的患者，在开始服药的第 1 个月应关注药物的不良反应，如果能耐受药物不良反应并能使症状改善，可以继续服药。对使用 5α 还原酶抑制剂的患者，随访时注意药物对血清 PSA 的影响，并了解药物对性功能的影响。

六、良性前列腺增生外科治疗

BPH 外科治疗的适应证包括：①LUTS 症状严重，已明显影响生活质量，经正规药物治疗无效或拒绝药物治疗的患者可考虑外科治疗。②反复尿潴留(至少在一次拔导尿管后不能排尿或两次尿潴留)。③反复血尿，5α 还原酶抑制剂治疗无效。④反复泌尿系感染。⑤膀胱结石。⑥继发性上尿路积水(伴或不伴肾功能损害)。⑦BPH 患者合并膀胱大憩室、腹股沟疝、严重的痔疮或脱肛,临床判断不解除下尿路梗阻难以达到治疗效果者,应当考虑外科治疗。

以前认为残余尿>60mL,是外科手术治疗的手术指征,现在认为,虽然残余尿的测定对BPH所致的下尿路梗阻具有一定的参考价值,但因其重复测量的不稳定性、个体间的差异以及不能鉴别下尿路梗阻和膀胱收缩无力等因素,不能确定其可以作为手术指征的残余尿量上限。但残余尿明显增多以致充盈性尿失禁的BPH患者应当考虑外科治疗。术前应注意对长期慢性尿潴留、肾功能不全的患者,应先持续导尿引流尿液,待肾功能改善后才能进行外科手术。

外科治疗前,应重视尿流动力学检查。通过尿流动力学检查鉴别BPH性梗阻与非BPH性梗阻,了解膀胱功能的情况。BPH性梗阻严重,膀胱功能良好者,治疗效果最佳。膀胱功能受损代偿期应积极治疗,可望膀胱功能恢复。膀胱功能失代偿者,则术后疗效差。膀胱功能严重受损、逼尿肌无力、术后难以恢复,不宜前列腺切除,施行永久性膀胱造瘘术为宜。

BPH系老年性疾病,因而需要进行全身状况的评估。根据患者的年龄、心、肺、肝肾、脑等重要生命器官的功能状况及其代偿的程度,以评估病情和承受手术危险程度。

手术危险程度分5级。0级:年龄<70岁,生命器官功能正常,无高血压、糖尿病史,手术安全性高;Ⅰ级:年龄>70岁,生命器官有轻度病变,代偿功能健全,手术轻度危险;Ⅱ级:年龄>80岁,生命器官病变较重,功能减退,但在手术时功能尚在代偿范围内,手术有中度危险;Ⅲ级:预计存活时间<5年,生命器官病变较重,功能严重减退,手术时功能代偿不全,手术有高度危险性;Ⅳ级:预计存活时间<1年,病情危重,生命器官功能代偿不全期,手术有高度危险性。BPH患者年龄>80岁,至少并发一种以上重要器官、系统严重病变或功能损害者,或年龄>80岁,手术危险分级为Ⅱ或Ⅲ级者称为高危BPH。高危BPH不宜施行开放手术摘除前列腺。高危BPH不是腔内手术绝对禁忌证,但应慎重,做好围术期充分准备,手术时不应强求彻底切除腺体,在保证安全前提下切除前列腺梗阻部分,以求术后排尿畅通,改善症状。手术危险分级属Ⅳ级者施行膀胱造瘘是可取的治疗方法。

BPH的外科治疗依据采取手术径路和创伤大小分为微创治疗和开放手术治疗两大类。微创治疗大体分为破坏前列腺组织而扩大后尿道通道和保留前列腺组织的情况下扩大后尿道两种方式。前者包括经典的经尿道前列腺电切术(transurethral resection of the prostate, TURP)、经尿道前列腺切开术(transurethral incision of the prostate,TUIP)、经尿道前列腺电气化术(transurethral electrovaporization of the prostate,TUVP)、经尿道前列腺等离子双极电切术(bipolar transurethral plasma kinetic prostatecto-my,TUPKP)、经尿道激光治疗前列腺增生症、经尿道电化学以及利用热效应(包括微波、射频、高能聚焦超声等)等治疗方法。后者包括使用支架(记忆合金、可溶支架等)或气囊扩张后尿道,这些方法不破坏前列腺组织,是利用机械力扩大后尿道,有一定的近期疗效。开放前列腺摘除术的方式多样,包括耻骨上、耻骨后、经耻骨、耻骨下、经会阴、经骶骨等,但目前常用的有3条途径,即耻骨上(经膀胱)、耻骨后、保留尿道的耻骨后前列腺摘除术。

(一)腔内和微创治疗

1.经尿道前列腺电切术

TURP是腔内泌尿外科应用最为广泛的技术之一,自20世纪30年代在美国问世,已有

80 多年的历史。现在,TURP 被认为是 BPH 手术治疗的金标准。

(1)适应证及禁忌证。TURP 适应证和开放手术基本相同,包括:①有明显的前列腺症候群(prosta－tism)引起膀胱刺激症状及 BOO 症状,如尿频、排尿困难、尿潴留等,已明显影响生活质量,经正规药物治疗无效或拒绝药物治疗的患者。②尿流率检查异常,尿量在 150mL 以上,最大尿流率<10mL,尿流动力学排除逼尿肌无力。③梗阻引起上尿路积水和肾功能损害。如慢性尿潴留,先保留导尿,等待肾功能好转后手术。④BOO 引起反复尿路感染、血尿、继发膀胱结石、腹股沟疝等。⑤高压冲洗下电切术,宜在 60～90min 内完成切除的中等度(<60g)腺瘤。

TURP 属择期手术,禁忌证多是相对的,经过充分术前准备,在合适的条件下可以再做 TURP 术,但一般有下列全身性、局部性病变时不宜行 TURP 术。全身性疾病包括:①心脑血管疾患。严重的高血压、急性心肌梗死、未能控制的心力衰竭、严重的不能纠正的心律失常、近期脑血管意外偏瘫者。②呼吸系统疾病。严重的支气管哮喘、严重的慢性阻塞性肺病合并肺部感染、肺功能显著减退者。③严重的肝肾功能异常。④全身出血性疾病。⑤严重的糖尿病。⑥精神障碍如老年痴呆不能配合治疗者。⑦装有心脏起搏器的患者,如果要做 TURP,术前请心脏科医生会诊,术中心电监护,并做体外起搏器准备,以防止意外。

局部性疾病包括:①尿道狭窄,经尿道扩张后电切镜仍不能通过狭窄段尿道。②急性泌尿生殖系感染期。③腺瘤较大,估计切除组织体积超过 60g,或手术时间可能超过 90min 者,对出血者尤为不适宜。④合并巨大膀胱憩室或多发较大膀胱结石需要开放手术一并处理者。⑤合并体积较大,多发或呈浸润性生长的膀胱肿瘤,不宜与 TURP 同时进行处理,应先治疗膀胱肿瘤。⑥髋关节强直,不能采取截石位或巨大不可复性疝,影响手术操作者。

(2)手术要点。①置入电切镜,将带有闭孔器的切除镜鞘涂抹上润滑剂,插入尿道后缓慢推进。如尿道外口狭窄,可用剪刀将腹侧尿道外口剪开少许。放置至膜部尿道如果受阻,可先用 F20～26 尿道探条扩张后再进镜。原则是勿使用暴力,以免造成尿道假道、穿孔,甚至损伤直肠。目前,多在电视摄像系统直视下置入电切镜,一方面可以观察尿道、前列腺、精阜、膀胱颈情况,另一方面也避免了盲插损伤尿道的可能。②观察膀胱和后尿道,术者通过电视屏幕有序地观察、检查膀胱和后尿道。注意膀胱有无小梁、憩室,有无膀胱肿瘤,膀胱颈后唇有无抬高。前列腺中叶有无突入膀胱,如有中叶明显增生,特别注意三角区、双侧输尿管口与增生腺体的关系,防止电切时损伤上述部位。将电切镜后撤,观察前列腺增生的大小、中叶及两侧叶形态及增生程度。继续后撤电切镜,注意精阜与膀胱颈的距离,仔细辨别外括约肌(将电切镜退至球部尿道处,将切除镜鞘向前轻推一下,可见外括约肌收缩)。若从精阜能看到完整的膀胱出口,或电切环完全伸出(长度为 2cm)可达膀胱颈,常为纤维化的小前列腺,切除组织多不超过 10g。通过直肠指诊、B 超检查、电切镜观察三者结合,对切除组织的重量做出初步估计,前列腺左右径与上下值在 4.5cm 左右,相当于前列腺Ⅰ度,切除组织一般在 10g 左右。若前列腺左右径与上下值在 5.0～5.5cm,相当于前列腺Ⅱ度,切除组织一般在 20～40g。若前列腺左右径与上下值超过 6.0cm 左右,相当于前列腺Ⅲ度,切除组织一般可达 50g 以上。③切割前列腺组织手术一般分 3 个步骤进行:A.切除中叶及两侧叶。原则是前列腺三叶增生,中叶增生明显时,先切除增生的中叶,以使冲洗液的出入通道畅通和电切镜前后活动便利。如果是两侧叶增生明显，一般在膀胱颈 5 点、7 点位置切割，切至精阜近侧缘，并向左、右切出标志沟（冲水道）。对能从精阜看到完整的膀胱颈的前列腺，可采取先定终点切割法，用电切镜鞘的绝缘端压住精阜，再切割，切割终点正好达精阜近侧缘，不易损伤精阜。对大前列腺，一般采取先定起点切割法，切割至前列腺尖部接近精阜时，则再采用先定终点切割法及浅切法，避免损伤外括约肌和精阜。B.切除两侧叶及腹侧组织。小前列腺可沿标志沟两侧缘开始切割，顺时针或逆时针方向向侧上方，即 8～11 或 4～1 点方向切除右侧叶或左侧叶腺体。大前列腺，注意当标志沟切除后，两侧叶腺体失去支撑，向中间靠拢并下坠，术者一定要明确标志沟和两侧叶腺体的关系，在标志沟的上方，沿着坠下的腺体的切缘，做顺时针或逆时针弧形切割，直达被膜。一般先将突入视野较大的腺体切除，以免影响观察与操作，但避免在一处切割过深，这样容易发生被膜穿孔。当两侧叶腺体组织切除完全后，将电切镜旋转 180°，切除腹侧组织，腹侧一般不厚，电切时避免过深切破静脉窦，一旦切破静脉窦难以电凝止血。C.切除前列腺尖部。尖部残留腺体的切除是 TURP 手术效果好坏的关键，切割过度，易损伤尿道外括约肌造成尿失禁；切割过少，残留腺体多，术后排尿不畅，影响手术效果。为避免损伤尿道外括约肌，术中要保持精阜的完整，对两侧叶尖部组织的切割，始终采取先定终点的方法。为避免尖部腺体残留，经常将电切镜前后移动，撤到精阜远侧球部尿道处，观察尖部有无突出的腺体以及辨认尿道外括约肌的收缩，当尖部腺体切除干净，可见到膜部尿道呈圆形张开。

（3）术后并发症：①尿道损伤：多因操作不熟练，在放置电切镜过程中损伤尿道形成假道，外括约肌远端损伤穿破尿道球部，外括约肌近侧尿道损伤穿入前列腺组织内、膀胱三角区下方损伤等，建议最好电视摄像系统直视下进境，可最大限度避免尿道损伤的可能。②大出血：可分为手术当日出血和继发出血两种：A.手术当日出血，一般是术中止血不完善或静脉窦开放两种原因。静脉窦出血电凝止血多无效，治疗以制动、持续牵拉导尿管、保持冲洗液通畅、防止膀胱痉挛、补液输血等治疗多可缓解。如果术中止血不完善，遗漏个别重新开放的小动脉出血，经积极治疗出血不减轻，或有休克征象，需立即去手术室，再次手术止血。B.继发出血，多在术后 1～4 周，多因创面焦痂脱落、饮酒、骑车、便秘用力排便造成，如出血伴尿潴留，予保留导尿，必要时膀胱冲洗、抗感染止血治疗多能缓解。但患者术后反复尿血，可能是残留腺体较多，继发感染所致，必要时再次电切治疗。③穿孔与外渗：由于对前列腺被膜形态辨认不清，切割过深，在高压冲洗下，膀胱过度充盈，大量液体经穿孔外渗。患者下腹胀满，为防止液体吸收过多，引起 TUR 综合征，应尽快结束手术。必要时在穿孔处腹壁切开行膀胱腹膜间隙引流。④经尿道电切综合征：是 TURP 手术病情最为凶险的并发症，对其认识不足，可能贻误诊治导致患者死亡。TUR 综合征多因术中冲洗液大量吸收引起血容量过多和稀释性低血钠为主要特征的综合征。前列腺静脉窦开放、前列腺被膜穿孔、冲洗液压力高、手术时间长（＞90min）、使用低渗冲洗液（如蒸馏水）将促使 TURS 的发生。临床表现为血压先升高心率快而后变为血压下降心动过缓，肺水肿表现呼吸困难、呼吸急促、喘息，脑水肿表现头痛、烦躁不安、意识障碍，肾水肿表现无尿或少尿等。如果发现患者有上述临床征象，急查电解质，及时采取措施，包括利尿、纠正低血钠和低渗透压、吸氧、有脑水肿征象脱水降颅压治疗。⑤附睾炎：多在术后 1～4 周发生，出现附睾肿大、触痛，主要是尿道细菌逆行经输精管感染所致，一般以卧床休息，抬高阴囊，应用敏感抗生素治疗多能缓解。⑥尿失禁：A.暂时性尿失禁：主要原因包括前列腺窝局部炎性水肿，刺激外括约肌关闭失灵，术前就存在的不稳定膀胱，术中外括约肌轻度损伤、气囊导尿管误放置在前列腺窝内，压迫外括约肌等原因，一般可逐渐恢复，膀胱刺激症状明显的患者，口服托特罗定治疗。加强盆底肌锻炼，以利恢复正常排尿。B.永久性尿失禁：是由于切割过深损伤了尿道外括约肌引起，表现术后不能控制排尿，尤其站立位时，尿液不自主流出，经过1年治疗，盆底肌锻炼，仍不能恢复，可基本确诊。永久性尿失禁的处理很棘手，姑息治疗一般以用集尿袋或阴茎夹为主。尿道黏膜下注射硬化剂、人工尿道括约肌等方法尚不十分完善和有效。⑦深静脉血栓形成和肺栓塞：TURP手术取截石位，小腿后部长期受压，老年人下肢和盆腔静脉易形成深静脉血栓，术后长时间卧床都是促发因素。深静脉血栓形成表现患肢肿胀、疼痛，血栓脱落引起肺栓塞又是TURP患者术后死亡原因之一。主要是预防深静脉血栓的形成，包括术后多活动按摩腿部，尽量早日下床活动。对于出现胸痛、呼吸困难等疑似肺栓塞的临床表现时，应立即拍胸片等，并请相关科室抢救治疗。⑧尿道狭窄：A.尿道外口狭窄：多因尿道口偏小，电切镜鞘长期压迫，牵拉导尿管的纱布压迫外口局部坏死、感染形成狭窄，治疗则外口扩张或切开腹侧尿道外口少许。B.膀胱颈挛缩：多由于电切过深，术后膀胱颈瘢痕挛缩狭窄所致，表现排尿困难，膀胱镜检查可以确诊。治疗以冷刀切开或再次电切瘢痕组织。C.尿道其他部位狭窄：主要是插入电切镜时损伤尿道所致，直视下放入电切镜可减少尿道损伤的情况。⑨性功能障碍：表现为逆向射精、不射精或性欲低下等改变。

2.经尿道前列腺切开术

1973年Orandi首先进行了TUIP，收到良好的治疗效果。许多学者对TUIP和TURP进行了比较，发现TUIP治疗后患者下尿路症状的改善程度与TURP相似。与TURP相比，TUIP具有手术时间短、出血和并发症少，需要输血的危险性降低，住院时间缩短等优点，但再次需要手术率比TURP高。

TUIP治疗的适应证与TURP相似，但更适宜前列腺体积小于30mL且无中叶增生的患者，以及一部分不适宜开放手术和TURP的患者如冠心病、肺功能不良的患者。

治疗分为两种方式：①6点钟切开法：电切环置于膀胱颈后方，从6点切一沟延伸到精阜附近，近端显露内括约肌纤维，余处达包膜。②4点和8点切开法：分别从膀胱颈4点和8点钟切开达前列腺尖部，深度达包膜。其余手术禁忌、手术注意事项、术后处理、并发症等与TURP基本相同。

3.经尿道前列腺电气化术

TUVP最早于1972年由Mebust等报道使用，在20世纪90年代后，将其与电切镜相结合，并发明滚轴状及宽而厚的气化电极，才得以广泛应用。

它的工作原理是通过高功率的电流产生的热能使前列腺气化而达到切割目的。因其气化的同时凝固血管，故手术中出血较少，但气化切割的速度较慢，故一般适宜较小的前列腺。近年来随着技术进步，一种铲状气化电极的出现使得切除腺体的速度加快，可切除较大腺体，同时具备气化封闭血管，出血少的优点。TUVP的适应证、禁忌证、术前准备、手术方式、术后处理、并发症与TURP基本相同。TUVP尤适宜凝血功能较差和前列腺体积较小的患者。

4.经尿道前列腺等离子双极电切术

1998年英国佳乐（Gyrus）公司将等离子体技术（plas－makinetic技术）用于前列腺切除。

2000年以后此项技术在我国迅速开展普及起来。它的工作原理是工作电极与回路电极均位于电切环内，高频电流通过释放的射频能量将导体介质转化为围绕电极的等离子体区，这一等离子体是由高电离颗粒构成，这些电离颗粒具有足够的能量将组织内的有机分子键打断，使靶组织融化为基本分子和低分子随即破碎、气化。

经尿道前列腺等离子双极电切术（bipolar transurethral plasma kinetic prostatectomy，TUPKP）的特点是用生理盐水做冲洗液，靶组织表面的温度仅40～70℃，切割精确，止血效果好，热穿透浅。国内王行环（2003）报道用TUPKP治疗600余例BPH患者，无1例发生TURS。TUPKP的手术适应证、禁忌证、手术操作、术后处理、并发症与传统的TURP基本相同。

5.激光治疗

前列腺激光治疗是通过组织气化或组织凝固性坏死后的迟发性组织脱落达到解除梗阻的目的。疗效肯定的方式有经尿道钬激光剜除术（transurethral holmium laser enucleation of prostate，HOLEP）、经尿道激光气化术（transure－thral laser vaporization）、经尿道激光凝固术（tran－surethral laser coagulation）3种。

(1)经尿道钬激光剜除术：HO：YAG产生的峰值能量可导致组织的气化和前列腺组织的精确和有效的切除，随着大功率钬激光的开发及组织粉碎器的临床应用，HoLEP得以实施。钬激光的优点是组织作用深度仅0.5mm，有较好的安全性，同时对气化层面以下3～4mm组织产生良好的凝固作用，因此出血极少，手术视野清晰。用生理盐水进行灌洗，避免了组织吸收过多的液体而产生TURS。HoLEP切除下来的组织需要组织粉碎器粉碎，增加了损伤膀胱的危险和手术操作难度是其主要缺点。

Montorisi等对HoLEP组与TURP组进行了比较，HoLEP组平均手术时间长于TURP组[(74±19.5)min vs(57±15)min，$P<0.05$]，但术后留置导尿管时间明显缩短[(31±13)min vs(57.78±18.9)min，$P<0.001$]，住院时间也明显缩短[(59±19.9)h vs(85.8±18.9)h，$P<0.001$]，在术中和术后并发症包括勃起功能障碍和逆向射精方面，两者相似。HoLEP对于100g以上、重度前列腺也能顺利切除。Matlage等对86位患者行HoLEP治疗，患者前列腺体积均大于125mL，平均为170mL，手术时间128.1min，住院时间26.1h，平均组织剜除140.2g。

(2)经尿道激光气化术：TUVP与经尿道前列腺电气化术相似，用激光能量气化前列腺组织，以达到外科治疗目的。近年来新兴的激光气化术的代表为磷酸钛氧钾晶体（KTP）激光前列腺气化术，这种激光波长532nm，位于光谱中可见光的绿色区，故又称绿激光。早期的绿激光功率都在40W以下，单独使用不足以使前列腺组织快速气化，故与铰激光联合使用。随着技术的进步，大功率（60～80W）绿激光设备研制出来，使其快速气化组织的能力明显加强，并单独使用。Alexis E（2004）报道了光选择性前列腺气化术后1年的随访结果，术后短期I－PSS评分、尿流率、QOL指数的改善与TURP相当。术后尿潴留而需要导尿的发生率高于TURP。由于此项技术应用时间较短，长期疗效尚待进一步研究。由于绿激光对前列腺组织气化，术后无病理组织，因此术前必须排除前列腺癌可能。

(3)经尿道激光凝固术：经尿道激光凝固术时光纤尖端与前列腺组织保持约2mm的距

离，能量密度足够凝固组织，但不会气化组织。被凝固的组织最终会坏死、脱落，从而减轻梗阻。手术时，根据B超所示前列腺的大小，在横断面12、3、6、9点处激光照射，一般功率为60W，每点照射60～90s，两侧叶可照射时间较长一点，尖部照射时，避免损伤尿道外括约肌。

此项手术的优点是操作简单，出血风险以及水吸收率低。采用Meta分析发现经尿道前列腺激光凝固术后需要导尿的尿潴留发生率和尿路刺激症状发生率分别为21%和66%，明显高于TURP的5%和15%。

6.其他微创治疗

(1)经尿道微波治疗：TUMT是将微波发射探头插入尿道，使微波辐射置于前列腺中央位置，在治疗前列腺增生时多采用这种途径。一般治疗选用超过45℃的高温疗法。低温治疗属于理疗范畴，效果差，不推荐使用。微波治疗可部分缓解BPH患者的尿流率和LUTS症状。适用于药物治疗无效(或不愿意长期服药)而又不愿意接受手术的患者，以及伴反复尿潴留而又不能接受外科手术的高危患者。微波治疗BPH后，5年的再治疗率高达84.4%，其中药物再治疗率达46.7%，手术再治疗率为37.7%。

(2)经尿道针刺消融术：经尿道前列腺针刺消融术(TUNA)是通过穿刺针将前列腺组织加热至100℃，而在针的周围形成凝固坏死，产生1cm以上的空腔，是一种操作简单安全的治疗方法。适用于不能接受外科手术的高危患者，对一般患者不推荐作为一线治疗方法。Meta分析术后患者下尿路症状改善50%～60%，最大尿流率平均增加40%～70%，3年需要接受TURP约20%。远期疗效还有待进一步观察。

(3)前列腺增生的电化学治疗：前列腺增生电化学治疗是我国自行开发的一种腔内介入方法，通过特制三腔气囊导尿管的阴阳极定位于前列腺，形成阴极、前列腺、膀胱内液、阳极之间的闭合电路，使前列腺局部变性、坏死、创面纤维化修复，造成前列腺尿道内腔扩大，达到解除或缓解机械性梗阻目的。电化学治疗具有操作简便、安全、微创、不需麻醉、并发症少、患者痛苦小、恢复快、费用低等优点，特别适用于年老体弱和高危不能外科手术BPH患者，总有效率为74%。

(4)前列腺支架治疗：前列腺支架治疗是通过内镜放置在前列腺部尿道的记忆合金金属(或聚亚胺酯)装置，扩大后尿道的方法。适用于高危、不能耐受其他手术治疗、非中叶增生的BPH患者。前列腺支架可以缓解BPH所致的下尿路症状，作为反复尿潴留替代导尿的一种方法。常见的并发症有支架移位、钙化、支架闭塞、感染、慢性疼痛等。

(二)开放手术治疗

自20世纪80年代以后，随着内镜手术器械和技术的改进，腔内手术治疗BPH已在我国广泛开展。需要开放手术治疗的患者逐年减少，但这并不意味开放手术已被淘汰。因为对于前列腺体积＞80mL，合并有巨大膀胱憩室、较大质硬的膀胱结石、巨大腹股沟疝影响经尿道手术、髋关节强直不能采取截石位的患者，仍需要施行开放性前列腺摘除术。此外，在腔内手术时遇到一些技术问题，如术中难以控制的出血、膀胱或前列腺包膜穿孔等并发症，必须立即改行开放手术加以挽救。

目前常用的开放手术方法有耻骨上前列腺摘除术、耻骨后前列腺摘除术、保留尿道的耻骨后前列腺摘除术。

1.耻骨上前列腺摘除术

1895年Fuller施行了第一例经膀胱包膜内前列腺增生组织完整摘除。早期手术都是在盲视下进行的。1911年Squier对盲视下手术进行了改进,一是将切口切在膀胱顶部;二是将示指伸入,裂开前列腺前联合,从而剜除前列腺,减少了出血。1909年Thompson－Walker进行了第一例直视下开放式耻骨上前列腺摘除术,通过缝扎膀胱颈部和前列腺包膜达到较好的止血效果。

以后对此术式的探索主要是尿液的引流和止血方法的改进,这些方面我国泌尿外科学者做了许多创新性的探索。吴阶平(1978)在第九届全国外科学术会议上提出耻骨上前列腺切除术不用留置导尿管的方法,自行设计了吴氏导管,术后不需尿道留置导尿管,大大减轻患者痛苦,起到较好的止血效果。术后尿路感染、附睾炎发生率明显减少。

1985年苏州医学院郭震华在吴氏导管启发下,设计了一种耻骨上前列腺三腔气囊导管,这是我国首次研制成的国产三腔气囊导管。

操作方法类同吴氏导管,腺体摘除后,导管尖端送入后尿道,气囊置于前列腺窝,一般注水10～20mL,目的是固定作用,使导管不致滑脱进入膀胱。气囊后方的导管两侧增加引流尿液和膀胱冲洗。沿导管缝合前列腺窝的创缘,使腺窝与膀胱隔离。导管经膀胱固定于腹壁,术后持续点滴灌洗膀胱。耻骨上前列腺三腔气囊导管使吴氏导管更加完善,被称为吴—郭导管。吴—郭导管经临床应用,止血效果好,术后患者免除了尿道留置导尿管的痛苦,并发症明显减少。2006年Hooman D jaladat在《泌尿学杂志》发表了伊朗关于这种三腔气囊导管在耻骨上前列腺切除术中的报道。认为这种导管安全,能有效减少术后尿路感染、尿失禁、尿道狭窄的并发症。可见当时吴、郭二氏提出的耻骨上前列腺切除术不用尿道留置尿管的构思迄今仍有指导意义。

(1)手术要点:耻骨上前列腺摘除术可经下腹正中切口或弧形切口。腹膜外显露膀胱,于膀胱前壁切开膀胱,探查膀胱内有无结石、憩室、肿瘤,并作相应处理一并解决。注意两侧输尿管开口与膀胱颈部的距离,以防术中误伤输尿管开口。耻骨上前列腺摘除术的操作要点是增生腺体剜除和腺窝止血、膀胱灌注引流的技术方法。①增生腺体剜除方法:最常用的方法是在膀胱颈部切开突入膀胱的腺体表面黏膜,以此切口用血管钳分离出增生腺体与外科包膜之间的平面,示指伸入此分离平面内,并紧贴腺体进行剥离,使腺体和包膜分离。剥离至尖部后,用拇指、示指紧贴腺体捏断尿道黏膜,或紧贴腺体剪断前列腺尖部尿道黏膜。操作时忌用暴力牵拉,防止尿道外括约肌损伤。②另一种方法可直接用手指伸入后尿道内,示指腹侧面挤压腺体前联合处尿道,撕裂联合处尿道黏膜,露出两侧增生腺体的间隙。由此间隙进入外科包膜内,使腺体与包膜分离,将腺体剜除。此法不易损伤尿道外括约肌。前列腺剜除后检查标本是否完整,腺窝内有无残留。如膀胱颈部厚唇抬高,应将后唇黏膜与肌层潜行分离后,楔形切除过多、过高的肌层,然后用3－0可吸收线将后唇黏膜缝合固定于前列腺后壁,形成一漏斗状膀胱颈部。上述腺体剜除操作都是在盲视下进行,如遇腺体黏膜分离困难时,Guiteras提出用另一手指在直肠内抬高前列腺,以便于术中前列腺摘除,也可防止损伤直肠。

腺窝止血和膀胱灌注引流:腺窝止血和膀胱灌注引流是近百年来研究改进手术操作的主要内容,也是前列腺摘除手术的关键问题。

目前腺窝止血方法取得很大进展，使这项手术的病死率大为降低。目前较为成熟的操作规范是在腺体剜除后应迅速用热盐水纱布加压填塞于前列腺窝内，持续压迫5～10min。在此同时显露膀胱颈后唇创缘5、7点处，用3－0可吸收线做贯穿肌层和外科包膜8字缝合，以结扎前列腺动脉。前列腺动脉是前列腺的主要供血血管，在膀胱前列腺连接部进入腺体。

另一种：也可用3－0可吸收线作膀胱颈后唇缘3～9点连续交错缝合，缝线穿过少部分的膀胱黏膜肌层和贯穿前列腺包膜全层。如腺窝较大而出血明显者，可用3－0可吸收线，将窝内后面包膜横行折叠缝合2～3针。若膀胱颈太宽，用3－0可吸收线将窝口前缘做1～2针8字缝合，以缩小口径，可疏松通过一中指为宜。自尿道插入F20或F22三腔气囊导尿管，气囊注水20～30mL，充盈后牵拉尿管，使气囊紧贴于膀胱颈部，将膀胱与前列腺窝隔离，同时压迫前列腺窝达到止血目的。腺窝内血液不致流入膀胱，将导尿管拉紧于尿道外口处用纱布扎紧固定。一般不需膀胱造瘘，如患者术前有不稳定性膀胱症状，估计术后可能发生膀胱痉挛者，则于导尿管末端缝一根7号丝线，牵引丝线固定于腹壁，以减少对膀胱三角区的刺激。

(2)术后处理：①术后用纱布结扎导尿管于尿道外口，保持一定张力牵引气囊，持续压迫膀胱颈部。用生理盐水点滴冲洗膀胱，直至尿液转清。出血停止后，才可去除结扎在导尿管上的纱布。若仍有出血，应继续牵引球囊，压迫膀胱颈部。一般在术后5～7d拔除导尿管。②术后留置硬膜外麻醉导管，并连接镇痛泵2～3d，可达到良好止痛作用，防止膀胱痉挛。

(3)并发症及其防治如下。

术中及术后出血：①术中剜除腺体困难或剜除平面不当。②膀胱颈创缘出血点未能有效缝扎。③膀胱与前列腺窝没有隔离。④术后膀胱痉挛引起膀胱出血，而血块又未及时冲出，血块阻塞导尿管造成引流不畅，又进一步加重膀胱出血。⑤术后便秘、灌肠、用力咳嗽等腹压增高，引起膀胱出血，或术中缝扎血管的可吸收线溶解或感染等因素可引起术后迟发性出血。防治出血的措施包括术前检查患者的凝血功能，有异常及时纠正。如术后出血，需及时清除血块，保持引流通畅，同时使用解痉剂或术后镇痛防止膀胱痉挛。大量血块堵塞导尿管或大出血保守治疗无效时，需麻醉下清除血块，必要时再次手术止血。

术后排尿困难：常见原因包括：术前患者膀胱逼尿肌失代偿，或神经源性膀胱，术后虽解除梗阻，但疗效不满意，仍无法排尿；术中腺体组织残留，术后可形成活瓣样阻塞，或多年后继续增生，再次引起排尿困难；术时前列腺窝口处理不当，如对抬高的膀胱颈部后唇未做楔形切除，或因止血而将膀胱颈口过分缝缩，引起膀胱颈狭窄；由于导尿管太粗或质量问题留置时间过长，均可引起尿道炎症感染，导致尿道狭窄，狭窄部位常见于尿道球膜部交界处和尿道外口。术后排尿困难可试行尿道扩张术。进一步可做尿道膀胱镜检查，膀胱颈部存在梗阻时，可行尿道内切开或膀胱颈部电切治疗，如证实有腺体残留，可行TURP手术切除残留腺体。

尿失禁：尿失禁是前列腺切除术后严重并发症。男性后尿道可分为两个排尿控制带：①近端尿道括约肌，包绕着膀胱颈及前列腺至精阜的尿道前列腺部。②远端尿道括约肌，由三部分组成，即内部固有的横纹肌、尿道周围的骨骼肌、内部的平滑肌层。

前列腺摘除时近端尿道括约肌遭到不同程度的破坏，术后排尿控制主要靠远端尿道括约肌张力与膀胱内压间的平衡。若术时损伤远端尿道括约肌，术后可发生尿失禁。术后部分患者可能出现暂时性尿失禁，大多数可在短期内逐步恢复。如果远端尿道括约肌部分受损，可通过加强盆底肌肉收缩的提肛训练,可望逐步得到恢复或改善。如远端尿道外括约肌严重损伤,可引起完全性尿失禁。处理较为棘手,姑息治疗一般以用集尿袋或阴茎夹为主。尿道黏膜下注射硬化剂、人工尿道括约肌等方法尚不十分完善和有效。

术中损伤包膜或直肠:当腺体与包膜粘连严重时,剜出腺体时用力不当或方向不对而撕裂包膜甚至直肠。因此当术中发现腺体剜除十分困难时,应另一手指伸入直肠,使前列腺向前顶起,直肠内示指可指示操作防止损伤直肠,千万不可强行操作。如损伤前列腺包膜时,可于耻骨后间隙进行修补。损伤包膜时,特别是大块缺损,往往不可能进行修补。为此可于膀胱颈后唇缝2针7号丝线,用直针将丝线通过前列腺窝穿出会阴,由助手拉紧丝线,使膀胱三角区拉入前列腺窝,用以覆盖包膜损伤处,丝线以小纱布固定于会阴部。术中损伤直肠,无法直接缝合直肠时,将气囊注水压迫膀胱颈部,并牵拉以隔离膀胱与腺窝,术毕留置肛管。必要时可行暂时性乙状结肠造瘘,如术后形成前列腺窝尿道直肠瘘再择期行尿道直肠瘘修补术。

2.耻骨后前列腺摘除术

1909年Van Stoc—kum进行了第一例耻骨后前列腺摘除术,采用前列腺包膜纵向切口,剜除腺体后用止血棉填塞腺窝而不缝合。1935年Hybbinette将该术式与膀胱切口结合起来,前列腺包膜纵向切口延长至膀胱下部从而可处理膀胱内病变。1945年Terrencemillin发展并标准化了该术式。他将前列腺包膜切口改为横切口,并预先缝扎血管止血,经包膜横切口剜除前列腺后封闭包膜,并经尿道插入导尿管至膀胱引流尿液。从而该手术标准化,被称为Millin手术。

(1)手术要点:Millin手术采用下腹正中切口或下腹低位弧形切口,进入耻骨后间隙,稍分离前列腺包膜,包膜上做两排缝线结扎血管。采用横行或纵行切开包膜,用手指或血管钳钝或锐性分离,贴近腺体尖部用手指捏断或剪断尿道,将腺体向上翻转,于膀胱颈部紧贴腺体分离,剜除腺体。直视下腺窝内缝扎包膜出血点。如膀胱颈后唇抬高,行膀胱颈后唇楔形切除,颈部5、7点缝扎止血。采用前列腺包膜纵切口可延伸到膀胱颈部,可同时处理膀胱内病变。腺窝止血完善后,从尿道外口插入三腔气囊导尿管。经腺窝进入膀胱,气囊注水后,牵拉导尿管,使气囊压迫膀胱颈部,隔离膀胱与前列腺窝。可吸收线缝合前列腺包膜,导尿管向外牵拉固定。

(2)并发症及其防治:①术中损伤输尿管开口:当增生腺体突入膀胱腔,于膀胱颈部分离腺体时,操作不当,损伤过多颈部黏膜,可能损伤输尿管口,术时应检查输尿管开口是否完整,如有损伤,应行输尿管与膀胱抗逆流吻合。②耻骨后间隙感染:耻骨后引流不畅,有积血或外渗尿液积聚,易感染形成脓肿及耻骨炎症。术后局部疼痛明显,窗口脓性分泌物。

X线片显示骨质破坏,常迁延难愈。此时应加强引流和抗感染治疗。其他并发症与耻骨上前列腺摘除术基本相同。

3.保留尿道的耻骨后前列腺摘除术

保留尿道的耻骨后前列腺摘除术(prostatectomy with preservation of urethra,Madigan手术)是经耻骨后尿道外将增生的前列腺摘除,是由Madigan于1970年提出,又称为Madigan前列腺切除术。它将前列腺增生组织从耻骨后前列腺包膜下尿道外面摘除而保留了尿道的完整性,保存了局部解剖生理的完整性。

耻骨上、耻骨后开放性前列腺摘除术,摘除腺体的同时前列腺段尿道也一并切除,前列腺窝创面与膀胱、尿道均相通,腺窝需经肉芽组织及上皮修复,在修复过程中早期出血、血块滞留、感染及纤维组织增生,后期瘢痕挛缩,都是引起术后并发症的根本原因。

Madigan手术从解剖及组织学基础上免除了造成上述诸多缺点及并发症,保留完整的尿道,有效地防止损伤尿道内外括约肌。术后感染、出血、尿失禁、尿道狭窄等并发症明显降低。术后处理简单,恢复快。

Madigan手术适应证同耻骨后前列腺摘除术,但对于BPH伴膀胱内病变、中叶增生明显、可疑前列腺癌以及前列腺摘除或TURP术后患者不适宜。曾经做过微波、射频等热疗的患者,往往粘连明显,为相对禁忌。

(1)手术要点:手术方法与Millin手术相似,术时需插入导尿管作为标记,经腹膜外耻骨后显露膀胱及前列腺,达耻骨前列腺韧带,分离膀胱颈部前列腺两侧表面脂肪层。扪及前列腺动脉,一般从膀胱颈前列腺交界处外侧进入前列腺,用4号丝线缝扎。勿缝扎过深,以防损伤神经,影响阴茎勃起。再分离前列腺前方脂肪层,显露前列腺前方及两侧形成的3个静脉丛,横行缝扎两排。两排缝线间切开前列腺包膜,用血管钳或手指在腺体与包膜间分离两侧及后面。

于腺体中线处各缝扎两条牵引线后,在两侧牵引线之间切开腺体组织达尿道黏膜下,黏膜下可见微蓝色尿道,触摸尿道内已保留的导尿管,作为标记。边切边于切面深处缝牵引线,提起深层牵引线,用组织剪或手术刀在腺体与尿道黏膜下结缔组织之间锐性解剖,分别将两侧增生腺体从尿道外剥离,于后方会合,同时解剖到前列腺尖部及膀胱颈部,于尿道后正中切断前列腺左、右叶,使腺体完全与尿道分离。腺窝止血后,前列腺包膜不必缝合或仅部分缝合,以利引流,防止腺窝内血肿压迫尿道。术后保留导尿,无须膀胱冲洗。

(2)并发症及其防治:术中腺窝出血系因前列腺动脉缝扎不彻底,可再于膀胱前列腺交界处外侧缝扎,多能奏效。前列腺包膜切缘出血,多为静脉出血,可于其远侧缝扎即可。术中损伤尿道时,首先应防止裂口继续扩大,可用5－0可吸收线缝合修复。

(三)随访

在接受各类外科治疗后,应该安排患者在手术后1个月时进行第一次随访。第一次随访的内容主要是了解患者术后总体恢复情况和有无出现术后早期并发症(如血尿、附睾炎等)。一般在术后3个月评价手术疗效,建议采用I－PSS评分、尿流率和残余尿检查,必要时查尿常规和尿细菌培养。术后随访期限建议为1年。

包括尿道微波热疗在内的其他微创治疗由于治疗方式不同,其疗效与并发症不同,而且再次需要治疗率高,建议长期随访。随访计划为接受治疗的第6周和第3个月,之后每半年1次。

第四节 尿道狭窄

尿道狭窄是指尿道因某种原因导致管腔变细而言,可发生于尿道的任何部位,以男性为多见,女性尿道因短而宽大,故不易发生损伤与狭窄。

男性尿道的结构比女性复杂,分为前尿道与后尿道两部分。前尿道被尿道海绵体和球海绵体肌所包绕,血流丰富;后尿道部分的膜部尿道位于尿生殖膈之间,是后尿道最狭小和最固定的部分,在尿生殖膈与前列腺尖部之间有一段称之为膜上部尿道的部分是最薄弱的部分,此处常在骨盆骨折时受到损伤。

正常尿道的口径是:1 岁幼儿可通过 10Fr,5 岁时可通过 15Fr,10 岁时可通过 18Fr,而成年男性可通过 24Fr 的尿道探子。

男性尿道括约肌的控制与下述三部分有关:①膀胱颈部。②膜部尿道由横纹肌所构成的外括约肌。③位于外括约肌内层受 α-肾上腺素能受体控制的环形平滑肌。因此手术时要避免损伤血管神经及重要的环形括约肌,尿道嵴远端和外括约肌之间的不随意肌是在外括约肌损伤后保持括约功能的部分,术中应注意保护。

一、病因

可分为先天性与后天性两大类,在后天性中以损伤及感染为常见,值得注意的是医源性尿道狭窄并不少见,应引起重视。

(一)外伤性尿道狭窄

大都为外来暴力所致,也可以是由于尿道内手术器械的操作所导致,狭窄的发生与损伤程度或与损伤早期处理不当有关。狭窄是由于创伤组织的纤维性变形成瘢痕挛缩所造成的,局部的尿外渗、血肿与感染促使了这一病理过程的形成,狭窄常在外伤后数周至数月后发生。

在当今社会,交通事故(RTA)已成为尿道外伤的主要原因。当发生骨盆骨折时并发尿道损伤的发病率很高,其并发原因除骨折碎片的直接损伤外,更为主要是骨盆受伤时发生的剪力作用导致损伤。当骨盆受到外来暴力时常发生扭转,使骨盆内径发生急剧变化,当侧方受压时其横径短缩而前后径被拉长,骨盆之软组织也发生剧烈牵拉与错位,此时膜部尿道随三角韧带及耻骨弓向前方移动,而前列腺部尿道则随前列腺、膀胱及直肠向后上方浮动,从而使最为薄弱之前列腺尖部远端的膜上部尿道被撕裂,造成后尿道损伤,是此类创伤中最为常见的。此外尚有一定比例的骑跨伤,故球部尿道狭窄也并不少见。

(二)感染性尿道狭窄

目前常见的是非特异性细菌感染所致,大多发生于尿道损伤早期的处理不当之后。病毒性及结核性感染亦可导致狭窄,但已十分少见。而在中华人民共和国成立初期十分常见的淋菌性尿道狭窄一度极为罕见,但鉴于近年来急性淋菌性尿道炎的发病率呈明显上升趋势,淋菌性尿道狭窄的发病率在数年内将有可能增多。尿道感染性狭窄常发生于尿道腺体分布集中的部分,因此多见于前尿道,且表现为长段的尿道狭窄。

(三)医源性尿道狭窄

常由于应用尿道器械时操作不当所致,如金属尿道探子、金属导尿管和内腔镜等,特别近年来由于腔内泌尿学的兴起,如 TURP 和 TURBT 等在临床上的广泛应用,这类医源性狭窄的发生有所增加,其好发部位以尿道外口及前尿道多见。即使是极其普通的软质导尿管的留置尤其是长期留置的病例,如果固定方式欠妥或护理不当,特别是发生感染后未做相应有效的处理时,常可导致尿道炎及尿道周围炎,最终可产生尿瘘或感染性尿道狭窄甚至闭锁。例如使用之导尿管管径过粗,使尿道内分泌物引流不畅;又如常被部分医生忽视导尿管的正确固定位置而产生压迫,发生阴茎阴囊交界处的"压疮",形成尿瘘或尿道狭窄,当然选用组织相容性较好的硅胶导管对减轻感染是有利的。

(四)先天性尿道狭窄

以尿道外口为多见,多发生于有包茎的儿童及成人,在一些重复尿道、尿道下裂的畸形病例也常并发。先天性尿道狭窄由于症状不明显而易发展成严重肾积水、继发感染或肾功能受损时才被发现。女性尿道狭窄或尿瘘常与产伤、严重的会阴部或骨盆损伤、感染等有关,少见。

二、病理

尿道狭窄的病理比较简单,是由于损伤部位由纤维组织替代了正常尿道黏膜与海绵体,形成瘢痕收缩而使管腔变为窄小。Singh(1976 年)曾做了以下 3 个实验。

(1)对两个婴儿及两个成年男性尿道做了超薄连续切片,发现尿道腺体的分布部位与淋菌性尿道狭窄的部位相符,说明了淋菌性尿道狭窄是由于淋菌在腺体内反复感染的结果。

(2)用大白鼠做实验,将尿道造成人为损伤,又以损伤程度分为 5 组,每组又分别分为膀胱造瘘与不造瘘两部分。观察结果是尿道穿透伤组形成狭窄的机会比未穿透伤组要多,尿道损伤后未行膀胱造瘘的形成狭窄的比已行膀胱造瘘组要多。说明尿外渗与狭窄的形成是密切相关的。

(3)对 24 例尿道狭窄段组织做电镜检查,发现狭窄段组织中除纤维组织外,不同病例还有不同程度的平滑肌纤维或弹力纤维存在。因此有的瘢痕坚硬,有的较软;有的弹性大而尿道探子通过容易,但扩张效果不好,此乃与组织学上的组成成分不同有关。

三、诊断

根据病史、体征、排尿情况、尿流率测定、试探性尿道扩张以及尿道镜的检查手段,本病的诊断是不困难的。尿道造影有助于了解狭窄之部位、长度、有否瘘管或假道等。尿道 X 线造影每次宜摄两张斜位片,一张是逆行尿道造影,一张为排尿期膀胱尿道造影片,后者对了解后尿道或狭窄段以上尿道的情况是至关重要的。如排尿期膀胱尿道造影未能满意地显示后尿道情况时,在已行耻骨上膀胱造瘘的病例可以采用经造瘘口将金属探子插入后尿道,同时配以逆行尿道造影的摄片方法,往往可显示狭窄的部位与长度。以往前后尿道均采用金属尿道探子替代造影剂的方法,由于手法上易发生错位而使造影结果严重失真,故已不再推荐使用。

近年来一些学者通过应用实时超声显像技术在尿流动力学方面应用的研究中,观察到超声对尿道狭窄的诊断有较大的帮助,通过直肠探头和(或)线阵探头利用向尿道内注水或排尿动作等配合,可清楚地观察到动态的尿道声像图,不仅可观察狭窄的部位、长度,还可观察狭窄周围瘢痕的厚薄程度,此点对选择何种手术方式有很大的参考价值。如狭窄段短而瘢痕少者可首选内切开术治疗,反之则宜选择开放性手术为佳。此外超声对在X线造影时不易显示的后尿道往往可获得较好的显示,有假道者常可清楚显示,此为其独到之处。故超声对本病是一种颇有前途的新诊断技术。

应注意狭窄可以是节段性、多发的,当尿道造影片提示尿道可能完全闭锁时,事实上不一定全长均已闭锁,超声和尿道海绵体造影术可能有一定帮助,但最后还得依靠手术探查来明确,并据此选择最为合理的手术术式才是治疗能否成功的关键。

对上尿路功能及形态学的检查对长期的、严重狭窄的病例是需要的。还应注意有否感染、结石等并发症。

真性狭窄是指因尿道黏膜与尿道海绵体受损后组织修复所形成的瘢痕环状包绕尿道所致。假性狭窄是一些因尿道黏膜的局限性病损而产生的黏膜间粘连而形成的狭窄,这种狭窄一旦探子通过,即可顺利扩张到24Fr的正常口径,一般扩张1~3次即可痊愈,或尿扩后留置硅胶管3~4d,可防止粘连的再度形成,这类情形常见于留置导尿管时间稍久又有感染的病例。另一种类型的假性尿道狭窄见于尿道黏膜未曾受损,而尿道黏膜周围的海绵体等组织因故形成纤维瘢痕组织,压迫尿道黏膜使尿道内腔变细而形成的狭窄。在处理上只需切除或切开尿道黏膜外的瘢痕组织,即可见黏膜鼓起而狭窄解除,一般无须做狭窄段切除再吻合术。

在鉴别诊断上应注意与前列腺增生症、膀胱颈挛缩、神经源性膀胱、尿道结石及尿道异物等疾病相鉴别。

四、治疗

(一)尿道扩张术

一般尿道狭窄常首先采用尿道扩张这一简易的治疗方法,可使不少患者因而康复,这是一项物理性治疗,起到按摩软化瘢痕并促使其吸收的作用,使尿道扩大并保持通畅。扩张应定期进行,要循序渐进,扩张之幅度应视狭窄程度而定,操之过急或过度扩张是失败之原因,良好的麻醉有助于扩张之成功,丝状探子对严重狭窄的患者是有助的。

有学者在1979年曾设计了一种用不锈钢管做成的18Fr尿道扩张器,可在窥视下进行扩张,可避免产生假道,但由于实用价值不高而未被推广。为了防止扩张引起的尿道热,术前用抗菌药物做尿道冲洗,术前术后口服抗菌药物均可有预防作用。当尿道有急性炎症时扩张是禁忌的。

(二)尿道内切开术

尿道内切开术是一种简单而有效的治疗方法,对尿扩失败的部分病例特别是狭窄周围瘢痕组织较少的病例和多发性或长段狭窄的病例,如果尚能通过丝状探子,均可采用本法治疗。有学者提出当应用电切镜或碎石镜而尿道不够大时,虽无狭窄亦可采用本法以扩大尿道,使腔内治疗得以进行。尿道内切开术分盲目和直视下进行两大类,在20世纪70年代以前普遍采用的是盲目法,70年代以后因直视下尿道内切开镜的问世,使尿道狭窄的治疗发生了巨大的变化,目前已成为本病首选的手术方法。

1.盲目尿道内切开术

常用的有两种内切开刀,一种为Maisonneuve型,另一种是带有刻度盘的Otis型内切开刀。凡能通过丝状探子的病例均可采用,比较简便。一般在尿道1、2点处切开,切割后应留置相应口径之硅胶气囊导尿管，如遇严重出血可在阴茎周围进行加压包扎 1～2h，可帮助止血，拔管后尚需定期扩张 3 个月左右，疗效可达 55%～75%。其缺点是：①盲目切开难免损伤正常尿道。②丝状探子无法通过的病例不能进行；③一点切开有时效果欠佳。

2.直视下尿道内切开术

有学者在 1957 年首先报道了直视下用电刀进行尿道内切开术，由于并发症较多而未能推广应用。Sachse 在 1977 年开始在直视下切开可准确掌握切开部位与范围和深度，使成功率已高达 80%～85%，近期疗效可高达 92%，因此有人认为本法可作为首选术式，但对存在广泛的尿道周围病变，瘢痕多的病例和放射治疗后引起尿道狭窄的病例易导致失败，不宜采用本方法。

有学者认为做放射状多处切开比一点切开效果要好，手术成功的关键是将纤维瘢痕组织全层切开，直至松软的正常尿道周围组织为止。应注意每个环形狭窄的部位的厚度是不同的，所以要做不同深度的切开，一次切开不满意可在 2～3 周后待原切开处上皮化后再做第 2 次，甚至第 3 次的切开。狭窄长度不是失败的因素。术后应留置 16～18Fr 硅胶导尿管 1～7d，在渗血停止后即可拔除。术前、术后应用抗菌药物预防感染。

3.直视下尿道内激光切开术

有学者于 1976 年首先在动物实验成功的基础上应用于人。激光主要是烧灼瘢痕组织使之汽化并分开，激光的切口较冷刀或电刀的创缘愈合要好，血管和淋巴管在激光照射时被封闭，减少了创面分泌物和细菌进入体内的机会，因此是清除瘢痕组织的一个较为理想的方法。在应用激光进行狭窄部位切割时，应将瘢痕全层切开，将切口延伸至两端正常尿道组织 0.5cm 处，并应做多点切开。将可见瘢痕尽可能汽化，以提高疗效。

（三）尿道修复术

尿道修复术是一种可能完全治愈尿道狭窄的方法，适用于尿道扩张或内切开术失败和有假道或瘘管形成的病例。尿道修复术之方法繁多，有分一期完成的，也有分二期或三期手术完成的，现分别选择几种具有代表性的手术方法。

1.尿道外口切开术

应用于尿道外口狭窄的病例。手术应将狭窄段尿道向腹侧做全长切开，切开应达正常尿道 0.5～1.0cm 处止，再分别将尿道黏膜与皮肤缝合。近来有学者介绍将腹侧的包皮做倒“V”形切开并与尿道黏膜缝合，可防止狭窄之再发生。

2.尿道对端吻合术

适用于尿道狭窄段在 3cm 以内的病例，手术可一期完成，如吻合满意可获良好效果，是应用开放性手术治疗本病的首选方法。手术必须充分切除瘢痕，充分游离两端之尿道，在无张力的条件下将两端正常之尿道组织作对端吻合，吻合口之断面应剪成斜面以防止吻合口狭小，尤其在前尿道吻合时更为必需。术后留置硅胶管 1 周左右，术后需应用雌激素以防止阴茎勃起造成吻合口出血或撕裂。为了使狭窄段较长的病例也能满意地完成对端吻合术，可以通过下列方法以利吻合：①充分游离远端尿道来减少张力，必要时游离段可直达舟状窝。②将阴茎根部之海绵体在中隔处予以分离或凿除部分耻骨联合或切除耻骨联合之方法，以求减少因尿道之弧形走向而带来的距离改变，为接近直行而缩短距离的方法，可大大扩大本术式的适应证和提高成功率。本法不适用多发性尿道狭窄和狭窄段过长的病例。

3.经耻骨联合尿道修复术

Pierce 在 1932 年将本法应用于后尿道狭窄的病例，此法有暴露好、操作方便的优点，可提高后尿道狭窄手术的成功率，尤其是狭窄段长，急症手术时未将上浮的膀胱固定的病例，或有骨折片压迫尿道及伴有尿道直肠瘘的病例等。手术要点是切除 4cm 左右的耻骨联合，充分暴露后尿道，切除病损部分的尿道做正常尿道间的对端吻合术。对狭窄段较长远端尿道游离有困难时，可同时做会阴切口以充分游离远端尿道，或同时做阴茎海绵体中隔切开有利于提高手术的成功率。曾有人提出在小儿病例中采用强行撑开耻骨联合的方法，由于可能发生骶髂韧带的损伤而遗留慢性腰背痛的后遗症，故目前已不再应用。

4.尿道套入法

适用于后尿道狭窄段较长，膀胱上浮近端尿道高而深，经会阴切口进行吻合有困难的病例。该手术的要点是在切除瘢痕后将远端尿道断端用可吸收线固定于导尿管上，并将该导尿管经近端尿道自膀胱切口引出，并固定于腹壁，令远端尿道套入并使两尿道断端相互对合，断端对合之要求，是在不能正确对合时其相距之间隙或相重叠处均以不超过 0.5cm 为宜，否则易形成瓣膜或因缺损段过长而再度形成瘢痕。牵引用的导尿管在术后 10～14d 时可予以拔除。

5.皮片移植尿道修复术

(1)游离皮片(管)移植尿道修复术：Devine 于 1963 年首先介绍本法，适用于球部尿道以远的尿道狭窄的修复，由于手术效果较满意，其适应证在不断扩大。有学者认为自精阜以远的尿道任何部位的狭窄均可采用，特别对阴茎悬垂部尿道的对端吻合术易发生再狭窄或尿瘘，而本法可提高手术的成功率，对狭窄段较长的病例可采用游离皮管修补的方法亦可获成功。做皮片修补时先将狭窄段尿道切开，两侧均应切至正常尿道 0.5～1.0cm 处，然后取自体组织的皮片移植之。目前被采用为自体组织材料包括包皮、口腔颊黏膜及大肠黏膜等。如果尿道已闭锁，则可切除已闭锁尿道；然后将游离之皮片缝合成一皮管移植之。提高游离皮片(管)成活率的要点是：①皮片之皮下脂肪须去尽。②受移植处的组织应有良好的血供。③移植后皮片应良好地固定。④充分引流防止感染，感染是失败的主要原因。术后尿道内留置硅胶管 2 周，术后 3 个月可行器械检查，少数病例术后可能有假性憩室形成。

(2)岛状皮片移植术：适用于前尿道狭窄的一期修复术，手术方法是在狭窄段尿道的邻近部位取一皮下组织不予离断的相应大小的带蒂皮片进行尿道修补，由于皮片保存了血供，故成活率高，提高了手术的成功率。将此法应用于前尿道瘘的修补，取得良好的效果。

6.皮肤埋入式尿道修复术

皮肤埋入式尿道修复术是一种分期进行的修复术式，其术式颇多，现将具有代表性的两种方法介绍如下。

(1)Johnson 手术：是 Johnson 在 1953 年所介绍的，适用于狭窄段长的前尿道病例。手术分两期进行，第一期是将狭窄段尿道切开后将两侧之皮肤埋入并与其边缘缝合，在已完全闭锁病例可将病损的尿道切除，然后将两侧邻近组织缝合于阴茎白膜上，此缝合之要求必须紧贴阴茎白膜，否则将影响二期手术之效果，此时在尿道狭窄段形成一尿沟和远近 2 个尿道瘘口。6 个月可进行第二期手术，采用 Browm 的方法做尿道成形术。

(2)Turner Warwick 手术：手术也分两期进行，第一期在切除狭窄的基础上将阴囊或邻近皮肤埋入形成尿瘘，再进行二期修复尿道。该方法适用于精阜远端任何部位的单一或多发性尿道狭窄，为了解决后尿道深部缝合时的困难，Turner Warwick 设计了一套专用手术器械，包括一把类似鼻镜的张开器，两把不同弧度的深部缝针等，以利操作和提高手术的成功率。

皮肤埋入法仅适用于狭窄段过长而无法用各种方式进行一期尿道对端吻合的病例。

(四)尿道内支架管的应用

1989 年 Milroy 首先报道了将金属支架置于尿道的狭窄处来治疗本病的前尿道狭窄，此后相继有学者报道应用钛合金尿道内支架及用不锈钢合金制成的螺旋支架管置入狭窄段的尿道以治疗复杂性尿道狭窄。

用不锈钢制成的支架首先成功地应用于心血管系统，然后被应用于尿道，它可应用于前或后尿道的狭窄，术后随访最长的达 20 个月，绝大部分病例术后排尿通畅，原有尿路感染者可获治愈。该支架可以取出，取出的支架发现未被尿路上皮覆盖，如再次狭窄可重新置入，未发现有与支架直接有关的不良反应，被认为是一种对不愿接受开放性手术或复发的难治的尿道狭窄的有前途的方法，但其远期疗效尚有待于进一步的观察。

当然，尿道扩张、直视下尿道内切开术及开放性尿道修复术依然是尿道狭窄的标准术式。

总之，尿道狭窄的病情复杂多变，临床上还没有一种术式可以解决所有的各种类型的狭窄，但无论采用何种术式，其总的原则是一致的——彻底切除狭窄段尿道直至正常尿道组织充分暴露，周围瘢痕组织要充分清除，进行无张力的良好的对端吻合和预防感染是手术成功的关键。经耻骨联合的途径、凿除部分耻骨弓及劈开阴茎中隔等方法适用于狭窄段切除后吻合口有张力和后尿道暴露欠佳的后尿道狭窄的病例。游离皮片或岛状皮片修复术适用于前尿道狭窄的修复，而分期手术方法仅适用于一期手术无法解决的病例。对严重和复杂难治的病例，往往需同时采用 2 种或 2 种以上方法的联合应用，才有可能达到较好的治疗效果。因此必须结合具体病例及术者的临床经验来进行选择是成功之本。

术后需进行一个时期的尿流率测定或尿道扩张来进行随访，尤以尿流率随访的办法是无损伤的，也有学者主张用尿道造影或尿道镜来判断疗效。术后随访不应少于 3 个月。如手术失败需再次行开放手术时，应在 3～6 个月后再进行。

第五节　肾脏肿瘤

肾脏肿瘤并不少见，占全身肿瘤的 2%～3%，而在泌尿系肿瘤中，它是仅次于膀胱肿瘤的常见肿瘤。肾脏原发肿瘤大多为恶性肿瘤，主要包括肾细胞癌、肾母细胞瘤和肾盂癌 3 种。肾细胞癌约占肾脏肿瘤的 80%，是最常见的肾脏肿瘤；肾母细胞瘤主要发生于小儿，是最常见的小儿腹部肿瘤；而肾盂癌多为移行细胞癌。良性肿瘤中最常见的是肾血管平滑肌脂肪瘤，又被称为错构瘤。

一、肾癌

肾细胞癌(renal cell carcinoma)又被称为肾腺癌，是一种较常见的泌尿系统的恶性肿瘤，占成人肾脏恶性肿瘤的80%～85%，在泌尿外科中，其发病率仅次于膀胱癌。近年来，随着我国健康人群体检的普及和B超、CT影像学技术发展，有更多的肿瘤被发现，肾癌的临床发病率逐渐升高，占成人全部恶性肿瘤的2%～3%。发病年龄多为40～70岁，发病率随年龄的增长而增加，发病年龄的中位数为65岁，有时发生在较年轻的人群，但20岁以下患者较罕见，男、女发病率比例约为2∶1。据美国国家癌症研究机构统计，每年约24 000人发生肾癌，其发病率尚无增加的趋势。上海医科大学泌尿外科研究所近5年收治肾癌230例，发病中位数年龄为53岁，但早期肾癌的检出率较前明显增加，城市较农村发病率高。

(一)病理

肾癌起源于肾小管上皮细胞，生长速度一般较慢，可发生于肾实质的任何部位，并可浸润肾包膜，并向外进一步侵及肾周围脂肪。左右侧发病机会均等，双侧病变占1%～2%。肿瘤质硬，外观为不规则的圆形或椭圆形，有一层纤维包膜包裹，血供丰富，表面常有怒张的血管。肿瘤的颜色与血管多少、癌细胞内脂质含量以及出血、坏死等因素有关。一般说来，生长活跃区为白色，含脂质丰富的区域呈金黄色并发亮，颗粒细胞和未分化细胞呈灰白色。瘤体内常有囊性变，有新鲜出血、陈旧出血灶，坏死部位为红色或暗红色，中心坏死、钙化。

显微镜检查：癌细胞类型主要为透明细胞、颗粒细胞和未分化细胞，其中以透明细胞最为常见。透明细胞体积大，边缘清楚，呈多角形，核小而均匀，染色深，因胞质中含有大量的糖原和脂质，在切片染色过程中胞质被溶解，故而切片中癌细胞多呈透明状，细胞常排列呈片状、乳头状或管状。颗粒细胞呈圆形、多边形或不规则形，色暗，胞质量少，较深染。颗粒细胞癌的细胞生长活跃，恶性程度较透明细胞癌高。这两种类型的癌细胞可单独存在，也可同时出现于同一瘤体内。若肿瘤大多数由透明细胞组成，则称为透明细胞癌；主要为颗粒细胞，则称为颗粒细胞癌；兼有两种癌细胞组成者，则称为混合型肾癌。若癌细胞呈梭形，核较大或大小不一，有较多的核分裂相，呈肉瘤样结构，则称为未分化癌，恶性程度很高。

肾癌可通过直接浸润、淋巴途径和血运转移。

1.直接浸润

肾癌达到一定体积后突破包膜，向内侵入肾盂，向外突破肾包膜，侵及肾周脂肪组织和筋膜，蔓延到邻近的组织，如肝、脾、肾上腺及横膈等；向内侵入肾盂后常发生血尿。

2.淋巴途径

25%的肾癌都有区域淋巴结转移。左侧经淋巴管转移到肾蒂、主动脉和主动脉左外侧淋巴结。右侧首先累及肾门附近和下腔静脉周围淋巴结，并可向上蔓延到颈部淋巴结，也可直接通过膈肌淋巴结转移到肺。

3.血行转移

肾癌具有向静脉侵入的倾向，故血行转移是肾癌重要的转移途径。肾癌细胞侵犯静脉，在静脉内形成瘤栓，进一步延伸至下腔静脉，甚至到达右心房，并转移到骨骼和肺等其他脏器，引起广泛血运转移。癌细胞转移至肾静脉和下腔静脉的发生率分别为20%和10%。多数瘤栓来自右侧肾癌，个别来自肾上腺内的转移灶。

肿瘤转移并不是与原发肿瘤大小完全相关。低度恶性的肿瘤常保持完整的包膜，虽然体积巨大，仍可没有转移。恶性程度较高的肿瘤，虽然肉眼看来肿瘤包膜保持完整，实际上癌细胞往往已侵入和穿出肾包膜。而对于淋巴转移和血行转移来说，少数恶性程度很高的肾癌在原发肿瘤体积很小时即已出现转移。

(二)分期

为了对肿瘤进行有效的治疗，并判断其预后，一般可依据原发肿瘤情况、淋巴结和肿瘤远隔转移情况进行肿瘤分期。临床常用的是1968年提出的Robson分期。

1期：肿瘤局限于肾包膜内，肾周脂肪、肾静脉和区域淋巴结均未受侵。

2期：肿瘤已侵入肾周围脂肪，但尚局限于肾周围筋膜之内，肾静脉及局部淋巴结尚未受侵。

3期：肿瘤已侵犯肾静脉或局部淋巴结，有或无下腔静脉和肾周脂肪的受累。

4期：肿瘤侵犯邻近脏器(肾上腺除外)，或已有远膈转移。

1987年，国际抗癌协会提出TNM分期方案，将静脉受累和淋巴结转移分开，使分期更好预测肿瘤的发展。

T原发性肿瘤：

T_X无法估计原发肿瘤情况；

T_0无原发肿瘤证据；

T_1肿瘤最大直径≤2.5cm，局限于肾包膜内；

T_2肿瘤最大直径>2.5cm，局限于肾包膜内；

T_3肿瘤超出肾脏；

T_{3a}侵犯肾上腺或肾周组织，但不超出Gerota筋膜；

T_{3b}肿瘤侵入肾静脉或膈下的下腔静脉；

T_{3c}肿瘤侵入膈上的下腔静脉；

T_4肿瘤超出Gerota筋膜，或累及邻近器官。

N淋巴结：

N_x无法估计淋巴结转移情况；

N_0无淋巴结转移；

N_1单个淋巴结转移，最大直径≤2cm；

N_2单个淋巴结转移，最大直径2～5cm，或多个淋巴结转移；

N_3局部淋巴结转移，直径大于5cm。

M转移：

M_x无法估计远处转移情况；

M_0无远处转移；

M_1有远处转移。

(三)临床表现

1.局部肿瘤引起的症状和体征

(1)血尿：无痛性血尿是肾脏肿瘤最常见的症状，约60%的患者都有肉眼或镜下血尿，多表明肾癌已侵犯进入肾盂肾盏等集合系统。最常见的表现为间歇性、全程性、无痛性肉眼血尿。

(2)腰痛:肾癌引起的腰痛多为持续性隐痛,发生率约为40%。原因主要是由于肿瘤生长导致肾被膜张力增加,另外还可因晚期肿瘤侵犯周围脏器或腰肌所造成。也可导致持续性的腰部疼痛,且疼痛较剧烈。此外,血块经输尿管排出时,也可以引起肾绞痛。

(3)腰部肿块:肾癌患者的腰部肿块质地较硬,表面不光滑。目前仅见于少量瘦长体型患者和边远地区就诊患者,随着我国健康人群体检的普及和B超、CT影像学技术发展,肾癌患者已多在肿块发展到此阶段前,已获确诊和治疗。检查者如能触及肿瘤,表明肿瘤已处于晚期,预后不佳。

(4)精索静脉曲张:多见于左侧。由于左侧精索静脉汇入左肾静脉,可因左肾静脉内瘤栓影响精索静脉血液回流而致。右侧亦可由于下腔静脉内瘤栓影响右侧精索静脉血液回流而致,但较少见。其特点为平卧位后曲张静脉仍然怒张,没有明显减轻或消失。

传统上,将上述血尿、腰痛和腰部肿块三大表现称为“肾癌三联征”,实际上,“肾癌三联征”的出现,说明肿瘤已发展到晚期。

2.全身症状和体征

(1)发热:在肾癌患者中也较常见,发生率为10%～20%。部分患者发热是其就诊的唯一症状,常为38℃以下的低热,偶为稽留高热,发热的原因多认为与肿瘤产生的致热原相关。另有研究发现,原发肿瘤可能分泌白细胞介素-6,从而导致肿瘤性发热。在切除肿瘤后,体温多能恢复正常。

(2)高血压:约20%的肾癌患者有高血压,主要原因有肿瘤压迫导致肾素分泌过多、肿瘤内动静脉瘘以及肿瘤压迫肾脏血管等。但应注意,只有近期出现的并且在切除肾癌后恢复正常的高血压才可以说是由肾癌引起的。

3.生化指标异常

(1)贫血:25%的患者可伴有轻度的正常红细胞贫血。目前多认为是因肾脏肿瘤毒素影响骨髓造血功能,以及肾脏自身的促红细胞生成素的分泌不足造成的。

(2)血沉快:肾癌患者出现血沉快的原因尚不清楚,发生率在50%左右。血沉快的患者多预后不良,对持续血沉快的患者应做肾脏B超检查以除外肾癌的可能。

(3)高血钙:原因不是很清楚,发生率约10%。可能与肿瘤产生的一种类似于甲状旁腺素相关蛋白的多肽有关。切除肿瘤后恢复正常,肿瘤转移或复发后可重新升高。高血钙也可能由肿瘤转移到骨骼引起。

(4)红细胞增多症:具体原因并不清楚,可能与肿瘤直接分泌红细胞生成素或肿瘤压迫刺激分泌红细胞生成素有关。当肿瘤被切除后,红细胞增多症即可消失,肿瘤转移或复发后又重新出现。

(5)肝功能异常:并不一定是由于肿瘤转移到肝脏引起,患者可能还有肝脾增大、血清碱性磷酸酶升高、α_2球蛋白升高等表现。切除肾肿瘤后肝功能恢复正常,因此肝功能异常并非是肾癌根治术的手术禁忌证。

(四)诊断

1.肾癌的发现

目前临床的重要问题是依据上述肾癌的临床表现寻找早期发现肾癌的线索。许多肾肿瘤患者的早期临床表现并不典型，需要我们提高警惕，予以甄别。首先，对于间歇性出现的无痛血尿患者，应予以重视，即使是镜下血尿，亦应予以检查。同样，对于持续性的腰部隐痛患者，以及具有贫血、血沉快和其他肾外表现的患者，也应谨慎对待，寻找上述表现的原因。体检时应注意有无腰部或腹部包块和锁骨上淋巴结病变。精索静脉曲张平卧不消失提示有肾肿瘤伴静脉瘤栓之可能。

2.肾癌的确诊

肾癌的确诊大多并不难，B超、静脉肾盂造影和CT等影像学检查的结果，均能够提供最直接的诊断依据。同时，影像诊断学技术还能够做出准确的肿瘤分期，从而在手术以前明确病变的性质和病变的发展侵犯情况。

目前，临床依据患者的临床表现考虑。有患肾癌的可能性后，首先选择的影像学检查应是B超，因为B超检查简便易行，对受检者不造成痛苦和创伤，并具有易重复的特性。在发现肾脏肿瘤后，根据情况可直接选择CT扫描，以确切了解肿瘤的位置、大小、范围、性质和淋巴结情况及有无转移，并进一步明确诊断肾癌。

静脉肾盂造影的诊断价值比较小，现主要是对肾盂癌的鉴别，并了解对侧肾脏功能。MRI检查应在CT检查后，肿瘤与相关脏器关系不清时，利用其冠状面和矢状面的影像来进行分析。肿瘤瘤栓情况则多应用彩色多普勒B超、MRI和腔静脉造影来进行鉴别诊断。

(1)B超：B超检查简便易行，对受检者不造成痛苦和创伤，现已作为无痛性肉眼血尿患者首选的影像学检查，有越来越多的无症状肾癌就是这样被发现的。B超发现肾脏肿瘤的敏感性较高，可以作为首选的检查方法，尤其是B超可以很容易地将肾囊肿、肾积水等疾病与肾癌鉴别开来。在B超声像图上，肾实质内的圆形或椭圆形、边界较清楚的团块状回声是肾癌的典型征象，其内部回声多变，中等大的肿瘤多呈低回声，仅少数呈强弱不等的混合回声或等回声；体积较小的肾癌有时表现为高回声团块；较大的肿瘤向肾脏表面突起，使肾脏轮廓呈现局部增大突出，表面凹凸不平。B超还可以提供肾门、腹膜后淋巴结情况和肝脏、肾上腺情况及有无转移。彩色多普勒超声可用来了解肿瘤瘤栓侵犯静脉的程度，对肾静脉及下腔静脉内瘤栓诊断的准确性为93%。

(2)CT：CT能显示肿瘤的范围及邻近器官有无受累，其准确性较高，是目前最可靠的诊断肾癌的影像学方法。

1)典型的肾癌在CT图像上呈圆形、椭圆形或不规则形占位，平扫时，肾癌的密度略低于肾实质，但很接近，因此平扫时容易遗漏较小的肿瘤病灶。增强扫描后，肾癌病灶的密度轻度增强，而正常肾实质的密度呈明显增强，二者形成对比，使肿瘤的边界更明显。由于肾癌病灶中多有程度不等的坏死、出血、囊性变甚至钙化灶，因此在CT图像上表现为密度不均。部分肾癌有钙化灶，在肿瘤内呈不规则分布。

2)静脉瘤栓：肾肿瘤侵入肾静脉或下腔静脉后，CT平扫可发现静脉内低密度区肿块影，增强扫描可见肿块增强不明显，形成管腔内的低密度充盈缺损区。

3)淋巴结转移：CT可确定肿瘤淋巴结转移情况。肾门周围直径大于2cm淋巴结多为肿瘤转移所致。肾门区淋巴结直径小于2cm则为可疑淋巴结转移。

(3)MRI：MRI对肾癌诊断的敏感度及准确性与CT相仿，肾癌在T_1加权像上呈低信号，

在 T_2 加权像上呈高信号，肿瘤内组织信号不均匀，为椭圆形或不规则形肿块，可见肾脏外形改变，边缘能见到假包膜形成的环状低信号区。

MRI 在显示周围器官受侵犯及与肿瘤与周围脏器关系上明显优于 CT，可以确定肾蒂淋巴结转移情况。由于 MRI 有冠状面、额状面和矢状面多种层面的影像，可以轻易地界定肿瘤与肾脏、肾上腺以及下腔静脉的关系，确定肿瘤的来源，使肾脏上极肿瘤与肝脏和肾上腺肿瘤得以鉴别。MRI 还可以清晰地显示肾静脉与下腔静脉内的瘤栓，尤其是 MRI 的额状面图像，可以清晰地显示瘤栓的范围。

(4)X 线平片：X 线平片对于肾癌诊断的价值不大，较大的肾癌可显示肾脏轮廓影局限性突出，肾癌可显示细点状钙化。

(5)静脉尿路造影：尿路造影是 B 超、CT 等未得到广泛应用前肾脏肿瘤的主要诊断手段。通过了解肾脏肿瘤对肾盂、肾盏的压迫情况来明确诊断。当肿瘤体积较小、仅限于实质内时，集合系统可无异常改变，容易导致漏诊。静脉尿路造影的主要表现是：①肾盂、肾盏变形、狭窄、拉长、闭塞或移位。②当肿瘤刚刚开始侵入肾集合系统后，则可使肾盂、肾盏的轮廓不规则、毛糙，或出现充盈缺损。③可引起患肾的功能丧失，造影时不显影。

(6)逆行上尿路造影：该项检查对肾癌的诊断帮助不大，但对于静脉尿路造影不显影的肾脏，可以用来与其他上尿路病变进行鉴别。

(7)肾动脉造影：随着造影技术的发展，血管造影多采用选择性数字减影的方法来清楚地显示病变。肾癌动脉造影的主要征象有：肿瘤区出现多数迂曲、不规则、粗细不均、分布紊乱的小血管，肿瘤周围的血管呈包绕状由于肿瘤内存在动静脉瘘，在动脉期即可见肾静脉显影；如向肾动脉内注射肾上腺素时，正常肾脏血管和良性肿瘤内的血管将发生收缩，但肾癌组织内的肿瘤血管却不会收缩。

近年来，肾动脉造影多应用于肿瘤来源不清时的鉴别诊断，通过对肿瘤主要供血动脉来源的分析，可以轻易分辨肿瘤的来源。

(8)除外转移灶：肾癌患者就诊时有 20%～35%已发生转移，因此在进行根治性肾切除术前，必须行胸部 X 平片、肝脏 B 超，除外肺部和肝脏转移的存在。如有骨转移和脑转移的证据，亦应行全身核素骨扫描和脑部 CT。

(五)治疗

1.手术治疗

根治性肾癌切除术是目前肾癌的主要治疗方法。根治手术的范围包括切除患侧肾脏、肾周脂肪、肾周筋膜、肾上腺、区域淋巴结和肾静脉及下腔静脉内的癌栓。手术时应注意采用能获得良好暴露的切口，争取在分离肾脏以前即首先结扎肾动脉，以防手术时肿瘤的扩散和癌栓的转移。对肿瘤体积较小的Ⅰ期肾癌可采用腰部第 11 肋间切口；而对于肿瘤较大的或Ⅱ、Ⅲ期肿瘤则应采用腹部切口，以保证区域淋巴结清扫的彻底进行；如肿瘤巨大并偏向肾脏上极，则可采用胸腹联合切口。手术时首先应结扎肾蒂，从而避免手术操作时造成的肿瘤转移，并减少手术时肿瘤分离过程中出血。

由于肾癌，特别是Ⅱ、Ⅲ期肿瘤，常常侵犯肾周围脂肪，手术时在处理肾蒂后，应在肾周筋膜外进行分离，才可确保预防术中肿瘤局部残留和种植。在对肿瘤上方或外方与肾周筋膜外分离出现困难时，可首先扩大切口，改善切口暴露情况，而不能轻易决定进入肾周筋膜内。根据 Beare 和 Mc Donald 对 488 例肾癌标本的研究，发现 70%的标本中癌细胞已浸润肾包膜或肾周围脂肪，所以，在临床上将肾周围筋膜及筋膜内容物做整体切除，是十分重要的。

肾上腺组织位于肾脏上方，肾周筋膜内，与肾脏和肾周脂肪关系密切，因此发生肾癌后同侧肾上腺容易受累。资料显示肾癌患者中 10%伴有肾上腺转移，所以肾脏上极肿瘤必须将同侧肾上腺一并切除，而中下极肿瘤，则可视情况而定。

尽管根治性肾癌切除术已明确必须包括区域淋巴结的清扫，但在实际工作中，对于肾癌淋巴结清扫仍存有争议。这是由于肾癌淋巴引流途径非常丰富，虽然主要的淋巴回流是聚集至肾蒂周围的淋巴结，但是后腹膜区域淋巴回流途径的存在，使某些没有肾蒂淋巴结转移的患者出现腹膜后的广泛转移。此外，许多存在肾蒂淋巴结转移的患者，多已伴有血行转移，使得肾癌的区域淋巴结清扫术的效果存在疑虑。但综合地看，区域淋巴结清扫术，仍有其重大意义：Golimho 的结果显示Ⅱ期肾癌患者在进行区域淋巴结清扫后，5 年生存率提高了 10%～15%。区域淋巴结清扫的范围：下方从肠系膜下动脉起始部位水平开始，上方达肾上腺血管处即可。只需在上下界之间清扫腹主动脉(右侧为下腔静脉)前方和外侧淋巴脂肪组织，而腹主动脉和下腔静脉之间及背侧的组织多不需清扫。现有人主张扩大手术清扫范围，自横膈以下至主动脉分叉水平，手术损伤明显增大，但手术效果可能并无明显改善，因为如主动脉前后组淋巴结已出现转移，则转移业已广泛，单纯区域淋巴结清扫已无法彻底清除肿瘤。

难于切除的巨大肾脏肿瘤，可行肾动脉栓塞术，栓塞后肿瘤缩小，从而增加手术切除的机会。肾癌血运丰富，术中容易出血。术前肾动脉栓塞后，肿瘤发生广泛坏死，肾肿瘤表面静脉萎缩，肿块缩小，肾周围水肿，肿瘤容易分离，减少手术中出血，提高手术切除率；此外便于肾切除前直接结扎肾静脉，减少手术操作难度。肾动脉栓塞是在术前经股动脉穿刺，逆行插管置患侧肾动脉，注入致栓物质，使动脉闭塞。现已可根据肿瘤部位和范围选择进行肾动脉主干或其分支栓塞。

原发性肾癌已侵犯邻近脏器的，预后极差，如患者情况允许，可争取将原发肿瘤连同邻近受累的器官和组织一并切除，术后辅以化疗和免疫治疗。也可首先行肾脏动脉栓塞后再行手术治疗。

肾细胞癌可能发生在先天性孤立肾和因良性疾病对侧肾脏切除病例，双侧肾脏也可同时或连续发生肾癌。由于对肾脏内血管分布的进一步了解和外科技术的发展，现提出了保留肾脏组织的肾肿瘤手术方式。处理原则是如未发现远处转移，则应在彻底切除肾癌组织的同时，尽可能保留正常肾组织，使残留的肾组织可以维持相应的肾脏功能，而不需要透析，从而避免肾癌根治术后的尿毒症和血液透析。主要的方式是双侧单纯肿瘤切除或切除一侧小的肿瘤，对侧行根治性肾癌切除。手术中操作困难者可以行肾切除后，采用肾脏降温和离体手术操作技术，在体外行肿瘤切除，完成操作后，再行自体肾移植。

部分肾切除治疗肾癌的主要问题是肿瘤局部复发，复发率为 6%～10%，某些复发病例，实际是因为肾脏内未发现的癌多发病灶，因此，保留肾组织肾癌手术，应严格控制适应证。

2.放射治疗

肾癌对放疗并不敏感，因而放射治疗目前仅被用于辅助治疗，主要应用于：

(1)恶性程度较高和Ⅱ、Ⅲ期肿瘤手术后对手术野的照射。

(2)晚期肿瘤患者的姑息治疗。

(3)原发肿瘤巨大,不易切除的,可在手术前照射,使肿瘤缩小,提高手术切除率。

(4)骨骼等转移癌的放疗,以减轻症状。

3.化学治疗

肾癌对化学治疗不敏感,常用的药物有环磷酰胺、丝裂霉素、6-巯基嘌呤、长春碱、放线菌素D等。现在对肾脏肿瘤进行肾动脉栓塞治疗时,将化疗药物直接注入肾癌的供血动脉,提高局部的药物浓度,减轻全身反应。最常用的药物是丝裂霉素,每次20~40mg。

4.内分泌治疗

有研究显示,正常肾和肾癌组织中含有雄性激素和孕激素受体,肾癌的发生与激素水平有相关性。临床上,常对肾癌术后及晚期肿瘤患者给予甲羟孕酮100mg,每日3次,或400mg肌内注射,每周2次,对15%的肾癌患者具有治疗效果。

5.免疫治疗

近年来,对于肾癌进行免疫治疗,获得了较放射治疗、化学治疗和内分泌治疗更好的结果。主要应用的药物是干扰素和白介素-2,目前多应用于术后和无法行肿瘤根治术的患者,但现在免疫治疗仍比较昂贵,影响了它的普及应用。

(1)干扰素:通过增强自然杀伤细胞的活性,以及对肿瘤的细胞毒作用,抑制肿瘤细胞的分裂,是治疗转移性肾癌有效的方法。用法是:干扰素300万单位肌内注射,隔日1次或每周5次,连续3个月。可重复使用。

(2)白介素-2和转移因子:均能促进和调节淋巴细胞的免疫功能,近年来得到一定的应用。

(六)预后

近年来,肾癌的治疗并无明显进步,因此肾癌的预后,与10年以前相比并无明显改善。Giberti的1997年统计数据显示肾癌术后5年生存率为50.7%,10年生存率为35%,15年生存率为29%。

与肾癌预后关系最密切的因素主要是病理分级和肿瘤分期。

1.肿瘤分期和预后的关系

肿瘤分期是影响肾癌预后的关键因素。Ⅰ期肿瘤5年生存率为70%~90%;Ⅱ期已侵犯肾周脂肪的肿瘤患者的5年生存率即降为60%~70%;Ⅲ期肿瘤患者已有淋巴结转移,5年生存率仅为40%~50%;而有肿瘤远处转移的Ⅳ期患者5年生存率即降为10%~20%。

在肾癌分期对患者预后的影响方面,主要是以下3个因素的作用:

(1)肿瘤大小:根据分析,肿瘤的直径大小与肿瘤浸润范围明显相关,一般来讲,肿瘤直径越大,肿瘤直接浸润的范围就越大,治疗也不容易彻底。此外,肿瘤的大小与肿瘤的转移概率也有相关性,Petkovic统计结果证实:肿瘤直径超过5cm,56%已发生转移,而肿瘤直径超过10cm,75%发生转移。

(2)区域淋巴结侵犯:区域淋巴结是肾癌首先转移的部位,代表了肿瘤转移的倾向,伴有肾蒂淋巴结转移的患者,预后明显较无淋巴结转移患者要差。

(3)肾静脉和下腔静脉的侵犯:以往认为,只要有静脉瘤栓的患者,预后多明显不良,但近年研究表明,只要瘤栓能够在手术中完整取出,并不明显影响肿瘤患者的预后,尤其是瘤栓仅限于肾静脉的患者。

2.肾癌分级与预后的关系

肾癌细胞的类型与预后也有很大关系,透明细胞癌恶性程度较低,预后较好;颗粒细胞癌恶性程度较高,预后较差;梭形细胞癌分化最差,预后也最差。但有很多肾癌的细胞类型是混合的,此时应以恶性程度最高的癌细胞类型来估计预后。

二、肾盂癌

肾盂癌是肾盂或肾盏黏膜上皮细胞发生的恶性肿瘤,约占肾肿瘤的10%。绝大多数为移行细胞癌,鳞癌约占肾盂肿瘤的15%,腺癌极为少见。肾盂癌发病年龄多在40岁以后,男性多于女性。左、右侧肿瘤发病率基本相同,双侧发生肾盂肿瘤者较为罕见。肾盂、输尿管和膀胱的上皮同属于移行上皮,常发生的肿瘤均为移行上皮癌,但肾盂肿瘤恶性程度偏高,有50%的肾盂病例在输尿管和膀胱内同时伴有移行细胞癌。

(一)临床分级和分期

肾盂癌的病理和临床分期与膀胱癌相似。

0期:仅限于黏膜,无浸润。

A期:侵犯肾盂黏膜固有层或局部浅表肾锥体。

B期:侵犯肾盂肌层或镜下弥散侵犯肾锥体。

C期:肉眼侵犯。肾实质或肾盂周围脂肪组织。

D期:D1淋巴结转移。

D2远隔器官转移。

(二)临床表现

1.间歇性、无痛性、全程肉眼血尿

见于80%～90%的病例,为患者首发症状和主要症状,也是肾盂癌患者就诊的主要原因。出血严重时可有条形血块。

2.肾区疼痛

多为钝痛,血块堵塞输尿管时可发生绞痛。

3.其他

多无阳性体征,触及肿块者少见,偶有锁骨上淋巴结肿大或恶病质。

(三)辅助检查

1.B超

对诊断有一定帮助,表现为肾盂肾盏高回声区内出现中低回声团块,边缘不整。伴有积水时,可兼有肾积水的超声表现,并能清晰显示肿瘤的形态。肾的皮髓质结构紊乱,说明肿瘤已侵及肾实质;肾脏轮廓不规则、变形,提示肿瘤已侵及实质深层或穿透肾包膜。

2.静脉肾盂造影或逆行尿路造影

静脉肾盂造影或逆行尿路造影是主要辅助诊断方法,表现为肾盂内充盈缺损,可伴有肾积水,但需注意大量血尿时肾盂内血块也表现为充盈缺损。

3.CT 或 MRI

表现为肾盂内实质性肿块,CT 值与肾实质相似或略高;可伴有肾盏扩张、肾窦脂肪受压移位;增强扫描肿块强化不明显;增强后充满造影剂的肾盂内出现形态不规则的充盈缺损,与肾盂壁相连,肾脏外形多正常。此有助于鉴别肾盂癌和肾癌,但肾盂癌侵犯肾实质时与肾癌鉴别困难。CT 检查还能明确是否有局部淋巴结转移。

4.膀胱镜检查

有重要诊断价值,应常规进行。不仅可发现或排除伴发的膀胱癌,还可同时行逆行造影和留取肾盂尿作常规检查及尿脱落细胞检查。

5.脱落细胞检查

膀胱尿找到恶性细胞有助于定性诊断,肾盂尿发现恶性细胞则同时有定位价值。低分化癌阳性率较高,可达 60%以上,高分化癌阳性率较低。

6.输尿管肾盂镜检查

可直接观察到肿瘤,同时可取活组织进行病理检查以明确诊断。输尿管肾盂镜对肾盂的诊断准确率为 83%。

(四)治疗

(1)肾盂癌根治性切除术诊断明确、无远处转移者应行肾盂癌根治性切除术,范围包括患侧肾脏、全长输尿管和输尿管口周围的膀胱壁。尿路上皮肿瘤存在多器官发病的可能,其发生的次序是从上而下沿尿液方向出现,因此肾盂发生移行细胞癌后,该侧输尿管和输尿管周围的膀胱壁必须一并切除。肾盂癌患者进行患侧输尿管部分切除,超过半数病例的残余输尿管可发生移行细胞癌。目前,肾盂癌手术多主张进行肾切除,而不必行肾周脂肪清除和肾蒂淋巴结清扫。

孤立肾或双肾同时发生肾盂癌,如肿瘤属低期、低级,尿脱落细胞阴性,应争取保留肾脏,有条件时可经肾盂输尿管镜行肿瘤切除;肿瘤属高期、高级者则必须行根治性切除,术后行透析治疗。

随访膀胱镜,目的是预防多中心移行细胞癌发生。

(2)非手术治疗有远处转移的晚期患者可行放疗或化疗,方案基本同膀胱癌,但疗效不理想,预后差。

三、肾母细胞瘤

肾母细胞瘤是小儿泌尿系统中最常见的恶性肿瘤,肾母细胞瘤约占小儿恶性实体瘤的 8%。肿瘤发病年龄 1~5 岁者占 75%,而 90%见于 7 岁以前,个别病例见于成人。男女性别及左右侧发病例数相差不多,双侧患者占 3%~10%。1899 年德国医生 Max Wilms 对此病作了详细的病理描述,故习惯上又将肾母细胞瘤称为 Wilms 瘤。罕见肾外肾母细胞瘤,可在后腹膜或腹股沟区发现,其他部位还包括后纵隔、盆腔后部及骶尾部。

近年来肾母细胞瘤的治疗效果获得惊人成功。这主要是由于美国国家 Wilms 瘤研究合作组(National Wilms Tumor study)和国际小儿肿瘤协会(The Intemational Society of Pedilatric Oncology)共同努力的结果,对预后良好的肿瘤类型的治疗进行改良,以减少放疗和化疗带来的危害,而对预后极差的病例进行强化治疗。

(一)病理

肿瘤起源于未分化后肾胚基，肾母细胞瘤可发生于肾实质的任何部位，与正常组织边界清晰，有纤维性假包膜。肿瘤剖面呈鱼肉样膨出，灰白色，常有出血及梗死，偶形成巨大囊性肿瘤，囊壁不规则。肿瘤破坏并压迫正常肾组织，使肾盂、肾盏变形，少见的情况是肿瘤侵入肾盂，并向输尿管发展，可引起血尿及梗阻。肿瘤钙化呈蛋壳样位于肿物边缘，与神经母细胞瘤之分散钙化点不同。肿瘤突破肾被膜后，可广泛地浸润周围器官及组织。

显微镜下可见肿瘤由胚基、间质及上皮 3 种成分构成。胚基成分为排列紧密的较小的幼稚细胞，其核呈卵圆形，核仁不明显，胞浆中等量，核分裂象常见，对周围组织有侵袭性；上皮成分形成发育不全的肾小球、肾小管、乳头等肾脏上皮组织。间质成分多为幼稚间叶组织，包括原始细胞及不同量的横纹肌、平滑肌、成熟结缔组织、黏液组织、脂肪及软骨等成分。肿瘤经淋巴转移至肾蒂及主动脉旁淋巴结，亦可沿肾静脉伸入下腔静脉，甚至右心房。血行转移可播散至全身各部位，而以肺转移最常见，其次为肝，也可转移至脑。

(二)组织学分型

肾母细胞瘤的组织成分与肿瘤的预后关系密切。根据病理组织分型与预后的关系，NWTS 经过一系列研究，逐渐加深对其认识，将肾母细胞瘤分为两大类：

1.不良组织类型

包括间变型、肾透明细胞肉瘤和肾恶性横纹肌样瘤。此类型虽然只占肾母细胞瘤的 10%，却占肾母细胞瘤死亡病例的 10%。近年多数学者认为肾透明细胞肉瘤与肾恶性横纹肌样瘤不是来自后肾胚基，不属于肾母细胞瘤范畴。间变的标准是：①间变细胞核的直径至少大于非间变同类瘤细胞核的 3 倍以上，细胞核染色质明显增多。②有核多极分裂象，每个分裂极染色体长度都长于正常有丝分裂中期的长度。间变按其范围分为局灶性间变和弥散性间变。

2.良好组织类型

任何婴儿期肾脏肿瘤具有高级分化，均可归类于良好组织类型，本类型预后较好。主要包括上皮型、间叶型、胚基型和混合型以及囊性部分分化性肾母细胞瘤和胎儿横纹肌瘤型肾母细胞瘤。肿瘤组织中上皮、间质或胚基组织成分占组织成分 65%以上，即分别定为上皮型、间叶型和胚基型；如果 3 种成分均未达到 65%，则为混合型。

(三)肿瘤分期

临床病理分期与掌握病情、制订治疗方案及估计预后均有密切关系，至关重要。下面是 NWTS 对肾母细胞瘤的分期标准：

Ⅰ期：完整切除的肾内肿瘤，肾被膜未受侵。术前或术中无瘤组织外溢，切除边缘无肿瘤残存。

Ⅱ期：肿瘤已扩散到肾外而完整切除。有局限性扩散，如肿瘤浸润肾被膜达周围软组织；肾外血管内有瘤栓或被肿瘤浸润；曾做活体组织检查；或有局部肿瘤逸出，但限于腰部。

Ⅲ期：腹部有非血源性肿瘤残存；肾门或主动脉旁淋巴结受侵；腹腔内有广泛肿瘤污染；腹膜有肿瘤种植；肉眼或镜下切除边缘有肿瘤残存或肿瘤未能完全切除。

Ⅳ期：血源性转移至肺、肝、骨、脑等脏器。

Ⅴ期：双侧肾母细胞瘤。

(四)临床表现

1.上腹部肿物

肾母细胞瘤其他临床症状均较少见,90%的患者以上腹部肿物为首次就诊原因。腹部肿物多在家长或幼保人员给患儿更衣或洗澡时被发现。肿物一般位于上腹季肋部,表面光滑、实质性、中等硬度、无压痛,较固定;肿瘤巨大者可超越中线,并引起一系列肿瘤压迫症状。

2.血尿

10%~15%的患者可见肉眼血尿,血尿出现的原因目前认为是由于肿瘤侵及肾盂、肾盏所致的。

3.发热

肾母细胞瘤患者有时可发热,多为低热,认为是肿瘤释放致热源所致的肿瘤热。

4.高血压

有30%~60%的患者有高血压表现,这是由于肿瘤压迫造成患肾的正常肾组织缺血后,肾素分泌增加所致。

5.贫血或红细胞增多症

贫血多由于肿瘤内出血、肿瘤消耗所致,红细胞增多症则往往是肿瘤自身可分泌促红细胞生成素所致。

6.其他

表现可有腹疼,偶有以肿瘤破溃表现为急腹症就诊者。罕见有因肿瘤压迫引起左精索静脉曲张者,也不常见以转移瘤就诊者。肾母细胞瘤患者约有15%的病例可能合并其他先天畸形,如无肛症、马蹄肾等。

(五)影像学检查

1.B超

B超由于其方便和无创的特点,现已成为发现上腹部肿物后的首选检查手段。超声可检出肿物是否来自肾脏,了解肿物的部位、性质、大小以及与相关脏器的关系。彩色多普勒超声还可检出肾静脉和下腔静脉有无癌栓。另外,肾母细胞瘤内常有出血、坏死,肿块常不均质,囊壁比较厚,此时超声可以轻易地将其与肾囊肿鉴别开来。

2.泌尿系平片和静脉尿路造影

泌尿系平片可以见到患侧肾肿瘤的软组织影,偶可发现肿物边缘部分散在或线状钙化。静脉肾盂造影可见肾影增大,肾盂、肾盏受压而变形、伸长、移位。部分病例患侧肾脏完全不显影。静脉尿路造影同时还可了解对侧肾脏情况。

3.CT

CT检查可以明确肿瘤的大小、性质以及与周围脏器的相邻关系。CT同时对下腔静脉有无瘤栓也能明确。

4.逆行肾盂造影

目前已很少用到,仅在诊断不明,而静脉尿路造影患肾不显影时采用。

5.MRI

在对肾母细胞瘤的诊断上优于CT,因为MRI除了像CT一样可明确诊断肿瘤大小、性质以及与周围脏器的相邻关系外，由于 MRI 有冠状面、额状面和矢状面多种层面的影像，可以轻易地界定肿瘤与肾脏、肾上腺以及下腔静脉的关系，容易确定肿瘤的来源，使肾母细胞瘤与肾上腺部位的神经母细胞瘤得以鉴别。MRI 还可以清晰地显示下腔静脉内的瘤栓，尤其是 MRI 的额状面图像，可以清晰地显示瘤栓的范围。

6.骨扫描

多在怀疑肿瘤骨转移时进行，可确定全身骨骼转移灶的位置，以便与神经母细胞瘤的鉴别。

（六）治疗

肾母细胞瘤是小儿恶性实体瘤中应用综合治疗（包括手术、化疗及必要时加放射治疗）最早和效果最好的。化疗对提高肾母细胞瘤的存活率发挥了巨大作用。

1.手术治疗

手术治疗仍是肾母细胞瘤最主要的治疗方法，手术能否完全切除肿瘤，对术后患者的化疗效果和预后，有着重要的影响。

手术时宜采用上腹部横切口，自患侧第 12 肋尖部切至对侧腹直肌边缘，此种切口暴露基本足够，目前已很少有肿瘤需行胸腹联合切口，以求得足够的暴露。手术中首先应进行腹腔探查，应先探查肝脏，有无转移，然后查看主动脉和肾门周围有无肿大的淋巴结，如发现可疑肿瘤转移，则可切取淋巴结活检。

触诊探查对侧肾脏，尽管各种影像学检查可以基本除外双侧肿瘤的可能性，术中仍需仔细探查，可疑有肿瘤病变时应取活检，然后再探查患侧肿瘤大小、侵犯范围、肿瘤活动度和与周围脏器的关系。

依据肿瘤手术的基本原则，首先处理肾蒂的肾动脉和肾静脉，以防止手术过程中血缘性肿瘤转移的可能性。但在实际手术操作过程中，因肿瘤多比较巨大，仍存在一定的困难。此时可先切开后腹膜、游离患肾，然后再暴露肾门，处理肾蒂，注意避免首先结扎肾静脉，导致血液回流受阻，肿瘤胀大，容易发生肿瘤破裂。如肾静脉内有瘤栓，需取出瘤栓，再结扎肾蒂，然后完整切除瘤肾。操作应轻柔，以免肿瘤破溃，如破溃，局部复发机会将增加 1 倍。目前认为淋巴结清扫并不能改善预后，只应切取淋巴结活检以确定肿瘤分期。如肿瘤向周围浸润固定，已无法完全切除，则应在肿瘤残留组织附近留置银夹，作为放疗的标记。待 3～6 个月后再次行手术探查予以切除。

2.术前综合治疗

近 30 年来治疗上的重要进展是联合化疗，显著提高了肾母细胞瘤患者的存活率。必要的术前化疗是很重要的治疗手段。肿瘤过大、估计不易切除时，应用化疗和放疗，待肿瘤缩小、包膜增厚后，再行手术，可以减少手术中肿瘤破溃扩散的危险，提高肿瘤完整切除率。

（1）术前化疗：肿瘤较大，估计手术切除有一定难度的患者，可给予 VCR＋ACTD 化疗 6～12周，VCR 剂量为 1～2mg/m^2 体表面积，每周 1 次，不宜超过 10 周。ACTD 进行 1～2 个疗程，中间间隔 6 周，每个疗程每日 15μg/kg，连用 5d。每日的剂量不得超过 400μg。

（2）术前放疗：术前放疗主要用于化疗效果不明显的病例，可在 6～8d 内给予 800～1200cGy 的照射，并在照射后 2 周内行肿瘤切除术。亦有人认为术前化疗不宜进行，一方面是诊断尚未明确,容易造成错误治疗;另一方面,术前放疗可能影响活检病理组织类型分析,造成组织中间变型检出率降低,掩盖正确的组织分型,影响术后化疗方案的确定。

3.术后综合治疗

(1)术后化疗:术后化疗是近年来肾母细胞瘤患者存活率提高的主要原因。NSWT 的一系列研究,使术后化疗的效果提高,不良反应受到控制,避免了不必要的化疗并发症。NWTS 于 1995 年提出,认为小于 2 岁的Ⅰ期肿瘤患儿术后可不需任何化疗,而对预后较差的组织类型患者提出强化治疗的方案。

(2)术后放疗:良性组织类型Ⅰ、Ⅱ期和间变型Ⅰ期手术后放疗对预后无明显影响,无须进行。放疗目前主要用于良性组织类型Ⅲ、Ⅳ期及间变型Ⅱ～Ⅳ期。术后 48h 与术后 10d 开始放疗,疗效相同,但若晚于 10d,局部肿瘤复发机会明显增多。早期放疗并不影响伤口的愈合。术后放疗的剂量为手术野照射 2000cGy,有全腹播散的病例可行全腹照射,如局部有肿瘤残留,可以追加照射 500～1000cGy。1 岁以内的患儿可仅照射 1000cGy,以避免影响发育。

(七)双侧肾母细胞瘤

双侧肾母细胞瘤占肾母细胞瘤病例的 4.4%～9%,以往的治疗方法是双侧单纯肿瘤切除或切除一侧大的瘤肾,对侧行活体检查或肿瘤切除。目前,由于化疗的进步,手术治疗应以保留肾组织为原则。手术首先进行双侧探查,并行肿瘤活检,仅在可以保留肾脏组织超过 2/3 时,才行肿瘤切除活检术。根据肿瘤活检结果,以分期最高的肿瘤组织类型确定化疗方案。经过 6 周到 6 个月的化疗,然后进行第二次手术探查,术中如部分肾切除即能去除肿瘤,则行肾部分切除术;否则,便再次关腹,术后继续化疗和放疗。6 个月之内,行第三次手术探查,本次在保留肾组织的同时,应尽可能进行彻底切除。

双侧肾母细胞瘤对化疗的敏感性与单侧肾母细胞瘤相同,因此,化疗是双侧肾母细胞瘤的重要治疗手段。而对化疗不敏感的病例,放疗的效果也很差。对于双侧肾母细胞瘤,影响预后的主要因素仍是肿瘤分期和组织类型。由于多数双侧肾母细胞瘤为良好组织类型和Ⅰ期肿瘤,双侧病变经治疗后 3 年存活率可达 76%。

(八)预后

随着综合治疗的发展,尤其是配合手术的术前化疗和术后化疗、放疗的应用,肾母细胞瘤患者的预后有了极大的改善。目前,肾母细胞瘤患者的 4 年无瘤生存率为 75%～85%。影响肾母细胞瘤预后的主要因素有以下。

1.肿瘤组织类型

肿瘤存在间变,明显影响肿瘤的预后。Wilms 瘤患者中存在未分化型肿瘤组织的占 5%,而这 5%的肿瘤复发率为无间变型肾母细胞瘤的 4 倍,病死率为无间变型肾母细胞瘤的 9 倍。组织结构良好型肿瘤患者 5 年生存率为 83%～97%,而组织结构不良型为 55%～68%。随着化疗的发展,肾透明细胞瘤的预后明显改善,5 年生存率为 75%,而横纹肌肉瘤预后仍很差,5 年生存率为 26%。

2.肿瘤分期因素

肿瘤浸润程度和淋巴结的转移,都对肿瘤患者的预后有着明显的影响。

(1)血行转移:不管是肺部转移,还是肝脏、骨骼、脑部转移的存在,都将影响患者的预后。

术后化疗可以明显改善存在血行转移的患者预后。

(2)淋巴结转移:淋巴结转移也是影响预后的重要因素,因为肿瘤淋巴结转移是分期中的重要因素。淋巴结无转移的患者的4年生存率为82%,而淋巴结转移的患者的4年生存率仅为54%。

(3)肿瘤局部浸润程度:有无假性包膜的存在以及肾内静脉的浸润,都将明显影响预后。

四、肾脏良性肿瘤

(一)肾血管平滑肌脂肪瘤

肾血管平滑肌脂肪瘤又被称为错构瘤,肿瘤组织由血管、平滑肌和脂肪组织组成,占肾肿瘤的2%～3%。本病多见于成人,40岁以后占多数,女性常见,小儿罕见。国外报道有40%～50%的病例伴有结节性硬化症,但国内统计绝大多数并不伴有结节性硬化症。由于肿瘤血管成分丰富,管壁没有弹力组织,因此易发生肿瘤内出血或肿瘤破裂出血,从而有腹痛、腰腹部肿块等表现。若肿瘤破溃后进入腹腔,可有急腹症的表现,甚至出现休克。

1.诊断

(1)临床表现:多出现在肿瘤内出血或肿瘤破裂出血时,突然出现腹痛,查体腰腹部有增大的肿块,有时伴有肉眼血尿。仔细询问病史也无明确外伤史,应考虑错构瘤出血的可能。

(2)B超检查:可见肾内占位性病灶,内部有脂肪和血管的高回声及肌肉和出血的低回声。肿瘤组织内有脂肪组织,超声表现为强回声,这是B超检查错构瘤特有的表现。

(3)CT检查:可见肾内密度不均的肿块,其中有CT值－90～－40Hu的脂肪成分,可与其他肾肿瘤鉴别。

2.治疗

错构瘤是良性肿瘤。一般认为,肿瘤直径在3cm左右,诊断明确,无症状者,可定期随访;若肿瘤直径在5cm以上,或增长较快,伴有疼痛时,可行手术治疗,做肿瘤剜除术。不能除外肾癌者应行手术探查,术中首先行肿瘤切除,并送冰冻病理,如为恶性肿瘤,则应行根治性肾切除术。双侧肾错构瘤或伴有结节性硬化症者,随访观察,对症处理。

(二)肾球旁细胞瘤

又称为肾素分泌瘤、肾素分泌球旁细胞瘤等,多见于青少年和中青年。肿瘤来源于肾小球旁细胞,肿瘤多为单侧,瘤体直径一般在3cm以下。病理特征为纺锤形细胞,胞质内有大量嗜酸颗粒体,自主分泌肾素,致肾素－血管紧张素－醛固酮系统活性增强,水电解质紊乱。临床少见。

主要表现为高血压和高肾素血症,偶伴低血钾和高醛固酮,可有多尿、夜尿,神经肌肉功能障碍等表现。实验室检查有低血钾、高肾素、高醛固酮。诊断明确后行肾部分切除术,与肾癌难以鉴别时行根治性肾切除术。

(三)肾嗜酸细胞瘤

肾嗜酸细胞瘤约占肾肿瘤的3%,中老年发病,多为单发的实性、界线清楚的肿瘤。肿瘤细胞内有嗜酸性颗粒,核分裂象少见。但对于肾嗜酸细胞瘤的恶性倾向,仍有争议。有报道显示,肿瘤达到一定体积后,可侵犯肾周脂肪或出现淋巴、血管浸润。

临床多无明显症状,少数患者有血尿、腰痛、肿块等类似肾癌的表现。由于临床少见,对该病的认识尚不完善。肿瘤体积小时,影像学上与肾癌鉴别困难,所以不能除外肾癌的患者,应尽早行根治性肾切除术。

第六节　膀胱肿瘤

膀胱肿瘤是我国泌尿生殖系肿瘤中最常见的肿瘤。膀胱肿瘤的发病率男性比女性高,城市居民比乡村高,工业发达的国家比工业不发达国家高。移行细胞癌在膀胱癌中最常见。

一、概述

(一)病因

膀胱肿瘤的病因复杂,但现在对它已有了进一步的了解。许多因素与膀胱癌形成有一定关系。

1.染料工业等引起职业性膀胱肿瘤

从动物实验和流行病学研究,确认β-萘胺、4-氨基联苯、联苯胺、α-萘胺等是膀胱致癌物质。接触这一些致癌物质后发生膀胱肿瘤的潜伏期为3～30年,平均为20年左右。这些致癌物质是通过皮肤、呼吸道或消化道进入人体,在尿中以邻羟氨基酚类物质排出而使尿路上皮细胞癌变的。此外,从事橡胶、纺织印染、电缆、油漆、燃料、皮革、印刷、焦油和农药等行业的工人也有膀胱肿瘤的高发现象,但其特异性的致癌物质并未十分明确。

2.人体色氨酸代谢异常

烟酸是色氨酸正常的最终代谢物,中间产物如3-羟犬尿氨酸、3-羟邻氨基苯甲酸和3-羟-2-氨基-苯乙酮,均属邻羟氨基酚类物质。在膀胱癌患者中尿内色氨酸中间代谢产物较正常人为高。

3.吸烟

与膀胱肿瘤有一定关系,是一种重要的体外诱因。吸烟者膀胱癌发病率4倍于非吸烟者,而且与吸烟的量有关。肿瘤的分级、分期及肿瘤复发率吸烟者比不吸烟者高,另外吸烟能阻断色氨酸正常代谢使致癌性中间代谢物积累。

4.慢性膀胱炎症和其他感染

慢性膀胱炎症和其他感染在膀胱肿瘤发生中也起重要作用,病变大多为鳞状细胞癌。长期膀胱结石、先天性膀胱外翻、膀胱憩室和长期留置导尿管易并发膀胱癌。有2%～10%长期留置导尿管的截瘫患者出现膀胱肿瘤。在埃及血吸虫病流行地区内膀胱癌发病率升高。

5.长期大量使用镇痛药

如非那西汀能引起肾盂及膀胱移行上皮癌,此药结构与苯胺染料相似。

6.使用糖精等人工甜味品

使用糖精或仙客来(环已氨基磺酸盐,cyelamate)等人工甜味品,在动物实验中有致癌性,但在实验时使用的浓度远高于人日常生活所使用的浓度,在人类膀胱肿瘤的致癌作用未获证实。

7.饮用咖啡和茶

有报道认为饮用咖啡和茶与膀胱肿瘤有关,有人认为烤咖啡豆的烟灰是一种有效的诱变物,但这些饮料被广泛消耗,并常同甜味剂一起用,因此,是否有致癌作用仍不明确。

8.患子宫颈癌接受盆腔放疗

患子宫颈癌接受盆腔放疗的女性发生膀胱肿瘤的危险性比普通女性增加2～4倍,这些肿瘤在诊断时往往是高分级和局部浸润性膀胱癌。

9.遗传

有报道膀胱肿瘤有遗传倾向,有特殊HLA亚型的人患膀胱肿瘤的危险性要高于普通人,但仍需进一步研究证实。

(二)病理学

构成膀胱的各种组织均可发生肿瘤,分为两大类:①发生于上皮组织的肿瘤。在所有膀胱肿瘤中,上皮性肿瘤占98%,其中移行上皮性肿瘤占95%,在临床上占重要地位,其余包括腺癌及鳞癌。②从间叶组织发生的肿瘤。

(1)乳头状瘤:乳头状瘤主要发生在60～69岁,男性多于女性。乳头状瘤可发生在膀胱任何部位,侧壁最常见,其他为三角区和输尿管开口部。膀胱镜下所见肿瘤为红色隆起,有柔软细长的蒂,肿瘤的大小为1～5cm。乳头由5～7层形如正常的移行细胞覆盖,有清楚的纤维组织及血管中心束。瘤细胞呈栅栏状排列,上皮有轻度和不规则增厚,但细胞分化良好,核分裂象不明显,约1/3病例有不同程度的非典型性增生。肿瘤可单发或多发,乳头状瘤遍及膀胱各部时称为膀胱乳头状瘤病。乳头状瘤有复发的特点,5年内复发率为60%,其中15%～20%有癌变,多在术后1年内复发,但亦有一次治疗后永不复发的。

与上述乳头状瘤生长方向相反的称为膀胱内翻型乳头状瘤,不常见。病理表现为膀胱黏膜下肿块,上覆以正常的移行上皮,肿瘤细胞由此层上皮向下生长,形成许多交接的移行上皮素等。

(2)乳头状癌:最多见。分为绒毛乳头状和乳头状移行上皮癌。病理特点是各乳头粗短融合,瘤蒂粗短或无蒂而基底宽,瘤表面有坏死或钙盐沉着。肿瘤可向下侵犯基底膜及肌层。镜下见乳头的移行上皮层次增多,癌细胞排列紊乱,细胞形态明显差异,纤维血管轴心不像乳头状瘤那么明显,可见核分裂象及有巨核细胞,核胞浆比例增大,染色质浓染。肿瘤不同程度地保持移行上皮的特性。

(3)浸润性癌:又称非乳头状癌、实性移行细胞癌。此型恶性程度高。肿瘤为白色、扁平或呈结节性团块,无明显的乳头形成,肿瘤常侵犯膀胱全层,表面不平,有溃疡形成,或有坏死及钙盐沉着,肿瘤的边缘可高起呈结节状。早期向深处浸润,发生转移早,80%～90%肿瘤在确诊时已有肌肉浸润。肿瘤起自移行上皮,瘤细胞大小不等,形成索条状或巢状,有大的异形细胞核,常见异常核分裂象,偶见高度恶性小细胞,类似肺燕麦细胞。肿瘤局部可有鳞状化生和假腺腔结构,在肿瘤周围和膀胱其他部位常见明显的上皮异常或原位癌,非典型增生和原位癌是该肿瘤的常见起源。

(4)原位癌:是一特殊的移行上皮性肿瘤,恶性程度高。原位癌分为两类,一类为原发性原位癌,另一类为原位癌伴有其他类型癌。表现为扁平斑片,边缘不清或呈颗粒状隆起,黏膜充血。开始时局限于移行上皮内，形成稍突起的苔藓状红色片块，不向基底膜侵犯，但细胞分化不良。细胞间黏附性丧失，细胞容易脱落而易从尿中检出。常与恶性度高的、分化不良或浸润深的膀胱癌同时存在，在局限性膀胱癌做多处膀胱活检时原位癌的发生率为 3.2%，对膀胱全切标本做系列切片时原位癌发生率可达 90%。原位癌的分布有时比较散在，远离原来的肿瘤，提示做膀胱活检时要从多处获取组织。当在膀胱肿瘤周围上皮有原位癌时，5 年内多复发为浸润性癌。从原位癌发展为浸润性癌一般需 1～1.5 年，有长达 20 年者，而有些却长期静止。

(5)腺癌：又称胶样癌、黏液腺癌或印戒细胞癌，属少见的膀胱肿瘤。肿瘤好发于膀胱顶部，起源于脐尿管残余，其次好发部位为膀胱基底部。慢性刺激病变亦能引起移行上皮的腺性上皮化生，导致腺性膀胱炎或囊性膀胱炎，继而发生腺癌。肿瘤由大小形状不同的腺体构成，腺体被覆分泌黏液的柱状或立方细胞和多数杯状细胞，形成向外突出的小袋，有时有囊性扩张。腺体内的黏液量差异颇大，偶尔肿瘤由大量黏液性印戒细胞组成，黏液存在于肿瘤细胞内，聚集成黏液湖。腺癌的扩散与移行细胞癌相似，转移最常在淋巴结、肝脏、肺和肾。

(6)鳞状细胞癌：亦属罕见，发病与慢性刺激导致鳞状上皮化生有关。有报告局灶性鳞状上皮化生可达 60%，但只有在肿瘤各部出现一致的病理改变时才能诊断为鳞状细胞癌。国内有不少膀胱结石伴发鳞状细胞癌的报道，一般说来膀胱鳞状细胞癌比移行上皮癌恶性度高，发展快，浸润深，预后不良。

(7)非上皮性肿瘤：即来自间叶组织的肿瘤，约占全部膀胱肿瘤的 2%。见于文献者有血管瘤、淋巴管瘤、平滑肌瘤、平滑肌肉瘤、嗜铬细胞瘤、恶性黑色素瘤、浆细胞瘤、纤维瘤、纤维肉瘤、癌肉瘤、组织细胞瘤、软骨瘤、骨肉瘤等。

(三)分期和分级

分期是指膀胱肿瘤的浸润深度，对于膀胱移行上皮性肿瘤目前有主要两种分期方法：一种是 JSM 法，另一种最常用的是国际抗癌协会(UICC)提出的 TNM 法。国际抗癌协会(UICC)拟定 TNM 肿瘤分期的原则为：①浸润限于膀胱壁(T)。②浸润达骨盆及腹部淋巴结(N)。③有其他器官转移(M)。

分级是指肿瘤的恶性程度，目前主要采用 WHO 倡议的 3 级分期法，即 G_1 高分化、G_2 中分化、G_3 低分化。肿瘤的分期与分级有内在的联系，大多数的细胞分化好或中等的(分级低)为表浅性肿瘤，而细胞分化差的(分级高)常为浸润性肿瘤。

二、临床表现

膀胱肿瘤多见于男性，发病率高于女性 3～4 倍，50～70 岁发病最高，占 50%。

血尿是膀胱癌最常见的症状，也常是最早的症状。大多为肉眼血尿，少数为镜下血尿。多为无痛性全程血尿，偶尔为终末血尿，都是间歇出现。血尿及贫血程度一般与肿瘤的严重性成正比，但在极少数情况一个小的乳头状瘤也可以引起严重的血尿。出血量多少不一，血尿严重时可出现血块，有时可发生排尿困难。当血尿自行停止时可造成疾病已愈的错觉，以致延误就诊。

其他的症状包括尿频、尿急和尿痛等，表示肿瘤有坏死、浸润膀胱壁或者肿瘤位于膀胱颈部。原位癌常在确诊前数月就有类似膀胱炎的症状，位于膀胱颈或带蒂的肿瘤有时能引起排尿困难或尿潴留，起源于脐尿管的腺癌则首先表现为下腹部肿物。

肿瘤坏死组织脱落时，尿液中有腐肉样组织排出，肿大的转移盆腔淋巴结压迫髂静脉及淋巴管后可引起下肢水肿，有腰椎、骨盆转移时可引起腰背部疼痛。晚期膀胱癌大多有大量血尿、排尿困难、尿痛、尿潴留及膀胱区严重疼痛等症状。

三、诊断

凡有原因不明的血尿（肉眼或镜下）或膀胱刺激症状的患者，特别是年龄40岁以上者，都应考虑到膀胱癌的可能，必须进一步做详细检查。膀胱肿瘤的诊断应明确肿瘤的部位、范围、大小、数目、恶性程度、浸润深度及有无转移，作为治疗的依据。

（一）膀胱镜检查

它可以直接看到膀胱肿瘤的形态是乳头状还是实性、团块状，有血管蒂存在还是广基，其他如肿瘤所在部位、数目、大小等皆可观察，并可取活组织检查，但原位癌常不能被见到。膀胱镜检查初步可以鉴别肿瘤是良性或恶性。良性乳头状瘤的蒂很细，乳头分支细长、透明，随着膀胱冲洗液漂动，有时还可见到上面的毛细血管，附近的膀胱黏膜正常；原位癌（TIS）可见黏膜上似天鹅绒突起的红色区域，外观与充血和增生的黏膜相似，膀胱镜检查时出现激惹或痉挛者说明有广泛的原位癌，应多处取活检证实；乳头状癌多数为表浅的TA、T_1期肿瘤，单发或多发，肿瘤局限在黏膜或黏膜固有层，蒂细长，蒂上长出绒毛状分支，在膀胱内注水时，肿瘤乳头在水中漂荡，犹如水草；结节、团块乳头状癌常为T_2、T_3期肿瘤，乳头状癌的蒂较粗，乳头分支短而粗，有时像杨梅状，往膀胱注水时活动较少，附近黏膜增厚、水肿；浸润性癌常为T_3、T_4期，无蒂，境界不清，局部隆起，表面褐色或灰白色，肿瘤坏死处形成扁平的溃疡，溃疡出血或有灰白色脓苔样物沉淀，边缘隆起并向外翻，肿瘤附近黏膜不光洁、增厚、水肿、充血。大多数膀胱移行细胞肿瘤位于膀胱底部，包括三角区及其附近的膀胱侧壁以及输尿管口周围。有些肿瘤位于膀胱顶部或前壁，一般膀胱镜不易发现，可应用软性膀胱镜弥补此缺点。除单纯的乳头状瘤外，要做多处膀胱活检以了解有无上皮变异或原位癌。

（二）尿脱落细胞检查

凡疑有尿路上皮细胞肿瘤但尚未得到确诊的患者均应进行尿脱落细胞检查，由于无痛苦和无损伤，患者容易接受。尿的收集很重要，容器必须清洁，以新鲜尿为好，搁置长久的尿细胞容易破坏，难以诊断。第一次晨尿往往夜间在膀胱内停留时间较长，影响诊断，因此建议送第二次或新鲜尿液检查。脱落细胞的阳性率与肿瘤的恶性程度有较密切的关系。因恶性程度愈高，癌细胞之间的黏附力愈差，从而愈容易脱落。据Nelson报告，分化好的乳头状移行细胞癌Ⅰ级阳性率仅10%或更低，Ⅱ级阳性率50%，Ⅲ级阳性率90%，而原位癌为未分化癌，其阳性率接近100%。在安排膀胱镜检的同时进行尿细胞学检查，可以增加肿瘤细胞的检出率，一般阳性率约为80%。

（三）流式细胞术(FCM)

流式细胞术是20世纪80年代开展的一种诊断肿瘤的新方法，此法对膀胱癌的诊断与尿液的脱落细胞检查同样准确。本法主要是测量细胞核DNA含量，按其数据经电脑处理得出结果，可以用于检查尿细胞（可用膀胱冲洗液或肾盂冲洗液）及石蜡标本的回顾性研究。可以对肿瘤的发展情况、治疗效果和有无复发做连续观察。检查时用导尿管或Ellick膀胱排空器以 50mL 生理盐水用力冲洗膀胱，共 5～10 次。收集冲洗液中的上皮细胞，制备成混悬液。然后将细胞中的 DNA 及 RNA 染色，将染色的细胞以高速度通过石英管道，用蓝色激光束交叉照射此细胞行列，在激光下 DNA 产生绿色荧光而 RNA 产生红色荧光。用计算机分别记录每秒钟通过的绿色及红色细胞数量。正常人体各器官的细胞核 DNA 含量相同，表现为恒定的二倍体波型。在正常细胞向癌细胞转变或恶性度增长的过程中，DNA 含量增多，可出现近二倍体及二倍体以上的非整倍体。若用数字表示，则非整倍体超过 15%时为阳性。凡发现这些情况者，即可诊断为癌。用 FCM 诊断膀胱癌，阳性率最高者为原位癌。一般认为二倍体及近二倍体的膀胱肿瘤在存活及复发方面无明显差异，术后无瘤存活者多为二倍体及近二倍体肿瘤，而肿瘤复发转移或死亡多为非整倍体肿瘤。非整数倍体出现率增高提示肿瘤多有浸润性，恶性度高，易复发及转移，预后不良。流式细胞术对膀胱上皮细胞肿瘤的诊断优点是 DNA 含量的测定是一种定量检查，检查结果有客观数字可做比较。在手术、化疗或放疗后作定期随访，可判断疗效，了解肿瘤有无消退或复发。但 FCM 是一个费用昂贵的检查手段，尚难广泛采用，严重尿路感染患者，常易产生假阳性。

4.影像细胞分析术(ICM)

影像细胞分析术是近期开展的新技术，该技术采用计算机控制的荧光显微镜，能连续自动对每一个细胞的细胞核进行扫描和成像，可以测每一个细胞的 DNA 含量，对早期诊断膀胱癌有实用价值。由于 ICM 能检测每一个细胞的 DNA 含量，因此只需少量的细胞就足够了，而 FCM 却需要大量的细胞。FCM 和 ICM 的联合应用，起到相辅相成的作用，可提高膀胱癌早期诊断的准确率。

5.B 超

在国内经腹壁或经尿道作 B 超扫描已广泛应用于膀胱肿瘤的诊断，可发现直径 0.5～1cm 以上的肿瘤，并可了解肿瘤对膀胱壁浸润的深度。经尿道膀胱腔内 B 超扫描对膀胱浸润判断准确率可达 93%，但超声检查不能清晰地显示区域淋巴结是否肿大，对于体积较小的位于前壁的肿瘤容易漏诊。

6.CT 检查

主要应用于有浸润的膀胱癌，能较准确地了解膀胱肿瘤的浸润深度，更准确地分期。CT 扫描与病理检查分期结果符合率达 90%。CT 检查前在膀胱内充盈尿液或盐水，需要时可充盈造影剂后进行，CT 能清晰显示 1cm 左右的膀胱内肿瘤，可分辨出肌层、膀胱周围脂肪浸润及精囊有无浸润，显示肿瘤是否侵入直肠、前列腺等邻近器官，有无盆腔肿大的淋巴结。但 CT 不能判断肿大的淋巴结是否为转移引起，这需要结合其他临床情况综合考虑。CT 对憩室内癌和膀胱壁内癌诊断有特殊意义。

7.磁共振成像(MRI)

在判断膀胱肿瘤分期时具有更多优点，可进行矢状和冠状断面成像，有助于诊断。尿为高强度信号而膀胱壁相对低强度。膀胱穹隆部、底部容易和前列腺、尿道分辨。对膀胱顶部和底部的肿瘤采用矢状位和冠状位扫描，比 CT 更清楚地显示肿瘤的浸润深度和膀胱外淋巴结。MRI 对膀胱癌诊断的准确率为 64%～95%，高于 CT 的准确率 40%～81%。

8.静脉泌尿系造影

这在膀胱肿瘤的诊断上是必需的，应作为膀胱癌的常规检查，主要目的是了解上尿路的同时了解有无肿瘤、积水及肾功能情况。尿路上皮性肿瘤有多发性的特点，膀胱肿瘤同时伴有肾盂或输尿管肿瘤占7.4%。若上尿路显影不清楚，则在作膀胱镜检时应做逆行性肾输尿管造影。静脉尿路造影在输尿管口周围有肿瘤的患者，必须获得同侧肾盂输尿管十分清晰的造影，以观察有无肿瘤。

9.经足背淋巴造影

可显示肿大淋巴结的结构，对判断有无转移有帮助，但淋巴造影有时也很难分辨，且淋巴造影是很细致费时的检查方法，还没有在临床上推广。在CT指引下对肿大淋巴结做细针抽吸活检是一个可行的膀胱肿瘤分期方法，对决定治疗方案有帮助。淋巴造影及细针穿刺抽吸做细胞学检查对诊断盆腔淋巴结有无转移有一定价值，但发生假阴性的机会较多。

四、治疗

膀胱癌的生物学特性差异很大，治疗方法也很多，但基本的治疗方法仍为手术治疗，放疗、化疗和免疫治疗为辅。应根据不同患者的肿瘤分期分级和具体的全身状况选择治疗方案。

(一)表浅性膀胱癌

1.经尿道电切或电灼术(TURBt术)

大多数的患者能用此方法治疗，TURBt一般适用于直径2cm左右的肿瘤，多发性肿瘤或较大的肿瘤可分次切除。当前TURBt在国内外普遍采用，效果优于膀胱部分切除术，几乎可以取代之。总的5年存活率为70%～100%，有10%～15%可发展为浸润性癌，需积极治疗。对非常小的肿瘤宜用活组织钳去除送病理组织学检查，一般不主张直接电灼，因为有时小的乳头样突起并非肿瘤，如电灼未做组织学检查，有可能进行不必要的每3个月复查膀胱镜，增加患者的负担。组织钳必须取其蒂部基底，去除肿瘤后局部电灼。在膀胱镜检查发现平的粉红色苔状斑块，应取活检，如证实为原位癌，可以电灼，但广泛原位癌应改为膀胱灌注抗癌药物或免疫治疗。

如术后复发(膀胱其他部位出现新的肿瘤)被早期发现，可反复进行经尿道电灼或电切，一般仍可获得良好结果。有20%的复发肿瘤恶性程度有所增加，如乳头状肿瘤体积较大或数目较多或经内镜手术有困难时，可在耻骨上切开膀胱后行电灼或肿瘤局部切除术。

有人认为，T_1期肿瘤在手术时尽管手术者认为已经完全切除肿瘤，其实经常未被完全切除。在德国，有约大于40%的T_1期膀胱癌患者在电切后6周，再次行电切术切除残留的肿瘤，因此可以解释为什么在电切术后立即行膀胱灌注对治疗有很大的帮助。

在TURBt后，随诊用膀胱镜和细胞学检查，每3个月1次，18～24个月后，每6个月1次，共2年，以后每年1次。有人认为频繁的随访没有必要，特别是低分化的浅表性膀胱肿瘤，但有研究表明浅表性膀胱癌切除术后随访2年和5年，仍分别有22%和43%的患者有肿瘤复发，而且复发的患者中，大多数都是原先低分化的膀胱癌。虽然有报道软性膀胱镜使小部分2mm或更小的肿瘤被遗漏，但一般认为随着经验的提高，软性和硬性膀胱镜的效果是差不多的。软性膀胱镜在取一般膀胱冲洗液时较麻烦，需取出软镜后再插入导尿管取膀胱冲洗液做细胞检查。如果膀胱镜检查阴性，而膀胱冲洗液为阳性，则需进一步检查。如果细胞学检查发现严重的异形细胞，为分化低的乳头状肿瘤细胞，则有必要检查整个尿路，有选择性地进行膀胱黏膜活检。如果是高分化的膀胱癌，细胞学检查仍有用，因为通过术后几周的膀胱冲洗液细胞学检查，能了解肿瘤切除是否彻底。每次检查需相隔多久还有争议。如果有膀胱输尿管反流，分级高的表浅膀胱癌、原位癌或输尿管开口附近的肿瘤，发生输尿管后肾盂癌的可能性比较大。如果在第一次手术时，尿路造影未见异常，则不需要太频繁的上尿路检查。

2.全膀胱切除

全膀胱切除很少用于表浅性膀胱肿瘤的治疗，除非是有症状的、弥散的、不能切除的乳头状肿瘤，不能用膀胱内治疗的情况。在经过选择的患者中，全膀胱切除的生存率相当高。Bracker 等报道，Ta 和 T_1期的膀胱癌在行全膀胱切除术后，生存率接近正常人的自然病死率。Freeman 等人报道，对分级高且传统方法难治的膀胱癌患者行全膀胱切除术，5 年生存率约为 80%，死亡的大多是那些在手术时已有肌层浸润的膀胱癌患者。其实，在那些分级高，经常复发的表浅性肿瘤或原位癌，可能在行全膀胱切除术时，大约有 1/3 的患者实际上已有显微镜下的转移或肿瘤外侵的情况，约 1/2 的患者已有高分期的癌变(如肌肉浸润或更甚者)，已经有膀胱外侵犯或远处的转移。

3.膀胱灌注治疗

膀胱内的化疗或免疫治疗一般应用在那些有很高复发倾向的、复发性的肿瘤，以及分级高伴有尿道上皮不典型增生等情况。噻替派和 BCG 是最便宜且有效的药物，阿霉素和 α 干扰素的价钱较贵，丝裂霉素最贵。BCG 现在被认为是最有效的膀胱灌注药物，但合适的疗程和剂量仍有争议。患者如果用一种药物膀胱灌注失败，可以换一种药物有效地得到治疗。此外，还有其他许多实验性的药物用来治疗表浅的膀胱癌，通过生物机制作用包括溴匹立明(bropirimine，一种口服药)，肿瘤坏死因子，TP40(TGF－α－假单胞菌外毒素合成物)，1L－2 等。

(1)噻替派(thiotepa)：噻替派于 1960 年开始用于膀胱内化疗，这是一种烷化剂，阻止核酸合成蛋白质。一般剂量是 1mg/mL，用 30mg 噻替派溶于 30mL 生理盐水，通过导尿管注入膀胱，保持 2h。一般的治疗方案是每周 1 次，共 6～8 周，然后每月 1 次，共 1 年。有报道噻替派对未经其他治疗的膀胱肿瘤进行灌注化疗，约 35%的患者肿瘤完全消退，约 25%的患者肿瘤部分消退。噻替派也用于在切除肉眼可见的肿瘤后膀胱内灌注，防止肿瘤复发。有研究膀胱癌患者术后 2 年随访有噻替派膀胱灌注可使肿瘤的复发率从 73%下降到 47%，其中对分级低的肿瘤治疗效果最好，另有 16%的噻替派治疗患者有肿瘤进一步浸润和转移。噻替派对原位癌的治疗效果不佳。研究比较，患者在行 TURBT 术后分别接受 3 种药物：噻替派 30mg 溶于 50mL 注射用水、阿霉素 50mg 溶于 50mL 注射用水和顺铂 50mg 溶于 50mL 注射用水，每周 1 次，共 4 周，然后每月 1 次，共 1 年。研究表明噻替派比其他两种药作用时间更长久，顺铂的过敏性较小，阿霉素的化学性膀胱炎最常见。噻替派由于分子量小(198)，故容易通过尿路上皮吸收，有 15%～20%的患者发生骨髓抑制，故每次噻替派治疗前应先检查血白细胞和血小板计数。

(2)丝裂霉素(MMC)：丝裂霉素是一种抗生素化疗药物，它的作用是抑制 DNA 的合成，分子量为 334，比噻替派高，因此很少被尿路上皮吸收，大约只有 1%的膀胱内丝裂霉素被吸收。MMC 的治疗剂量一般为 40mg 溶于 40mL 生理盐水，每周 1 次，共 8 次，以后每月 1 次，共 1 年。MMC 对未治疗的膀胱肿瘤或噻替派治疗无效的膀胱肿瘤有效。有人报道，约 40% 的患者有肿瘤完全消退，另约有 40% 的患者有肿瘤部分消退。MMC 的不良反应是 10%～15% 患者有化学性膀胱炎，从而引起膀胱痉挛；5%～15% 的患者有膀胱壁钙化、生殖器皮肤疹。

(3)阿霉素(adriamycin)：阿霉素是一种抗生素化疗药物，它的分子量为 580，故极少被尿路上皮吸收。治疗表浅性膀胱癌的剂量有各种各样，但至少要有 50mg 的阿霉素膀胱灌注。治疗方案有从每周 3 次到每月 1 次，约少于 50% 的患者有肿瘤完全消退，33% 的患者有肿瘤部分消退。在分级低和分级高的患者中，治疗效果无明显的差别。

在用于预防膀胱肿瘤复发的治疗中，阿霉素 60～90mg(1mg/mL H_2O)，从每 3 周 1 次到每 3 个月 1 次的方法都有。阿霉素的不良反应主要是化学性膀胱炎，在许多患者中的膀胱刺激症状表现很严重，一小部分患者发展成为永久性的膀胱挛缩。

(4)BCG：Morale 等人在 1976 年开始最早应用 BCG 膀胱灌注治疗膀胱肿瘤。BCG 膀胱内灌注的作用机制有人认为是一种炎症反应，亦有认为是一种非特异性免疫反应。

一般的临床应用指征是：①治疗 TIS。②防止肿瘤复发。③治疗残留的乳头状移行细胞癌。其中第三种情况由于大多数的肿瘤都能被完全切除而很少见。

BCG 现在有膀胱灌注、皮下注射及口服 3 种给药途径，试验证明这 3 种方法都是有效的，但目前看来皮下注射是没有必要的。肿瘤内注射 BCG 有时会引起严重的过敏反应和不良反应。

有试验证明，BCG 对防止肿瘤复发是有效的。在 TURBt 术后加用 BCG 组与单纯 TURBt 术组比较，随访 15 个月，使肿瘤复发率从 42% 下降到 17%。研究表明，BCG 用来预防肿瘤复发，效果比噻替派、阿霉素和丝裂霉素好，应用 BCG 的肿瘤复发率为 0～41%，平均 20%，而不用 BCG 组的肿瘤复发率为 40%～80%。

尽管 BCG 不能替代手术切除肿瘤，但有研究表明，在不能手术切除膀胱肿瘤的患者中，使用 BCG 后约 58% 的患者有肿瘤完全消退。有人认为，应在手术后 10d 内尽早应用 BCG，但由于有出现严重并发症的危险性，故一般建议在术后至少 2 周后再应用 BCG 膀胱灌注治疗。

研究认为，BCG 是治疗膀胱原位癌最有效的药物，短期随访 1～2 年，用 BCG 治疗的患者中有 70% 的肿瘤完全消退。尽管有超过 50% 的患者最终仍然出现肿瘤复发，但 BCG 治疗失效的平均时间大于 3 年，而阿霉素治疗在 5 个月后即失效。

在第一个 6 周的 BCG 治疗失败后，原位癌进一步发展成为浸润性癌的可能性是乳头状癌的 4 倍，因此，在第一个 6 周的 BCG 治疗失败后，可再行第二个 6 周的 BCG 治疗，在第二个疗程治疗失败后，则需要改换手术等其他治疗。如果为分级低的表浅性肿瘤，可用 TURBt 术等方法；如为分级高的表浅性肿瘤，特别是复发的肿瘤，应考虑行全膀胱切除术。

尽管 BCG 灌注能预防和延缓肿瘤的复发，但是否能延缓向肌层浸润仍然有争议。

在 BCG 治疗疗程上仍有争议，但术后 BCG 每 3 周灌注 1 次共 3 个月，以后每 6 个月灌注 1 次共 3 年组与术后仅用 1 个 6 周的 BCG 灌注组比较，前者的肿瘤复发率要明显低于后者。

建议 BCG 的治疗剂量为 Amand－Frappier，120mg；Pasteur，150mg；Tice，50mg；Tokyo，40mg；Connaugh，120mg；Dutch，120mg。一般可用 BCG 120mg 溶于 50mL 生理盐水中，膀胱

灌注每周1次共6次,以后每月1次共2年。BCG膀胱灌注治疗的最主要不良反应是膀胱激惹症状,其他的不良反应还有排尿困难(91%)、尿频(90%)、血尿(46%)、发热(24%)、乏力(18%)、恶心(8%)、寒战(8%)、关节痛(2%)和皮肤发痒(1%),还有人出现肉芽肿性前列腺炎(6%),以上症状严重的患者需要抗结核治疗。

患者如果在BCG治疗后出现连续超过48h的发热,且用退热药后无效,可用异烟肼300mg/d及维生素B_6 50mg/d口服。如果患者症状严重,时间长,则用异烟肼,维生素B_6及利福平600mg/d。如果患者情况很差,则需加用乙胺丁醇1200mg/d和环丝氨酸250～500mg,BID治疗。目前皮质醇激素尚未用于人的试验。一般认为,治疗6周就足够了,但谨慎起见,建议用6个月的疗程。

BCG对有膀胱输尿管反流的患者也可应用,未见有明显增加并发症。但BCG不能用于有免疫抑制,有导尿管插入损伤的患者。有心瓣膜疾病及关节假体的患者不是BCG应用的禁忌证,但是在进行尿道操作后,应预防性应用一些抗生素防止细菌性心内膜炎和其他类似的感染。

(5)表柔比星:表柔比星是一种阿霉素的衍生物,毒性减少,在Ⅰ、Ⅱ期的研究中,Kurth等用不同剂量的表柔比星进行8周的膀胱灌注,22人中有13人(54%)肿瘤完全消退,平均随访35个月,13人中仅8人没有肿瘤复发而存活,大约有13%的患者有持续的无瘤状态,18%的患者肿瘤有进展。表柔比星的不良反应是引起化学性膀胱炎(略高于5%)和过敏性反应(极少),它的药物作用持续时间要比阿霉素长。表柔比星在美国没有得到应用。

(6)依托格鲁:依托格鲁在美国没有应用,而在欧洲却应用广泛。它是一种类似于噻替派的烷化物,不容易被尿路上皮吸收,引起骨髓抑制比噻替派小。1%的依托格鲁每周1次,共12周,以后每月1次。有45%的患者有肿瘤完全消退,35%的患者有肿瘤部分消退。一个随机试验表明电切后再用依托格鲁,比单纯用经尿道电切或原发的膀胱肿瘤电切后再用阿霉素来预防肿瘤复发的效果要好,但对那些复发的表浅性膀胱癌效果一般。依托格鲁还可用于治疗上尿路表浅性肿瘤。依托格鲁引起的化学性膀胱炎比噻替派严重。

(7)干扰素(IFN):干扰素有抑制瘤细胞增生、抑制血管生成和免疫刺激的特性,一般可用IFN－γ和IFN－α_2B。用IFN－γ治疗未经切除的膀胱乳头状癌,有25%的患者肿瘤完全消退,但只有12%的患者维持了无瘤状态。在治疗原位癌时,约有33%的患者出现肿瘤完全消退,只有16%的患者维持无瘤状态。IFN－α_2B用来治疗TIS的研究中,用低剂量(10万U)和高剂量(100万U)的IFNα_2B每周1次,共12周,然后每月1次,共1年。高剂量组有43%的患者有肿瘤完全消退,而低剂量组仅有5%的患者有肿瘤完全消退。在9例BCG治疗无效的患者中,有2例出现肿瘤的完全消退。90%的治疗有效的患者中,保持无瘤状态至少6个月。与其他的干扰素治疗相比较,IFN－α_2B的不良反应最小,IFN－α_2B在那些以前没有膀胱灌注治疗的患者中有效率为67%,在曾经膀胱灌注失败患者中的有效率为30%。在TURBt术后,作为预防肿瘤复发的用药IFN的作用比BCG要差。

(8)肿瘤坏死因子(TNF):TNF用来膀胱灌注,每周1次,共11次,毒性作用即使在高剂量时也很小,少数患者会出现发热样症状。9例已行TURBt术的患者,8个人出现肿瘤完全消退,维持3～6个月,但在7～35个月后都复发了。因这个组中的患者大多是经常复发的,故长期随访后的肿瘤复发也不足为奇。

(9)白介素－2(IL－2):6 例患者接受 4000U 的 IL－2 的肿瘤内注射，有 3 例有完全的肿瘤消退。另一个试验，在 4 例 $T_4N_xM_x$ 无法手术的膀胱癌患者，连续膀胱内灌注 IL－2 共 5 天，然后每 4～12 周重复 1 次，有 1 例肿瘤完全消退，且在治疗后 6 个月一直保持肿瘤无复发。

4.光动力学治疗

血卟啉衍生物(HD)是一种卟啉的混合体，主要聚集在新生肿瘤组织中，用 630nm 波长的光束来照射这些组织。HD 治疗加上氪离子激光照射，研究表明对表浅性膀胱肿瘤有效，而对大的或浸润性肿瘤无效。HD 治疗的不良反应包括全身皮肤过敏，因此需要患者在治疗后避光 6～8 周。此外，许多患者出现强烈的膀胱刺激症状，持续 10～12 周，大于 20%的患者出现膀胱痉挛，减少光暴露或许可以减少或消除膀胱痉挛。

5.激光疗法

许多激光已被用于治疗膀胱肿瘤。Smith 和 Pixon 用氩激光治疗膀胱肿瘤，激光能量被血管组织有选择地吸收。氩激光仅提供 1mm 的穿透度，因此安全但只能治疗小肿瘤。Nd－YAG 激光的穿透深度为 4～15mm，能破坏较大的肿瘤，但安全性下降。现在 Nd－YAG 激光已被临床应用。在那些身体条件太差而不能耐受手术者或拒绝手术的浸润性膀胱肿瘤患者可以用激光治疗，如果肿瘤不是太大，Nd－YAG 激光可以有效地控制肿瘤。理论上，激光治疗很具有吸引力，因为它只需局麻下膀胱镜进行操作，没有出血或闭孔肌反射。最主要的缺点是只能得到少量的肿瘤组织进行病理。目前，激光治疗还没有被广泛地应用。

6.加压治疗

加压治疗最初是由 Helmstein(1962 年)首先用来治疗膀胱肿瘤的。膀胱癌的加压疗法是利用肿瘤组织较正常膀胱组织容易受到缺血损害的原理，通过导尿管向膀胱内直接注入生理盐水，膀胱颈部用气囊导尿管压迫以阻止生理盐水外流，或在硬膜外麻醉下将带囊导尿管插入膀胱后将生理盐水注入囊中，调节压力使膀胱壁所受压力相当于患者的舒张期血压，但不应超过 9.8kPa(100cmH_2O)，维持 5～7h。如一次不能使肿瘤全部坏死，可间隔 1～2 周后重复进行。最大的并发症是膀胱穿孔。加压治疗也被用于难治性的放疗后膀胱出血，但这种方法已经基本上被弃用了。

7.放疗

放疗一般不用来治疗表浅性的膀胱肿瘤，它不能防止新肿瘤的形成，并且有相当多的并发症，特别是放射性膀胱炎，故一般没有必要使用放疗。尽管如此，但仍然有许多膀胱肿瘤放疗的报道。有人用组织内放疗的方法治疗表浅性的膀胱肿瘤，如钽线的组织内放疗、用镭放在导尿管内的腔内放疗、术中放疗和传统的体外放疗等，有研究表明以上的放疗有效。对分级高的 T_1 期肿瘤，可用 50Gy 的小剂量外照射盆腔(一般用 67～70Gy 的剂量治疗浸润性膀胱肿瘤)。但有些研究认为放疗无明显效果，因此，对没有肌层浸润的膀胱肿瘤没有必要行任何形式的放疗。

8.其他的治疗方法

(1)溴匹立明(bropirimine):溴匹立明是一种口服的干扰素诱导剂。在Ⅰ期的临床治疗中，证实这种药是可以耐受的，在 11 例 TIS 患者中，有 5 例肿瘤完全消退，1 例部分肿瘤消退。

在5例肿瘤完全消退的患者中，只有1例出现复发(治疗后随访12个月后发现)，其余的TIS患者以前曾用BCG或IFN治疗失败，因此认为，溴匹立明是对BCG治疗失败后的有效的药物。

(2)TP40：是一种TGF-α-假单胞菌外毒素杂交融合蛋白。通过ECF受体进入细胞，在融入细胞进入细胞质后，主要通过抑制蛋白合成杀伤靶细胞。表浅性膀胱肿瘤患者膀胱灌注各种剂量(0.5～9.6mg)的TP40，在9个Tis患者中有8例肿瘤完全或部分消退。TP40在表浅肿瘤中没有明显作用，而在Tis患者有效，可能是由于TP40以现有的形式不能穿透一些尿路上皮细胞层。值得指出的是，这些患者以前均经过各种治疗，有些患者曾用BCG治疗失败。

(3)大剂量维生素：LAMM等用大剂量维生素，140 000U的维生素A，100mg的维生素B_6，2000mg的维生素C，400U的维生素E，90mg的Zn(锌)与推荐的每日必需的这些维生素剂量(RDA)比较，两组患者并同时接受BCG治疗，在大剂量维生素组与RDA组比较，其5年的复发率从91%下降到41%。但大剂量维生素的治疗还需进一步的研究。

(二)浸润性膀胱癌

有两种最基本的手术方式，即保留膀胱和膀胱重建。保留膀胱的目的是根治肿瘤并维持足够的膀胱功能。膀胱浸润性癌的治疗，如为局限病灶，可行膀胱部分切除术，否则应考虑膀胱全切除术，必要时尚需配合放射治疗和全身化学治疗。

1.TURBt

TURBt单独应用对浸润性膀胱癌是不够的，除非是只轻度浸润到肌层的表浅膀胱癌(T_2期)。TURBt对那些肿瘤小、中等分化、只有表浅肌层浸润(T_2期)和那些不适合膀胱切除的患者可作为首选。Baltnes等人报道有膀胱肌层浸润但未穿透膀胱壁的患者，单独用TURBT术5年生存率为40%，目前研究支持这一结论。有报道经过准确挑选有肌层浸润膀胱肿瘤患者在TURBt术后，尽管有局部复发，经过重复TURBt和BCG灌注，仍有良好的生存率。

2.膀胱部分切除术

适应证：①单个局限浸润性癌但没有原位癌迹象。②距膀胱颈3cm以上。③TUR不易切除部位的肿瘤。④憩室内癌。禁忌证：①复发。②多发。③原位癌。④女性侵及膀胱颈。⑤男性侵及前列腺。⑥曾作放射治疗。⑦膀胱容量太小。

切除范围应为膀胱的全层并包括离肿瘤边缘2cm的正常膀胱壁。如输尿管口离肿瘤边缘不到2cm，部分切除术应包括输尿管口及输尿管末段，输尿管断端与膀胱再行吻合。对于男性，需要时膀胱颈部也可切除；对于女性，膀胱颈部切除过多会引起压力性尿失禁。

膀胱部分切除术应在术中不断用蒸馏水冲洗伤口以免肿瘤细胞种植。由于膀胱部分切除可保留膀胱，手术安全，故能为患者所接受，但术后应定期随访。

3.膀胱全切除术

膀胱全切除术是切除整个膀胱，在男性尚应包括前列腺和精囊，同时行尿路改道手术。适应证：①多发膀胱癌且有浸润者。②位于膀胱颈、三角区的较大浸润性癌。③肿瘤无明显边界者。④复发频繁的肿瘤。⑤肿瘤体积大，部分切除膀胱后其容量过小。⑥边界不清或伴发原位癌的肿瘤。

全膀胱切除术的范围对于男性应包括前列腺和精囊，在切除前或切除后行尿流改道。膀胱全切除术的适应证是有争议的，有宽有严，但以上是比较广泛且能接受的适应证。倾向于指征宽者认为反复采用保守的治疗方法以保留膀胱，发生肿瘤播散的机会较多，还是及早一次彻底解决为好。倾向于指征较严者认为全膀胱切除后病员在生活上带来很多不便，且术后有时可发生上尿路感染、积水等并发症，如采用保守疗法后复发频繁、效果不佳或病情发展时再行全膀胱切除术。膀胱全切除术是大手术，创伤大、出血多，且需尿流改道，对患者生理、生活和工作都有较大影响。

4.根治性膀胱切除术

其手术指征与全膀胱切除术相同，范围包括膀胱、前列腺、膀胱周围脂肪、盆腔淋巴结。对于男性，如果肿瘤侵入前列腺尿道、前列腺管或基质时，则应加上全尿道切除；如果肿瘤未侵入前列腺，根治性膀胱切除术后只有5%的患者出现尿道内复发，因此没有必要行全尿道切除。

对于女性，浸润性膀胱的标准手术为：前盆腔的切除及广泛的膀胱、尿道和子宫、输卵管、卵巢和阴道前壁切除。尽管术后阴道容积变小，但术后大多数患者的性生活不受影响。尽管在离膀胱颈部大于2cm的单个肿瘤可以不行尿道切除，但常规对膀胱颈部或三角区的肿瘤切除尿道。如果找到肿瘤输尿管要尽量向头侧横断，以达到无瘤。切片阳性的患者复发率高于阴性者。少数情况下，整个长度的双侧上尿道都有严重的不典型增生或原位癌，可能不能切到没有肿瘤的切缘，需要去除整个受影响的肾脏或进行输尿管小肠吻合。Liker等报道在切除有严重不典型增生或Tis的患者中，肿瘤复发率极低。

根治性手术对于浸润性膀胱肿瘤患者来说是最有效的方法，术后复发率为10%～20%，比单纯化疗、单纯放疗及化疗联合放疗的盆腔复发率50%～70%要低得多。在肿瘤局限于膀胱内时（P_2，P_{3a}期），5年生存率为65%～82%，而P_{3b}期的5年生存率为37%～61%。随着有可控的尿道改流的完善等，使膀胱重建手术更具有吸引力。现在，根治术后的病死率已从20%下降至0.5%～1%。

早期并发症的发生率约为25%。最常见的有伤口感染（10%）、肠梗阻（10%）、出血、血栓性静脉炎、静脉栓塞和心肺的并发症，约4%的患者有直肠的损伤。一般来说，直肠的损伤很小，粪便的污染小，如果患者没有行过放疗，可以一期缝合直肠，两侧的外括约肌使直肠内形成低压，伤口可以一期愈合。在其他的情况下，则需行结肠造瘘术。

对于一小部分有显微镜下淋巴结转移的患者（N_1或N_2），根治性膀胱切除加盆腔淋巴结清扫术可使5年生存率提高，约为30%。但也有人认为淋巴结清扫术只能明确膀胱癌的分期，对提高治愈率的作用不大。

大多数在膀胱切除术后死亡是由于肿瘤转移。实际上，由于相对较低的盆腔复发率和所有盆腔复发肿瘤的患者同时或马上出现远处转移，因此术前放疗并不比单独手术的效果好。由于远处转移引起治疗失败，因此有人认为膀胱切除加术前或术后的辅助性化疗很重要。对那些保留尿道的尿流改道患者，术后进行尿脱落细胞和尿道镜的检查很重要。

5.放疗

体外放射治疗膀胱癌，放射剂量为70Gy，共7周，照射盆腔。目前没有证实盆腔照射能控制淋巴结转移。放疗治疗浸润性膀胱癌，5年生存率T_1期约35%，T_2期约35%，T_{3a}期为20%，T_{3b}期为7%。尽管分化越差的肿瘤治疗效果差，但实际上在肿瘤分级和放疗效果上并没有明显关联。直线加速器是治疗膀胱癌一种很有前途的方法,它能使细胞的DNA在被照射后,避免DNA重新修复和细胞增生,而在标准放疗后肿瘤却能产生抵抗并使肿瘤快速增生。在一些研究中,患者有深的肌层浸润,放疗后24个月的肿瘤消退率为56%,生存率为35%。

临床上已用快速中子治疗膀胱癌,来提高单独光子治疗的效果,从中子的生物学特性来说,理论上效果应是光子的3倍,但实际治疗效果并不然。临床实验表明中子治疗膀胱癌的效果并不比光子要明显强,却有很高的一系列肠的并发症,增高病死率。Misonidazole(米索硝唑)被认为是一种能增加膀胱癌放疗效果的致敏剂,但有很高的神经毒性,顺铂和5－FU也被认为是有潜力的致敏剂,但放疗致敏剂没有广泛应用。放疗后约有70%的患者有自限性并发症,包括排尿困难、尿频等,严重的有10%的患者出现持续性的并发症。一个麻烦的并发症是难治性放射性膀胱炎,有时需要膀胱内灌注明矾或福尔马林甚至姑息性膀胱切除术。标准的放疗并发症要比中子治疗或高剂量放疗少。

6.化疗

化疗的原理是不仅能缩小局部的晚期肿瘤,还能消灭淋巴结和远处转移的肿瘤。现阶段认为治疗膀胱移行细胞癌比较有效的化疗药物有氨甲蝶呤(MTX)、长春碱(VLB)、阿霉素(ADM)、顺铂(DDP)、卡铂、环磷酰胺(CTX)等。几种药物的联合使用有时可使肿瘤长时间完全消退。化疗是综合治疗的一部分,因为在第一次诊断时已有微转移,而微转移在肿瘤较小时治疗最佳,所以在膀胱切除前化疗使膀胱肿瘤降级,增加生存率。顺铂可作为放疗致敏剂,放疗前行化疗可以减少放疗引起的血管硬化,促进药物进入肿瘤血管。

临床上3～4种化疗药物联合使用。有CMV方案和MVAC方案作为治疗转移性膀胱癌的标准方案已有十多年了。试验表明,联合药物方案化疗,有57%～70%的患者肿瘤有消退,30%～50%的患者肿瘤完全消退。MVAC化疗有毒性作用,有约4%的与药物有关的病死率,多是由于脓毒血症引起。

Skinner等人用顺铂(DDP)100mg/m^2,阿霉素60mg/m^2,环磷酰胺(CTX)600mg/m^2(CISCA方案)治疗膀胱癌患者,每28天重复1次,共4个周期,在膀胱切除术后化疗,患者肿瘤浸润的时间延长到平均4.3年,与手术后只对有肿瘤浸润的患者行化疗的对照组的平均2.4年进一步浸润的时间相比,要明显延长。CISCA方案化疗的患者3年无瘤生存率为70%,而对照组仅为46%。

Stockle等人对P_{3b},P_4,N_1或N_2的移行细胞癌行膀胱切除和盆腔淋巴结清扫术,至少随访3年,单纯手术患者的无瘤生存率为13%,而手术后行MAVC或MVEC(用表柔比星代替阿霉素)的无瘤生存率为58%,这在N_1期的患者中表现最为明显,手术后化疗的患者75%的3年随访无肿瘤复发,而单纯手术的患者只有25%的无肿瘤复发。

有人研究:为提高MVAC的治疗效果,加用白细胞生长因子如粒细胞集落刺激因子(G－CSF),可以减少化疗引起的白细胞减少导致的相关的毒性作用。试验证明此方法是有效的,62%的膀胱肿瘤消退,较单纯MVAC化疗要高,与化疗药物有关的病死率有下降,但生存率却没有明显的提高。

如果晚期的有转移的膀胱癌患者不能用顺铂(大多由于肾功能障碍引起),患者不能接受

MVAC 或 CMV 方案，一般都用卡铂代替顺铂作为正规的治疗方法。

(1)顺铂(DDP)：是重金属抗癌药，部分作用为烷化剂，抑制 DNA 复制，可与 DNA 链相交，产生细胞毒作用，无周期特异性。顺铂治疗剂量为 1.0～1.6mg/kg，每 3 周 1 次，膀胱癌治疗 2～3 次后，肿瘤消退可持续 5～7 个月，有效率约 40%。其主要不良反应为肾毒性和恶心、呕吐，必须同时水化，应用利尿药，并给予甲氧氯普胺等止吐药物。还可有神经毒性和低镁血症等。

(2)卡铂(carboplatin)：作用与顺铂相似，但对肾毒性很小，可不进行水化和利尿。对骨髓毒性超过顺铂。

氨甲蝶呤：为叶酸拮抗剂，口服亦可迅速吸收，静脉注射应小于 $40mg/m^2$，使用时应碱化尿液。一般用药每 2 周 1 次，膀胱癌治疗经 2～3 周即有效果，持续 6 个月左右，有效率 28%。其毒性反应为骨髓抑制、贫血等。

(3)长春碱：是一种植物碱，其治疗膀胱癌的报告较少，近年与其他化疗药物合用，疗效近似阿霉素。主要毒性反应为骨髓抑制和周围神经损害。

(4)环磷酰胺：是烷化剂，膀胱癌治疗有效率 27%。该药可引起膀胱纤维化、出血等，亦有环磷酰胺可能是膀胱癌致癌物的报道。近年改变其结构如异环磷酰胺(ifosfamide)等，对尿路上皮刺激较小。

(5)异环磷酰胺(ifosfamide)：单独使用或与其他药物联合使用。有试验表明，在 55 个以前曾治疗过的难治性膀胱癌患者中，有约 20%的有肿瘤消退，其中 5 例肿瘤完全消退，6 例肿瘤部分消退。

(6)紫杉醇(taxol)：是一种抗微管的药物，对非神经源性的肿瘤均有效。Roth 等人用紫杉醇 $250mg/m^2$，24h 连续静脉滴注，每 3 周 1 次，治疗 26 个转移性移行上皮癌患者，有 7 例肿瘤完全消退，4 例肿瘤部分消退，共 42%的有效率。主要的毒性是粒细胞减少性发热、黏膜炎和神经症状。

(7)硝酸镓(gallium nitrate)：是一种重金属，与卡铂和顺铂相似。不良反应为低钙血症、低镁血症，在大多数的患者中发生。

(8)VIG(长春碱、异环磷酰胺与硝酸镓联合用药)方案：用 VIG 方案治疗 27 个以前虽然没有接收系统治疗但接收过辅助性治疗的膀胱癌患者，67%治疗有效，其中 41%肿瘤完全消退，26%肿瘤部分消退。因此认为 VIG 对以前其他化疗失败的膀胱癌患者是有效的，但不能代替 M－VAC 和 CMV 方案作为标准化疗方案。

7.动脉内化疗

通过两侧的股动脉插管后灌注化疗药物，其原理是想让化疗药物高浓度地到达肿瘤本身及局部淋巴结。常用的药物有顺铂和阿霉素。在两个不同的实验中，Ethan 等发现经顺铂动脉灌注和放疗后，2 年生存率为 90%，Samiyoshi 等发现动脉内阿霉素化疗和放疗后有 72%的存活率。一般治疗方法是在第一个 48h 治疗后，每隔 4 周化疗 1 次，共 4 个周期。在动脉内顺铂的基础化疗加膀胱切除术，效果相当好。

(三)晚期膀胱癌的治疗

晚期膀胱肿瘤的治疗主要是缓解骨转移引起的骨痛以及膀胱出血的控制等。

1.姑息性放疗

对有转移的膀胱肿瘤患者行30～35Gy的体外放疗，能暂时缓解骨痛。建议对包括承重骨骼在内的小的有症状的骨转移病灶进行放疗，比如脊柱和股骨颈。40～45Gy的放疗剂量用来控制原发肿瘤的症状，但此剂量的放疗也能加重由原发肿瘤产生的症状，如尿频、尿急、排尿困难和血尿等。

2.膀胱内明矾或福尔马林灌注

1%的明矾溶液膀胱灌注对治疗放射性膀胱炎引起的血尿有效。在行膀胱持续灌注时不需要麻醉，患者一般很容易接受。在膀胱疼痛和膀胱激惹时可以间断滴注明矾溶液。不良反应是肾功能会有损害。

1%～10%的福尔马林溶液膀胱灌注，也用于控制晚期膀胱肿瘤或放射性膀胱炎引起的出血。由于会引起膀胱激惹，需要局麻或全麻。由于10%的福尔马林溶液会引起输尿管开口的纤维化和梗阻，故需在开始的时候用1%的浓度，再改用4%的浓度，最后改用10%的浓度膀胱灌注。

在福尔马林膀胱灌注前，应先行膀胱逆行造影，了解是否存在膀胱输尿管反流，如果有膀胱输尿管反流，应在双侧的输尿管中插入Fogarty导管，并且采取头高脚低位，以防止上尿路受到福尔马林的损伤。福尔马林在膀胱内一般留置5～30min。

3.高压氧治疗

高压氧可用于治疗多种疾病，比如膀胱癌引起的出血性膀胱炎的治疗，一般需要治疗30～60d。如果膀胱出血是由于膀胱癌本身引起的，因肿瘤发展快，特别是那些有肿瘤转移的患者，存活时间短，所以高压氧对此类患者的治疗效果不佳。

在放射性膀胱炎患者中，如果尿脱落细胞、膀胱镜检查和病理活检都未发现有肿瘤，但有严重的血尿，其他方法止血无效时，可用高压氧治疗。在治疗时，需了解肿瘤是否有复发。

4.姑息性动脉栓塞和姑息性的膀胱切除

膀胱癌和放射性膀胱炎很少会引起威胁生命的大出血，如果出现这种情况，在电灼、激光和膀胱内明矾及福尔马林溶液灌注都止血无效时，可采用经皮股动脉穿刺下腹部动脉栓塞，如果动脉栓塞也失败，最后可采用姑息性膀胱切除来止血。

(四)预后

在浸润性膀胱癌中，肿瘤的分级和浸润深度是预测淋巴结转移情况最重要的因素。有研究表明，有时在没有淋巴结转移的情况下也可能出现远处转移。

1.副肿瘤综合征

包括高钙血症、嗜酸细胞增多症、类白血病反应等，如果在有转移的膀胱癌患者中出现提示预后极差。

2.P53表达和其他分子标记与预后的关系

由肿瘤抑制基因P53编码的蛋白控制细胞周期从G_1期到S期，通过调节转录，影响和引导DNA受损的细胞凋亡。在大多数的情况下，P53蛋白的变异体在细胞核中稳定存在，可用免疫组化的方法测出。一些研究表明，在表浅性和浸润性膀胱肿瘤中，如果有细胞核中的P53积聚，提示治疗的效果较差，预后差。在243例患者中，行膀胱切除(许多人曾有术前放疗、辅助性化疗或两者都有)，测出P53蛋白阳性(定义为至少10%细胞核中测出有P53蛋白)的5年生存率为24%，复发率为76%。而细胞核中P53阴性的膀胱癌患者5年生存率为67%，肿瘤复发率为27%，但目前在临床上尚未广泛应用。

3.EGF(上皮生长因子)受体

EGF受体是另一种分子标志物，在浸润性膀胱癌患者中，如果测出EGF受体阳性，提示预后很差。由于目前的EGF受体测定都是在冰冻切片时做的，一旦用福尔马林固定后，EGF抗原是否还存在目前还不明确，因此，EGF受体的测定也没有作为膀胱癌预后的常规评价方法。

第七节　嗜铬细胞瘤

嗜铬细胞瘤是肾上腺髓质以及肾上腺外副神经节系统产生儿茶酚胺的嗜铬细胞所发生的肿瘤。绝大多数(90%)位于肾上腺髓质，其余发生在肾上腺外嗜铬组织中。瘤细胞能分泌大量的儿茶酚胺(肾上腺素及去甲肾上腺素和微量的多巴胺)，导致以阵发性或持续性高血压和代谢紊乱为特征的临床症状。在临床上嗜铬细胞瘤以20～50岁为多见。

一、病因

目前对于嗜铬细胞瘤发病原因尚不清楚，但与神经外胚层细胞的发育生长有直接关系。神经外胚层细胞可残留于肾上腺髓质和肾上腺外副神经节，并分化成交感神经细胞和嗜铬细胞，然后可以发生相应的肿瘤。随着分子生物学的进展，现已发现嗜铬细胞瘤患者存在多种遗传基因的异常。

二、病理

嗜铬细胞瘤可分为良性和恶性，90%以上为良性。肿瘤呈圆形或椭圆形，有完整的纤维包膜，表面光滑，周围血管丰富，肿瘤大小直径一般在2～6cm，重量在100g以内。肿瘤切面呈棕黄色，常有出血、坏死或囊性变。肿瘤细胞呈不规则多角形，胞质中颗粒较多，与正常肾上腺髓质母细胞相似，或比正常髓质细胞大2～4倍，细胞可被铬酸盐染色，因此称为嗜铬细胞瘤。

嗜铬细胞瘤约有10%为恶性，临床上发生转移者占6%。肿瘤从细胞形态学上常难确定良性和恶性，诊断恶性嗜铬细胞瘤的依据是：包膜浸润，血管或淋巴管中有癌栓形成，或有远处转移，而转移部位为非嗜铬细胞性质。转移部位最多是淋巴结和肝脏，其次是骨和肺等器官。

嗜铬细胞瘤约有10%病例有多发性肿瘤，10%病例的肿瘤位于肾上腺外(异位)，较常见的异位肿瘤位于主动脉旁的交感神经链、肠系膜下动脉根部，其他部位可在胸腔纵隔内、盆腔、前列腺、卵巢、心肌内、动脉壁、膀胱壁、颈部等。

三、诊断

(一)临床表现

临床症状以头痛、心悸、出汗三联征状和高血压、高代谢、高血糖三高症为特征。

1.高血压

可分为阵发性高血压和持续性高血压两种类型。

(1)阵发性高血压:占 26%～45%。发作时血压可急剧升高,收缩压可高达 200～300mmHg,突然感到剧烈头痛、心悸胸闷、面色苍白、四肢湿冷、紧张焦虑,甚或濒死感。有时还会有恶心、呕吐、视力模糊和感觉异常等表现。发作诱因为体位改变、搬重物、受冷、咳嗽和腹压增高等。每次发作持续时间从数秒至数小时不等,发作频率为起始时数月或数周 1 次,以后间隔缩短,发作渐重,甚而每日发作,发作一般历时 1～2h,但亦可短至数分钟,或长达一整天或数天,因此有人把发作情景形象地称为"幽灵"忽隐忽现。

发作终止时,出现迷走神经兴奋症状,面颊及皮肤潮红,全身发热,大量出汗,流唾液,瞳孔缩小,尿量增多,血压迅速降低恢复正常。严重发作时,可并发急性左心衰竭、脑出血或休克而死亡。

(2)持续性高血压:成年患者有约 50%表现为此型,持续血压增高者酷似原发性高血压。而儿童嗜铬细胞瘤表现为此型占 90%,大多数患者感觉不到血压的变化。少数患者血压可很高,舒张压在 140mmHg 左右。患者可有心悸、出汗、神经质、对热敏感和直立性低血压等症状,体重可有减轻倾向。持续性收缩压升高的患者,病变部位可能在肾上腺;收缩压和舒张压均持续升高者,病变部位可能在肾上腺,也可能在肾上腺以外。

对于高血压、低血压交替发生的病员,或原有高血压突然血压下降时,如原因不明,应考虑嗜铬细胞瘤的可能性。

2.代谢紊乱

代谢紊乱是本病的一个显著特点,尤其以持续性高血压患者为多见。

(1)基础代谢增高:近半数患者的基础代谢率增高,为+20%～+50%,有时高达+100%。由于体内耗氧量增加,患者可有发热、消瘦、多汗、心悸和神经质等症状。严重时心律失常,如期前收缩、阵发性心动过速及室颤等。

(2)糖代谢紊乱:肝糖原分解加快,胰岛素分泌受抑制,引起血糖升高和糖耐量降低,尤其在儿童中更为常见。

(3)脂代谢紊乱:脂肪分解代谢加速,血游离脂肪酸增多,体重减少至标准体重的 10%左右。

(4)红细胞增多:内分泌系统紊乱使促红细胞生成素分泌增多时,可出现红细胞增多。

3.特殊类型表现

可有下列一些特殊表现。

(1)腹部肿块:部分患者首先发现腹部可触及包块,当挤压包块时有明显心慌、头痛、出汗、血压升高。

(2)无症状性嗜铬细胞瘤:嗜铬细胞瘤分泌儿茶酚胺量和肿瘤大小不一定成正比,巨大肿瘤可能释出量不多,因为儿茶酚胺可于瘤体内降解;有的瘤体不分泌儿茶酚胺;也有瘤体内缺少儿茶酚胺代谢的酶致使肾上腺素、去甲基肾上腺素、3-甲氧-4-羟基扁桃酸(VMA)和儿茶酚胺减少。

患者无高血压也无代谢率增高的各种症状,而是在作 CT、MRI 等检查时发现。

(3)消化道出血:由儿茶酚胺显著升高,使胃肠道黏膜血管强烈收缩所致。症状有恶心、呕吐、便秘、腹胀和腹痛,严重时可引起出血、穿孔等急腹症表现。

(4)膀胱内嗜铬细胞肿瘤:患者于膀胱内尿量充盈时、排尿时或排尿后,可引起高血压发作,也可发生排尿时昏厥。

(5)心肌炎型:临床表现有心悸、气促、低热和心脏扩大,第一心音减弱,有杂音,血沉快,黏蛋白也可增高,心电图显示左心室肥厚伴心肌缺血,完全性右束支传导阻滞,血压波动大,24h尿儿茶酚胺、VMA 明显升高,用抗风湿药物治疗无效。

(6)低血压及休克:少数患者无高血压而表现为阵发性低血压,甚至休克,或为高血压和低血压交替出现。其原因:①肿块坏死、出血使儿茶酚胺释放骤停。②大量儿茶酚胺引起心肌病变导致心排出量减少,发生心源性休克。③分泌肾上腺素:兴奋肾上腺素能β受体引起血管扩张。④大量儿茶酚胺使血管收缩,微血管壁缺氧,渗透性增强,血浆渗出,有效血容量下降,血压下降。⑤心肌梗死。

(7)合并皮质醇增多症:肥胖、乏力、闭经、心悸、皮肤菲薄和皮肤紫纹等皮质醇增多的特征。因嗜铬细胞瘤可分泌多种肽类激素,包括 ACTH,故可导致肾上腺皮质增生。

(二)实验室定性检查

1.尿3甲氧—4—羟基苦杏仁酸(VMA)测定

VMA 是儿茶酚胺的最终代谢产物,正常值为 11～35μmol/24h。嗜铬细胞瘤患者在高血压发作时,尿 VMA 常在 45.5μmol/24h 以上,一般为 50.1+126.3μmol/24h。尤其是持续性高血压型者,尿儿茶酚胺代谢产物多在正常高限的 2 倍以上。

2.血浆去甲肾上腺素和肾上腺素测定

对于临床上考虑为释放肾上腺素为主者,宜将去甲肾上腺素和肾上腺素分离,再分别测定。

(三)药物试验

药物试验分激发试验和阻滞试验两种。激发试验主要用于阵发性高血压病员不发作时,而阻滞试验则用于持续性高血压病员及阵发性高血压病员发作时。

1.激发试验

适用于血压在 160/100mmHg 以下非发作期间。静脉滴注磷酸组胺 0.07～0.14mg(含组胺基质 0.025～0.05mg),也可用胰高血糖素 0.5～1.0mg 或酪胺 1mg,如血压升高 60/40mmHg 以上时则为阳性。此试验有一定的危险性,必须十分慎重,事先备好酚妥拉明,以备出现血压过高时急用。

2.阻滞试验

适用于血压在 170/110mmHg 以上或正在发作时可做此试验,以酚妥拉明 5mg 静脉注入,在 3～5min 内血压下降超过 35/25mmHg 者为阳性。现也有用可乐定做抑制试验。

(四)定位检查

1.B 超

可首选,其阳性率达 90%,对肾上腺区肿瘤的诊断较准确,但对髓质增生、微腺瘤、肾上腺外肿瘤的诊断欠准确。

2.CT 扫描或 MRI 检查

能准确地测出大于 1cm 的肿瘤，肾上腺嗜铬细胞瘤一般体积较大，故几乎均能测出。

3.^{131}碘一间碘苯甲胍(^{131}I－MIBG)闪烁扫描

^{131}I－MIBG 是一种能被肾上腺素能神经细胞选择摄取的放射性化合物，故可用来显示嗜铬细胞瘤及恶性肿瘤的转移病灶，是一种功能性而非解剖性的定位检查。其特异性较强，敏感度可达 90%左右，是诊断嗜铬细胞瘤的一种安全、灵敏、特异和无创的技术，既能够定位又能够定性，一次注药可做全身检查，假阳性率为 1.8%，假阴性率为 11.8%，对家族性、肾上腺外、复发或者转移性肿瘤尤为适用。

四、治疗

(一)手术治疗

大多数嗜铬细胞瘤为良性，手术摘除嗜铬细胞瘤是最有效的根治方法。围术期处理至关重要，术前应做好充分准备，术中有效控制血压。

1.术前准备

要求如下。

(1)控制血压达正常范围。

(2)心率不超过 90 次/分。

(3)血细胞比容在 45%左右。

(4)充分扩容，改善一般状况，以减少手术并发症和病死率。

2.手术方式

(1)经腹或经腰部切口摘除肿瘤，适用于肿瘤较大，明确在某一侧者。

(2)腹腔镜肿瘤摘除术，适用于肿瘤较小者，术后恢复快。

3.术中处理

手术过程中需密切注意血压及心率的改变，如收缩压高于 200mmHg 时，应用酚妥拉明降压，心律不齐可用利多卡因。摘除肿瘤后即应大量补充液体，如血压低于 90/60mmHg 者，可酌情用去甲肾上腺素。

4.术后处理

术后应持续进行血压及心肺功能等监护，定时测定尿量，尽可能减少血管收缩性药物的剂量及用药时间，并定期观察血压及检查儿茶酚胺排出量，借以除外恶性及残存肿瘤。

(二)药物治疗

适用于有严重并发症不能耐受手术者、恶性肿瘤已发生转移者或术前准备控制高血压者。

1.α－肾上腺素能受体阻滞剂

(1)酚苄明：开始每次 10mg，2～3 次/天，以后按病情调整剂量直至血压已控制和阵发性发作消失后改维持量。

(2)哌唑嗪：开始口服 0.5mg，以后视病情逐渐加量，可达 1.5～2.5mg/6h。

(3)酚妥拉明：短效阻滞药，口服吸收不稳定，临床上静脉注射给药。主要在术中应用，常以 10mg 加入 5%葡萄糖液 500mL 静脉滴注。

2.β－肾上腺素受体阻滞剂

一般不用，如必要时常用普萘洛尔 10mg 口服，3 次/天。

五、疗效标准及预后

嗜铬细胞瘤的预后与年龄、良恶性、有无家族史及治疗早晚等有关，绝大多数患者可被成功地切除肿瘤而治愈，但若不及时诊断治疗，最终多可致死。和遗传有关的常见于双侧性肾上腺外的肿瘤，对预后有不良影响。良性肿瘤经摘除后，多数患者血压很快降至正常，但血浆和尿中儿茶酚胺及其代谢产物可能数天至 1 个月内仍较高。20%～30%患者因持久高血压已引起心血管并发症而不能完全恢复，但可用常规抗高血压药物控制。5 年生存率在 96%以上，而恶性肿瘤对放疗和化疗不敏感，用^{131}碘－间碘苯甲胍治疗也仅为 15%。

第八节　间质性膀胱炎

间质性膀胱炎(IC)是指无明确原因的一种膀胱壁慢性非细菌性炎症状态，表现为以尿频、尿急、夜尿增多等刺激症状及膀胱或盆腔疼痛为主的临床症状，尿细菌培养常为阴性。

间质性膀胱炎被认为是一种不明原因的综合病症，诊断上相当困难，常不能完全治愈。间质性膀胱炎可能是由不同原因所产生的一个共同结果。

间质性膀胱炎主要发生于女性，一般为良性进程，但部分患者可严重影响生活质量。其发病率呈逐年上升趋势，且病因复杂，发病机制不十分清楚，是困扰泌尿外科医生的一种常见病。

一、流行病学

IC 可发生于任何年龄，儿童少见，女性多于男性。IC 发病率逐年上升，调查表明，IC 发病率远高于既往估计。一部分 IC 被误诊为尿路感染、非细菌性前列腺炎及前列腺增生等疾病。2009 年 Curhan 等统计，美国约有 90 万 IC 患者，较前估计高 50%，妇女 60/10 万，男女比例为 1∶9。日本 IC 发病率较低，为 1.2/10 万，女性 4.5/10 万，男女比例为 1∶5.8，其发病高峰多在 30～50 岁。

二、发病原因及发病机制

IC 发病机制不清楚，根据目前的研究进展，主要有以下几种学说。

(一)隐匿性感染

虽然还没有从患者中检测出明确的病原体，但有证据表明 IC 患者尿中微生物(包括细菌、病毒、真菌)明显高于正常对照组。目前大多数人认为感染可能不是 IC 发病的主要原因，但它可能通过间接机制引起自身免疫反应，导致损伤。有人认为非细菌性感染是 IC 的原因之一，但缺乏有力的病原学依据。可能是与其他致病因素共同作用的结果。

(二)肥大细胞浸润

肥大细胞的活化与聚集是 IC 主要的病理生理改变。肥大细胞多聚集于神经周围，在急性应激状态下，肥大细胞活化并脱颗粒，释放多种血管活性物质，如组胺、细胞因子、前列腺素、胰蛋白酶等，可引起严重的炎症反应。有 20%～65%的患者膀胱中有肥大细胞的活化，细菌性膀胱炎的肥大细胞主要位于黏膜下层，而IC的肥大细胞位于膀胱黏膜下层及逼尿肌中，且功能活跃，肥大细胞释放组胺，引起血管扩张、充血，炎细胞渗出、趋化刺激C类神经纤维，引起神经肽的释放。

(三)黏膜上皮通透性改变

黏膜上皮通透性改变被认为是IC炎症及疼痛症状的原因。Niku等发现IC患者膀胱黏膜上葡聚糖(GAG)层明显减少，导致膀胱黏膜通透性增高，化学物质渗透至黏膜下层，导致接触性损伤及炎症，刺激疼痛神经，导致疼痛症状。

(四)自身免疫性疾病

IC是一种自身免疫性疾病的理由：①多见于女性；②患者同时患其他自身免疫性疾病的比例较高；③患者中对药物过敏的病例占26%～70%；④许多患者组织学检查伴有结缔组织的病变；⑤应用免疫抑制药治疗有一定疗效。

(五)膀胱黏膜屏障破坏

移行上皮细胞上的氨基多糖层(glycosaminoglycans，GAG)具有保护层的作用，能够阻止尿液及其中有害成分损害黏膜下的神经和肌肉。膀胱黏膜屏障损害后上皮细胞功能紊乱，渗透性改变，结果尿中潜在的毒性物质进入膀胱肌肉中，使感觉神经除极，引起尿频、尿急等临床症状。这种潜在的毒性物质中主要是钾离子，钾离子并不损伤或渗透正常尿路上皮，但对膀胱肌层有毒性作用。

(六)尿液异常

尿液内的一些小分子量的阳性离子与肝素结合，损伤尿路上皮及其平滑肌细胞，对膀胱造成损害，如抗增生因子(APF)。

(七)其他

缺氧、精神紧张等，一些医生认为，部分患者儿童时期排尿障碍是其成年后发生IC的原因。

(八)神经源性炎症反应

应激状态如寒冷、创伤、毒素、药物作用下，交感神经兴奋，释放血管活性物质，引起局部炎症和痛觉过敏；血管活性物质也可进一步活化肥大细胞，使血管扩张、膀胱黏膜损害引起炎症反应。

三、病理

间质性膀胱炎病理检查的作用只在于排除其他疾病，包括原位癌、结核、嗜酸性膀胱炎等，而对于诊断间质性膀胱炎，病理检查并不能提供多少支持。

IC患者膀胱的病理变化可以分为两个时期。早期在膀胱镜下少量充水后可见黏膜外观正常或仅有部分充血，但是经过再次注水扩张后可见广泛膀胱黏膜下点状出血或片状出血。在组织学上无明显改变，黏膜与肌层内亦无明显肥大细胞增多。到后期黏膜与肌肉内可见多种炎性细胞浸润，如浆细胞、嗜酸性粒细胞、单核细胞、淋巴细胞与肥大细胞。有研究发现肥大细胞在黏膜与肌层内有所不同，前者较大，其内组胺成分增多，且具有迁移能力。

电镜下可见典型血管内皮细胞受损伴有基膜及弹性组织的新生，并可以看到嗜酸性粒细胞及肥大细胞脱颗粒现象。炎性细胞可以浸润膀胱全层及肌肉神经组织，肌束及肌内胶原组织增多，严重的纤维化可以致膀胱容量缩小。

过去将膀胱点状出血或 Hunner 溃疡视为 IC 特异性的病理改变，但后来发现点状出血可见于膀胱灌注化疗药后，也见于膀胱其他病变及一些正常的妇女，一般根据膀胱镜下表现将 IC 分为溃疡型及非溃疡型，但须注意 10％的 IC 镜检下无异常。

四、临床表现

IC 多发生于 30～50 岁的中年女性，＜30 岁者 25％，18 岁以下罕见，亦可累及儿童。间质性膀胱炎的特点是发病较急，进展较快，但在出现典型症状后病情通常会维持一段时间，即使不经积极治疗，50％的患者症状会逐渐缓解，但不久又复发。其症状可分为膀胱刺激症状和疼痛症状两个症状群，主要表现为严重的尿频、尿急、尿痛等膀胱刺激症状和耻骨上区疼痛，也可有尿道疼痛、会阴和阴道疼痛，60％患者有性交痛。疼痛十分剧烈，与膀胱充盈有关，排尿后症状可缓解。不典型的患者症状可表现为下腹坠胀或压迫感，月经前或排卵期症状加重。体格检查通常无异常发现，部分患者有耻骨上区压痛，阴道指诊膀胱有触痛。

患者膀胱刺激症状和疼痛症状两个症状群可同时具备，亦可只以一种为主。症状与其他的膀胱炎症相似，但更顽固，持续时间更长。

五、诊断

（一）关于 IC 的诊断标准

IC 临床少见，易误诊，需要排除很多症状相似的疾病，因而诊断比较困难。而不同的医生诊断的标准也可能不同，结果导致诊断上的混乱。基于此原因，美国 NIADDK(national institute of arthntis diabetes digestiveand kidney diseases)于 1987 年制订了 IC 的诊断标准，并于 1988 年进行了修订。

NIADDK 的关于 IC 的诊断标准如下。

必需条件：①膀胱区或下腹部、耻骨上疼痛伴尿频。②麻醉下水扩张后见黏膜下点状出血或 Hunner 溃疡。全身麻醉或持续硬膜外阻滞下膀胱注水至 80～100cmH_2O 压力，保持1～2min，共两次后行膀胱镜检，应发现弥散性黏膜下点状出血，范围超过 3 个象限，每个象限超过 10 个，且不在膀胱镜经过的部位。

应排除的情况有以下方面。

(1)清醒状态下膀胱容量＞350mL。

(2)以 30～100mL/min 注水至 150mL 时无尿意。

(3)膀胱灌注时有周期性不自主收缩。

(4)症状不超过 9 个月。

(5)无夜尿增多。

(6)抗生素、抗微生物药、抗胆碱能或解痉药治疗有效。

(7)清醒时每天排尿少于 8 次。

(8)3 个月内有前列腺炎或细菌性膀胱炎。

(9)膀胱或下尿路结石；或有活动性生殖器疱疹。

(10)子宫、阴道、尿道肿瘤。

(11)尿道憩室。

(12)环磷酰胺或其他化学性膀胱炎。

(13)结核性膀胱炎。

(14)放射性膀胱炎。

(15)良性、恶性膀胱肿瘤。

(16)阴道炎。

(17)年龄<18岁。

该诊断标准过于严格,造成临床上60%的患者不能满足NIADDK的诊断标准。Hanno等对1组IC患者分析后发现,269例患者中只有32%～42%符合NIADDK的诊断标准,而Schuster则认为儿童IC患者并非罕见。

(二)常用的膀胱镜检查

膀胱镜检查是诊断该病的重要方法。膀胱在注水充盈时有疼痛,少数患者甚至比较剧烈,故需在局部麻醉下进行,镜检可见膀胱壁溃疡数量多少各异,血管点状扩张或呈放射状排列,黏膜亦有小的表浅溃疡,尤其是膀胱前壁和顶部,或见到瘢痕、裂隙或渗血或瘀斑;膀胱扩张后更明显。膀胱容量减少。活检可见黏膜及肌层中肥大细胞数目明显增多为其特殊的病理表现。

(三)综合病史、体检及辅助检查进行诊断

临床上诊断需依靠病史、体检、排尿日记、尿液分析、尿培养、尿动力学、膀胱镜检查及病理组织学检查综合评估。

(四)黏膜屏障破坏是间质性膀胱炎发病机制

Parsons提出了一种筛选和诊断IC的方法——钾离子敏感试验(PST),方法是分别用无菌溶液和0.4mmol/L钾溶液行膀胱灌注,并记录尿路刺激症状的程度。正常人由于有完整的GAG层保护不会出现症状,IC患者因为GAG层缺陷,钾离子透过移行上皮,到达深层组织,产生刺激症状和毒性反应。PST阳性率为75%,操作简单且几乎无损伤,有较大应用价值,但仍有25%的患者不能检出,且假阳性率较高,因而其应用价值存在许多争议。急性膀胱炎和放射性膀胱炎患者其膀胱上皮的通透性均增加,可产生阳性反应。

(五)盆腔疼痛、尿急与尿频症状评分系统(PUF)

Parsons设计了盆腔疼痛与尿急、尿频症状评分系统(PUF),PUF 10～14者PST阳性率为74%,PUF≥20者PST阳性率达91%,因此PUF也可作为IC筛选的有效工具。

(六)具备以下3点者IC筛选诊断可能性较大

(1)有慢性膀胱刺激症状,如尿频、尿痛、尿急、夜尿增多。

(2)无菌尿、尿细胞学检查阴性。

(3)膀胱镜检查特征性改变。

(七)X线检查

膀胱造影可显示膀胱容量减少,有时发现膀胱输尿管反流。静脉肾盂造影(IVU)显示上尿路功能及形态均正常。

(八)B超可提示膀胱容量减少,肾积水等改变

近年有人提出:凡长期患有尿路感染症状、久治不愈的中老年女性,除菌尿及尿细胞学改变后，均应考虑到IC之可能，应及时行膀胱镜检查。

六、治疗

间质性膀胱炎的治疗方法较多，但目前尚无完全治愈该病的方法。治疗的目的是缓解其症状，治愈非常困难，应向患者说明治疗的目的只是缓解症状，改善生活质量，很难达到完全缓解和根治。每一种治疗方法并非适用于所有的患者，几种方法联合应用可取得较好的效果。

(一)一般性治疗

(1)改变饮食习惯，如避免刺激性食物和饮料，对食物过敏的患者尤为重要。但并非所有的患者都有食物过敏史，且过于严格的饮食控制可能导致营养不良。因此饮食调节的治疗方案应该个体化。

(2)减轻心理压力。

(3)加强身体锻炼。

(4)膀胱训练：多饮水，每日1500～2000mL，排尿前要憋尿5～10min，在服用解痉药生效后逐渐增加膀胱容量。

(二)膀胱水囊扩张

在硬膜外阻滞或全身麻醉下进行，有效率为20%～30%，症状缓解可达数周至数月，其原理可能为损伤膀胱黏膜神经末梢。Glemain等观察到延长扩张时间达3h，疗效更好。可作为一线治疗，对膀胱容量<200mL者效果不佳，逼尿肌高敏状态无效。

治疗中注意注水过程中要逐渐加量，缓慢进行，防止膀胱破裂。

(三)口服药物治疗

1.三环抗抑郁药物

抗抑郁药物对于膀胱放松，减少膀胱的紧张有帮助，因此患者可以得到在情绪上及膀胱发炎反应上的缓解。阿米替林(amitriptyline)是一种三环类抗抑郁药，用于治疗间质性膀胱炎，作用机制：①阻断突触前神经末梢对去甲肾上腺素及5－羟色胺的再摄取，并阻滞其受体，可达到镇痛目的。②阻滞H_1受体有镇静抗感染作用；③对抗胆碱与兴奋P受体，可以降低膀胱逼尿肌张力。初始剂量为25mg，睡前服，3周内逐渐增加到75mg(每晚1次)，最大可至100mg。

2.阿片受体拮抗药

盐酸纳美芬是一种新的阿片受体拮抗药，可以抑制肥大细胞脱颗粒释放组胺、5－羟色胺、白三烯和细胞素等。初始剂量从0.5mg，2次/天逐渐增加到60mg，2次/天。初期每周增加2mg，到3个月后可每周增加10mg。服药初期都有不良反应，失眠最常见，少数患者有消化道症状如恶心、腹胀等，可以自行消失。

3.钙通道阻滞药

钙通道阻滞药可以松弛膀胱逼尿肌及血管平滑肌，改善膀胱壁血供。硝苯地平开始剂量为10mg，3次/天；若能耐受，可缓慢增加到20mg，3次/天。血压正常者服用缓释剂型，血压不易下降与波动，疗程为3个月，疗效约1个月或以后出现。

4.其他药物

如糖皮质激素类药物、抗癫痫药物、抗胆碱药物、麻醉药、解痉药、镇静药等。一般联合使用，以增加疗效。

(四)膀胱药物灌注

膀胱内灌注的优点有：直接作用于膀胱的药物浓度较高；不易经由膀胱吸收，全身不良反应少；且不经由肝、肠胃、肾的吸收或排泄，因而药物交互作用少。缺点是：有导尿的并发症，如疼痛、感染等。常用药物如下。

1.硝酸银

是最早使用的膀胱灌注药物，有效率为50%～79%；以其杀菌、收敛、腐蚀作用治疗IC，禁用于有输尿管反流者与近期内膀胱活检者。浓度1/2000、1/1000、1/100、2/100，1%以上需用麻醉，每次量50～80mL，停留2～10min，间隔6～8周。

2.卡介苗(BCG)

BCG造成明显黏膜剥落，作用机制仍尚未完全清楚，可能是经由强化免疫系统达成。BCG目前尚未经FDA核准用于治疗IC，但已进入临床试验。已有双盲及对照试验指出6个月时有60%缓解率(对照组只有27%)，而且有反应的患者到2年时仍有89%维持缓解。

3.二甲基亚砜与肝素

二甲基亚砜(DMSO)具有抗感染、镇痛、抑菌作用，可迅速穿透细胞膜。肝素可增强GAG层的保护作用，同时有抑制细胞增生和抗感染、抗黏附作用。ATP是膀胱损伤性神经递质，由膀胱扩张后上皮细胞伸张时激活释放来传递膀胱感觉，在间质性膀胱炎时，ATP释放增加，这个过程可以被二甲基亚砜与肝素阻断，故可以解释二甲基亚砜与肝素对间质性膀胱炎超敏症状的治疗作用。

以50%二甲基亚砜50mL加生理盐水50mL，每2周灌注1次，每次15min，疗程在8周以上。1组研究资料显示，经过治疗2个月后间歇1个月，试验组93%表现客观好转，53%主观好转，相应地仅用盐水灌注的结果为35%与18%。停止治疗复发率为35%～40%，再继续治疗有效，应在尿路感染被控制及行膀胱活检间隔一段时间后进行，除了呼吸有大蒜味外没有其他不良反应。

肝素25 000U加入生理盐水10mL膀胱灌注，每周3次每次保留1h。许多患者治疗4～6个月后才出现疗效，没有出现不良反应，特别是没有出现凝血障碍。现在主张采用“鸡尾酒疗法”，溶液由50%DMSO 50mL，$NaHCO_3$ 10mL(浓度75mg/mL)、曲安西龙40mg、肝素1万～2万U配制而成。膀膀胱灌注30～50mL溶液，保留30～60min后排空。

(五)外科手术治疗

只有在所有非手术治疗无效时，方可考虑采用外科手术治疗。如果患者已经变成慢性间质性膀胱炎，同时其膀胱容量已经缩小至150mL以下，患者的下尿路症状又因为膀胱挛缩而变得十分严重时，可以考虑行膀胱切除术或肠道膀胱扩大整形术。

1.经尿道电切(TUR)、电凝及激光治疗或膀胱部分切除术

适用于膀胱壁病变局限，特别是Hunner溃疡病变，但是这种病变比较局限的病例很少见。尽管术后症状可以得到改善，但是复发率也高。Peeker对103例溃疡型IC行TUR治疗，92例有效，40%疗效持续超过3年，复发者再次TUR治疗，疗效仍好。Nd:YAG激光的效果相似，缓解率达100%，创伤小，但复发率高，再次治疗仍然有效。

2.膀胱扩大成形术

不仅扩大了膀胱，而且置换了大部分病变的膀胱壁，膀胱病变部分切除应充分彻底，必须紧靠三角区与膀胱颈，使剩下的边缘仅够与肠管吻合。短期治疗效果较好，但有较高的复发率，最终需膀胱全切术。

3.神经根电极片永久置入

于骶神经根置入神经调节装置，可长期显著改善IC患者的严重症状。

4.膀胱松解术

优于其他神经切断术，是因为它不损伤膀胱底的感觉或括约肌的功能，可以安全地应用于麻醉下能扩张膀胱到正常适当容量的患者。

5.膀胱切除加尿流改道

在其他治疗方法失败后可应用膀胱全切及尿流改道术。

第六章　胃十二指肠疾病

第一节　胃下垂

胃下垂是指直立位时胃的大弯抵达盆腔，而小弯弧线的最低点降至髂嵴连线以下的位置，常为内脏下垂的一部分。

一、病因和发病机制

胃下垂可有先天性或后天性。先天性胃下垂常是内脏全部下垂的一个组成部分。腹腔脏器维持其正常位置主要依靠以下 3 个因素：①横膈的位置以及膈肌的正常活动力。②腹内压的维持，特别是腹肌力量和腹壁脂肪层厚度的作用。③连接脏器有关韧带的固定作用。胃的两端，即贲门和幽门是相对固定的，胃大、小弯侧的胃结肠韧带、胃脾韧带，肝胃韧带对胃体也起一定的固定作用。正常胃体可在一定的范围内向上下、左右或前后方向移动，如膈肌悬吊力不足，支持腹内脏器的韧带松弛，腹内压降低，则胃的移动度增大而发生下垂。

胃壁具有张力和蠕动两种运动性能，胃壁本身的弛缓也是一个重要的因素。按照胃壁的张力情况可将胃分为 4 个类型，即高张力、正常张力、低张力和无张力型。在正常胃张力型，幽门位于剑突和脐连线的中点，胃张力低下和无张力的极易发生胃下垂。

胃下垂常见于瘦长体型的女性，经产妇、多次腹部手术而伴腹肌张力消失者，尤多见于消耗性疾病和进行性消瘦者，这些都是继发胃下垂的先天性因素。

二、临床表现

轻度下垂者可无症状。明显下垂者可伴有胃肠动力低下和分泌功能紊乱的表现，如上腹部不适，易饱胀，畏食，恶心、嗳气及便秘等。上腹部不适多于餐后、长期站立和劳累后加重，有时感深部隐痛，可能和肠系膜受牵拉有关。下垂的胃排空常较缓慢，故会出现胃潴留和继发性胃炎的症状，可出现眩晕，心悸、站立性低血压和昏厥等症状。

体检可见多为瘦长体型，肋下角小于 90°。站立时上腹部可扪及明显的腹主动脉搏动。胃排空延缓时还可测得振水声。上腹部压痛点可因不同体位而变动，常可同时发现肾、肝和结肠等其他内脏下垂。

三、诊断

胃下垂的诊断主要依靠 X 线检查。进钡餐后可见胃呈鱼钩形，张力减退，其上端细长，而下端则显著膨大，胃小弯弧线的最低点在髂嵴连线以下。胃排空缓慢，可伴有钡剂滞留现象。

四、治疗

胃固定术的效果不佳，如折叠缝合以缩短胃的小网膜，或将肝圆韧带穿过胃肌层而悬吊固定在前腹壁上，现多已废弃不用，主要采用内科对症治疗。少食多餐，食后平卧片刻，保证每日摄入足够的热量和营养品。加强腹部肌肉的锻炼，以增强腹肌张力。也可试用针灸、推拿、气功和太极拳疗法。症状明显者，可放置胃托。

第二节　胃十二指肠溃疡

胃十二指肠溃疡是极为常见的疾病，它的局部表现是位于胃十二指肠壁的局限性圆形或椭圆形的缺损，患者有周期性上腹部疼痛、返酸、嗳气等症状。本病易反复发作，呈慢性经过。有胃及十二指肠溃疡 2 种，十二指肠溃疡较胃溃疡多见，据统计前者约占 70%，后者约占 25%，两者并存的复合性溃疡约占 5%。

一、胃溃疡

溃疡病或消化性溃疡是一种常见的消化道疾病，可发生于食管、胃或十二指肠，也可发生于胃一空肠吻合口附近或含有胃黏膜的 Meckel 憩室内，因为胃溃疡和十二指肠溃疡最常见，故一般所谓的消化性溃疡是指胃溃疡和十二指肠溃疡。它之所以称之为消化性溃疡，是因为既往认为胃溃疡和十二指肠溃疡是由于胃酸和胃蛋白酶对黏膜自身消化所形成的，事实上胃酸和胃蛋白酶只是溃疡形成的主要原因之一，还有其他原因可以形成消化性溃疡。由于胃溃疡和十二指肠溃疡的病因和临床症状有许多相似之处，有时难以区分是胃溃疡还是十二指肠溃疡，因此往往诊断为消化性溃疡，或胃十二指肠溃疡。如果能明确溃疡在胃或十二指肠，那就可直接诊断为胃溃疡或十二指肠溃疡。

（一）诊断

1.上腹部疼痛

疼痛多在餐后 0.5～1h 发生，但如溃疡位置靠近十二指肠，上腹部痛的症状可以被食物或抗酸剂缓解，性质亦与十二指肠溃疡相同；如溃疡位置距幽门管较远，则服用抗酸药或食物不仅不能缓解，有时还可加重。

2.上消化道钡餐

可见龛影。

3.窥镜

可见溃疡，可直观溃疡的形态，并可做组织学检查证实。

（二）治疗

1.非手术治疗

与十二指肠溃疡原则相同，应反复行内镜检查，观察溃疡愈合情况，亦可检测血清中幽门螺杆菌抗体来验证疗效。

2.手术治疗

对久治无效或反复发作的胃溃疡，可行远端半胃切除（包括溃疡）。如患者身体状况较差，估计难以承受胃切除手术时，可行迷走神经切断＋幽门成形术。

二、十二指肠溃疡

十二指肠溃疡是我国人群中常见病、多发病之一，是消化性溃疡的常见类型。好发于气候变化较大的冬春两季，男性发病率明显高于女性。与胃酸分泌异常、幽门螺杆菌感染、非甾体消炎药(NSAID)、生活及饮食不规律、工作及外界压力、吸烟、饮酒以及精神心理因素密切相关。十二指肠溃疡多发生在十二指肠球部(95%)，以前壁居多，其次为后壁、下壁、上壁。

(一)病因

1.遗传基因

遗传因素对本病的易感性起到较重要的作用，患者家族发病率比一般人群高2.6倍。

2.胃酸分泌过多

胃酸是十二指肠溃疡发生的决定性因素。

3.十二指肠黏膜防御机制减弱

患者胃排空加速、抑制胃酸的作用减弱，使十二指肠球部腔内酸负荷量加大，造成黏膜损害致溃疡形成。

4.幽门螺杆菌感染

Marshall 和 Warren 因 1983 年成功培养出幽门螺杆菌，并提出其感染在消化性溃疡发病中起作用而获得2005年度诺贝尔医学奖。大量研究充分证明，幽门螺杆菌感染是消化性溃疡复发的重要原因，并形象地比喻为“无 pH(酸)无溃疡，无 HP 无复发”，但是确切的机制仍待进一步证实。

(二)临床表现

主要临床表现为上腹部疼痛，可为钝痛、灼痛、胀痛或剧痛，也可表现为仅在饥饿时隐痛不适。典型者表现为轻度或中度剑突下持续性疼痛，可被制酸剂或进食缓解。临床上约有2/3的疼痛呈节律性：早餐后1～3h开始出现上腹痛，如不服药或进食则要持续至午餐后才缓解。食后2～4h又痛，进餐后可缓解。约半数患者有午夜痛，患者常可痛醒。节律性疼痛大多持续几周，随着缓解数月，可反复发生。

(三)治疗

1.非手术疗法

(1)目的：①缓解症状；②促进溃疡愈合；③预防并发症；④预防复发。

(2)常用药物：为抗酸药和抗分泌药，抗酸药主要是碳酸氢钠、碳酸钙、氢氧化铝；抗分泌药有西咪替丁、法莫替丁、雷尼替丁等，近年来新药奥美拉唑的应用，使绝大部分溃疡患者仅用药物就能治愈。如幽门螺杆菌阳性，需用抗生素3周左右，仅在出现并发症才需手术治疗。

2.手术疗法

(1)迷走神经切断术，阻断了迷走神经头相的分泌。

(2)迷走神经切断+胃窦切除术，阻断了头相和胃相。

(3)胃次全切除术：可切除大部分壁细胞。

三、胃、十二指肠溃疡的鉴别诊断

(一)与腹部其他疾病的鉴别

1.慢性胆囊炎

口服胆囊造影可显示胆囊无功能或胆囊内有结石，B超可证实。但应注意，慢性胆囊炎、胆石症与溃疡病并存。

2.急性胰腺炎

血、尿淀粉酶升高。

3.慢性胰腺炎

ERCP 显示主胰管异常。

4.功能性消化不良

内镜及 X 线显示胃十二指肠正常。

5.不完全性食管裂孔疝

X 线钡餐可明确。

6.萎缩性胃炎

内镜可见。

(二)胃良性溃疡与恶性溃疡的鉴别

1.临床特征

已经证实为良性溃疡的患者,如果症状性质发生变化或者与进长有关的节律性消失,应考虑到恶性溃疡的可能。

2.X 线检查

(1)良性溃疡多为圆形、椭圆形或线性,边缘光滑整齐,而恶性溃疡形状多不规则,边缘不整齐。

(2)良性溃疡底部常常平滑,而恶性溃疡底部可呈结节状。

(3)良性溃疡多突出于胃壁轮廓以外,而恶性溃疡多在胃壁轮廓以内。

(4)良性溃疡周围黏膜水肿范围小,突入胃腔不深,形成边缘光滑而对称的充盈缺损,而恶性溃疡是在癌瘤的基础上产生溃疡,溃疡周围充盈缺损范围广,突入胃腔较深,表面凹凸不平,虽结节状形态。

(5)良性溃疡的胃皱襞放射至溃疡口部,而恶性溃疡可以没有放射状皱襞,或皱襞中断或边缘变钝。

(6)良性溃疡周围胃壁柔软,蠕动正常,而恶性溃疡周围胃壁僵硬,动消失。

3.内镜检查及活组织检查

(1)良性溃疡多为圆形、椭圆形或线形,而恶性溃疡形状多不规则。

(2)良性溃疡基底平滑,有灰白或黄白苔覆盖,而恶生溃疡的基底多凹凸不平,由于有坏死组织块和出血而显得颜色污秽。

(3)良性溃疡周边多有充血红晕,略显肿胀,但柔软、平滑,无糜烂和结节状改变,而恶性溃疡周边多呈结节状隆起,僵硬,可有糜烂。

(4)如有出血,良性溃疡多来自底部,而恶性溃疡多来自边缘。在直视下做活组织检查可明确诊断。

4.胃酸检查

如有真性耐组胺或五肽胃泌素的胃酸缺乏,则不管是否有其他指标,胃癌诊断不能除外。反之,如胃酸存在,要看其他指标。

5.粪潜血检查

经严格抗溃疡治疗 2 周后,粪潜血仍经常阳性,则恶性可能性大。

6.试验性治疗

如所有检查结果均提示病变属于良性,应按消化性溃疡进行严格的内科治疗。2～4 周后重复做 X 线检查,如为良性溃疡一般可缩小至治疗前的一半左右,小的溃疡可完全愈合,如进步较小或无进步,应尽快手术治疗。

第三节　先天性肥厚性幽门狭窄

肥厚性幽门狭窄是常见疾病,占消化道畸形的第三位。早在 1888 年丹麦医生 Hirchs－prung 首先描述本病的病理特点和临床表现,但未找到有效治疗方法。1912 年 Ramstedt 在前人研究基础上创用幽门肌切开术,从而使病死率明显降低,成为标准术式推行至今。目前手术病死率已降至 1%以下。

依据地理,时令和种族,有不同的发病率。欧美国家较高,在美国每 400 个活产儿中 1 例患此病,非洲、亚洲地区发病率相对较低,我国发病率为 1/3000。男性居多,占 90%,男女之比为 4～5∶1。多为足月产正常婴儿,未成熟儿较少见;第一多见胎,占总病例数的 40%～60%。有家族聚集倾向,母亲患病,则子女患病可能性增加 3 倍。

一、病理解剖

主要病理改变是幽门肌层显著增厚和水肿,尤以环肌为著,纤维肥厚但数量没有增加。幽门部呈橄榄形,质硬有弹性,当肌肉痉挛时则更为坚硬。一般测量长 2～2.5cm,直径 0.5～1cm,肌层厚 0.4～0.6cm,在年长儿肿块还要大些,但肿块大小与症状严重程度和病程长短无关。肿块表面覆有腹膜且甚光滑,由于血供受压力影响,色泽显得苍白。肥厚的肌层挤压黏膜呈纵形皱襞,使管腔狭小,加上黏膜水肿,以后出现炎症,使管腔更显细小,在尸解标本上幽门仅能通过 1mm 的探针。细窄的幽门管向胃窦部移行时腔隙呈锥形逐渐变宽,肥厚的肌层逐渐变薄,两者之间无精确的分界。但在十二指肠侧则界线明显,胃壁肌层与十二指肠肌层不相连续,肥厚的幽门肿块类似子宫颈样突入十二指肠。组织学检查见肌层肥厚,肌纤维排列紊乱,黏膜水肿、充血。由于幽门梗阻,近端胃扩张,胃壁增厚,黏膜皱襞增多且水肿,并因胃内容物滞留,常导致黏膜炎症和糜烂,甚至有溃疡。

肥厚性幽门狭窄病例合并先天畸形相当少见,约 7%。食管裂孔疝、胃食管反流和腹股沟疝是最常见的畸形,但未见有大量的病例报道。

二、病因

对幽门狭窄的病因和发病机制至今尚无定论,多年来进行大量研究,主要有以下几种观点。

(一)遗传因素

在病因学上起着很重要的作用。发病有明显的家族性,甚至一家中母亲和 7 个儿子同病,且在单卵双胎比双卵双胎多见。双亲中有一人患此病，子女发病率可高达6.9%。若母亲患病，其子发病率为19%，其女为7%；如父亲患病，则分别为5.5%和2.4%。经过研究指出幽门狭窄的遗传机制是多基因性，既非隐性遗传亦非伴性遗传，而是由一个显性基因和一个性修饰多因子构成的定向遗传基因。这种遗传倾向受一定的环境因素而起作用，如社会阶层、饮食种类、各种季节等。发病以春秋季为高，但其相关因素不明。常见于高体重的男婴，但与胎龄的长短无关。

(二)神经功能

从事幽门肠肌层神经丛研究的学者发现，神经节细胞直至生后2～4周才发育成熟。因此，许多学者认为神经节细胞发育不良是引起幽门肌肉肥厚的机制，否定了过去幽门神经节细胞变性导致病变的学说。但也有持不同意见者，其观察到幽门狭窄的神经节细胞数目减少不明显，但有神经节细胞分离、空化等改变，这些改变可能造成幽门肌肥厚。如神经节细胞发育不良是原因，则早产儿发病应多于足月儿，然而临床以足月儿多见。近年研究认为肽能神经的结构改变和功能不全可能是主要病因之一，通过免疫荧光技术观察到环肌中含脑啡肽和血管活性肠肽神经纤维数量明显减少，应用放射免疫法测定组织中P物质含量减少，由此推测这些肽类神经的变化与发病有关。

(三)胃肠激素

幽门狭窄患儿术前血清促胃泌素升高曾被认为是发病原因之一，经反复实验，目前并不能推断是幽门狭窄的原因还是后果。近年研究发现血清和胃液中前列腺素(PGS)浓度增高，由此提示发病机制是幽门肌层局部激素浓度增高使肌肉处于持续紧张状态，而致发病。亦有人对血清胆囊收缩素进行研究，结果无异常变化。近年来研究认为一氧化氮合酶的减少也与其病因相关。幽门环肌中还原性辅酶Ⅱ(NADPHd)阳性纤维消失或减少，NO合酶明显减少，致NO产生减少，使幽门括约肌失松弛，导致胃输出道梗阻。

(四)肌肉功能性肥厚

有学者通过细致观察，发现有些出生7～10d的婴儿将凝乳块强行通过狭窄幽门管的征象，由此认为这种机械性刺激可造成黏膜水肿增厚，另一方面也导致大脑皮质对内脏的功能失调，使幽门发生痉挛，两种因素促使幽门狭窄形成严重梗阻而出现症状。但亦有持否定意见，认为幽门痉挛首先应引起某些先期症状，如呕吐，而在某些呕吐发作很早进行手术的病例中却发现肿块已经形成，且肥厚的肌肉主要是环肌，这与痉挛引起幽门肌肉的功能性肥厚是不相符的。

(五)环境因素

发病率有明显的季节性高峰，以春秋季为主，在活检组织切片中发现神经节细胞周围有白细胞浸润。推测可能与病毒感染有关，但检测患儿及其母亲的血、粪和咽部均未能分离出柯萨奇病毒，检测血清抗体亦无变化，用柯萨奇病毒感染动物亦未见相关病理改变。

三、临床表现

症状出现于生后3～6周，亦有更早的，极少数发生在4个月之后。呕吐是主要症状，最初仅是回奶，接着为喷射性呕吐。开始时偶有呕吐，随着梗阻加重，几乎每次喂奶后都要呕吐。呕吐物为黏液或乳汁，在胃内滞留时间较长则吐出凝乳，不含胆汁。少数病例由于刺激性胃炎,呕吐物含有新鲜或变性的血液。有报道幽门狭窄病例在新生儿高胃酸期发生胃溃疡及大量呕血者,亦有报道发生十二指肠溃疡者。在呕吐之后婴儿仍有很强的觅食欲,如再喂奶仍能用力吸吮。未成熟儿的症状常不典型,喷射性呕吐并不显著。

随呕吐加剧,由于奶和水摄入不足,体重起初不增,继之迅速下降,尿量明显减少,数日排便1次,量少且质硬,偶有排出棕绿色便,被称为饥饿性粪便。由于营养不良,脱水,婴儿明显消瘦,皮肤松弛有皱纹,皮下脂肪减少,精神抑郁呈苦恼面容。发病初期呕吐丧失大量胃酸,可引起碱中毒,呼吸变浅而慢,并可有喉痉挛及手足抽搐等症状,以后脱水严重,肾功能低下,酸性代谢产物滞留体内,部分碱性物质被中和,故很少有严重碱中毒者。如今,因就诊及时,严重营养不良的晚期病例已难以见到。

幽门狭窄伴有黄疸,发生率约2%,多数以非结合胆红素升高为主,一旦外科手术解除幽门梗阻后,黄疸就很快消退。因此,这种黄疸最初被认为是幽门肿块压迫肝外胆管引起,现代研究认为是肝酶不足的关系。高位胃肠梗阻伴黄疸婴儿的肝葡萄糖醛酸转移酶活性降低,但其不足的确切原因尚不明确。有人认为酶的抑制与碱中毒有关,但失水和碱中毒在幽门梗阻伴黄疸的病例中并不很严重。热能供给不足亦是一种可能原因,与Gilbert综合征的黄疸病例相似,在供给足够热量后患儿胆红素能很快降至正常水平。一般术后5～7d黄疸自然消退,不需要特殊治疗。

腹部检查时将患儿置于舒适体位,腹部充分暴露,在明亮光线下,喂糖水时进行观察,可见胃型及蠕动波。检查者位于婴儿左侧,手法必须温柔,左手置于右肋缘下腹直肌外缘处,以示指和环指按压腹直肌,用中指指端轻轻向深部按摸,可触到橄榄形、光滑质硬的幽门肿块,1～2cm大小,在呕吐之后胃空瘪且腹肌暂时松弛时易于扪及。当腹肌不松弛或胃扩张明显时肿块可能扪不到,可先置胃管排空胃,再喂给糖水边吸吮边检查,要耐心反复检查,据经验多数病例均可扪到肿块。

实验室检查发现临床上有失水的婴儿,均有不同程度的低氯性碱中毒,血液 PCO_2 升高,pH升高和低氯血症。必须认识到代谢性碱中毒时常伴有低钾现象,其机制尚不清楚。少量的钾随胃液丢失,在碱中毒时钾离子向细胞内移动,引起细胞内高钾,而细胞外低钾,同时肾远曲小管上皮细胞排钾增多,从而造成血钾降低。

四、诊断

依据典型的临床表现,见到胃蠕动波、扪及幽门肿块和喷射性呕吐等三项主要征象,诊断即可确定,其中最可靠的诊断依据是触及幽门肿块,同时可进行超声检查或钡餐检查有助于明确诊断。

(一)超声检查

诊断标准包括反映幽门肿块的三项指标:幽门肌层厚度≥4mm,幽门管长度≥18mm,幽门管直径≥15mm。有人提出以狭窄指数(幽门厚度×2÷幽门管直径×100%)大于50%作为诊断标准。超声下可注意观察幽门管的开闭和食物通过情况。

(二)钡餐检查

诊断的主要依据是幽门管腔增长(≥1cm)和管径狭窄(≤0.2cm),“线样征”。另可见胃扩张,胃蠕动增强,幽门口关闭呈“鸟喙状”,胃排空延迟等征象。有报道随访复查幽门环肌切开术后的病例，这种征象尚可持续数天，以后幽门管逐渐变短而宽，然而有部分病例不能恢复至正常状态。术前患儿钡餐检查后须经胃管洗出钡剂，用温盐水洗胃以免呕吐而发生吸入性肺炎。

五、鉴别诊断

婴儿呕吐有各种病因，应与下列各种疾病相鉴别，如喂养不当、全身性或局部性感染、肺炎和先天性心脏病、颅内压增加的中枢神经系统疾病、进展性肾脏疾病、感染性胃肠炎、各种肠梗阻、内分泌疾病以及胃食管反流和食管裂孔疝等。

六、外科治疗

采用幽门环肌切开术是最好的治疗方法，疗程短，效果好。术前必须经过 24～48h 的准备，纠正脱水和电解质紊乱，补充钾盐。营养不良者给静脉营养，改善全身情况。手术是在幽门前上方无血管区切开浆膜及部分肌层，切口远端不超过十二指肠端，以免切破黏膜，近端则应超过胃端以确保疗效，然后以钝器向深层划开肌层，暴露黏膜，撑开切口至 5mm 以上宽度，使黏膜自由膨出，局部压迫止血即可。目前采用脐环弧形切口和腹腔镜完成此项手术已被广泛接受和采纳。患儿术后进食在翌晨开始为妥，先进糖水，由少到多，24h 渐进奶，2～3d 加至足量。术后呕吐大多是饮食增加太快的结果，应减量后再逐渐增加。

长期随访报道患儿术后胃肠功能正常，溃疡病的发病率并不增加；而钡餐复查见成功的幽门肌切开术后有时显示狭窄幽门存在 7～10 年之久。

七、内科治疗

内科疗法包括细心喂养的饮食疗法，每隔 2～3h1 次饮食，定时温盐水洗胃，每次进食前 15～30min 服用阿托品类解痉剂等三方面结合进行治疗。这种疗法需要长期护理，住院 2～3 个月，很易遭受感染，效果进展甚慢且不可靠。目前美国、日本有少数学者主张采用内科治疗，尤其对不能耐受手术的特殊患儿，保守治疗相对更安全。近年提倡硫酸阿托品静注疗法，部分病例有效。

第四节　十二指肠憩室

十二指肠憩室是部分肠壁向腔外凸出所形成的袋状突起。直径从数毫米至数厘米，多数发生于十二指肠降部，可单发也可多发。75%的憩室位于十二指肠乳头周围 2cm 范围之内，故有乳头旁憩室之称。十二指肠憩室发病率随年龄而增加，上消化道钡餐检查发现率为 6%，尸检检出率可达 10%～20%。

一、病理

绝大部分十二指肠憩室是由于先天性十二指肠局部肠壁肌层缺陷所致，憩室壁由黏膜、黏膜下层与结缔组织构成，肌纤维成分很少，称为原发性或假性憩室。由于十二指肠乳头附近是血管、胆管、胰管穿透肠壁的部位，肌层薄弱，肠腔内压力增高，黏膜可通过薄弱处向外突出形成憩室。憩室壁有肠壁全层构成，因周围组织炎症粘连，瘢痕牵拉十二指肠壁而形成的憩室称为继发性或真性憩室，临床上少见。当憩室颈部狭小时，食物一旦进入，不易排出，憩室内可形成肠石；因引流不畅、细菌繁殖可引起憩室炎，形成溃疡，导致出血甚至穿孔。壶腹周围憩室患者胆道结石发生率高，也可能压迫胆总管和胰管，致胆管炎、胰腺炎发作。

二、临床表现

绝大多数十二指肠憩室无临床症状，仅5%的患者出现症状。表现为上腹疼痛、恶心、嗳气、在饱食后加重等。并发憩室炎时有中上腹或脐部疼痛，可放射至右上腹或后背，伴恶心、发热、白细胞计数增加，体检有时可有上腹压痛。十二指肠降部憩室穿孔至腹膜后可引起腹膜后严重感染。乳头附近的憩室可并发胆道感染、胆石症、梗阻性黄疸和胰腺炎而出现相应的症状。

三、诊断

多数十二指肠憩室无特异性症状，仅靠临床表现很难做出诊断。X线钡餐检查特别是低张性十二指肠造影，可见圆形或椭圆形腔外光滑的充盈区，立位可见憩室内呈气体、液体及钡剂3层影。纤维十二指肠镜检查诊断率比较高，可对憩室的部位、大小做出判断。超声与CT可发现位于胰腺实质内的十二指肠憩室，因憩室内常含气体、液体与食物碎屑，有时会误诊为胰腺假性囊肿或脓肿。

四、治疗

无症状的憩室不需治疗。如确认症状由憩室引起，可采用调节饮食、抗感染、抗酸、解痉等治疗。十二指肠憩室的手术并非简单，手术适应证应严格掌握：憩室穿孔合并腹膜炎；憩室大出血、憩室内异物形成；因憩室引发胆管炎、胰腺炎；内科治疗无效，确有憩室症状者。常用的术式有憩室切除术、憩室较小者可行憩室内翻缝合术，乳头旁憩室或多个憩室切除困难时可行消化道转流手术，常用毕Ⅱ式胃部分切除术旷置十二指肠。

第五节　应激性溃疡

应激性溃疡泛指休克、创伤、手术后和严重全身性感染时发生的急性胃炎，多伴有出血症状，是一种急性胃黏膜病变。应激性溃疡的发病率近年来有增高的趋势，主要原因是重症监护的加强、生命器官的有效支持以及抗感染药物的更新，增加了发生应激性溃疡的机会。

一、病因

应激状态下胃十二指肠黏膜缺血，胃黏膜屏障功能减弱。

二、临床表现

临床上本病不严重时无上腹痛和其他胃部症状，常被忽视，明显的症状是呕血和排柏油样便；大出血可导致休克；反复出血可导致贫血。胃十二指肠发生穿孔时即有腹部压痛、肌紧张等腹膜炎表现。

此外，必须注意有无合并的肺、肾等病变(MODS)的表现。

三、诊断

(1)经受应激刺激的患者出现上腹痛及上消化道出血。

(2)内镜可见到胃黏膜广泛性糜烂,多发性黏膜溃疡,浅表,0.5～1.0cm,水肿不明显。

(3)腹腔动脉或肠系膜上动脉造影可见胃黏膜区域多个造影剂外渗影像。

四、治疗

(一)非手术治疗

(1)置胃管引流、冲洗,用冰盐水洗胃,同时将去甲肾上腺素 8mg 加入冰生理盐水 100mL 中注入胃管内,使胃内小血管收缩达到止血目的。

(2)静脉内用 H_2受体阻滞剂,如西咪替丁、法莫替丁和奥美拉唑等,胃管内可用氢氧化铝凝胶灌注。

(3)全身应用止血药物,如酚磺乙胺、氨甲苯酸和巴曲酶等。

(4)动脉内治疗:选择性腹腔动脉及分支胃左动脉造影,除能发现出血部位外,还可给予栓塞和血管收缩性药物如垂体后叶素等,疗效较好。

(5)内镜查出病变部位,同时予以电凝或激光凝固止血。

(二)手术治疗

1.手术指征

(1)经多种非手术疗法后出血仍在继续或血止住后又复发。

(2)出血量大或出血合并穿孔。

(3)胃镜发现溃疡较深,难以愈合或发现有活动性出血灶。

2.手术方式

应根据患者的全身状况,主要病变部位及病因,尤其是内镜检查时发现的病变情况,全面综合考虑。常用方式有如下几种。

(1)迷走神经切断加幽门成形术,同时缝扎出血点。

(2)迷走神经切断和胃次全切除术。

(3)胃次全切除术。

(4)全胃切除术。

五、预防

对经受严重应激反应的患者,预防性应用 H_2受体拮抗剂,可降低应激性溃疡的发病率。常用药物为雷尼替丁 150mg,1/12h,或法莫替丁 20mg,1/12h,经胃管给药或口服。

第六节　胃内异物

胃内异物分为外源性、内源性及在胃内形成的异物即胃石症。临床上常见柿石、毛发石及咽下的各种异物。胃镜及 X 线检查有助确诊。

一、病因

外源性异物系吞食异物入胃，异物多种多样，常见的有纽扣、义齿、钱币、动物骨刺等。内源性异物系通过幽门通行穿入的如蛔虫团，胆囊穿孔入十二指肠使胆结石移入胃内。胃石按成分不同可分为植物性、动物性、药物性和混合性。临床以进食柿子、黑枣、山楂等而致的植物性胃石多见。

二、临床表现

若咽下异物较小而不锐利(纽扣、贝壳)，可从肛门随粪便排出，无任何症状。有些异物可能较长时间存留于胃内，且不伴有症状，有些异物易嵌在回盲部可致肠梗阻。较大的异物或一次吞下大量异物，常在胃内滞留，可有恶心、上腹痛和饱胀等症状，有时可在上腹部触及肿块。锐利的异物(如针、钉、有角的物体)，因损伤胃壁，可引起胃内出血、炎症、穿孔和炎性包块，也可因异物穿透胃壁而发生腹膜炎。

三、诊断

(一)误咽的异物

多有将物品放入口中意外咽下的病史，如小孩及精神失常或企图自杀者。

(二)X线检查

如为金属或X线不能透过的异物可用腹部X线片即可诊断清楚。如有腹膜炎体征，摄片还可检查膈下有无游离气体。如异物能被X线透过，可行胃肠钡餐，缓慢吞入造影剂，可确定异物存在的部位、形状和胃内有无损害。

(三)内镜检查

既可以明确诊断，又可将较小的异物经内镜取出。

四、治疗

(一)非手术疗法

小的异物可自然排出，或立即食含有大量纤维及淀粉的食物如韭菜、马铃薯、山芋等，可将异物包裹，既可促进排泄，又可防止异物排泄过程中对肠道的损伤。应每日检查大便看有无异物排出。

(二)内镜

在直视下将大部分异物取出，如异物过大并尖锐不需勉强。

(三)手术

过大或尖锐的物体需剖腹手术取出。如异物嵌顿在回盲部，可行阑尾切除，同时取出异物。

第七节　胃癌

胃癌在我国是最常见的恶性肿瘤之一，病死率居恶性肿瘤首位。胃癌多见于男性，男女之比约为2∶1，平均死亡年龄为61.6岁。世界范围中，胃癌的发病率存在明显的地区差异。日本、中国、俄罗斯、南美及东欧等为高发区，而北美、西欧、澳大利亚及新西兰等为低发区。高、低发区之间的发病率可相差10倍以上。胃癌发病率存在性别差异，男性约为女性2倍。

胃癌病死率在我国居恶性肿瘤之首，但地区差异明显。从西北黄土高原向东至东北辽东半岛，沿海南下胶东半岛至江、浙、闽地区为高发地带，而广东、广西等省区的发病率很低。

从20世纪60～70年代以来，胃癌的发病率在日本、美国等一些国家开始下降。十余年来我国的胃癌发病率也呈一定下降趋势，其中上海市胃癌发病率有明显下降。上海市区1972年胃癌年龄调整发病率男性为62/10万，女性为24/10万，1995年男性降至36/10万，女性降至18/10万，发病率的下降以男性尤为明显。进一步分析发现，下降的主要是胃窦部癌，而胃体上部和贲门部癌并未下降。

一、解剖生理

(一)外科解剖

胃大部分位于腹腔的左上方。胃的位置取决于人的姿势、胃和小肠的充盈程度、腹壁的张力和人的体型。胃有两个开口，上端开口与食管相连，称贲门，是胃唯一的相对固定点，位于中线的左侧，相当于第10或11胸椎水平；下端开口与十二指肠相连，称之幽门，位置相当于第1腰椎下缘的右侧。胃有前后二壁，其前壁朝前上方，与肝、膈肌和前腹壁相邻；胃后壁朝向后下方，构成网膜囊前壁的一部分，与脾、胰腺、横结肠及系膜和膈肌脚等相邻，这些器官共同构成了所谓的胃床。胃分上下二缘，上缘偏右，凹而短，称胃小弯；下缘偏左，凸而长，称胃大弯。

1.分部

胃有贲门口、幽门口共两个开口，有胃大弯、胃小弯共两个弯曲以及前(前上面)、后(后下面)共两个壁。常将胃分成以下几个区域。

(1)贲门部：贲门是胃的入口，上接腹段食管的下端。贲门口和切牙之间的距离为40cm，这一数值在判断胃管等器械是否已到达胃腔时有重要的参考意义。在内镜下，食管和贲门黏膜的交界处呈锯齿状，常以此锯齿状线作为胃和食管的分界。而在外形上是从贲门切迹向右至胃与食管右缘连续处做一水平线，并以此作为胃与食管之分界。

(2)胃底部：指贲门切迹平面以上的部分。因腔内常有咽下的空气，故又称为“胃泡”。

(3)胃体部：是胃的主要部分，上接胃底，下方以胃小弯角切迹和胃大弯的连线与幽门部分界。

(4)幽门部：由左侧份的幽门窦和右侧份的幽门管两部分组成。幽门管的终末处环形肌层增厚形成幽门括约肌环。幽门前静脉和幽门括约肌环是临床判断幽门管和十二指肠球部分界的标志。

2.胃壁

分四层：黏膜层、黏膜下层、肌层和浆膜层。黏膜层位于胃壁最内层，幽门与胃窦部黏膜较厚，胃底部黏膜较薄。胃排空时，胃黏膜形成许多不规则的皱襞，其中在胃小弯有4～5条沿胃纵轴排列的皱襞，称为胃道。胃病变时黏膜皱襞常发生形态上的变化。胃黏膜表面有许多小凹，通过胃腺与下方的肌纤维相通，形成黏膜肌层。胃腺由功能不同的细胞构成：①主细胞，分泌胃蛋白酶原和凝乳酶原；②壁细胞，分泌盐酸和抗贫血因子；③黏液细胞，分泌碱性黏液；④胃泌素细胞，分泌胃泌素；⑤嗜银细胞，功能不明。一般情况下，主细胞、壁细胞和黏液细胞分布于胃底和胃体，而胃窦则只含有黏液细胞和胃泌素细胞。此外，胃底尚含有少量的嗜银细胞。黏膜下层是由疏松结缔组织和弹力纤维构成的，由于此层的存在，可使黏膜层在肌层上滑动。黏膜下层有供应黏膜层的血管、淋巴管和神经网。肌层由 3 层走向不同的肌纤维构成：内层是斜行纤维，与食管的环行纤维相连，在贲门处最厚并渐之变薄；中层是环行纤维，在幽门处最厚并形成了幽门括约肌；外层是纵行纤维，在胃大、小弯侧最厚。肌层内有神经网。浆膜层即腹膜脏层，在胃大、小弯处与大、小网膜相连。

3.胃的毗邻关系及胃周韧带

胃通过韧带与邻近器官相联系。胃小弯及十二指肠第一段与肝之间有肝胃韧带和肝、十二指肠韧带。贲门及胃底、胃体后壁有胃膈韧带与膈肌相连，此韧带为一腹膜皱襞，其内常有胃后动、静脉通过。在肝胃韧带的后方胃小弯的较高处有胃胰皱襞，即胃胰韧带，内有胃左动、静脉及迷走神经后干的腹腔支。胃大弯与横结肠之间有胃结肠韧带，属大网膜一部分。大网膜由前后两层腹膜构成，但两者已相互愈合，不易再分离。胃大弯上部与脾之间称胃脾韧带，其中有胃短动、静脉。

4.胃的血管

胃的血运极为丰富，其动脉血液主要源于腹腔动脉干。胃的动脉组成了两条动脉弧，分别沿胃小弯和胃大弯走行。胃小弯动脉弧由胃左动脉（源于腹腔动脉）和胃右动脉（源于肝总动脉）组成。胃大弯动脉弧由胃网膜左动脉（源于脾动脉）和胃网膜右动脉（源于胃、十二指肠动脉）组成。此外，胃底部还有胃短动脉（源于脾动脉）和左膈下动脉（源于腹腔动脉或胃左动脉）供应。除上述主要动脉外，胰、十二指肠前上动脉、胰、十二指肠后上动脉、十二指肠上动脉、胰背动脉、胰横动脉等也参与胃的血液供应。胃大、小弯侧的这些动脉在胃壁上发出许多小分支进入肌层，然后由这些小分支发出众多血管并互相吻合成网。所以胃手术时即便结扎了大部分主要动脉，胃壁仍然不会发生缺血坏死。同理，在胃外结扎胃的动脉也不会有效地控制胃内病变所引起的胃出血。胃的静脉与同名动脉伴行。胃左静脉直接或通过脾静脉汇入门静脉，胃右静脉直接汇入门静脉，胃短静脉和胃网膜左静脉均汇入脾静脉，胃网膜右静脉汇入肠系膜上静脉。

5.胃的淋巴回流

胃的毛细淋巴管在黏膜层、黏膜下层和肌层间有广泛的吻合，经过浆膜引流到胃周围淋巴结，再汇入腹腔淋巴结，经乳糜池和胸导管入左颈静脉，因此晚期胃癌可在左锁骨上窝触到肿大的淋巴结。胃淋巴管与胃动脉相平行，因此胃周淋巴结分布与相应动脉有关。根据胃淋巴的流向，将胃周淋巴分为四组：①腹腔淋巴结，主要沿胃左动脉分布，收集胃小弯上部的淋巴液；②幽门上淋巴结，沿胃右动脉分布，收集胃小弯下部的淋巴液；③幽门下淋巴结，沿胃网膜右动脉分布，收集胃大弯右侧的淋巴液；④胰脾淋巴结，沿脾动脉分布，收集胃大弯上部的淋巴液。胃和其他器官一样，癌发生时可因淋巴管阻塞而改变正常的淋巴流向，以致在意想不到的部位出现淋巴结转移。由于胃淋巴管网在胃壁内广泛相通，因此无论哪一部位的胃癌，其癌细胞最终均有可能侵及胃任何一组的淋巴结。贲门下部黏膜下层淋巴网与食管黏膜下层淋巴网充分相通，胃与十二指肠黏膜下层淋巴网无明显分界，在行胃癌手术时应考虑到这些特点。

6.胃的神经支配

胃由交感神经和副交感神经支配。交感神经源于第6～9胸椎神经内的交感神经纤维，组成内脏大神经并终止于半月神经节，后者发出纤维至腹腔神经节，再分支到胃。交感神经的作用是抑制胃的运动、减少胃液分泌和传出痛觉。副交感神经纤维来自左、右迷走神经，作用为促进胃的运动、增加胃液分泌。在胃壁黏膜下层和肌层内交感神经和副交感神经组成神经网，协调胃的运动和胃液分泌功能。迷走神经在进入腹腔时集中为左、右二主干。左迷走神经干由左上走向右下，故也称之为迷走神经前干。前干在贲门水平又分为二支，一支向肝门，称肝支；另一支沿胃小弯下行，称胃前支。右迷走神经位于食管的右后方，也称迷走神经后干。后干在贲门稍下方又分为腹腔支和胃后支。胃前、后支在胃角切迹附近分别发出3～4支鸦爪形分支，分布于胃窦部负责调控幽门的排空功能。

(二)胃的生理

1.胃液分泌

胃液是一种无色的酸性液，正常成人每日分泌量1500～2500mL。胃液除含水外，主要成分包括：①无机物，如盐酸、钠、钾、氯等；②有机物，如黏蛋白、胃蛋白酶、内因子等。胃液中的电解质成分随分泌的速率而有变化，分泌速率增加时，氢离子浓度增高，钠离子浓度下降，而钾和氯的浓度几乎保持不变。胃液的酸度取决于氢离子和钠离子的比例，并与胃液分泌速率及胃黏膜血流速度有关。

胃液分泌分为基础分泌(消化间期分泌)和餐后分泌(消化期分泌)。基础分泌是指消化间期无食物刺激的自然分泌，分泌量较少且个体差异大，调节基础分泌的因素可能是迷走神经的兴奋程度和自发性小量胃泌素的释放。食物是胃液分泌的自然刺激物，餐后胃液分泌量明显增多。参与餐后分泌的主要因素有乙酰胆碱、胃泌素和组胺。餐后分泌分为3相。

(1)头相：是食物对视觉、嗅觉和味觉的刺激，通过大脑皮层和皮层下神经中枢兴奋，经迷走神经传导至胃黏膜和胃腺体，促使乙酰胆碱的释放，引起大量胃液分泌，这种胃液含酸和蛋白酶都较多。血糖低于2.8mmol/L时也可以刺激迷走神经中枢，引起头相分泌。

(2)胃相：食物入胃后对胃产生机械性和化学性两种刺激，前者是指食物对胃壁的膨胀性刺激，后者是指胃内容物对胃黏膜的刺激。两种刺激促进迷走神经兴奋释放乙酰胆碱或刺激胃窦部G细胞产生胃泌素，引起胃液分泌增多。胃相的胃液酸度较高，当胃窦部pH达到1.5时则会对胃液分泌起负反馈抑制作用，此时胃泌素释放停止，使胃液酸度维持在正常水平。

(3)肠相：包括小肠膨胀和食糜刺激十二指肠和近段空肠产生肠促胃泌素，促进胃液分泌。十二指肠内酸性食糜还能通过刺激促胰液素、胆囊收缩素、抑胃肽等抑制胃酸的分泌。

胃液有如下生理功能：①消化功能通过胃液和胃的蠕动将食物研磨搅拌成半液体状食糜。胃酸可以软化食物中的纤维，唾液淀粉酶对淀粉有分解消化作用，胃蛋白酶原在胃酸的作用下转变成胃蛋白酶对蛋白质有分解作用，但对脂肪基本无消化作用；②灭菌作用，正常情况下胃液是无菌的，这对预防胃肠道疾病有重要作用；③保护胃黏膜作用，胃内大量的黏蛋白对消化酶有抵抗作用；④血液再生作用，胃液中所含内因子对红细胞的正常成熟有重要作用，缺乏内因子可导致贫血；⑤钙和铁的吸收作用，胃酸作为一种酸性媒介有助于钙和铁的吸收。

2.胃的运动

胃有两种运动方式。

(1)紧张性收缩,也称慢缩。这种收缩使胃壁经常处于一种部分紧张状态。胃通过这种状态调节胃内的压力变化,使之进食时胃内压力不致过高,空腹时胃内压力不致过低。此外,这种压力有助于胃液渗入食物、食糜入十二指肠及保持胃的形态。

(2)蠕动:食物入胃后约5min胃开始蠕动,胃的蠕动从胃底开始并向幽门方向进行。胃的蠕动促进食物与胃液充分混合,同时也将食物磨碎,达到初级消化作用。在禁食情况下,胃有短暂的节律性收缩,在一定的时期内,胃底部出现较强烈的收缩,谓之"饥饿性收缩"。进食后胃蠕动增强,使胃起到搅拌、研磨器的作用。如幽门关闭,食物在胃内往返运动;如幽门开放,十二指肠松弛,则允许一小部分食糜进入十二指肠。胃的运动由迷走神经和交感神经共同调节,迷走神经通过乙酰胆碱与激肽的释放刺激平滑肌运动;迷走神经的内脏感觉纤维使胃在进食时产生容受性舒张。交感神经主要通过减少胆碱能神经元释放神经递质,或直接作用于平滑肌细胞来抑制平滑肌运动。

二、病因

病因尚不十分清楚,与以下因素可能有关。

(一)地域环境及饮食生活因素

胃癌发病有明显的地域性差别,在我国的西北与东部沿海地区胃癌发病率比南方地区明显为高。长期食用熏烤、盐腌食品的人群中胃远端癌发病率高,与食品中亚硝酸盐、真菌毒素、多环芳烃化合物等致癌物或前致癌物含量高有关;吸烟者的胃癌发病危险较不吸烟者高50%。

(二)幽门螺杆菌感染

我国胃癌高发区成人Hp感染率在60%以上。幽门螺杆菌能促使硝酸盐转化成亚硝酸盐及亚硝胺而致癌;Hp感染引起胃黏膜慢性炎症加上环境致病因素加速黏膜上皮细胞的过度增生,导致畸变致癌;幽门螺杆菌的毒性产物CagA、VacA可能具有促癌作用,胃癌患者中抗CagA抗体检出率较一般人群明显为高。

(三)癌前病变

胃疾病包括胃息肉、慢性萎缩性胃炎及胃部分切除后的残胃,这些病变都可能伴有不同程度的慢性炎症过程、胃黏膜肠上皮化生或非典型增生,有可能转变为癌。癌前病变系指容易发生癌变的胃黏膜病理组织学改变,是从良性上皮组织转变成癌过程中的交界性病理变化。胃黏膜上皮的异型增生属于癌前病变,根据细胞的异型程度,可分为轻、中、重3度,重度异型增生与分化较好的早期胃癌有时很难区分。

(四)遗传和基因

遗传与分子生物学研究表明,胃癌患者有血缘关系的亲属其胃癌发病率较对照组高4倍。胃癌的癌变是一个多因素、多步骤、多阶段发展过程,涉及癌基因、抑癌基因、凋亡相关基因与转移相关基因等的改变,而基因改变的形式也是多种多样的。

(五)饮食因素

绝大多数学者认为,胃癌病因主要与某些致癌物质通过人们的饮食、不良饮食习惯和方式不断侵袭人体有关。食物与胃癌病死率的相对研究揭示出众多饮食危险因素，综合分析与胃癌相关的饮食结构有以下几个基本特点：高盐、高淀粉、低脂、低（动物）蛋白、少食新鲜蔬菜及水果。

1.高盐饮食

已有比较充足的证据说明，胃癌与高盐饮食及盐渍食品摄入量多有关。我国河南省一项调查显示，食盐消费量与胃癌病死率呈显著性正相关。相关系数在男性为0.63，女性为0.52。

2.多环芳烃化合物

致癌物可污染食品或在加工过程中形成，熏制食品中有较多的多环芳烃化合物。近30年来，冰岛居民食用新鲜食品增加，熏制食品减少，胃癌发病率呈下降趋势。日本调查资料显示，有20%的家庭经常食用烤鱼，食用量水平与胃癌病死率正相关。蛋白和氨基酸高温下的分解物具有致突变作用，推测这些地区胃癌高发与上述因素有关。

3.高糖类伴低蛋白饮食

高糖类伴低蛋白饮食是胃癌发生的危险因素，其作用机制有认为是高糖类饮食可损伤胃黏膜，增加对致癌物的吸收，关键在于其所伴随的低蛋白饮食使胃黏膜损伤后的修复功能减弱，或者使胃液内分解硝酸盐和亚硝酸盐的酶类物质减少之故。

4.不良饮食习惯

饮食习惯不良（三餐不定时、暴饮暴食、进食快、喜烫食等）为胃癌的危险因素。

（六）其他

1.吸烟

大多数研究表明吸烟与胃癌呈正相关。烟草中含有多种致癌物质和促癌物质，如苯并芘、酚类化合物等。其他严重有害物质包括尼古丁、一氧化碳，近年研究还发现烟草烟雾中含有自由基可通过破坏遗传基因、损伤细胞膜和降低免疫功能促使组织癌变。

2.饮酒

研究发现，不同类型的酒与胃癌的联系程度不尽相同，一般认为饮烈性酒的危险高于饮啤酒等低度酒。国内研究表明，绿色蔬菜摄入减少、饮酒和吸烟3个因素构成了黑龙江省胃癌发病的主要危险因素。

三、发病机制

Hp感染可普遍引起慢性浅表性胃炎。一些毒力较强的Hp菌株感染后，在环境因素和遗传因素的协同作用下，部分个体发生胃黏膜萎缩和肠化。胃黏膜萎缩导致胃内微环境改变：胃酸分泌减少，胃内pH升高使胃内细菌过度繁殖，细菌将食物中摄入的硝酸盐还原成亚硝酸盐，后者与食物中的二级胺结合，生成N—亚硝基化合物。亚硝基化合物是致癌物，它一方面加重胃黏膜萎缩，形成所谓“恶性循环”，另一方面可损伤胃黏膜上皮细胞DNA，诱发基因突变。此外，Hp感染可引起胃黏膜上皮细胞增生和凋亡水平失衡，炎症产生的氧自由基也可损伤细胞DNA，诱发基因突变。在这些因素的长期作用下，导致某些癌基因激活、抑癌基因失活和DNA错配修复基因突变。这些分了改变事件的逐步累积，使细胞异型性（异型增生）不断增加，最终发生胃癌。

四、病理

(一)肿瘤位置

1.初发胃癌

将胃大、小弯各等分3份,连接其对应点,可分为上1/3(U)、中1/3(M)和下1/3(1)。每个原发病变都应记录其二维的最大值。如果一个以上的分区受累,所有的受累分区都要按受累的程度记录,肿瘤主体所在的部位列在最前如LM或UML等。如果肿痛侵犯了食管或十二指肠,分别记为E或D。胃癌一般以L区最为多见,占半数左右,其次为U区,M区较少,广泛分布者更少。

2.残胃癌

肿瘤在吻合口处(A)、胃缝合线处(S)、其他位置(O)、整个残胃(T)、扩散至食管(E)、十二指肠(D)、空肠(J)。

(二)大体分型

1.早期胃癌

指病变仅限于黏膜和黏膜下层,而不论病变的范围和有无淋巴结转移。癌灶直径10mm以下称小胃癌,5mm以下称微小胃癌。早期胃癌分3型:Ⅰ型:隆起型;Ⅱ型:表浅型,包括3个亚型,ⅡA型:表浅隆起型、ⅡB型:表浅平坦型和ⅡC型:表浅凹陷型;Ⅲ型:凹陷型。如果合并两种以上亚型时,面积最大的一种写在最前面,其他依次后排。如ⅡC+Ⅲ。Ⅰ型和ⅡA型鉴别如下:Ⅰ型病变厚度超过正常黏膜的2倍,ⅡA型的病变厚度不到正常黏膜的2倍。

2.进展期胃癌

指病变深度已超过黏膜下层的胃癌。按Bormann分型法分四型,Ⅰ型:息肉(肿块)型;Ⅱ型:无浸润溃疡型,癌灶与正常胃界线清楚;Ⅲ型:有浸润溃疡型,癌灶与正常胃界线不清楚;Ⅳ型:弥散浸润型。

(三)组织学分型

WHO将胃癌归类为上皮性肿瘤和类癌两种,其中前者又包括:①腺癌(包括乳头状腺癌、管状腺癌、低分化腺癌、黏液腺癌及印戒细胞癌);②腺鳞癌;③鳞状细胞癌;④未分化癌;⑤不能分类的癌。

日本胃癌研究会分为以下3型:①普通型,包括乳头状腺癌、管状腺癌(高、中分化型)、低分化性腺癌(实体型和非实体型癌)、印戒细胞癌和黏液细胞癌;②特殊型,包括腺鳞癌、鳞癌、未分化癌和不能分类的癌;③类癌。

(四)转移扩散途径

1.直接浸润

是胃癌的主要扩散方式之一。当胃癌侵犯浆膜层时,可直接浸润侵入腹膜、邻近器官或组织,主要有胰腺、肝、横结肠及其系膜等。也可借黏膜下层或浆膜下层向上浸润至食管下端、向下浸润至十二指肠。

2.淋巴转移

是胃癌主要转移途径,早期胃癌的淋巴转移率近20%,进展期胃癌的淋巴转移率高达70%左右。一般情况下按淋巴流向转移,少数情况下也有跳跃式转移。

3.血行转移

胃癌晚期癌细胞经门静脉或体循环向身体其他部位播散，常见的有肝、肺、骨、肾、脑等，其中以肝转移最为常见。

4.种植转移

当胃癌浸透浆膜后，癌细胞可自浆膜脱落并种植于腹膜、大网膜或其他脏器表面，形成转移性结节，黏液腺癌种植转移最为多见。若种植转移至直肠前凹，直肠指诊可能触到肿块。胃癌卵巢转移占全部卵巢转移癌的50%左右，其机制除上述外，也可能是经血行或淋巴逆流所致。

5.胃癌微转移

是近几年提出的新概念，定义为治疗时已经存在但目前病理学诊断技术还不能确定的转移。

五、临床分期

国际抗癌联盟(UICC)1987年公布了胃癌的临床病理分期，尔后经多年来的不断修改已日趋合理。

(一)肿瘤浸润深度

肿瘤浸润深度用T来表示，可以分为以下几种情况：T_1：肿瘤侵及黏膜和(或)黏膜肌(M)或黏膜下层(SM)，SM又可分为SM1和SM2，前者是指癌肿越过黏膜肌不足0.5mm，而后者则超过了0.5mm；T_2：肿瘤侵及肌层(MP)或浆膜下(SS)；T_3：肿瘤浸透浆膜(SE)；T_4：肿瘤侵犯邻近结构或经腔内扩展至食管、十二指肠。

(二)淋巴结转移

无淋巴结转移用N_0表示，其余根据肿瘤的所在部位，区域淋巴结分为3站，即N_1、N_2、N_3。超出上述范围的淋巴结归为远膈转移(M_1)。与此相应地淋巴结清除术分为D_0、D_1、D_2和D_3。

考虑到淋巴结转移的个数与患者的5年生存率关系更为密切，UICC在新rNM分期中(1997年第5版)，对淋巴结的分期强调转移的淋巴结数目而不考虑淋巴结所在的解剖位置，规定如下：N_0无淋巴结转移(受检淋巴结个数需≥15)；N_1转移的淋巴结数为1～6个；N_2转移的淋巴结数为7～15个；N_3转移的淋巴结数在16个以上。

3.远处转移

M_0表示无远处转移，M_1表示有远处转移。

4.胃癌分期

Ⅳ期胃癌包括如下几种情况：N_3淋巴结有转移、肝有转移(H1)、腹膜有转移(P1)、腹腔脱落细胞检查阳性(CY1)和其他远隔转移(M_1)，包括胃周以外的淋巴结、肺、胸膜、骨髓、骨、脑、脑脊膜、皮肤等。

5.2002年AJCC/TNM分期标准

T：原发肿瘤

T_X：原发肿瘤无法评价。

T_0：无原发肿瘤证据。

TIA 肿瘤局限于黏膜内而未侵犯黏膜肌层。

T_1:肿瘤浸润至黏膜或黏膜下层。

T_2:肿瘤侵犯肌层或浆膜下层。

T_{2a}:肿瘤侵犯肌层。

T_{2b}:肿瘤侵犯浆膜下层。

T_3:穿透浆膜层(脏腹膜)来侵犯邻近结构。

T_4:肿瘤侵犯邻近结构。

N:区域淋巴结。

N_X:区域淋巴结受累无法估计。

N_0:无区域淋巴结转移。

N_1:1～6 个区域淋巴结转移。

N_2:7～15 个区域淋巴结转移。

N_3:16 个以上区域淋巴结转移。

M:远处转移。

M_X:远处转移无法估计。

M_0:远处转移。

M_1:有远处转移。

分期如下。

0 期:Tis N_0 M_0。

ⅠA 期: T_1 N_0 M_0。

ⅠB 期:T_1 N_1 M_0,T_2 a/b N_0 M_0。

Ⅱ期:T_1 N_2 M_0,T_2 a/b N_1 M_0,T_3 N_0 M_0。

ⅢA 期:T_2 a/b N_2 M_0,T_3 N_1 M_0 T_4 N_0 M_0。

ⅢB 期:T_3 N_2 M_0。

Ⅳ期:T_4 $N_{1\sim3}$ M_0,$T_{1\sim3}$ N_3 M_0,任何 T 任何 N M_0。

肿瘤穿透肌层并扩展到胃结肠、肝结肠韧带或大小网膜囊。但未穿透覆盖这些组织的脏腹膜者为 T_2,透覆盖这些结构的脏腹膜者归为 T_3。

胃的邻近结构包括:脾、横结肠、肝,横膈、胰腺、腹壁、肾上腺、肾、小肠和后腹膜。

腔内扩展至十二指肠或食管者按这些部位(包括胃)的最大浸润深度分类。

六、临床表现

早期胃癌多数患者无明显症状,少数人有恶心、呕吐或是类似溃疡病的上消化道症状。疼痛与体重减轻是进展期胃癌最常见的临床症状。患者常有较为明确的上消化道症状,如上腹不适、进食后饱胀,随着病情进展上腹疼痛加重,食欲下降、乏力。根据肿瘤的部位不同,也有其特殊表现。贲门胃底癌可有胸骨后疼痛和进行性吞咽困难;幽门附近的胃癌有幽门梗阻表现;肿瘤破坏血管后可有呕血、黑便等消化道出血症状。腹部持续疼痛常提示肿瘤扩展超出胃壁,如锁骨上淋巴结肿大、腹腔积液、黄疸、腹部包块、直肠前凹扪及肿块等。晚期胃癌患者常可出现贫血、消瘦、营养不良甚至恶病质等表现。胃癌的扩散和转移有以下途径。

(一)直接浸润

贲门胃底癌易侵及食管下端,胃窦癌可向十二指肠浸润。分化差浸润性生长的胃癌突破浆膜后,易扩散至网膜、结肠、肝、胰腺等邻近器官。

(二)血行转移

发生在晚期,癌细胞进入门静脉或体循环向身体其他部位播散,形成转移灶。常见转移的器官有肝、肺、胰、骨骼等处,以肝转移为多。

(三)腹膜种植转移

当胃癌组织浸润至浆膜外后,肿瘤细胞脱落并种植在腹膜和脏器浆膜上,形成转移结节。直肠前凹的转移癌,直肠指检可以发现。女性患者胃癌可发生卵巢转移性肿瘤。

(四)淋巴转移

是胃癌的主要转移途径,进展期胃癌的淋巴转移率高达70%左右,早期胃癌也可有淋巴转移。胃癌的淋巴结转移率和癌灶的浸润深度呈正相关。胃癌的淋巴结转移通常是循序逐步渐进,但也可发生跳跃式淋巴转移,即第一站无转移而第二站有转移。终末期胃癌可经胸导管向左锁骨上淋巴结转移,或经肝圆韧带转移至脐部。

(五)其他症状

患者有时可因胃酸缺乏胃排空加快而出现腹泻,有的可有便秘及下腹不适,也可有发烧。某些患例甚至可以先出现转移灶的症状,如卵巢肿块、脐部肿块等。由于进食减少及癌肿毒素的吸收,患者还可出现低热、贫血及恶病质等。

七、诊断

胃镜和X线钡餐检查仍是目前诊断胃癌的主要方法,胃液脱落细胞学检查现已较少应用。此外,利用连续病理切片、免疫组化、流式细胞分析、RT－PCR等方法诊断胃癌微转移也取得了一些进展。

(一)纤维胃镜

纤维胃镜的优点在于可以直接观察病变部位,且可以对可疑病灶直接钳取小块组织做病理组织学检查。胃镜的观察范围较大,从食管到十二指肠都可以观察及取活检。检查中利用刚果红、亚甲蓝等进行活体染色可提高早期胃癌的检出率。若发现可疑病灶应进行活组织检查,为避免漏诊,应在病灶的四周钳取4～6块组织,不要集中一点取材或取材过少。

(二)X线钡餐检查

该项检查通过对胃的形态、黏膜变化、蠕动情况及排空时间的观察确立诊断,痛苦较小。近年随着数字化胃肠造影技术逐渐应用于临床使影像更加清晰,分辨率大为提高。因此,X线钡餐检查仍是目前胃癌的主要诊断方法之一。其缺点是不能取活检做组织学检查,且不如胃镜直观,对早期胃癌诊断较为困难。进展期胃癌X线钡餐检查所见与Bormann分型一致,即表现为肿块(充盈缺损)、溃疡(龛影)或弥散浸润(胃壁僵硬、胃腔狭窄等)3种影像。早期胃癌常需借助于气钡双重对比造影。

(三)影像学检查

常用的有腹部超声、超声内镜(EUS)、多层螺旋CT(MSCT)等。这些影像学检查除了能了解胃腔内和胃壁本身(如超声内镜将胃壁分为5层,可对浸润深度做出判断)的情况外,主要用于判断胃周淋巴结,胃周器官肝、胰及腹膜等部位有无转移或浸润,是目前胃癌术前 TNM 分期的首选方法。分期的准确性中普通腹部超声为 50%,EUS 与 MSCT 相近,在 76%左右,但 MSCT 在判断肝转移、腹膜转移和腹膜后淋巴结转移等方面优于 EUS。此外,MSCT 扫描三维立体重建模拟内镜技术近年也开始用于胃癌的诊断与分期,但尚需进一步积累经验。

(四)胃癌微转移的诊断

主要采用连续病理切片、免疫组化、反转录聚合酶链反应(RT-PCR)、流式细胞术、细胞遗传学、免疫细胞化学等先进技术,检测淋巴结、骨髓、周围静脉血及腹腔内的微转移灶,阳性率显著高于普通病理检查。胃癌微转移的诊断可为医生判断预后、选择术式、确定淋巴结清扫范围、术后确定分期及建立个体化的化疗方案提供依据。

八、鉴别诊断

胃癌须与胃溃疡、胃内单纯性息肉、良性肿瘤、肉瘤、胃内慢性炎症相鉴别,有时尚需与胃皱襞肥厚、巨大皱襞症、胃黏膜脱垂症、幽门肌肥厚和严重胃底静脉曲张等相鉴别,鉴别诊断主要依靠 X 线钡餐造影、胃镜和活组织病理检查。

(一)胃溃疡

胃溃疡和溃疡型胃癌常易混淆,应精心鉴别,以免延误治疗。

(二)胃结核

胃结核多见于年轻患者,病程较长,常伴有肺结核和颈淋巴结核。胃幽门部结核多继发于幽门周围淋巴结核,X 线钡餐检查显示幽门部不规则充盈缺损。十二指肠也常被累及,而且范围较广,并可见十二指肠变形。纤维胃镜检查时可见多发性匍行性溃疡,底部色暗,溃疡周围有灰色结节,应取活检确诊。

(三)胰腺癌

胰腺癌早期症状为持续性上腹部隐痛或不适,病程进展较快,晚期腹痛较剧,自症状发生至就诊时间一般为 3~4 个月。食欲减低和消瘦明显,全身情况短期内即可恶化。而胃肠道出血的症状则较少见。

(四)胃恶性淋巴瘤

胃癌与胃恶性淋巴瘤鉴别很困难,但鉴别诊断有一定的重要性。因胃恶性淋巴瘤的预后较胃癌好,所以更应积极争取手术切除。胃恶性淋巴瘤发病的平均年龄较胃癌早些,病程较长而全身情况较好,肿瘤的平均体积一般比胃癌大,幽门梗阻和贫血现象都比较少见,结合 X 线、胃镜及脱落细胞检查可以帮助区别。但最后常需病理确诊。

(五)胃息肉

与隆起型胃癌有相似之处,但其病程长,发展缓慢,表面光滑,多有蒂或亚蒂,X 线检查及胃镜检查容易区别,但须注意息肉癌变之可能,应通过组织活检判断。

(六)胃皱襞巨肥症

可能与浸润性胃癌混淆,但其胃壁柔软。可以扩展,在 X 线或胃镜检查下,肥厚的皱襞当胃腔充盈时可摊平或变薄。

九、治疗

由于诊断水平的不断提高,早期胃癌发现率的上升,加之外科手术方法的不断改进以及化疗、放疗、生物制剂的配合应用，近年来胃癌治疗的总体水平有了明显提高。据近年资料，日本和西方国家早期胃癌的5年生存率几乎均可达90%以上，日本总体胃癌术后5年生存率也已达60%以上。早期胃癌的术后复发率，日本报道不到5%，西方国家一般在5%～10%。

(一)外科治疗

外科手术仍然是目前治疗胃癌的主要方法，也是治疗胃癌的主要手段。长期以来，由于发现胃癌较晚，大多数属于晚期肿瘤，手术疗效欠佳，术后5年生存率一直维持在30%左右，因此，必须加强对早期胃癌症状的重视及高危人群的监测，提高早期胃癌的检出率。近年来由于麻醉和手术切除前后处理的进步，使手术的安全性得以提高，同时目前也缺乏能在手术前正确判断胃癌切除可能性的诊断方法，因此只要患者全身情况许可，又无明确的远处转移，均应予以手术探查争取切除。至于术式的选择，需根据肿瘤的临床病理分期和术中探查发现，包括胃癌的部位、肿瘤大小、浸润的深度及淋巴结肿大情况，决定不同的手术方式。随意地扩大或缩小手术切除范围，造成脏器功能的过度破坏或术后肿瘤复发，均是不适当的。

外科手术可分为根治性切除术和姑息性手术两大类。现代胃癌手术治疗的发展趋势是进展期胃癌的手术范围趋于扩大，可施行扩大或超扩大手术，而早期胃癌的手术范围则趋于缩小，可做切除范围5%左右的各式手术。具体手术方式的选择倾向于“量体裁衣”，依据患者的一般状态及癌的病理生理情况选择适宜的术式。

1.根治性切除术

根治性切除术的基本要求是彻底切除胃癌原发灶、转移淋巴结及受浸润的组织。关于胃切断线的确定现已趋向一致，即要求离肿瘤肉眼边缘不得少于5cm，远侧部癌切除十二指肠第一部为3～4cm，近侧部癌应切除食管下段3～4cm。为了彻底清除区域淋巴结，常须在根部切断胃各供应动脉，全部动脉皆被切断后，势必做全胃切除，而且也常须将胰体、胰尾和脾一并切除。所以，目前一般采用两种术式，即根治性次全胃切除及根治性全胃切除。全胃切除虽可有利于淋巴结的彻底清除及防止胃残端因切除不彻底而复发，但存在手术病死率高、术后并发症及远期营养障碍后遗症多等缺点，且术后5年生存率并不能明显提高。因此，根治性次全胃切除和根治性全胃切除两种术式的选择仍有分歧，目前一般主张应根据肿瘤的部位、浸润的范围及医院的技术条件等具体情况而定，原则上是既能彻底地切除肿瘤，又要避免不必要扩大手术范围。

至于根治性切除术的淋巴结清扫范围，在实际工作中可以有很大差别。凡淋巴结清扫范围超越淋巴结实际受累范围者为绝对性根治性切除术，而只清除实际受累的淋巴结者为相对性根治切除术。总结国内近年来有关资料，在胃癌的手术治疗方面存在两个值得注意的问题：一是全胃切除的病例较少，一般仅占全部切除病例的5%左右；另一是不少单位目前的根治术仅是R1术式，而国内目前医院住院病例中Ⅲ、Ⅳ期胃癌达56%～90%。显然，不少病例的手术切除范围是不够的，由于手术的根治性不足，有肿瘤病灶残存，以致影响疗效。据国内外经验，实际工作中根治术式的选择和淋巴结清扫范围的确定可依据以下具体情况进行。

(1)根治性切除术在有技术条件的单位应积极而慎重地扩大全胃切除的病例。手术适应证应严格控制在：①浸润性胃癌；②有浆膜浸润和淋巴结转移的胃体癌；③恶性程度较高，已有第二站淋巴结转移或已侵及胃体的胃远端或近侧部癌。凡已不能根治或全身条件不允许者不做全胃切除。

(2)早期胃癌的治疗应依其病变大小和浸润深度选择不同的方法。早期胃癌以往均主张做 R2 术式，随着经验的积累，发现单发病变的早期胃癌不但术后生存率高，复发率低(2.8%)，而且复发病例均是病变侵入黏膜下层伴有淋巴转移者，复发的形式也多是经血行转移至肺及肝。病变仅限于黏膜层的早期胃癌，即使已有第一站淋巴结转移，不论是单发或多发病变其生存率均可达 100%。此外，凡息肉状的黏膜内癌(Ⅰ和ⅡA)均无淋巴结转移，且术后全部存活。因此认为早期胃癌的手术方式应予以修正。一般而言，黏膜内癌宜做 R1 手术，黏膜下癌宜做 R2 手术。<2cm 的息肉状黏膜内癌，做肿瘤局部切除或 R0 术式已完全足够。由于直径<2cm 的无溃疡或仅有溃疡瘢痕的早期胃癌基本上无淋巴转移，故可施行内镜下激光治疗，对<1cm 的病变，更可用电刀做黏膜局部切除。

(3)凡不属于上述两类情况的可根治性病例，以做 R2 为主的术式为宜。曾有报道比较Ⅲ期胃癌分别做 R1 及 R2 根治术式的疗效，结果 R2 术式的 5 年生存率明显高于 R1 术式者。

(4)胃癌直接侵犯到邻近组织与器官时，如有可能应争取与胃根治性切除同时做整块切除，仍有治愈的机会。有报道附加脏器切除的疗效，仅次于胃远侧部癌，而较近侧切除及全胃切除佳。因此只要没有远处转移，仍不应放弃可争取的根治机会。一般以合并脾、胰体、胰尾、横结肠或肝左叶切除的为多，合并胰头及十二指肠切除的手术病死率相当高，而 5 年生存率也最差(5%)，故不应轻易为之。

2.姑息性手术

姑息性手术包括两类：一类是不切除原发病灶的各种短路手术，另一类是切除原发病灶的姑息性切除术。第一类虽手术较小，但一般并不能改变胃癌的自然生存曲线，仅能起到解除梗阻、缓解部分症状的效果，而第二类则有一定的 5 年生存率。根据北京市肿瘤防治研究所的资料，单纯剖腹探查病例的平均生存时间为(5.31±0.6)个月，姑息性短路手术为(7.66±0.75)个月，而姑息性切除术后 3 年和 5 年生存率则可达 13.21%及 7.09%。所以，只要全身情况许可，而又无广泛远处转移，凡局部解剖条件尚能做到胃大部切除的，应力争将其原发病灶切除。做姑息性胃大部切除术，不但可以消除肿瘤出血、穿孔等危及生命的并发症，而且在配合药物治疗后，有的仍可获较长的生存期。

3.内镜黏膜切除术

在内镜下做肿瘤切除能否成功的关键取决于病变早期、无淋巴转移且能在内镜下将病变完全切除。目前尚缺乏术前正确判断淋巴结是否有转移的方法，因此只能从对早期胃癌淋巴转移规律的认识，结合内镜下所见的病变加以判断。下列情况下的早期胃癌一般不会有淋巴转移：①直径<5mm 的早期胃癌；②直径<2.5cm 的隆起型早期胃癌；③直径<2cm 的无溃疡凹陷型早期胃癌；④直径<1.5cm 的混合型早期胃癌；⑤某些有手术禁忌证的早期胃癌或患者坚决拒绝手术者。

早期胃癌的内镜治疗包括切除法及非切除法，后者包括光敏治疗、激光治疗、局部注射法及组织凝固法。切除法可获得切下的黏膜标本，以供病理检查。该法先将内镜注射针经胃镜活检孔插入胃内达到病变边缘，向黏膜下注射含肾上腺素的生理盐水，使局部病变隆起，便于圈套，同时也可将病变与肌层隔离开来，保护肌层不受电凝损伤并防止出血，切下标本必须经病理检查，切端无癌细胞为完全切除，术后随访 2 年无复发可列为治愈。一般认为内镜下黏膜病变的完全切除率约 70%。如切下标本发现切除不完全则可改用内镜下激光治疗，以消除残余癌灶，也可考虑手术，大部分病例在改用激光治疗后病变消失而痊愈。

4.腹腔镜下局部切除

随着腔内外科及微创手术的发展，早期胃癌经腹腔镜下的全层切除部分胃壁已成可能。由于此手术可不开腹，即将胃壁病变做全层切除，切除范围也远较内镜下黏膜切除为广，且可将邻近胃癌病灶周围的淋巴结一并切除，如活检发现有癌转移时可即中转剖腹做根治手术。患者术后早期可进食，住院期短，因此有其优越性，切除范围较内镜为广。该手术一般宜于胃前壁的病变，如病变位于后壁或近侧，则需经胃腔内将病变部位黏膜切除或手术切除。

(二)化学药物治疗

我国胃癌总的手术切除率为 50%～77%，仍有相当部分病例发现时已失去手术切除机会，即使早期胃癌，也有 2%～5%的患者存在淋巴结转移，至于有微小转移者为数更多，胃癌根治术性切除后，仍有不少患者死于局部复发和远处脏器转移。因此，对失去手术切除时机、术后复发转移及发生残胃癌者均需进行化疗。另一方面，手术作为一种局部的治疗手段也有不足之处：①对术时病期已较晚，已有远处转移或局部病变有广泛浸润并累及邻近重要脏器的患者，单纯手术疗效不佳；②手术难以发现与处理潜在的亚临床转移灶；③手术操作本身也有可能会促使癌细胞的扩散和转移。有鉴于此，为了提高手术治疗的疗效，也需要施行与化疗相结合的综合治疗，以弥补单纯手术治疗之不足。据估计，约 2/3 的胃癌患者在疾病的不同阶段有化疗的指征，更有人建议，对所有胃癌患者均应辅以化疗。

对术前估计肿瘤不能根治性切除者，可考虑行术前化疗(包括动脉插管介入化疗)，以缩小原发病灶和转移病灶、抑制肿瘤进展，使手术切除成为可能；对术中发现有或可能有肝转移、腹膜转移者，可在肿瘤供应血管或腹腔内给予化疗；术后针对手术残留的肉眼看不见的肿瘤细胞进行化疗，预防肿瘤复发。此外，针对术前肿瘤细胞已有腹腔种植或术中腹腔播种，目前临床已在开展腹腔内化疗、腹腔温热灌注化疗；针对肿瘤淋巴转移的特点，正在试行淋巴系统内化疗。

近十年来，胃癌化疗的研究十分活跃，除了沿用传统的术前、术中及术后化疗方法外，近年提出了术后早期腹腔内化疗(Early postoperative intraperitoneal chemotherapy，EPIC)和持续性腹腔内温热灌注化疗(Continuous hyperthermic peritoneal perfusion therapy，CHPP)的新方法。EPIC 能根除腹腔内的微小癌灶，可预防腹腔内复发，减少肝脏转移。CHPP 能使胃癌根治术后的复发率进一步降低，生存期进一步延长，并可改善已有腹膜种植转移的晚期胃癌患者的预后。因此，目前 EPIC 和 CHPP 疗法颇受重视。

1.常用的化疗药物

(1)氟尿嘧啶(5－Fu)：自 1958 年应用于临床以来，已成为国内外治疗胃癌的首选和基本药物。5－Fu 为细胞周期特异性药物，在体内转变为 5－氟－2′－脱氧尿苷单磷酸，后者抑制胸腺嘧啶核苷酸合成酶，阻止尿嘧啶脱氧核苷酸转变为胸腺嘧啶脱氧核苷酸，影响细胞 DNA 的生物合成，从而导致细胞损伤和死亡。总有效率为 20%左右，有效期短，一般 4～5 个月。该药可静脉应用或口服。

(2)替加氟：为 1966 年合成的氟尿嘧啶(5－Fu)衍生物，在体内经肝脏的细胞色素 P－450 微粒体酶及局部组织的可溶性酶转变为 5－Fu 而发挥作用。由于该药毒性低，比 5－FU 小 6 倍，化疗指数为氟尿嘧啶(5－Fu)的 2 倍，且口服和直肠给药吸收良好，因而成为近年治疗胃癌的常用药物。治疗胃癌的总有效率为 31%。

(3)丝裂霉素(MMC)：为日本 1955 年、国内 1965 年研制成功的含烷化基团的细胞周期非特异性药物，其作用与烷化剂相似，可与 DNA 发生交连，使 DNA 解聚，从而影响增生细胞的 DNA 复制。总有效率为 10%～15%，反应期短，平均约 2 个月。一般采用每次 4～10mg 的间隙大剂量静脉给药，每周用药 2 次。由于该药对血液系统的毒性反应较大，缓解期较短，故常在联合用药(MFC)方案中应用。

(4)司莫司汀(甲基环己亚硝脲)：为亚硝脲类烷化剂，属广谱的细胞周期非特异性药物，对胃癌有一定疗效，有效率一般为 10%～20%，有效期为 2～3 个月。

(5)多柔比星(阿霉素)：为蒽环类抗肿瘤抗生素，属细胞周期非特异性药物，临床使用已有二十多年，诱导缓解迅速，但持续时间不长，总有效率为 21%～31%。本品对心脏有较强毒性。

(6)顺铂(CCDP)：本品作为新型的无机抗癌铂类化合物于 20 世纪 70 年代初开始用于临床，研究表明本品与多种抗癌药物联合应用有协同作用，并且无明显交叉耐药性，因而在联合化疗中得到广泛应用。

(7)依托泊苷(鬼臼乙叉苷)：是 40 余种常用化疗药物中颇受青睐且较年轻的品种，属细胞周期特异性药物，作用于 S 末期，机制是切断拓扑异构酶结合的 DNA 双链，并能阻碍核苷通过胞浆膜，使之不能进入胞核内参与 DNA 复制。文献报道，单用对中晚期胃癌的有效率为 21%，联合化疗的有效率可达 60%～70%，完全缓解率可达 20%。

2.联合化疗方案

胃癌单一药物化疗的缓解率一般仅 15%～20%，应用联合化疗后可提高缓解率、延长生存期。近年报道的 EAP 和 ELF 联合化疗方案，不但对胃癌的缓解率(CR PR)可达 50%以上，完全缓解率也达 10%以上，且中位生存期可延长至 9～18 个月，从而使胃癌的化疗有明显的改观。

3.给药途径

(1)静脉滴注：仍是目前晚期胃癌化疗的主要途径。但由于静脉化疗时，抗癌药物随血液分散至全身组织，而肿瘤局部药物浓度有限，不良反应大，疗效不佳。临床上决定化疗方案时，首先要考虑肿瘤的病理组织类型、部位、病期等因素。胃癌多属腺癌，常多选用氟尿嘧啶(5－Fu)、丝裂霉素(MMC)、多柔比星(阿霉素)、司莫司汀药物。如属早期胃癌而无淋巴结转移，经彻底手术切除者，可不加化疗；晚期胃癌采用化疗为主，或系手术后辅助化疗，一般需持续 1.5～2 年，在术后 3～4 周开始。

目前胃癌的化疗多采用联合方案，有效率达 40%，其中以 FAM 方案的疗效最好(氟尿嘧啶＋多柔比星＋丝裂霉素)，一个疗程总量以氟尿嘧啶(5－Fu)10g、丝裂霉素(MMC)40mg，多柔比星(ADM)不得超过 550mg，有心力衰竭史者禁用，肝功能障碍者多柔比星(ADM)用量减半。在用药期间应测肝肾功能、心电图和白细胞计数，如白细胞计数低于 $3.5\times10^9/L$ 和血小

板计数低于 70×10^9/L 者，应暂停药。

A.MFC 方案

丝裂霉素(MMC)3mg/m^2，静脉注入。

氟尿嘧啶(5－Fu)300mg/m^2，静脉滴注。

阿糖胞苷(Ara－C)30mg/m^2，静脉滴注。

最初两周，2 次/周，以后 1 次/周，8～10 次为 1 个疗程；或丝裂霉素(MMC)每周 1 次，氟尿嘧啶(5－Fu)及阿糖胞苷(Ara－C)每周 2 次，6 周为 1 个疗程。

本方案以 VCR 代替阿糖胞苷(Ara－C)，用量 1.0mg/m^2，静脉注入，1 次/周，称为 MFV 方案。

B.UFTM 方案

优福定片(UFT)2～3 片/次，口服，3 次/天。

丝裂霉素(MMC)6mg/m^2，静注，1 次/周，共 6 次。

优福定片(UFT)总量 30g(以 FT－207 量计算)

C.FAM 方案

氟尿嘧啶(5－Fu)600mg/m^2，静脉滴注，第 1、2、5、6 周。

多柔比星(ADM)30mg/m^2，静脉注入，第 1、5 周。

丝裂霉素(MMC)10mg/m^2，静脉注入，第 1 周。

如用表柔比星代替多柔比星(ADM)，用量每次 50mg/m^2，余同前。

D.FAP 方案

氟尿嘧啶(5－Fu)600mg/m^2，静脉滴注，第 1 天。

多柔比星(ADM)30mg/m^2，静脉注入，第 1 天。

顺铂(DDP)20mg/m^2，静脉滴注，第 1～5 天。

每 3 周为一周期，可重复使用 3 次。

E.CMU 方案

卡铂(carboplatin)300～400mg/次，静脉滴注，每隔 3 周用 1 次。

丝裂霉素(MMC)6～10mg/次，静注，1 次/周。

优福定片(UFT)400mg/d，口服。

术后 2～4 周开始化疗，每 3 周为 1 周期。

F.EAP 方案

依托泊苷(Vp－16)120mg/m^2，静脉滴注，第 4、5、6 天。

多柔比星(ADM)20mg/m^2，静注，第 1、7 天。

顺铂(DDP)40mg/m^2，静脉滴注，第 2、8 天。

60 岁以上老人依托泊苷(Vp－16)改为 70mg/m^2，每 3～4 周重复。

G.ELF 方案

亚叶酸钙(甲酰四氢叶酸)300mg/m^2，2h 点滴结束后，依托泊苷(Vp－16)120mg/m^2和氟尿嘧啶(5－Fu)500mg/m^2，静脉滴注。连用 3d，1 个月后重复。

H.FAMTX 方案

氟尿嘧啶(5－Fu)、多柔比星(ADM)与 FAM 方案用法相同,而甲氨蝶呤(MTX)在用氟尿嘧啶(5－Fu)前 3h 以上给药。甲氨蝶呤(MTX)量 $100mg/m^2$,每 4 周重复(需水化)。

I.PMUE 方案

顺铂(DDP)$75mg/m^2$,静脉滴注,第 1 天(水化)。

丝裂霉素(MMC)10mg,静注,第 1 天。

依托泊苷(Vp－16)$50mg/m^2$,静脉滴注,第 3、4、5 天。

优福定片(UFT)400mg/d,口服。

3 周为一周期。用于高度进展型胃癌,有效率为 54.8%。

注:优福定(UFT)、依托泊苷(VP－16)、顺铂(DDP)、丝裂霉素(MMC)、氟尿嘧啶(5－Fu)、多柔比星(ADM)。

(2)腹腔灌注:直接向腹腔内灌注化疗药物治疗胃癌已有近 40 年的历史,但到近年才真正认识到其价值。其原理是增加药物与腹膜的接触面,形成全身的低浓度和局部的高浓度,使肿瘤组织直接浸泡在高浓度的药液中,延长了作用时间,从而提高了疗效,减少或降低了药物的全身不良反应。本法用于胃癌手术切除术后或已合并腹腔内其他部位有转移的患者。由于灌注的药物通过门静脉系统进入肝脏和全身组织,故对防治胃癌伴肝转移尤为合适。

具体方法:将化疗药物充分溶于 500～1000mL 生理盐水中,通过腹腔穿刺或术中直接倒入腹腔(有腹腔积液者,尽可能先抽去腹腔积液)。然后不断变换患者体位,或做深呼吸运动、腹部按摩,以便使药物充分作用于腹腔各处。一般 2～4 周为 1 个疗程。一般采用氟尿嘧啶(5－Fu)、丝裂霉素(MMC)、多柔比星(ADM)、依托泊苷(VP－16)、甲氨蝶呤(MTX)等,以顺铂(CDDP)最为常用。最近发现高温与腹腔化疗有协同作用,43℃的高温能增强化疗药物对肿瘤细胞的杀伤活性。据报道含化疗药物的 41～43℃灌注液约 5000mL,腹腔循环灌注 120min 能有效提高穿透浆膜的胃癌或腹腔脱落细胞阳性患者的生存率。

(3)导管注射:经外科手术安置的药泵导管或放射学介入导管向胃动脉或腹腔注射抗癌药物,近年发展较快。抗癌药物的细胞杀伤作用呈浓度依赖性,药物浓度比作用时间更加重要,局部浓度增加 1 倍,杀灭癌细胞作用可增加 10 倍左右,此为胃癌的导管化疗提供了理论依据。已有大量临床经验表明,腹腔动脉导管灌注化疗,可明显提高胃癌供瘤动脉及肿瘤的药物浓度,因而具有较好疗效,并大大降低了药物的全身不良反应。与静脉全身化疗相比,动脉导管化疗总有效率及生存期均明显增加,特别对伴有远处转移、术后复发、年老体弱和全身情况差的胃癌患者尤为适应。

(4)胃癌的淋巴系统内化疗:术前或术中经癌灶、癌旁黏膜下或胃周淋巴结等部位注入携带高浓度抗癌药物的载体,使药物在淋巴系统内扩散、杀死淋巴系统内转移癌细胞的一种局部化疗方法。淋巴化疗的优点是局部用药浓度高、药物有效浓度维持时间长、药物作用直接、全身不良反应轻微。淋巴化疗药剂的选择应是:对淋巴系统有高趋向性;具有缓慢释放特性;对消化道肿瘤细胞有肯定疗效的抗癌药物。淋巴化疗不仅对进展期胃癌可以辅助清扫术治疗淋巴结转移,对早期癌经内镜(激光、高频、电灼)等治疗时,经癌灶内或癌周注入抗癌药物对防治壁内或区域淋巴结癌转移也有一定价值。常用的有乳剂、脂质体、胶体、炭粒、油剂等。

4.化疗方法

(1)术前化疗:术前化疗的目的在于使病灶局限,为手术创造条件,以提高手术切除率,并减少术中播散和术后复发的机会,消灭潜在的微小转移灶,提高手术治愈率。胃癌术前化疗,以往多主张经静脉给予单一化疗药物,近年来导管给药、腹腔给药及联合用药增多。不少研究认为,不论从手术切除率、手术治愈率、淋巴结转移率、癌肿局部浸润程度、切除标本的组织学改变,以及术时腹腔冲洗液及胃引流静脉血中的癌细胞数及其活力等方面与对照组相比,都说明术前化疗有明显的疗效,而且可延长生存期。国内王小平等报道20例晚期胃癌患者术前行腹腔动脉灌注化疗,术后随访3～5年并与同期30例晚期胃癌对照组进行对比分析,发现术前行动脉灌注化疗者,其手术切除率及生存率均明显高于对照组,术后病理检查发现术前灌注治疗组的肿瘤组织有坏死、大量炎细胞浸润、纤维组织增生及肉芽组织形成等改变。王娟等对进展期胃癌术前化疗不同给药途径的药代动力学进行了对比研究,与静脉给药组相比,发现腹腔给药组的癌组织、癌旁组织、大网膜、腹膜及转移淋巴结中聚积较高的药物浓度,其中腹膜最高,超出静脉给药组近4倍,腹腔液、门静脉及外周血超出静脉给药组13倍、3倍及1.5倍,故认为腹腔给药可提高腹膜、肿瘤组织内化疗药浓度,延长药物作用时间,比静脉给药更具优越性。但术前化疗的研究还不够,所用药物、方法均不一致,也缺乏大样本的长期对比观察,以致对术前化疗的评价也有不同的看法,有人认为术前化疗可增加手术并发症,抑制机体免疫功能,影响伤口愈合,易并发感染。因此,胃癌的术前化疗有待于进一步研究。

(2)术中化疗:术中化疗的目的在于消灭残存病灶,减少术中癌细胞播散、种植的机会,以降低术后复发率。目前方案尚不统一,多采用在清洗腹腔后、关腹前,向腹腔内注入氟尿嘧啶(5—FU)等抗癌药物的方法。

(3)术后化疗:作为术后的巩固治疗措施,控制可能存在的残存病灶,防止复发和转移,提高生存率。术后化疗可延长生存期,并对预防肝转移有明显的作用。根据日本的经验,术后给予中等剂量的丝裂霉素(每周4mg,总量40mg),对Ⅱ期胃癌有效,并对预防肝转移有明显作用。国内协和医院报道胃癌术后辅助化疗的5年生存率为45.4%,而未加化疗者为29.8%。一般认为术后用药的原则为:①Ⅰ期胃癌做根治性手术切除后一般不需化疗。因为多数临床实践已证明,该类患者术后给药并不能提高疗效。②其他各类根治性胃切除术者,术后均应给予化疗,可采用单一药物化疗,药物一般选用氟尿嘧啶、丝裂霉素,或替加氟,也可采用联合化疗。③凡未做根治性切除的术后患者,均应给予联合化疗。④各种化疗一般均在术后2～4周开始,视患者一般情况及术后饮食恢复情况而定。用药剂量的大小以不引起明显的不良反应为原则。应用化学药物的同时须结合应用中药。

(4)术后早期腹腔内化疗:在进展期胃癌患者中,尤其是浆膜受侵犯者,约半数可发生腹膜种植转移,导致术后复发。此外,在手术过程中,被切断的组织间隙中的淋巴管、毛细血管及胃腔内的癌细胞均有可能溢入腹腔,加之手术机械性损伤使腹膜内皮下结缔组织裸露以及全身免疫功能减退,都可能造成癌细胞的种植。术后早期腹腔内化疗(EPIC)的目的就在于配合手术治疗,防止术后腹膜癌的种植与复发。由于EPIC具有腹腔内药物浓度高,作用持续时间长,且由于药液能与已种植于腹膜表面或脱落在腹腔内的癌细胞直接接触,因此可大大提高化疗药物对癌细胞的毒性作用,又由于血浆药物浓度相对较低,可减轻全身化疗的不良反应。

EPIC 疗法于胃癌切除术后的当天开始，先用灌注液(腹膜透析液、生理盐水或平衡液)反复冲洗腹腔，清除腹腔内残留的血液或组织碎片，将化疗药物(常用有多柔比星、表柔比星、氟尿嘧啶、丝裂霉素、顺铂等)灌注液中，预热至 37℃，通过灌注导管装置在 15～30min 内输入腹腔，灌注液量每次 1～2L，在腹腔内保留 12～24h 后更换 1 次，连续使用 3～7d。韩国学者 Yu 等报道一组进展期胃癌，认为 EPIC 疗法可降低腹膜癌种植的发生率，提高远期生存率。EPIC 疗法多数患者能够耐受，但也可出现一些并发症，常见的有切口出血、切口感染、腹膜炎、肠麻痹、肠瘘、吻合口瘘及肠穿孔等。

(5)持续温热腹腔灌注疗法：日本已广泛将持续温热腹腔灌注疗法(CHPP)作为进展期胃癌术后的一种辅助疗法。适应证为：①进展期胃癌浸润至浆膜或浆膜外，或伴有腹膜种植转移者；②术后腹膜复发，或伴有少量癌性腹腔积液。具体方法为：胃癌术毕关腹前，仍在全麻状态下，分别给患者头枕冰袋，背垫凉水垫，使其体温降低至 31～33℃。在左右膈下间隙放置硅胶输入管，在盆腔陷窝放置输出管，并逐一连接于一恒温流动驱动装置，然后关腹，使灌流驱动装置、管道及腹腔组成一个封闭式的循环灌流系统。常用的灌流液为 EL－Reflsc 液或生理盐水，化疗药可单一用药，也可联合用药。整个疗程所需灌流液总量 3～10L 不等，持续时间1～2h，灌流液温度通常维持在流入液 42～45℃，流出液 40～42℃。CHPP 疗法具有多重抗癌效应。CHPP 能使腹腔内游离及种植于腹膜的癌细胞在温热与化疗药物的协同作用下，迅速发生核固缩、核溶解；同时，灌流液中加入的化疗药物不但在腹腔局部，而且还能由腹膜缓慢吸收入血在全身起到抗癌作用。CHPP 疗法无论在预防胃癌术后复发或治疗已有腹膜转移的晚期患者均取得了较明显的疗效。Tanaka 等应用 CCDD、丝裂霉素(MMC)及 ETP 联合 CHPP 治疗进展期胃癌 23 例，术后腹膜癌复发率仅 8.7%，而对照组 34 例则为20.6%。Fujimoto 等对术前已证实有腹膜癌细胞种植转移的患者进行 CHPP 治疗，术后半年、1 年和 2 年生存率分别为 94.0%、78.7%和 45.0%，而未经 CHPP 治疗的 7 例则均于术后 9 个月内因腹膜癌复发而死亡。但也应该重视 CHPP 疗法的不良反应和并发症。HUME 等研究不同温度的腹腔灌注液对大鼠空肠的影响，发现在 43%持续 30min 时，被损伤的肠绒毛能够恢复，44℃持续 30 分钟，损伤的肠绒毛不可逆转，温度超过 43℃可导致大鼠小肠溃疡、穿孔甚至死亡。CHPP 疗法能否增加术后肠麻痹、吻合口瘘、腹腔内出血、肠穿孔及肠粘连等并发症，尚需进一步研究。

(三)免疫治疗

免疫治疗与手术、化疗并用，有改善患者免疫功能，延长生存期的作用，但迄今尚无突破性进展。临床常用的有冻干卡介苗、沙培林(OK－432)、云芝多糖(PSK)、香菇多糖、高聚金葡素、阿地白介素(白介素－2)、肿瘤坏死因子(TNF)、淋巴因子激活的杀伤(LAK)细胞及干扰素(INF)等。冻干卡介苗在临床应用已久，虽有一定疗效，但并不显著。OK－432 是溶血性链球菌经青霉素和物理加温处理的灭活制剂，具有激活粒细胞、巨噬细胞、淋巴细胞及补体等作用，每次肌内注射或皮内注射 0.2～1KE，每周 1～2 次。PSK 系从担子菌属瓦蘑 CM－101 株的培养菌中提取的蛋白多糖，具有活化巨噬细胞，增强吞噬功能等作用，每日 3～6g，分 1～3 次口服。香菇多糖是水溶性的β葡聚糖，自香菇的热水抽提物中获得，具有活化 T 淋巴细胞、NK 及 K 细胞等作用，每次静脉滴注或肌内注射 2mg，每周 1～2 次。高聚金葡素系从一株高效、低毒的葡萄球菌代谢产物中提取的一种新型生物反应调节剂，作为第一个用于临床的超级抗原类抗癌生物制剂，具有诱导产生 IL－2、INF、TNF 等细胞因子，激活 T 细胞、NK 细胞及 LAK 细胞等作用，有作者认为具有较好的临床疗效，一般每天 500～1000U，肌内注射，也可直接腹腔内注射。阿地白介素(IL－2)、TNF 及 LAK 有报道对中晚期胃癌有一定疗效，但资料不多，也缺乏严格的对照。干扰素对胃癌的疗效并不很肯定。

(四)内镜下治疗

近年来，作为胃癌非手术疗法的内镜下治疗有很大进展。方法有胃镜下黏膜切除术和旨在破坏局部癌组织的激光、微波治疗及酒精注射等。由于破坏局部组织的疗法实施后，难以再活检明确有无癌组织残留，因此目前多主张采用黏膜切除法。胃镜下治疗一般用于早期胃癌或高龄、重症患者不能耐受外科手术者。

1.黏膜切除术

自 1984 年日本多田首先报道以来，至 1995 年底日本已累积报道 3000 余例。本法先在癌灶底部注射适量生理盐水，使病灶隆起，然后行电凝切除。适应证一般为：①病灶直径＜2cm 的早期胃癌或黏膜内癌；②无淋巴结转移；③非溃疡性病变。因溃疡性病变术前不能明确浸润深度，故Ⅲ型早期胃癌不适于此治疗。多田对行此治疗的 113 例早期胃癌随访 5 年以上，均未见复发，与同期外科手术治疗的 33 例比较，两者疗效相似。因此，本法使非手术方法治愈早期胃癌成为可能，且具有对人体创伤小、适应证宽、穿孔等并发症少，费用低等优点。

2.激光治疗

激光照射可使活体组织蒸发、凝固及蛋白质变性，高功率激光尚能使活体组织炭化。常用 YAG 激光，该激光功率高，快速照射疗效好。绝对适应证为病变直径＜2cm 的隆起型高分化黏膜内癌及病变直径＜1cm 的非溃疡性凹陷型癌，此外为相对适应证。日本报道一组 YAG 激光治疗早期胃癌的癌残存率和复发率，绝对适应证组为 0 和 9.1％，相对适应证组为 9.1％和 20.0％，6 个月以上的癌转阴率则两组分别为 95.0％和 63.6％。

3.微波治疗

微波频率介于高频电和激光之间。高频电凝和激光光凝之热能系外部加热，微波则系一种以生物体组织本身作为热源的内部加热又称介质加热。微波具有不炭化组织的凝固作用，使肿瘤坏死萎缩。≤2cm 的非溃疡分化型腺癌和黏膜内癌为其绝对适应证，＞2cm 的低分化型腺癌和浸润至黏膜肌层者为相对适应证。

4.酒精注射治疗

经内镜插入注射针，对准癌灶及其边缘部分，分 4～8 点注射 95％的酒精，每点约 0.5mL。本法对病灶直径＜4cm 的黏膜层癌，特别对小胃癌和微小胃癌较为理想，约 50％的病例经治疗后病灶缩小、局限、纤维化，随访活检持续阴性。此外，近年国外日本等开始研究胃癌的腹腔镜及腹腔镜与胃镜联合操作的内镜治疗。方法有腹腔镜下胃楔形切除，腹腔镜下胃黏膜切除术，腹腔镜下 R2 胃切除术。腹腔镜下手术的优点是损伤小、并发症发生率低，但有易致肿瘤腹腔内种植的缺点。

(五)术中放射照射

术中对第二站淋巴结组进行照射，可提高 5 年生存率。Ⅱ期以上的病例加用术中照射，其结果要比单纯手术为好。目前，西医治疗胃癌仍以手术、放疗、化疗为首选。但由于放疗对胃癌的敏感性低、疗效差,加之胃部周围重要脏器多,放射治疗常伤及机体的正常细胞和组织,故一般较少采用(个别情况下,常使用放疗与手术配合以提高手术切除率),多是先行手术切除。手术的最大优点是快捷了当地将肿瘤切除,解决了机体当前的致命伤。手术切除对局部治疗效果极佳,不过对全身治疗与机体防御反应的提高毫无作用。化疗的优点是进行了全身的治疗,而且对癌细胞的杀伤力很强,不管对原发的、残留的、扩散的或转移的,均有独到与回生(有些肿瘤患者如果不化疗,往往于短期内死亡)之功。其缺点是不良反应大,使全身遭受到某种程度的损害。对早期胃癌,应以手术为主,且效果良好,不过由于胃癌初期常无显著症状,缺乏临床特征,多数患者到检查发现时已是较晚期,超出了根治切除范围,而化疗往往使患者忍受不了它的不良反应,甚至使患者的生存质量日趋恶化,因此,手术切除后配合中医药治疗这一课题,颇值得深入探讨。

第七章　小肠疾病

第一节　肠感染性疾病

一、肠结核

肠结核是结核分枝杆菌侵犯肠管所引起的慢性特异性感染。外科所见的肠结核多为因病变引起肠狭窄、炎性肿块或肠穿而需要手术治疗的患者。

(一)病因和病理

临床以继发性肠结核多见。肺结核是最常见的原发病变,开放性肺结核患者常咽下含有结核分枝杆菌的痰液而引起继发性肠结核。在粟粒性结核的患者,结核分枝杆菌可通过血行播散而引起包括肠结核的全身性结核感染。肠结核病变85%发生在回盲部,在病理形态上可表现为溃疡型和增生型两类,也可以两种病变并存。

溃疡型肠结核的特点是沿着肠管的横轴发展,病变开始于肠壁淋巴集结,继而发生干酪样坏死,肠黏膜脱落而形成溃疡,在修复过程中容易造成肠管的环形瘢痕狭窄。增生型肠结核的特点是在黏膜下层大量结核性肉芽肿和纤维组织增生,黏膜隆起呈假性息肉样变,也可有浅小的溃疡。由于肠壁增厚和变硬,以及与周围组织粘连,容易导致肠腔狭窄和梗阻。

(二)临床表现

肠结核可能是全身性结核的一部分,因此,患者多有低热、盗汗、乏力、消瘦、食欲减退等结核病的全身症状,腹部症状则因病变类型有所不同。溃疡型肠结核的主要症状为慢性腹部隐痛,偶有阵发性绞痛,以右下腹及脐周围为著,常有进食后加剧,排便后减轻。腹泻,也有腹泻和便秘交替出现。除非病变侵犯结肠,一般粪便不带黏液和脓血,检查右下腹有轻度压痛。当病变发展到肠管环形瘢痕狭窄或为增生型肠结核时,则主要表现为低位不完全性肠梗阻,腹部见有肠型,肠鸣音高亢,右下腹常可触及固定、较硬且有压痛的肿块。发生慢性肠穿孔时常形成腹腔局限脓肿,脓肿穿破腹壁便形成肠外瘘。

(三)诊断

除了应做血常规、红细胞沉降率、胸部X线片等一般检查外,需做X线钡餐或钡剂灌肠检查,纤维结肠镜检查可发现结肠乃至回肠末端的病变,并可做活组织检查。

(四)治疗

肠结核应以内科治疗为主,当伴有外科并发症时才考虑手术治疗。除急诊情况外,手术前原则上应先进行一段抗结核治疗和支持疗法,特别是有活动性肺结核或其他肠外结核的患者,需经治疗并待病情稳定后再行外科治疗。

肠结核的手术适应证为:①病变穿孔形成局限性脓肿或肠瘘;②溃疡型病变伴有瘢痕形成或增生型病变导致肠梗阻;③不能控制的肠道出血;④病变游离穿孔合并急性腹膜炎。后两种情况较为少见。

手术方式应根据病情而定:①急性肠穿孔应行病变肠段切除术,因修补是在有急性炎症、活动性结核病灶上进行,失败率甚高;②伴有瘢痕形成的小肠梗阻做肠段切除吻合,如为多发性病变,可做分段切除吻合,应避免做广泛切除,以保留足够长度的小肠;③回盲部增生型病变可作回盲部或右半结肠切除,如病变炎症浸润而固定,可在病变的近侧切断回肠,将远断端缝闭,近断端与横结肠做端侧吻合,以解除梗阻,待以后二期手术切除病变肠襻。

二、肠伤寒穿孔

肠穿孔是伤寒病的严重并发症之一,病死率较高。

(一)病因和病理

伤寒病由沙门菌属伤寒杆菌所引起,经口进入肠道,侵入回肠末段的淋巴滤泡和淋巴集结,在发病的第2周开始发生坏死,形成溃疡,当肠腔压力增高时可急性穿孔。由于肠伤寒极少引起腹膜反应与粘连,因此穿孔后立即形成急性弥散性腹膜炎。80%的穿孔发生在距回盲瓣50cm以内,多为单发,多发穿孔占10%～20%。

(二)临床表现和诊断

已经确诊为伤寒病的患者,突然发生右下腹痛,短时间内扩散至全腹,伴有呕吐、腹胀;检查有明显腹部压痛、肠鸣音消失等腹膜炎征象,X线检查发现气腹;伤寒患者本应是脉缓、白细胞计数下降、体温高,穿孔后反有脉搏增快,白细胞计数增加,体温下降;腹腔穿刺可抽到脓液。取血做伤寒菌培养和肥达反应试验,可进一步明确诊断。

(三)治疗

伤寒肠穿孔确诊后应及时手术治疗。由于患者一般都很虚弱,故原则是施行穿孔缝合术。除非肠穿孔过多,以及并发不易控制的大量肠道出血,而患者全身状况尚许可,才考虑做肠切除术。对术中发现肠壁很薄接近穿孔的其他病变处,也应作浆肌层缝合,预防术后发生新的穿孔。手术结束应清洗腹腔,放置有效的引流。术后对伤寒病和腹膜炎应采用积极抗感染治疗,并给予肠外营养支持。

第二节　小肠憩室病

一、十二指肠憩室

十二指肠憩室主要是先天性发育不佳,造成十二指肠肠壁局限性向外呈囊状突出(原发性憩室)或由胃十二指肠溃疡所形成的瘢痕牵拉所引起(继发性憩室)。本病多发生于40～60岁中年人,男略多于女。多数憩室并不产生症状而于X线钡餐检查或胃镜检查时发现。仅少数患者可出现梗阻、穿孔、出血等症状或继发胆管炎、胰腺炎、胆石症等并发症。

(一)病因

(1)大多为后天性,极少数为先天性,因此常见于50岁以后人群。

(2)由于十二指肠内压力增高,十二指肠黏膜、黏膜下层和浆膜层突出。

(二)病理

十二指肠憩室如颈部宽大,一般食物进入后容易排出,不引起症状;如憩室颈部狭窄,而底部又呈下垂者,食物进入后不易排出则引起炎症、糜烂、溃疡、出血、穿孔,则发生一系列症状。

在十二指肠降部憩室,如在十二指肠乳头附近可压迫胆总管下段、胰管而引起胆道梗阻、胰腺炎。

(三)临床表现

十二指肠憩室没有典型的临床表现,所发生的症状多是因并发症而引起。上腹部饱胀是较常见的症状,系憩室炎所致,伴有嗳气和隐痛,疼痛无规律性,制酸药物也不能使之缓解。恶心或呕吐也常见。当憩室内充满食物而呈膨胀时,可压迫十二指肠而出现部分梗阻症状。呕吐物初为胃内容物,其后为胆汁,甚至可混有血液,呕吐后症状可缓解。憩室并发溃疡或出血时,则分别出现类似溃疡病的症状或便血。憩室压迫胆总管或胰腺管开口时,更可引起胆管炎、胰腺炎或梗阻性黄疸。憩室穿孔后,呈现腹膜炎症状。

(四)诊断

1.疼痛

部分患者有上腹部疼痛、隐痛状,大多数并无不适。

2.X 线钡餐造影

可发现憩室部位、大小、形状,是最主要的诊断方法。

3.纤维十二指肠镜检查

可见到憩室。

4.B 超

合并有胆管结石者可有助并发症的诊断。

5.ERCP

有黄疸、疑憩室合并胆管结石者可助诊断。

憩室临床症状很难与溃疡病、胃炎和早中期胃癌相鉴别,进行 X 线钡餐造影,可明确诊断。纤维十二指肠镜检查多在钡餐造影后应用,十二指肠憩室的并发症也难与胃十二指肠溃疡出血、穿孔鉴别。紧急时,常需要剖腹探查才能确诊,但穿孔并不多见。

(五)治疗

1.憩室

无症状,X 线普查中发现者,不需治疗。

2.外科治疗

手术适应证:①并发憩室炎经常出现症状者;②有出血者;③憩室穿孔者;④并发胰腺炎或梗阻性黄疸者;⑤憩室内形成肠结石或胆管结石流入憩室内并引起肠梗阻者。

二、梅克尔憩室

回肠远端憩室,又称梅克尔憩室,2%～3%的人体存在这种畸形,发生并发症者占 20%。男性比女性多 2～4 倍。多数终身无症状,婴儿期易发生并发症,而出现各种症状,表现为肠梗阻、消化道出血或急性憩室炎。

(一)病因

胚胎发育异常。胚胎早期 4 周时中肠与卵囊之间有一交通管,称卵黄管。正常发育情况下,卵黄管在胚胎第 2 个月终时自行闭锁,以后逐渐萎缩成纤维带,最后被吸收直到完全消失。卵黄管如退化不全,不闭合或消失,可形成许多畸形,如脐瘘、脐窦、脐茸、卵黄管囊肿等。如卵黄管脐端闭合消失,而回肠端未闭合,与回肠相通,形成盲囊,称回肠远端憩室。

(二)病理

梅克尔憩室的组织学与正常肠壁相同仍具有浆膜肌层、黏膜下层和黏膜,但憩室壁中往往存在着迷走组织,故易发生憩室并发症。迷走组织主要为胃黏膜和胰腺成分,偶也有空肠、十二指肠、结、直肠黏膜组织。其并发症有炎症、溃疡、出血、穿孔、肠梗阻、憩室疝、肿瘤、结石、异物等,憩室所产生临床症状也大多为憩室并发症所引起。

(三)临床表现

多数终身无症状,婴儿期易发生并发症,而出现各种症状,表现为肠梗阻、消化道出血或急性憩室炎。

1.肠梗阻

并发症中占 50%～60%。原因较多,常见者为肠套叠,由于憩室内翻,套入回肠腔内,牵连肠壁而形成。多发生于憩室短而较宽者。其次为肠扭转,以固定在脐部的纤维索带与腹壁或脏器相连,小肠穿过其间,发生绞窄,或被压迫引起血运障碍,或因憩室炎引起粘连性肠梗阻。主要表现为突然发生剧烈腹绞痛,初限于脐周,有恶心、呕吐、脱水等现象,由于系低位肠梗阻,腹胀明显,右下或全下腹部可能有压痛。

2.消化道溃疡出血

大量便血,发病突然而又无腹痛,或多次复发均应考虑本病。大量便血可致休克,腹部体征少,脐右侧轻压痛。

3.急性憩室炎

压痛点在麦氏点上方偏内侧,同时伴肠梗阻症状者应考虑本病。X 线钡餐造影,偶可发现憩室,大多数不易显影。^{99m}TC 扫描可在右下腹显示放射性浓集区,诊断和定位正确率在 80%以上,异位胃黏膜显像敏感性和特异性各为 85%、95%以上。

(四)诊断

1.病史

根据小儿常有腹痛、贫血或间歇便血史,应考虑到本病。

2.影像学检查

(1)X 线钡剂全消化道检查:如发现回肠下端有憩室即可确诊,但也有许多患儿多次检查也难发现病变。

(2)^{99m}Tc 腹部核素扫描:如憩室内含有异位胃黏膜,有助于诊断。

(五)治疗

手术切除憩室。

三、空回肠憩室

空回肠憩室为获得性憩室,较梅克尔憩室少见,其发病率在 X 线钡餐检查、剖腹探查、尸检在文献中统计颇不一致。Edwards(1936)在4631例钡餐检查中发现4例(0.086%)。Rankin(1934)956例专门研究小肠的X线检查中发现3例(0.31%)。Orr(1952)在2161例钡餐检查中有9例(0.42%)。国内有关本病报道极少。除张祥友在1973年报道X线检查发现36例空肠憩室,其中9例手术证实,其余多属个案报道。上海长海医院华积德1980年报道17例,大多数发生于体力劳动者,以成年40岁以上农民及农村工作者占多数(10/17),其次为工人。长海医院位居上海市,农民患者不到1/5,而空回肠憩室统计的职业发病率以农民为多。我国农民人口居多,因此可以认为本病在我国并非少见,应引起重视。

(一)病因病理

空回肠憩室病因至今尚不明,可以是先天发育的因素,包括由存留卵黄管发展而成的梅克尔憩室和肠发育重复畸形中一段肠管一端闭塞所形成的憩室。大多数的空回肠憩室是后天性的,由于肠蠕动及肠内容物的关系可使肠管内压增高,久之可使薄弱处的肠壁向外膨出而形成憩室。

空回肠憩室是肠壁向肠管外局部膨出的袋状结构,有黏膜层、肌层及浆膜层,憩室以颈或口部与肠管相通。当发生憩室炎时,其黏膜可以水肿,黏膜下层亦可有炎性细胞的浸润,甚至产生溃疡,严重时可发生穿孔而形成腹膜炎,当炎症侵蚀血管时可发生大出血。

(二)临床表现

大多数空回肠憩室是无症状的。当发生憩室炎时可有食欲缺乏、恶心、呕吐、腹痛,甚至有腹泻等症状,并可并发肠梗阻、憩室穿孔和出血等。

(三)诊断

1.临床表现

对常有腹痛、腹胀、消化不良成年患者应考虑本病,尤其是重体力劳动和平时食量较大者。

2.X线检查

钡剂全消化道造影:胃、十二指肠、空回肠、结肠均要检查。

3.术中注意

对急性小肠梗阻、肠扭转、出血、穿孔急诊患者,如无胃十二指肠溃疡、腹部手术史的成年人,应考虑本病。

(四)鉴别诊断

除与腹部常见疾病鉴别外,与梅克尔憩室鉴别如下。

1.年龄

本病好发于成年男性,而梅克尔憩室为先天性畸形,发病不受年龄影响,但小儿较多见。

2.憩室所在肠段

本病大多数位于空肠上段,少数发生在回肠末端;而梅克尔憩室极少发生于空肠上段,95%在回肠末端。

3.憩室所在位置

本病多位于小肠系膜缘。长海医院有记录的位于小肠系膜缘者占9/14;而梅克尔憩室大多发生于回肠的系膜对侧缘。

4.数目

本病以多发性憩室居多，而梅克尔憩室多为孤立性，圆锥形者；本病憩室多呈底大、口大、比较短。

(五)治疗

1.小肠切除

对端吻合术适用于一段小肠内多个憩室，切除该段小肠；如仅一个憩室或近距离多个则切除该憩室处肠段，但应避免切除过多小肠而带来短肠综合征。

2.憩室并发症

急诊手术穿孔、出血、炎症、肠扭转、肠坏死均可行肠切除术。

第三节　炎症性肠病

一、急性出血性肠炎

急性出血性肠炎为一种原因尚不明确的肠管急性炎症病变，由于血便是本病最主要的症状，故称为急性出血性肠炎。

(一)病因和病理

由于1/3以上的患者发病前有不洁饮食史或上呼吸道感染史，曾认为本病与细菌感染或过敏有关。近年来认为本病的发生与C型Welch杆菌的β毒素有关。肠道内缺乏足够破坏β毒素的胰蛋白酶亦促使本病发生。长期进食低蛋白饮食可使肠道内胰蛋白酶处于低水平。

病变主要在空肠或回肠，病变之间可有明显分界的正常肠管，严重时病变可融合成片。肠管扩张，肠壁呈水肿、炎性细胞浸润、广泛出血、坏死和溃疡形成，甚至穿孔。病变多发生在对侧系膜，腹腔内有混浊或血性渗液。

(二)临床表现

急性腹痛、腹胀、呕吐、腹泻、便血及全身中毒症状为主要临床表现。腹痛呈阵发性绞痛或持续性痛伴阵发性加剧，随之有腹泻，多为血水样便或果酱样腥臭便。少数患者腹痛不明显而以血便为主要症状，有发热、寒战、恶心、呕吐。当肠坏死或穿孔时，可有明显的腹膜炎征象，严重时出现中毒性休克。

诊断上需与肠套叠、克罗恩病、中毒性菌痢或急性肠梗阻等相鉴别。

(三)治疗

一般采用非手术治疗，包括：①维持内环境平衡，纠正水、电解质与酸碱紊乱，必要时可少量多次输血；②禁食，胃肠减压；③应用广谱抗生素和甲硝唑以控制肠道细菌特别是厌氧菌的生长；④防治脓毒血症和中毒性休克；⑤应用静脉营养，既可提供营养又可使肠道休息。

手术适应证：①有明显腹膜炎表现，或腹腔穿刺有脓性或血性渗液，怀疑有肠坏死或穿孔；②不能控制的肠道大出血；③有肠梗阻表现经非手术治疗不能缓解。

对肠管坏死、穿孔或伴大量出血且病变局限者可行肠管部分切除吻合。如病变广泛，可将穿孔、坏死肠段切除，远近两端外置造口，以后再行二期吻合。急性出血性肠炎严重时可累及大部分肠管，手术时必须仔细判断肠管生机，不可因炎症水肿、片状或点状出血而贸然行广泛肠切除，导致术后发生短肠综合征。手术后仍应给予积极的药物及支持疗法。

二、克罗恩病

克罗恩病的病因迄今未肯定。此病多见于欧美发达国家，在我国发病率亦呈上升趋势。发病以年轻者居多，在我国男性发病率略高于女性。

(一)病理

克罗恩病可侵及胃肠道的任何部位，最多见于回肠末段，可同时累及小肠和结肠，病变局限在结肠者较少见，直肠受累者则不及半数。病变可局限于肠管的一处或多处，呈节段性分布。炎症波及肠壁各层，浆膜面充血水肿、纤维素渗出；病变黏膜增厚，可见裂隙状深溃疡，黏膜水肿突出表面呈鹅卵石样改变；肠壁增厚，肉芽肿形成，可使肠腔变窄；受累肠系膜水肿、增厚和淋巴结炎性肿大，系膜缩短，肠管常有脂肪包裹；病变肠襻间及与周围组织、器官常粘连，或因溃疡穿透而形成内瘘、外瘘。

(二)临床表现

与发病急缓、病变部位和范围以及有无并发症有关。一般起病常较缓慢，病史多较长。腹泻、腹痛、体重下降是其常见症状，可见黏液血便。腹痛常位于右下腹或脐周，一般为痉挛性痛，多不严重，常伴局部轻压痛。当有慢性溃疡穿透、肠内瘘和粘连形成时，可出现腹内肿块。部分患者出现肠梗阻症状，但多为不完全性。部分患者以肛周病变为首诊症状。

(三)诊断与鉴别诊断

除临床表现外，影像学检查包括X线钡餐检查、CTE(CT肠道显像)显示回肠末段肠腔狭窄、管壁僵硬、黏膜皱襞消失、呈线样征等和结肠镜检查活检有助于确诊，必要时行胶囊内镜、小肠镜等检查。

克罗恩病应与肠结核和溃疡性结肠炎等鉴别。少数克罗恩病患者发病较急，易误诊为急性阑尾炎，但是急性阑尾炎一般既往无反复低热、腹泻病史，右下腹压痛较局限、固定，白细胞计数增加较显著。

(四)治疗

一般采用内科治疗，约70%的患者在一生中需要接受手术治疗。克罗恩病手术适应证为肠梗阻、狭窄，慢性肠穿孔后形成腹腔脓肿、肠内瘘或肠外瘘，肛周病变，长期持续出血，以及诊断上难以排除癌肿、结核者，内科治疗无效者亦可考虑手术。

手术应切除病变部位包括近远侧肉眼观正常肠管2cm，一般不宜做单纯的病变近远侧肠侧侧吻合的短路手术。多次肠切除术后复发，有单个或多个短的小肠纤维性狭窄，可行狭窄成形术。术前诊断为阑尾炎而在手术中怀疑为此病时，单纯切除阑尾后容易发生残端瘘。因患者大多存在营养不良、长期使用激素或免疫抑制剂，围术期处理显得尤为重要。

本病手术治疗后复发率可达50%以上，复发部位多在肠吻合口附近。

第四节　肠梗阻

一、概述

任何原因引起的肠内容物通过障碍统称肠梗阻，它是常见的外科急腹症之一。有时急性肠梗阻诊断困难，病情发展快，常致患者死亡。目前的病死率一般为5%～10%，有绞窄性肠梗阻者为10%～20%。水、电解质与酸碱平衡失调以及患者年龄大合并心肺功能不全等常为死亡原因。

(一)病因

1.粘连性

(1)手术后：肠与肠、肠与腹膜粘连。

(2)炎症性：腹膜炎，如腹膜结核治愈后或其他非特异性炎症治(自)愈后。

(3)先天性：梅克尔憩室。

2.腹部疝

(1)腹外疝：股疝、腹股沟斜疝等嵌顿、绞窄。

(2)腹内疝：胃空肠吻合(毕氏Ⅱ式)的吻合口后输入输出襻疝。

3.肿瘤性

(1)小肠良恶性肿瘤：肿瘤腔内生长、肠狭窄或巨大肿瘤梗阻。

(2)结肠肿痛：左半结肠癌最多见。

(3)胃、肠、妇科癌症手术后复发或腹膜转移。

4.腔内性

(1)肠蛔虫、肠套叠。

(2)胆结石。

(3)粪石、异物。

(二)分类

1.按发生原因分类

(1)机械性肠梗阻：为肠腔外肠腔内或肠壁机械性压迫，引起肠内容物运行受阻者，最为多见，如嵌顿性疝、肠粘连、肠肿瘤、肠扭转、肠套叠。

(2)动力性肠梗阻：如麻痹性者为肠壁肌肉因交感神经兴奋而暂时抑制，肠管无力，肠内容物不能向下运行，多见于全身水、电解质紊乱和腹膜炎；痉挛性者为肠壁肌肉暂时收缩，以致肠腔狭窄，内容物不能向下运行。

(3)血管性肠梗阻：多为肠系膜上动脉血栓、门静脉或其汇入支血栓者。

2.按发生部位分类

(1)高位肠梗阻：梗阻部位位于小肠近端，一般指空肠中部以上部位。

(2)低位肠梗阻：指末端回肠及结肠梗阻。

3.按发生急缓分类

(1)急性肠梗阻:指突然发生肠腔机械性受阻,并引起全身病理生理改变和临床症状者,如嵌顿性疝、肠扭转。

(2)慢性肠梗阻:指缓慢发生的肠腔机械性受阻,多为肠腔内肿瘤逐渐长大,最后占据管腔内全周者。也可能为肠手术后粘连,致部分梗阻。

4.按肠管血循有无障碍分类

(1)单纯性肠梗阻:血运无障碍。

(2)绞窄性肠梗阻:为最严重的梗阻,有血运障碍。如未及时治疗,会发生肠坏死,中毒性休克。

(三)临床表现

常见的机械性肠梗阻多见原因为腹部疝嵌顿、粘连性肠梗阻、肠扭转、肠肿瘤、小儿肠套叠、肠蛔虫团等。其临床表现有腹痛、呕吐、腹胀和肛门停止排气和排便 4 个主要症状,如为部分性肠梗阻则并不存在呕吐与停止排气排便,完全性肠梗阻则四大症状先后出现并腹痛与腹胀越来越重。

1.腹痛

最早、最常见的症状。原因为梗阻近端肠腔内容物正常运行受阻,引起肠壁平滑肌蠕动增强,伴有强烈的收缩和痉挛,遂产生剧烈的腹痛。腹痛多在腹中部脐周围,呈阵发性。腹痛与剧烈的肠蠕动同时发作,在每次的蠕动开始时,突然出现疼痛,先轻后重,很快达到高峰;随后急趋减轻,但并不完全消失,短暂间歇后又出现隐痛。在腹痛时,患者常自觉伴有气体在腹内拱来拱去;到达受阻部位时,疼痛最为剧烈,如此反复发作。肠梗阻后,肠壁渗液,包括肠道细菌和其毒素渗入腹腔内,刺激腹膜壁层,则在阵发性腹痛过后,可有持续性隐痛。

随着时间的延长,如未及时处理,梗阻肠襻上方肠内容越来越多,肠腔外渗液体越来越多,则腹胀越来越重。

2.呕吐

腹痛后将伴随呕吐,高位梗阻腹痛不久即有频繁呕吐,呕吐内容物多为胃液、胆汁。如腹部疼痛 1～2d 以上才出现呕吐,呕出物为粪臭味肠内容物,则为低位小肠或结肠梗阻。部分性梗阻呕吐不重。

3.腹胀

根据梗阻部位不同,腹胀程度和出现的早晚也不尽一致。低位小肠或结肠完全梗阻,或慢性部分性梗阻时间久后腹胀明显,高位小肠梗阻腹胀较轻。

4.肛门停止排便、排气

完全性肠梗阻,肛门停止排便、排气,部分性肠梗阻肛门仍有排气和少量排便。

5.体检

发热、脉搏增快甚至休克,腹部有局限性压痛、腹肌紧张、反跳痛。白细胞 $15\times10^{9}/L$ 以上要注意绞窄性梗阻。腹部有肠型、全腹均有压痛,但无肌紧张,肠鸣音亢进并可听到气过水声为单纯性梗阻或部分性梗阻。

(四)辅助检查

1.血液检查

血常规和血液生化检查,以帮助了解是否为绞窄性梗阻和水、电解质紊乱。如出现白细胞升高,应考虑有无肠绞窄。血液生化检查,了解电解质有无紊乱,以帮助输液时加入适当钾盐以维持每日水、电解质平衡。查肝肾功能,以做术前准备。

2.影像检查

腹部X线片检查立位片可见小肠多个液平,为低位小肠梗阻;卧位X线片如见"鱼肋骨刺"征为高位小肠梗阻,在结肠梗阻则可见结肠腔明显扩张,其中还可见结肠袋。

3.B超、CT、MRI

肠梗阻既是一个单独的疾病,又是其他疾病的一种并发症,必须查出其病因,如因肠内肿瘤或肠外肿瘤所引起的梗阻,还要进行B超、CT或MRI检查以寻找其病因,实体瘤较大者、B超、CT等检查,可显示肿瘤大小、部位、形状、边界,具有参考意义。

(五)诊断

1.是否存在机械性肠梗阻

急诊患者有阵发性腹痛、呕吐、腹胀和无排便、排气四个主要症状应想到肠梗阻的可能。体检发现有腹部膨胀、间歇性肠型或肠蠕动波出现,听诊腹痛时伴有肠鸣音亢进、金属音或"气过水声"者,可诊断为肠梗阻。

腹部立位X线和卧位X线片,立位片见肠腔内有多处液平面,卧位片显示空肠有"鱼骨刺"征则可诊断为机械性小肠梗阻。

2.机械性肠梗阻要确立有无嵌顿或肠绞窄

在腹外疝或腹膜内疝必须鉴别小肠有无绞窄坏死。

绞窄性肠梗阻的特点是:①发病较急,病情常迅速恶化,早期出现休克征象;②腹痛较剧,常伴有早期呕吐,在阵发性加重后,仍有固定的持续性腹痛;③触诊可有某一象限内明显腹膜刺激征;④不对称性腹胀,有时可扪及高度膨胀的闭襻肠段;⑤体温、脉搏升高和白细胞计数高于15×10^9/L;⑥X线片见有单独胀大的肠襻;⑦B超有腹腔积液征。

3.导致肠梗阻的原发病因

从病史、年龄、手术史、检查多可了解到原发病因,有腹部手术史或腹膜炎史,应想到肠粘连;有肺结核病史者,应想到肠结核。婴幼儿应考虑先天性疾病如肠畸形、梅克尔憩室,1岁左右幼儿多为肠套叠,农村儿童肠蛔虫成团梗阻发病率较高。近年来我国肠梗阻病因有所变化,成年人肿瘤引起梗阻者,据报道150例成人肠梗阻中,老年组78例,肿瘤占59%(46例),中青年组72例,肿瘤占62.5%(45例)均居所有肠梗阻病因中第1位,老年人腹外疝占急性肠梗阻第2病因。

检查如发现口唇有黑斑,应考虑黑斑息肉综合征(PJS)的肠息肉肠套叠。腹部触及肿块,多为肿瘤所引起。腹外疝(股疝、腹股沟斜疝)是常被漏诊的原因之一,女性肠梗阻不要忘记检查其腹股沟部有无股疝、腹股沟疝。如发现平时可回纳,发病时不能回纳的疝,多为嵌顿疝。

4.有无麻痹性肠梗阻

麻痹性肠梗阻多数发生于老年患者较大手术后,或有电解质紊乱、感染者。腹胀、腹部膨隆、肛门停止排便排气，腹痛不如机械性梗阻明显，有呕吐（置有胃管减压者无呕吐），听诊肠鸣音消失，腹部X线片见大小肠均胀气。

（六）治疗

根据梗阻原因进行治疗。

1.全身支持治疗

既作为改善全身状况的一种支持治疗，又是手术治疗的一种术前准备，如禁食、胃肠减压、维持水电解质平衡、改善营养，防治感染等措施。

2.手术治疗

(1)适应证：①单纯性梗阻胃肠减压无好转者；②绞窄性肠梗阻；③慢性肠梗阻反复发作者；④肠肿瘤引起梗阻者；⑤肠扭转；⑥先天性肠道畸形；⑦肠粘连带压迫；⑧腹外疝或腹内疝引起肠管嵌顿或绞窄者。

(2)手术方式：剖腹探查去除病因，解除梗阻。小肠坏死或肠肿瘤者做肠切除肠吻合术。结肠坏死或肿瘤切除后做近端外置造口术，全身情况好者，也可一期吻合。

二、肿瘤性肠梗阻

肿瘤性肠梗阻多见于原发于结直肠癌的梗阻和小肠的梗阻，也有不少腹部恶性肿瘤手术后复发转移癌所引起的梗阻。近年来肿瘤性肠梗阻发病率增高，约占肠梗阻病因中的第1、2位。

（一）病因

1.小肠良性肿瘤

平滑肌瘤、腺瘤、腺瘤性息肉、脂肪瘤、纤维瘤、神经鞘瘤和错构瘤。

2.小肠恶性肿瘤

恶性腺瘤、恶性淋巴瘤、平滑肌肉瘤、类癌和恶性神经鞘瘤等。

（二）诊断

1.腹痛

小的良性肿瘤常因腹部隐痛的就医史，其疼痛原因为肠肿瘤引起不完全性肠梗阻，或肿瘤生长致肠狭窄所致；恶性大小肠梗阻均有近期腹痛，消瘦，此次发作阵发性腹部绞痛，并持续隐痛。

2.腹胀

结肠及低位小肠梗阻，有腹胀。

3.呕吐

高位小肠肿瘤，呕吐出现早。

低位小肠肿瘤或结、直肠癌梗阻多在发病后2～3d，呕吐物具有粪臭味。

4.体检

腹部有膨隆，恶性肿瘤如有部分性梗阻，在消瘦者多可触及包块，但如无完全性梗阻、严重腹胀或肥胖有时不易触及包块，肛门停止排便、排气是完全性肠梗阻症状之一，有些病例远端结肠仍有少量排气排便。

5.影像学检查

腹部X线片梗阻以上肠襻有充气扩张。B超及CT检查可发现肿块位置,但急诊时CT检查不作为常规以免延误救治时机,对部分性梗阻,患者全身及腹部情况允许者可以采用。

(三)治疗

1.急性完全性肠梗阻

一经确诊,应在积极准备下行剖腹探查术,部分性肠梗阻术前可做肠道准备。

2.解除肠梗阻前提下,做根治性切除术

小肠良性肿瘤做肿瘤段小肠切除肠吻合术,小肠恶性肿瘤则做肿瘤段(梗阻上下至少5cm)小肠及其系膜、区域淋巴结切除肠吻合术。

对结、直肠肿瘤应根据全身及局部情况、患者年龄、发病到手术时间、肿瘤早晚,考虑做:

(1)肿瘤切除,一期肠吻合术。

(2)肿瘤切除,结肠造口,留待二期吻合。

(3)肿瘤已无法切除或患者全身情况不良,根据梗阻位置,做梗阻肠段近端造口或捷径手术。

三、粘连性肠梗阻

粘连性肠梗阻是指由于各种原因引起腹腔内肠粘连导致肠内容物在肠道中不能顺利通过和运行。当肠内容物通过受阻时,则可产生腹胀、腹痛、恶心呕吐及排便障碍等一系列症状。其属于机械性肠梗阻范畴,按起病急缓可分为急性肠梗阻和慢性肠梗阻;按梗阻程度可分为完全性肠梗阻和不完全性肠梗阻;按梗阻部位可分为高位小肠梗阻、低位小肠梗阻和结肠梗阻;按肠管血供情况分为单纯性肠梗阻和绞窄性肠梗阻。该病部分可经非手术治疗获得症状消退,但大多数反复发作或保守治疗无效,仍需要接受手术治疗。

(一)病因

粘连性肠梗阻除少数为腹腔内先天性因素,如先天发育异常或胎粪性腹膜炎所致外,大多为获得性。常见原因为腹腔炎症、损伤、出血、腹腔异物,多见于腹部手术或腹腔炎症以后,其中腹部手术后的粘连目前是肠梗阻的首位病因,此外腹腔放疗和腹腔化疗也可导致黏性肠梗阻。盆腔手术(如妇科手术、阑尾切除术和结直肠手术后)和下腹部手术尤其容易产生肠粘连和肠梗阻,其原因是盆腔小肠更为游离,而上腹部小肠则相对固定。但肠粘连的患者并不一定都发生肠梗阻,而发生粘连性肠梗阻也不一定代表腹腔有广泛、严重的粘连。只有当肠管黏着点形成锐角使肠内容物的通过发生障碍、粘连束带两端固定将肠襻束缚,或是一组肠襻粘连成团,肠壁有瘢痕狭窄才会造成粘连性肠梗阻。

(二)诊断

1.病史

大多数患者有腹部手术、腹膜炎、腹部创伤或结核病史。发作前常有暴饮暴食或剧烈运动等诱因;以往常有腹痛或曾有因肠粘连就诊病史。少数为腹内先天性索带者,多见于儿童。

2.症状

腹痛、呕吐、腹胀和肛门停止排气、排便。

3.X线检查

腹部立位X线片可见阶梯状、扩张的、伴有气液面的小肠肠襻。但早期这些征象并不明显。

(三)治疗

1.支持疗法

见本节相关部分。

2.手术治疗

(1)适应证:经保守治疗症状未减轻或虽有腹胀好转,但仍无肛门排气、排便者;疑有肠绞窄者;反复发作肠粘连多次住院者。

(2)手术方式:剖腹探查术。如为粘连索带,可切除索带,解除粘连后如小肠无坏死,不需切除。如为广泛性肠粘连性,应将粘连肠管分离后做小肠内固定术。

四、肠套叠

肠套叠是指一段肠管套入与其相连的肠腔内,并导致肠内容物通过障碍。肠套叠占肠梗阻的15%~20%。有原发性和继发性两类,原发性肠套叠多发生于婴幼儿,继发性肠套叠则多见于成人。绝大多数肠套叠是近端肠管向远端肠管内套入,逆性套叠较罕见,不及总例数的10%。

(一)分类

1.原发性和继发性

原发性肠套叠发生于无病理变化的肠管,多发生于小儿。小儿肠蠕动活跃,在添加辅食的年龄,可因肠蠕动紊乱而发生肠套叠。小儿的上呼吸道或胃肠道感染,常合并肠系膜淋巴结的肿大,也可能影响肠管的正常蠕动而致肠套叠。成人的肠套叠多发生在有病变的肠管,如良性或恶性肿瘤、息肉、结核、粘连以及梅克尔憩室,可影响肠管的正常蠕动,成为肠套叠的诱发因素。有时肠蛔虫症、痉挛性肠梗阻也是发病因素。腺病毒感染与发病有关,在感染时回肠远端呈较显著的肥大和肿胀而作为套叠的起点。少数小儿的肠套叠有明显的机械因素,如梅克尔憩室、息肉、肿瘤、肠壁血肿(如过敏性紫癜)等作为诱因而成为套叠起点。

2.根据套叠的部分分类

胃肠道的任何部位均可发生肠套叠,根据套叠的部分可以分为空肠套空肠、空肠套回肠、回肠套回肠、回肠套回肠、回肠套盲肠、回肠套结肠、结肠套结肠(偶见乙状结肠套入直肠)等,其中以回肠套盲肠,即回盲型最常见;小肠套小肠即小肠型较少见;结肠套结肠或称结肠型很少见。空肠上端逆行套入胃内,更为罕见。被套入的肠段进入鞘部后,其顶点可继续沿肠管推进,肠系膜也被牵入,肠系膜血管受压迫,造成局部循环障碍,逐渐发生肠管水肿,肠腔阻塞,套入的肠段被绞窄而坏死,鞘部则扩张呈缺血性坏死,甚至穿孔而导致腹膜炎。

(二)诊断

1.腹痛

呈持续性疼痛,阵发性加重。

1岁左右小儿不明原因的阵发性哭闹应提高警惕,成人肠套叠多为小肠小肠套叠,成人肠腔较大,常为部分性肠梗阻,腹痛略轻。

2.呕吐

腹痛后伴有呕吐,小儿吐奶。

3.血便

有果酱样血便,小儿多见。

4.体检

患者面色苍白,脉快,出冷汗,腹部可触及“腊肠样”肿块,并有压痛,腹部其余部位柔软而无压痛,早期无肌紧张,但肠鸣音充进。

5.X线注气或钡剂灌肠检查

如为回结肠型套叠,可见空气或钡剂在结肠受阻,阻处呈“杯口样”或“弹簧状”阴影。

(三)治疗

1.灌肠复位

适用于小儿回肠结肠型套叠的早期,可在X线透视下插入肛管,灌入钡剂或注入空气,并加手法推压可使小肠复位。复位前先注射阿托品,复位后留院观察,注意有无肠穿孔或套叠复发。但如套叠时间较长,超过48h或虽然不足48h,而疑有肠坏死者,应手术复位。

2.手术治疗

(1)适应证:①灌肠复位失败者;②疑有肠坏死者;③灌肠复位肠穿孔者;④小肠小肠套叠患者。

(2)方式:①无肠坏死者,用手法挤压将套入肠管挤回,切忌猛拉猛挤;②肠坏死者做肠切除一期吻合术。结肠切除后,大多数患儿可一期吻合,但如全身情况不好,不能耐受者,也可先做结肠造口术,留待二期吻合,此法极少用。

五、肠扭转

肠扭转是肠管的某一段肠襻沿一个固定点旋转而引起,常常是因为肠襻及其系膜过长,肠扭转后肠腔受压而变窄,引起梗阻、扭转与压迫影响肠管的血液供应,因此,肠扭转所引起的肠梗阻多为绞窄性。饱餐后体力劳动或剧烈运动常是肠扭转的诱发因素,为一种闭襻型梗阻。扭转肠襻极易因血循环中断而坏死,是机械性肠梗阻中最危险的一种类型,大多数肠扭转发生在小肠。小肠扭转好发于20～40岁间的青壮年,盲肠扭转好发于40岁以下的成年,而乙状结肠扭转则好发于40～70岁的中老年。男性的发病率高于女性。

(一)诊断

1.小肠扭转

腹部绞痛,突发性,多位于脐周围,因疼痛难忍而哭叫并在床上翻滚不安,疼痛并向腰背部放射,伴呕吐。患者面色苍白,脉搏细弱,甚至发生休克。腹部有明显压痛,腹肌紧张,反跳痛早期并不明显,肠鸣音亢进,但后期减弱。

2.乙状结肠扭转

腹部阵发性绞痛,有明显腹胀,腹痛较小肠扭转略轻,呕吐并不明显。常为老年男性,有便秘史。腹部膨隆,肠鸣音亢进并有气过水声。腹部X线片梗阻以上肠襻明显扩张,钡剂灌肠检查,可见扭转部钡剂受阻,钡影尖端呈“鸟嘴”状。

(二)治疗

1.支持疗法

禁食,胃肠减压,维持水与电解质平衡,抗感染,维持营养。

2.非手术治疗

适用于乙状结肠扭转的早期,可用结肠镜检查将肛管送入扭转肠襻后即可见大量气体涌出,肛管保留数天,如置管后腹胀减轻、疼痛消失即可拔管,症状消失,治愈后可出院,但非手术治疗极易复发。

3.手术治疗

小肠扭转确诊后应尽快剖腹手术治疗。取正中切口,进入腹腔后如小肠尚未坏死,应将扭转肠襻按其扭转相反方向回转复位,然后用温盐水纱布垫湿敷。如小肠扭转肠襻已明显坏死,则不应回转复位,以免大量毒素进入血循环加重中毒性休克,可将其远近端钳夹切除后行肠吻合术。乙状结肠扭转疑有肠坏死者,首选为手术治疗,全身情况差的老年患者,切除坏死肠襻后将断端置入腹壁行结肠造口术,留待全身情况好转后二期手术吻合,情况较好,术中肠道准备后一期吻合,术后加强抗感染及全身支持治疗。乙状结肠常有多次扭转者非手术治疗痊愈后择期手术切除。

六、蛔虫性小肠梗阻

蛔虫性肠梗阻是因蛔虫聚结成团引起肠管机械性的堵塞所致。在非肿瘤性堵塞性肠梗阻中占首位,多为单纯性、部分性肠梗阻,因小儿蛔虫感染率较高,故小儿该病多见。

(一)诊断

1.特点

腹部阵发性疼痛、呕吐,有时呕出蛔虫,腹痛前常有服驱虫药史。

检查:腹部柔软,可触及单一或多个大小不等的团块,边界清楚,可移动,无明显压痛,无肌紧张,如肠扭转则有腹部压痛、反跳痛和肌紧张。极少数梗阻伴肠穿孔者,则有弥散性腹膜炎。

2.X 线检查

立位 X 线片可见肠胀气和多数液平,可见条状或斑点状卷曲于肠腔内的蛔虫阴影;如并发肠穿孔,膈下有游离气体。

(二)治疗

1.非手术治疗大多数可治愈

(1)支持疗法:禁食,胃肠减压,维持水、电解质平衡。补充液体及电解质,有发热者用抗生素以防感染。

(2)解痉、驱虫:使用阿托品或山莨菪碱肌内注射,以解除肠管痉挛后,口服或经胃管注入哌嗪片 1.5g,每日 2 次,共用 4 次;或阿苯达唑片 0.4g,1 次给予。用药后夹管 1h,配合腹部轻柔按摩,使虫团散开后随排便时排出。

2.手术治疗

(1)适应证:①蛔虫性肠扭转;②蛔虫团梗阻肠穿孔腹膜炎;③非手术治疗无效,团块大而硬,驱虫治疗未能散开者。

(2)手术方式:①肠壁切开取虫:选蛔虫团附近肠壁切开后,用海绵钳将蛔虫钳出;如多个蛔虫团将蛔虫挤到一处取出，尽量少做小肠切口；切口宜选在回肠下端；②肠切除吻合：适用于肠扭转坏死或肠穿孔患者，可将蛔虫挤入切除之肠断端取出后行肠吻合术。

第五节　小肠肿瘤

一、概述

小肠肿瘤是指从十二指肠起到回盲瓣止的小肠肠管所发生的肿瘤。小肠肿瘤的发生率仅占胃肠道肿瘤的5%左右，小肠恶性肿瘤则更为少见。小肠肿瘤的临床表现很不典型，一般与肿瘤的类型、部位、大小、性质及是否有梗阻、出血和转移有关。小肠肿瘤诊断较困难，易延误诊断及治疗。良性肿瘤常见有腺瘤，平滑肌瘤、脂肪瘤、血管瘤等，部分可恶变。

(一)发病率

(1)肠内容物为碱性，不利肿瘤生长。

(2)胚胎发育中肠形成较晚，含胚胎性残留组织少，产生和演变的肿瘤亦少。

(3)小肠内容物为流体，通过较快，肠黏膜与致癌物质的接触时间短，机械性刺激小。

(4)小肠中菌群较少，细菌代谢低下，使某些需要细菌参与代谢的致癌物质明显减少。

(5)小肠存在保护性酶，使潜在的致癌物质被解毒；小肠淋巴组织产生高浓度的免疫球蛋白A可中和潜在的致癌毒素。小肠集合淋巴结很多，以T淋巴细胞为主，免疫力强，有高度抗肿瘤生长能力。

小肠肿瘤起病隐匿，早期诊断较困难，主要症状为腹痛、血便、腹部肿块和肠梗阻，仅凭临床表现早期很难判断为小肠肿瘤，以致常延误诊断和治疗时机，即使有大量血便，凭临床表现，难以判断为小肠肿瘤或其他原因所致出血，目前随着各种辅助诊断和影像学的进步，近年来早期确诊率有所提高。

(二)诊断

1.腹痛

为最常见的早期症状，65.2%～66.9%有腹痛，多呈阵发性疼痛，有隐痛、钝痛、胀痛甚至绞痛，多位于腹中部或下部，为肿瘤所致肠功能紊乱、小肠套叠、小肠部分梗阻或完全梗阻所引起。隐痛者多不引起重视，常误诊为肠蛔虫病、肠痉挛，有些良性肿瘤，甚至误诊数年至数十年，至肠梗阻急诊手术时方发现原发病因为小肠肿瘤。

2.血便

发生率为20.5%～27.9%。小肠血管瘤或其他实质性肿瘤溃烂可致下消化道出血。小肠血管瘤常呈间断性大量出血而急诊入院；而实质性肿瘤如溃烂可致瘤体血管溃破表现出血。根据肿瘤所在位置高低与出血量大小，呈咖啡色、棕红色、酱红色至鲜红，如在末端回肠肿瘤大量出血，则血色鲜红；如空肠上端，出血速度较慢，则为咖啡色；如仅肿瘤表面溃烂，则多为隐血或黑便。长期的隐性出血，患者呈贫血外貌、面色苍白、消瘦。

3.腹部肿块

43.6％～45.7％以腹部肿块就诊，多见于小肠恶性淋巴瘤或平滑肌肉瘤的中晚期；良性肿瘤很少触及肿块。肿块可为瘤体本身巨大，但也可能为良性腺瘤因肠蠕动小肠自身套叠所致。肿块大多为活动性，位于脐周或腹部4个象限内，呈光滑，圆形或椭圆形，如为条索状可活动的肿块，则多为肠肿瘤所致肠套叠。有腹部肿块者，多同时伴有腹痛、呕吐、腹胀、血便、贫血或呈部分或完全性肠梗阻症状。

4.肠梗阻

约31.5％因肠梗阻就诊，多为良性肿瘤的腔内型或恶性瘤如平滑肌肉瘤、恶性淋巴瘤巨大而致小肠部分或完全梗阻入院，伴有腹痛、呕吐、腹胀。检查有腹部膨隆，少数有肠型出现，听诊肠鸣音呈阵发性亢进或气过水声，触诊有部分可触及肿块。

5.全身症状

根据肿瘤的性质，患者可表现不同的症状，小肠血管瘤或其他良性肿瘤大出血时，常急诊入院，经非手术治疗如止住出血，经多种检查，或多次住院却找不到病因，出院后可如常人工作和生活、随时可再出血。但恶性肿瘤则有食欲减退、贫血、消瘦、发热、腹腔积液、黄疸等，症状将会越来越重。

(三)辅助检查

1.影像学检查

(1)X线检查：因肠梗阻入院者，如不完全性梗阻，立位X线和卧位X线片，可帮助诊断出小肠高位或低位梗阻，可推断但不能确诊为肠肿瘤。如因腹痛、出血、肿块疑为小肠肿瘤者，以钡剂全消化道检查为主要确诊方法，但仅20％的患者可能获得阳性结果。

(2)选择性腹腔动脉、肠系膜动脉造影：对肿瘤出血部位的诊断有价值，在急性出血期进行造影，每分钟出血量在0.5～3.0mL者，可显示出血部位有造影剂外溢，确诊率为77％～95％。X线小肠造影可见：①肿瘤浸润和血管推移；②肿瘤新生血管；③肿瘤区血管狭窄或阻塞；④肿瘤坏死区呈“湖”或“池”状；⑤肿瘤染色影；⑥动一静脉分流，静脉早期充盈。

(3)B超及CT检查：对以腹部肿块就诊患者，B超及CT检查可帮助诊断肿块部位，大小及与周围器官关系。

2.内镜检查

纤维十二指肠镜和纤维结肠镜检查，对诊断十二指肠及回肠末端肿瘤有帮助，并可钳取活检；纤维小肠镜虽可帮助诊断，在国内开展尚不普及。

(四)治疗

早期手术切除为主要治疗方法，对恶性淋巴瘤，化学治疗也有较好疗效。

1.小肠良性肿瘤

根据肿瘤大小、部位采用内镜切除小肠局部切除、肠段切除术后肠吻合术。

2.小肠恶性肿瘤

采用包括肿瘤在内的小肠局部、附近肠段、肠系膜、淋巴结整块切除，小肠对端吻合术。

3.回肠末端恶性肿瘤

行回肠末端及右半结肠切除术。

4.小肠腺癌晚期

已固定不能切除者,行肿瘤近远端小肠旁路手术,可延长生命,改善梗阻症状。

二、原发性十二指肠恶性肿瘤

原发性十二指肠恶性肿瘤较少见,约占胃肠道恶性肿瘤的0.5%。十二指肠降部最多,其中以十二指肠乳头周围为多,球部次之,横部,升部最少。常发于30岁以上,年龄越大发病率越高。以男性多见。

(一)病理

1.硬癌

向肠壁生长,以基质为主,间隙有细胞成分。

2.多发息肉癌

癌肿可充满肠腔,以细胞成分为主,血供丰富、脆、溃烂后、易出血,易造成十二指肠腔狭窄、梗阻。

3.肢样癌

质硬,生长局限,镜检示黏液样变。

(二)临床表现

1.腹痛

早期较轻,无特征性,易误为"胃痛",疼痛多在上腹正中或偏右,呈持续性钝痛、胀痛、隐痛,并逐渐加重,致食欲减退、消瘦、乏力。

2.梗阻症状

肿块长大,使肠腔变窄、则出现部分甚至完全梗阻,患者常有呕吐,吐出物为胃内容物,带胆汁或血液。

3.呕血或便血

肿瘤表面或血管糜烂,则有出血,大量出血则有呕血或血便,小量长期慢性出血则有慢性贫血。

4.黄疸

十二指肠降部肿瘤压迫胆总管或十二指肠乳头部而引起胆总管阻塞发生阻塞性黄疸,早期呈波动性,后期呈持续性并逐渐加深。

5.体征

上腹部偏右有压痛,但无反跳痛,压痛部位常为肿瘤所在部位,至晚期肿块较大时则可触及肿块,消瘦者肿块界线清楚。

(三)辅助检查

1.实验室检查

(1)十二指肠液细胞学检查:对十二指肠腺癌多可获得阳性结果,但因十二指肠引流成功率不高,患者难以合作,此法目前已少应用。对类癌、肉瘤阳性率低。

(2)潜血试验:肿瘤糜烂出血,则粪便潜血试验阳性。

2.影像学检查

(1)胃肠钡餐检查:十二指肠低张造影,如表现僵硬,有息肉样充盈缺损,环状狭窄,黏膜缩短、平直、有龛影等多为腺癌，黏膜下隆起多为类癌，有半球形充盈缺损多为平滑肌肉瘤或淋巴瘤。正确率为53%～62.5%。

(2)选择性腹腔动脉造影：有大量便血或呕血，难以确定肿瘤部位或病变性质时，则选择性血管造影无须特殊设备，痛苦不大，造影可了解消化道出血的部位。可边抗休克边造影，而且出血越大，显示病灶出血的诊断率越高。

(3)B超：可显示肿瘤大小、部位、性质，而与胰头癌、胆管癌、胆道结石相鉴别。

(4)CT和MRI：可确定肿瘤部位、大小、有无肝转移，对诊断有帮助，并可作为术后复发、转移的一项检查方法。

(5)纤维十二指肠镜检查：纤维十二指肠镜检查确诊率为90%～100%。不仅可确定肿瘤位置、大小、还可取材活检以确诊，但对黏膜下的平滑肌肉瘤，可能活检为阴性，应予以注意。

(四)治疗

以手术治疗为主加术后化疗、放疗和其他综合治疗。

1.手术治疗

(1)胰十二指肠切除术：为十二指肠肿瘤的根治性切除术。适用于十二指肠腺癌；十二指肠第二段的平滑肌肉瘤；类癌；十二指肠第一段或第三段的肉瘤侵及第二段，也应做胰十二指肠切除术方可达到根治目的。

(2)十二指肠节段切除术：对于十二指肠第1、3、4段早期较小的腺癌、肉瘤、类癌可做该肿瘤节段肠管的切除手术，此手术范围小、影响小。反对者认为切除不彻底，如患者条件好，年龄不超过70岁，体质能耐受、医生技术上无问题可作胰十二指肠切除术，胰十二指肠切除术根治效果好。

(3)姑息性旁路手术：肿瘤晚期无法切除者行姑息性旁路手术以缓解症状，延长生命，提高生活质量。有十二指肠完全梗阻者，行胃空肠吻合术，但胆总管的下段或十二指肠乳头梗阻者，加做胆总管空肠Roux－en－Y形手术方可减轻黄疸。

2.放疗

对腺癌、平滑肌肉瘤、类癌均不敏感，但对恶性淋巴瘤敏感，可作为术后辅助治疗，可杀伤残留肿瘤细胞以延长生命，提高5年生存率。

3.化疗

对恶性淋巴瘤较有帮助，应作为术后常规治疗。

(五)预后

(1)根治性胰十二指肠切除术后总的5年生存率为40%～50%，其中类癌、恶性淋巴瘤、平滑肌肉瘤较好，但十二指肠腺癌预后较差，5年生存率＜40%，比胰腺癌预后好。

(2)姑息性手术或节段性手术预后差。

三、原发性小肠恶性淋巴瘤

原发性小肠恶性淋巴瘤(肠淋巴瘤)起源于小肠黏膜下的淋巴滤泡，较常见，大多数肠道淋巴瘤是全身性淋巴瘤的一种局部表现。发病率在长期慢性乳糜泻(谷蛋白性肠病)，免疫缺陷病如AIDS病患者，长期免疫抑制剂治疗及免疫增生性肠病的患者可明显增高。

(一)诊断

1.临床表现

腹痛、腹部肿块、腹泻和消瘦。腹痛多在下腹、中腹部,大多数可触及腹部肿块,肿块巨大时并发部分或完全性小肠梗阻;时间较久后因食欲减退、腹泻、血便、发热致体重下降,明显消瘦,少数并发肠套叠或肠穿孔。

2.实验室检查

约60%有贫血、红细胞、血红蛋白低;40%~50%有粪便潜血阳性。

3.X线钡餐检查有以下几种征象

(1)弥散性小息肉样充盈缺损,病变边缘清楚,黏膜纹紊乱、破坏或消失。

(2)多发性结节充盈缺损,病变边缘清楚,黏膜纹紊乱、破坏或消失。

(3)肠腔狭窄段黏膜纹破坏,狭窄近端多有肠襻扩张。

(4)肠腔动脉样扩张。

(5)肠套叠多为小肠型套叠或回结肠型套叠。

4.B超及CT

腹部触及肿块者,B超或CT帮助了解其位置、大小与周围脏器关系有参考意义,但如肿块不大的早期病变,颇难发现。

(二)治疗

应以根治性切除术为主加术后放疗、化疗或放疗加化疗。手术证实有肠系膜淋巴结转移、多发性病灶、伴有肠穿孔或瘘形成、切缘有瘤细胞残留者,术后补充放疗4000cGy/4周。

根治性切除是将病变小肠连同肠系膜区域淋巴结一并切除。如肿瘤直径>5cm,侵及肠道外器官者,也应做病变小肠及邻近器官联合脏器切除,术后加用化疗,不能根治切除者争取做姑息性切除加术后化疗。

(三)预后

(1)根治性切除术后5年生存率为50%~95%。

(2)姑息性切除者,5年生存率为10%~30%。

(3)总5年生存率为35%~50%。

四、小肠平滑肌瘤和平滑肌肉瘤

(一)病理

平滑肌肉瘤可分3级。

Ⅰ级细胞密度中等,梭形细胞为主,部分细胞肥胖,有轻度异型性。核分裂数2~8个/25HPF,平均5个。

Ⅱ级瘤细胞多为高密度。细胞形态不规则及肥胖,梭形细胞为主。核分裂多在10~20个/25HPF。平均12个,2/3见瘤周侵犯,半数有肿瘤坏死及囊性变。

Ⅲ级瘤细胞高密度。出现巨核及多核瘤细胞,有重度细胞异型性。核分裂数30~60个/25HPF,平均45个,2/3见瘤周侵犯,半数有坏死及囊性变。

(二)临床表现

1.腹痛

反复发作上腹部、脐周疼痛。

2.血便

肿瘤破溃、糜烂、长期小量出血或突发大量血便。

3.贫血、消瘦

长期失血所致。

4.腹部肿块

回肠和十二指肠最多,占 80%。

5.肿瘤破裂、穿孔多

见于回肠肿瘤。

6.肠梗阻

腔内型、肿瘤长大致肠管完全或部分不通。

(三)影像学检查

1.X 线钡餐或气钡双重造影

对十二指肠平滑肌瘤或肉瘤较易发现,对空回肠平滑肌肉瘤,上海瑞金医院用小肠插管钡剂造影有助于发现黏膜变化、充盈缺损、肠管压迫症及含气液平肿块。

2.选择性肠系膜上动脉造影

可显示血供丰富的肿瘤块影、肿瘤大小及有无活动性出血。

3.B 超

可发现 2cm 以上的肿块,对十二指肠肿瘤诊断率高;肝脏 B 超,注意有无肝转移。

4.CT 及 MRI

可显示肿瘤大小、位置及恶性者肝转移情况。

(四)治疗

以手术治疗为主。急性梗阻或穿孔者急诊手术,一般情况下,充分准备后手术,因肿瘤出血入院者,先保守治疗,止住出血后,诊断明确再手术。

巨大平滑肌肉瘤手术切除有困难者,可在术前先作放疗 2000～3000cGy 后能使肿瘤缩小,增加手术切除机会。

1.平滑肌瘤

包括该段肿瘤在内的肠切除术治疗。近年来,腹腔镜手术的开展,对 3cm 以下的平滑肌瘤,用腹腔镜手术切除,对壁内型较好,术中送冰冻切片,如为平滑肌肉瘤,改行开腹手术,上海长海医院已进行 15 例,术前有 1 例疑为十二指肠平滑肌瘤,冰冻切片为肉瘤,改开腹手术治愈。

2.平滑肌肉瘤肿瘤

肠段及其肠系膜根治性切除术。肿瘤＞5cm,患者年龄＞40 岁者,应多考虑为肉瘤,术中应做冰冻切片,如为肉瘤,应相对多切除一些。肉瘤肝转移率高,必要时术中肝脏肉眼检查外,触及有怀疑肝内硬块者,做术中肝脏 B 超;有肝脏转移者,单个病灶做肝楔形切除,多个转移不能切除者,做肝动脉插管化疗或栓塞治疗。

3.平滑肌肉瘤

破裂有腹内种植者可腹腔热疗或腹部放置硅胶管早期腹腔内化疗。

(五)预后

小肠良性平滑肌瘤预后好,5 年生存率为 100%。但也应长期观察有无复发,如复发应再手术,切除后应仔细复查切片,是否原为肉瘤误诊。平滑肌肉瘤预后与病理分型有关。Ⅰ级 2 年生存率 100%,5 年生存率 50%;Ⅱ级 2 年生存率 80%,5 年生存率 33%;Ⅲ级 2 年生存率 20%。

五、小肠类癌及类癌综合征

小肠类癌是起源于肠道黏膜 Kulchitsky 细胞的肿瘤,Kulchitsky 细胞又称肠嗜铬细胞,典型的肠嗜铬细胞内含有分泌颗粒,经重铬酸钾处理后明显地染成黄色,它还有强烈的嗜银性,在甲醛固定后用硝酸银液染色,胞质内颗粒染成棕黑色。按目前的分类方法,小肠类癌属于分化较好的神经内分泌肿瘤。

(一)临床表现

小肠类癌起源于小肠黏膜腺体腺管的 Kulchitsky 细胞,在黏膜下生长并凸向肠腔而引起客观症状。肿瘤不大,不引起症状,肿瘤长大或发生肠套叠、肠梗阻时才发生症状。类癌瘤处黏膜不像其他小肠肿瘤易溃烂,故出血不常见,但有少数发生肠穿孔。如发生于十二指肠类癌,则常有"胃部不适"。

大约 10%的小肠类癌患者有类癌综合征。表现有:①皮肤:阵发性潮红、深红,青紫与苍白的特征性变化;②胃肠症状:以水样腹泻为主,伴腹痛、腹胀、肠鸣;③支气管痉挛:呈哮喘样呼吸困难;④心内膜纤维组织增生引起右心室、肺动脉瓣和三尖瓣病变,有心脏杂音,可出现心力衰竭;⑤肝转移:空回肠类癌平均 34%有转移,十二指肠类癌平均 20%有转移,有些肝转移类癌常比原发类癌大许多倍,有肝大、肝区疼痛或可触及结节;⑥中枢神经受累有智力障碍、神经质、神经错乱;⑦其他有厌食、疲乏、乏力、发热等。

(二)治疗

手术切除是主要的治疗方法。切除范围:空回肠类癌做包括病变小肠、区域淋巴结和病变肠段系膜的根治性切除术,十二指肠球部<1cm 者,可做病变肠段局部切除,胃空肠吻合。十二指肠横部<1cm 者,可做病变肠段局部切除,十二指肠空肠 Roux－Y 吻合术。但较大的恶性类癌或降部类癌应做胰十二指肠切除术;如有肝转移癌,局限于一段或一叶者,加做肝叶切除术。肝转移不能切除可考虑做肝动脉栓塞术。

小肠类癌综合征在周围血管充血、腹泻、支气管痉挛发作时做对症治疗。

近年来用干扰素(IFN)和奥曲肽(Octreotide)在手术后应用,能提高 5 年生存率。

(三)预后

小肠类癌发展较慢,小肠根治切除术后,有 61.7%～71%的患者能生存 5 年以上,肝转移切除后,有 20%能生存 5 年以上。

第六节　肠瘘

肠瘘是指在肠与其他器官，或肠与腹腔、腹壁外有不正常的通道，前者称内瘘，后者为外瘘。肠瘘造成肠内容物流出肠腔，引起感染、体液丢失、营养不良和器官功能障碍等一系列病理生理改变。

一、分类

(一)按发生原因类

1.手术后并发症

80%为腹部手术并发症，如胃切除术后胃肠吻合口瘘，十二指肠残端瘘，大小肠手术后所引起的大、小肠瘘，平时、战时均多见。

2.外伤

平时与战时腹部，尤其肠管创伤手术后并发症。

3.治疗性

因治疗需要手术形成的，如空肠造瘘给营养，结肠造口使粪流改道。

4.先天性

脐肠瘘。

5.病理性

肠结核、克罗恩病、放射性肠炎等。

(二)按肠瘘通向部位分类

1.肠外瘘

瘘管通至皮肤者称为肠外瘘，最多见。

2.肠内瘘

瘘管通至腹内其他器官或肠管的其他部位者谓之肠内瘘，如小肠结肠瘘、直肠膀胱瘘。

(三)按肠瘘的病理改变分类

1.管状瘘

由肉芽组织被覆于瘘管壁称为管状瘘。

2.唇状瘘

全部由上皮(皮肤或黏膜)所覆盖瘘管者为唇状瘘，不易自愈。

(四)按瘘管所在胃肠道的位置分类

1.高位肠瘘

如胃肠吻合口瘘、十二指肠残端瘘、空肠瘘，排出的内容物稀薄、色黄绿、无臭味，含有胃液、胆汁、胰液和十二指肠液，丢失液体多，很快引起全身水电解质紊乱、营养障碍。肠液使瘘管周围皮肤腐蚀、糜烂、疼痛。肠瘘位置愈高，丢失体液愈多，全身营养障碍愈重，危险性也愈大。

2.低位肠瘘

如回肠下端瘘和结肠瘘。排出内容物有粪臭味，排出量多少不等，位置越低越少，含有大量细菌，对全身水电解质无严重影响，瘘管周围皮肤仅有发红、轻微疼痛，但危险性不大。

二、病因

肠瘘的常见原因有手术、创伤、腹腔感染、恶性肿瘤、放射线损伤、化疗以及肠道炎症与感染性疾病等方面。临床上肠外瘘主要发生在腹部手术后，是术后发生的一种严重并发症，主要的病因是术后腹腔感染、吻合口裂开、肠管血运不良造成吻合口瘘。小肠炎症、结核、肠道憩室炎、恶性肿瘤以及外伤感染、腹腔炎症、脓肿也可直接穿破肠壁而引起肠瘘。有些为炎性肠病本身的并发症，如克罗恩病引起的内瘘或外瘘。根据临床资料分析，肠瘘中以继发于腹腔脓肿、感染和手术后肠瘘最为多见，肠内瘘常见于恶性肿瘤。放射治疗和化疗也可导致肠瘘，比较少见。

三、诊断

(一)有外伤或手术病史

常在胃肠道较大手术后，如胰十二指肠切除术、全胃或次全胃切除术，小肠或大肠切开、切除吻合手术后；腹部恶性肿瘤切除、肝胆手术与误伤肠管等。

(二)腹膜炎征

腹部手术后1周内突发腹部剧烈疼痛，检查有腹部某一象限或全腹部有压痛、腹肌紧张和反跳痛，并有面色苍白、出冷汗、血压下降、脉率快至100次/分以上，高热，为腹膜炎所致，说明有肠吻(缝)合口瘘，应紧急手术引流，使成局限性肠外瘘。

(三)引流物异常

腹部手术放置有双套管或烟卷引流者，在术后1～2周出现肠内容物流出，并有发热不退，可能引流不畅，腹内有积脓积液，可经胃管注入(口服)甲紫、亚甲蓝或稀释药用炭，如有色素自引流处溢出，可助确诊。

(四)影像学检查

1.口服造影剂

泛影葡胺60mL口服或经胃管注入造影剂，如有肠瘘，即可清楚显示瘘口部位、量与速度，所达成腔位置。

2.瘘管造影

在已形成慢性瘘管者，可经腹壁外瘘管外口放入一细导尿管后注入碘油或60%泛影葡胺，可了解瘘管的行径、脓腔和位置。

3.B超、CT检查

对肠外瘘腹膜炎早期多不采用，早期主要是积极外引流，变弥散性腹膜炎为局限性肠外瘘，但在整个肠外瘘治疗过程中如诊断腹内脓肿的部位、大小等常要采用。

四、治疗

(一)全身治疗

1.维持水、电解质平衡

肠瘘位置愈高，丢失体液越多，应每日记录出入量，测定血浆蛋白、血液化学变化、补充丢失液体及电解质。

2.营养支持

早期进行全肠外营养支持，既可提供营养，又能降低胃肠液的分泌，一般可减少50%～70%的肠液量，近年来又加用生长抑素，又能再减少50%～70%液体量，有利于肠瘘的愈合，病情稳定后，改用生长激素，促进组织愈合，能进一步促进肠瘘自愈。在应用全肠外营养同时，适当补充血浆、全血、清蛋白。

3.控制感染

选用合适的抗生素。

(二)局部治疗

1.三管引流

胃肠吻合口和肠吻合口瘘发生后，即引起弥散性腹膜炎或局限性脓肿后，必须再次手术使弥散性腹膜炎治愈，变为肠外瘘肠液流至腹外；形成脓肿者充分引流，放置冲洗管以备术后冲洗及双套管能充分吸出肠液，即三管(进气管、冲洗管、负压吸引管)。全身以胃肠外营养支持、控制感染、生长抑素、生长激素合用下，使肠瘘早日愈合。

2.瘘口的处理

近年来局部用高分子黏合胶(α—氰基丙烯酸酯)、水压法可促进瘘口愈合。

(三)手术治疗

1.适应证

唇状瘘；伴有肠梗阻；管状瘘已上皮化或瘢痕化；特异性病变等。

2.手术时机

①瘘管发生3个月以上，感染已控制；②营养状况好转，血浆总蛋白＞60g/L，清蛋白＞30g/L。

3.手术方式

根据肠瘘位置、病变情况可用：①肠瘘局部楔形切除缝合术：瘘口小，其周围肠壁组织正常者；②肠段部分切除吻合术：切除瘘管周围已有病理改变的肠襻至正常肠段后吻合。最常用；③肠瘘旷置术：瘘管近远端做捷径手术，应用于肠瘘口较大、情况复杂、肠液流出量多、局部感染严重，静脉与肠道营养难以长期维持，而又不能耐受后患者情况好转，再手术切除旷置肠段；④小肠浆膜补片覆盖修补术。

参考文献

[1]颜峻.胸心外科临床诊治实践[M].昆明:云南科技出版社,2019.

[2]杨亚娟,彭飞.外科疾病健康宣教手册[M].上海:上海科学技术出版社,2020.

[3]姚磊.临床常见外科疾病诊疗与手术技巧[M].北京:中国纺织出版社,2021.

[4]马鸣.胸外科疾病诊疗学[M].昆明:云南科技出版社,2019.

[5]赵天君.普外科临床诊断与治疗[M].昆明:云南科技出版社,2019.

[6]韩飞.普外科常见病的诊疗[M].南昌:江西科学技术出版社,2019.

[7]安东均.普通外科实践辑略[M].西安:陕西科学技术出版社,2019.

[8]刘峰.临床骨外科诊疗实践[M].南昌:江西科学技术出版社,2019.

[9]张小军.现代泌尿外科疾病的诊疗与处置[M].赤峰:内蒙古科学技术出版社,2021.

[10]陈永胜.外科疾病诊治技术与临床应用[M].北京:中国纺织出版社,2020.

[11]苑文明,万勇.当代外科常见病诊疗实践[M].南昌:江西科学技术出版社,2019.

[12]任晓斌.实用普外科疾病诊疗学[M].北京:中国纺织出版社,2019.

[13]张祁.普外科常见病临床诊疗方案与护理技术[M].北京:中国纺织出版社,2021.

[14]刘牧林.腹部外科手术技巧[M].4 版.郑州:河南科学技术出版社,2020.

[15]景在平.中国外科年鉴[M].上海:上海科学技术出版社,2021.